HEIDELBERGER JAHRBÜCHER

2006

50

Herausgegeben
von der
Gesellschaft der Freunde
Universität Heidelberg e.V.

CHRISTIAN HERFARTH
(Herausgeber)

Gesundheit

Mit Beiträgen von

Helmut Bartsch · Astrid Beiglböck · Markus W. Büchler
Stephanie E. Combs · Jürgen Debus · Volker Diehl · Markus K. Diener
Volker Ewerbeck · Lars Fischer · Helmut Friess · Clarissa Gerhäuser
Günter Germann · Siegfried Hagl · Christian Herfarth · Wolfgang Herzog
Anthony D. Ho · Dirk Jäger · Christof von Kalle · Christian Kasperk
Hugo A. Katus · Peter Kienle · Jörg Kleeff · Hanns-Peter Knaebel
Alwin Krämer · Thomas W. Kraus · Peter Lichter · Christina Luther
Jagadeesan Nair · Peter Nawroth · Brigitte Osswald · Peter K. Plinkert
Thomas Rabe · Wiltrud Richter · Jochen Schweitzer · Christoph M. Seiler
Thomas Strowitzki · Marc Thomsen · Andreas Unterberg · Rolf Verres
Otmar D. Wiestler · Christian R. Wirtz · Reinhard Ziegler
Harald zur Hausen

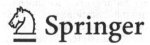
Springer

IM AUFTRAG DER GESELLSCHAFT DER FREUNDE
UNIVERSITÄT HEIDELBERG E.V.
UND DES REKTORS DER UNIVERSITÄT HEIDELBERG
herausgegeben von Prof. Dr. Helmuth Kiesel

WISSENSCHAFTLICHER BEIRAT
Martin Bopp · Hans Gebhardt · Helmuth Kiesel · Stefan M. Maul · Reinhard Mußgnug
Veit Probst · Arnold Rothe · Volker Storch · Friedrich Vogel · Michael Wink

REDAKTION
Dr. phil. Klaus Kempter
Neuphilologische Fakultät, Universität Heidelberg
Voßstraße 2, Gebäude 37, 69115 Heidelberg
kempter@uni-hd.de

BANDHERAUSGEBER
Prof. Dr. med. Dr. h. c. Christian Herfarth
Chirurgische Universitätsklinik, Universität Heidelberg
Im Neuenheimer Feld 110, 69120 Heidelberg
christian_herfarth@med.uni-heidelberg.de

Mit 134 Abbildungen, davon 95 in Farbe

Bibliografische Information der Deutschen Bibliothek
Die Deutsche Bibliothek verzeichnet diese Publikation in der Deutschen Nationalbibliografie;
detaillierte bibliografische Daten sind im Internet über http://dnb.ddb.de abrufbar.

ISBN 978-3-540-48561-2 Springer Berlin Heidelberg New York

Springer-Verlag ist ein Unternehmen von Springer Science+Business Media
springer.de
© Springer-Verlag Berlin Heidelberg 2007
Printed in Germany

Umschlaggestaltung: Erich Kirchner, Heidelberg
Satz und Umbruch durch PublicationService Gisela Koch, Wiesenbach
mit einem modifizierten Springer-LaTeX-Makropaket
Gedruckt auf säurefreiem Papier   5 4 3 2 1 0

Inhaltsverzeichnis

CHRISTIAN HERFARTH
Einleitung *1*

HARALD ZUR HAUSEN
Zur Struktur der Gesundheitsforschung in Deutschland *19*

THOMAS W. KRAUS
Einfluss des sich ändernden Gesundheitswesens
auf die klinische Patientenversorgung *25*

CHRISTOPH M. SEILER, MARKUS K. DIENER, HANNS-PETER KNAEBEL,
PETER KIENLE UND MARKUS W. BÜCHLER
Patientenorientierte Forschung in der Chirurgie –
Konzepte und Einrichtungen in Heidelberg *41*

HELMUT BARTSCH, CLARISSA GERHÄUSER, JAGADEESAN NAIR,
PETER LICHTER UND OTMAR D. WIESTLER
Präventive Onkologie –
das Endziel der Bekämpfung bösartiger Erkrankungen *57*

CHRISTOF VON KALLE, ASTRID BEIGLBÖCK,
DIRK JÄGER UND VOLKER DIEHL
Nationales Centrum
für Tumorerkrankungen (NCT) Heidelberg *69*

STEPHANIE E. COMBS UND JÜRGEN DEBUS
Moderne Radioonkologie *93*

LARS FISCHER, JÖRG KLEEFF, HELMUT FRIESS
UND MARKUS W. BÜCHLER
Die Entwicklung
des „Europäischen Pankreaszentrums Heidelberg" (EPZ) *109*

HUGO A. KATUS
Paradigmenwechsel
in der Diagnostik und Therapie des Herzinfarkts *127*

SIEGFRIED HAGL UND BRIGITTE OSSWALD
Herausforderungen in der Herzchirurgie *141*

ALWIN KRÄMER UND ANTHONY D. HO
Stammzellentherapie – Frischzellentherapie der Zukunft? *173*

CHRISTIAN KASPERK, REINHARD ZIEGLER
UND PETER NAWROTH
Neue Wege in der Therapie der Osteoporose *189*

VOLKER EWERBECK UND MARC THOMSEN
Die Wiederentdeckung und fruchtbare Nutzung der Biomechanik *215*

WILTRUD RICHTER
Molekularbiologische Revolution in der Orthopädie *231*

ANDREAS W. UNTERBERG UND CHRISTIAN R. WIRTZ
„Operationen im zerbrechlichen Haus der Seele"
Möglichkeiten und Grenzen der Neurochirurgie *249*

PETER K. PLINKERT
Neue Techniken und Strategien gegen die Schwerhörigkeit *267*

GÜNTER GERMANN UND CHRISTINA LUTHER
Plastische Chirurgie auf neuen Wegen *289*

WOLFGANG HERZOG
Die neuen Aufgaben der Psychosomatischen Medizin *307*

ROLF VERRES UND JOCHEN SCHWEITZER
Faktor Mensch: Beziehung als Ressource im „Medizinbetrieb" *335*

THOMAS RABE UND THOMAS STROWITZKI
Anti-Aging-Medizin auf dem Weg zur Wissenschaft *351*

Autorenverzeichnis

Prof. Dr. rer. nat. HELMUT BARTSCH
Deutsches Krebsforschungszentrum
Im Neuenheimer Feld 280, 69120 Heidelberg
h.bartsch@dkfz.de

Dr. med. ASTRID BEIGLBÖCK
Nationales Centrum für Tumorerkrankungen
Otto-Meyerhof-Zentrum
Im Neuenheimer Feld 350, 69120 Heidelberg
astrid.beiglboeck@nct-heidelberg.de

Prof. Dr. med. Dr. h. c. mult. MARKUS W. BÜCHLER
Chirurgische Universitätsklinik
Im Neuenheimer Feld 110, 69120 Heidelberg
markus.buechler@med.uni-heidelberg.de

Dr. med. STEPHANIE E. COMBS
Radiologische Klinik, Abt. Radioonkologie und Strahlentherapie
Im Neuenheimer Feld 110, 69120 Heidelberg
stephanie.combs@med.uni-heidelberg.de

Prof. Dr. med. Dr. rer. nat. JÜRGEN DEBUS
Radiologische Klinik, Abt. Radioonkologie und Strahlentherapie
Im Neuenheimer Feld 110, 69120 Heidelberg
juergen.debus@med.uni-heidelberg.de

Dr. med. VOLKER DIEHL
Nationales Centrum für Tumorerkrankungen
Otto-Meyerhof-Zentrum
Im Neuenheimer Feld 350, 69120 Heidelberg
volker.diehl@nct-heidelberg.de

Dr. med. MARKUS K. DIENER
Chirurgische Universitätsklinik
Im Neuenheimer Feld 110, 69120 Heidelberg
markus.diener@med.uni-heidelberg.de

Prof. Dr. med. VOLKER EWERBECK
Orthopädische Universitätsklinik
Schlierbacher Landstraße 200a, 69118 Heidelberg
volker.ewerbeck@ok.uni-heidelberg.de

Dr. med. LARS FISCHER
Chirurgische Universitätsklinik
Im Neuenheimer Feld 110, 69120 Heidelberg
lars.fischer@med.uni-heidelberg.de

Prof. Dr. med. HELMUT FRIESS
Chirurgische Universitätsklinik
Im Neuenheimer Feld 110, 69120 Heidelberg
helmut.friess@med.uni-heidelberg.de

Dr. med. CLARISSA GERHÄUSER
Deutsches Krebsforschungszentrum
Im Neuenheimer Feld 280, 69120 Heidelberg
c.gerhauser@dkfz.de

Prof. Dr. med. GÜNTER GERMANN
BG-Unfallklinik, Klinik für Hand-, Plastische und
Rekonstruktive Chirurgie – Schwerbrandverletztenzentrum
Ludwig-Guttmann-Straße 13, 67071 Ludwigshafen
guenter.germann@urz.uni-heidelberg.de

Prof. Dr. med. SIEGFRIED HAGL
Chirurgische Universitätsklinik
Im Neuenheimer Feld 110, 69120 Heidelberg
siegfried.hagl@med.uni-heidelberg.de

Prof. Dr. med. Dr. h.c. CHRISTIAN HERFARTH
Chirurgische Universitätsklinik
Im Neuenheimer Feld 110, 69120 Heidelberg
christian_herfarth@med.uni-heidelberg.de

Prof. Dr. med. WOLFGANG HERZOG
Klinik für Psychosomatische und Allgemeine Klinische Medizin
Im Neuenheimer Feld 410, 69120 Heidelberg
wolfgang.herzog@med.uni-heidelberg.de

Prof. Dr. med. ANTHONY D. HO
Medizinische Klinik V
Im Neuenheimer Feld 410, 69120 Heidelberg
anthony_ho@med.uni-heidelberg.de

Dr. med. DIRK JÄGER
Nationales Centrum für Tumorerkrankungen
Otto-Meyerhof-Zentrum
Im Neuenheimer Feld 350, 69120 Heidelberg
dirk.jaeger@nct-heidelberg.de

Prof. Dr. med. CHRISTOF VON KALLE
Nationales Centrum für Tumorerkrankungen
Otto-Meyerhof-Zentrum
Im Neuenheimer Feld 350, 69120 Heidelberg
christof.kalle@nct-heidelberg.de

Prof. Dr. med. Dr. med. dent. CHRISTIAN KASPERK
Medizinische Universitätsklinik, Innere Medizin I
Im Neuenheimer Feld 410, 69120 Heidelberg
christian.kasperk@med.uni-heidelberg.de

Prof. Dr. med. HUGO A. KATUS
Medizinische Universitätsklinik
Im Neuenheimer Feld 410, 69120 Heidelberg
sekretariat_katus@med.uni-heidelberg.de

PD Dr. med. PETER KIENLE
Chirurgische Universitätsklinik
Im Neuenheimer Feld 110, 69120 Heidelberg
peter.kienle@med.uni-heidelberg.de

PD Dr. med. JÖRG KLEEFF
Chirurgische Universitätsklinik
Im Neuenheimer Feld 110, 69120 Heidelberg
joerg.kleeff@med.uni-heidelberg.de

Dr. med. HANNS-PETER KNAEBEL
Chirurgische Universitätsklinik
Im Neuenheimer Feld 110, 69120 Heidelberg
hanns-peter.knaebel@med.uni-heidelberg.de

Prof. Dr. med. ALWIN KRÄMER
Medizinische Klinik V
Im Neuenheimer Feld 410, 69120 Heidelberg
alwin.kraemer@med.uni-heidelberg.de

Prof. Dr. med. THOMAS W. KRAUS
Klinik für Allgemein- und Viszeralchirurgie, Krankenhaus Nordwest
Steinbacher Hohl 2–26, 60488 Frankfurt a. M.
kraus.thomas@khnw.de

Prof. Dr. med. PETER LICHTER
Deutsches Krebsforschungszentrum
Im Neuenheimer Feld 280, 69120 Heidelberg
p.lichter@dkfz.de

Dr. med. CHRISTINA LUTHER
BG-Unfallklinik, Klinik für Hand-, Plastische und
Rekonstruktive Chirurgie – Schwerbrandverletztenzentrum
Ludwig-Guttmann-Straße 13, 67071 Ludwigshafen
luther@bgu-ludwigshafen.de

Dr. med. JAGADEESAN NAIR
Deutsches Krebsforschungszentrum
Im Neuenheimer Feld 280, 69120 Heidelberg
j.nair@dkfz.de

Prof. Dr. med. PETER NAWROTH
Medizinische Universitätsklinik, Innere Medizin I
Im Neuenheimer Feld 410, 69120 Heidelberg
peter.nawroth@med.uni-heidelberg.de

PD Dr. med. BRIGITTE OSSWALD
Chirurgische Universitätsklinik
Im Neuenheimer Feld 110, 69120 Heidelberg
brigitte.osswald@med.uni-heidelberg.de

Prof. Dr. med. PETER K. PLINKERT
Hals-Nasen-Ohren-Klinik
Im Neuenheimer Feld 400, 69120 Heidelberg
peter.plinkert@med.uni-heidelberg.de

Prof. Dr. med. Dr. h. c. THOMAS RABE
Universitäts-Frauenklinik, Voßstraße 9, 69115 Heidelberg
thomas_rabe@med.uni-heidelberg.de

Prof. Dr. med. WILTRUD RICHTER
Stiftung Orthopädische Universitätsklinik
Schlierbacher Landstraße 200a, 69118 Heidelberg
wiltrud.richter@ok.uni-heidelberg.de

Prof. Dr. rer. soc. JOCHEN SCHWEITZER
Institut für Medizinische Psychologie, Zentrum für Psychosoziale Medizin
Bergheimer Straße 20, 69115 Heidelberg
jochen_schweitzer-rothers@med.uni-heidelberg.de

Dr. med. CHRISTOPH M. SEILER
Chirurgische Universitätsklinik
Im Neuenheimer Feld 110, 69120 Heidelberg
christoph.seiler@med.uni-heidelberg.de

Prof. Dr. med. THOMAS STROWITZKI
Universitäts-Frauenklinik, Voßstraße 9, 69115 Heidelberg
thomas_strowitzki@med.uni-heidelberg.de

Prof. Dr. med. MARC THOMSEN
Orthopädische Universitätsklinik
Schlierbacher Landstraße 200a, 69118 Heidelberg
marc.thomsen@ok.uni-heidelberg.de

Prof. Dr. med. ANDREAS W. UNTERBERG
Neurochirurgische Universitätsklinik
Im Neuenheimer Feld 400, 69120 Heidelberg
andreas.unterberg@med.uni-heidelberg.de

Prof. Dr. med. ROLF VERRES
Institut für Medizinische Psychologie, Zentrum für Psychosoziale Medizin
Bergheimer Straße 20, 69115 Heidelberg
rolf.verres@med.uni-heidelberg.de

Prof. Dr. med. OTMAR D. WIESTLER
Deutsches Krebsforschungszentrum
Im Neuenheimer Feld 280, 69120 Heidelberg
o.wiestler@dkfz.de

PD Dr. med. CHRISTIAN R. WIRTZ
Neurochirurgische Universitätsklinik
Im Neuenheimer Feld 400, 69120 Heidelberg
rainer.wirtz@med.uni-heidelberg.de

Prof. Dr. med. Dr. h.c. REINHARD ZIEGLER
Medizinische Universitätsklinik, Innere Medizin I
Im Neuenheimer Feld 410, 69120 Heidelberg
reinhard.ziegler@med.uni-heidelberg.de

Prof. Dr. med. HARALD ZUR HAUSEN
Deutsches Krebsforschungszentrum
Im Neuenheimer Feld 280, 69120 Heidelberg
zurhausen@dkfz.de

Einleitung

CHRISTIAN HERFARTH

Gesundheit – ein sehr allgemeiner Begriff

Nach dem Zweiten Weltkrieg verkündeten die frisch gegründeten Vereinten Nationen eine neue und, wie sich später herausstellte, nicht geeignete Gesundheitsdefinition. Nur aus den Schrecken des Krieges heraus konnte es zu einer derart euphorischen Umschreibung von Gesundheit kommen: Gesundheit als Zustand des vollkommenen körperlichen, seelischen, geistigen und sogar sozialen Wohlbefindens. Für den einzelnen Menschen wird das erreichbare Höchstmaß an Gesundheit als eines der menschlichen Grundrechte anerkannt.

Die überaus idealistische und etwas lebensfremde Definition der Gesundheit mit ihren beinahe paradiesischen Ansprüchen hat zunächst eine Reihe von Ländern auf die, wie sich später zeigte, völlig falsche Fährte geführt. Dies gilt auch für die Bundesrepublik Deutschland. Durch die Vermischung der Begriffe „soziales Wohlbefinden" und „Gesundheit" entstand ein ganz anderes Modell mit einem Lebensgesamtheitsanspruch, den die Schweden am besten mit dem Begriff des „Volksheim, von der Geburt bis zum Grabe" umschrieben. In den letzten Jahrzehnten ist dann mehr und mehr von diesen Prinzipien abgerückt worden. Schweden wurde sogar zu einem Schrittmacher für eine verantwortungsbewusste und moderne Gesundheitspolitik, die auch bezahlbar ist. Sie breitete sich in den anderen skandinavischen Ländern aus. Auf jeden Fall wird die Gesundheit pragmatisch nun als „das Fehlen von Krankheit und Gebrechen" definiert.

Der euphorische Anspruch der allumfassenden Gesundheit, sozusagen als höchstes menschliches Gut, ist beinahe schon narzisstisch bzw. hedonistisch. Die idealistische ausufernde Gesundheitsdefinition überfordert die Möglichkeiten eines Staates und muss zu einem nicht zu befriedigenden Anspruchsdenken führen. Die Gesundheitsforderungen verpflichten, überlasten und überfordern einen freiheitlichen Staat mit seinen Uraufgaben der Verantwortung für die Freiheit und Sicherheit der Bürger, Sicherung des Rechtssystems, Vermittlung von Bildung und vernünftigen Besteuerung. Die große Aufgabe einer allgemeinen Gesundheitsfürsorge richtet sich nach dem Prinzip „Gesundheit für alle", die einer Verteilungsgerechtigkeit folgen muss, gerade wenn es um ernste Gesundheitsrisiken geht. Gleichzeitig gehört es aber auch zu den Aufgaben des Staates, dem einzelnen Bürger eine persönliche Gesundheitsverantwortung und Risikoabsicherung zu übertragen. Dies betrifft vor allen Dingen auch selbst verantwortete Risiken wie Extremsport, gesundheitsschädigendes Verhalten (z. B. Rauchen). Der Sozialstaat tritt nach dem Solidaritätsprinzip bei Härtefällen ein. Das Solidaritätsprinzip gilt auch für die Situation von ererbten Gesundheitsrisiken, die sich heute neben der familiären Anamneseerhebung durch molekulargenetischen Nachweis freilegen lassen. Hier ist es ethische Verpflichtung der Gesellschaft, die Kosten der Prävention und eventuell Therapie durch die Grundversorgung zu übernehmen.

Ein entsprechendes Gesundheitssystem hat die Schweiz bereits längere Zeit. Es sieht Gesundheitsgrundleistungen vor, die eine differenzierte Versorgung der individuellen eigenen Versicherungs- und Absicherungsinitiative überlässt, wobei Härten auch abgesichert sind. Ähnlich ist das Gesundheitssystem in Österreich. Jüngst haben die Niederlande rigoros die Auswüchse der überbordenden Gesundheitsversorgung ebenfalls beschnitten.

Die immer wieder geschilderten enormen Ausgabenanstiege in der allgemeinen Gesundheitsfürsorge sind nicht allein auf den medizinischen Wissensfortschritt und neue teuere (Bio-)Techniken und Therapien zurückzuführen, sondern ganz entscheidend auch auf laufende Leistungsausweitungen und -verteuerungen bei unzureichenden Steuerinstrumenten staatsgesteuerter Körperschaften als Monopolsystem. Die Daten des englischen *Office of Health Economics* sagen aus, dass – hätte sich die Medizin seit 100 Jahren nicht geändert – die Kosten nur 1 Prozent des gegenwärtigen Gesundheitshaushaltes betragen würden.[1] In den letzten zehn Jahren hat sich anstelle des Begriffes Gesundheitsfürsorge ebenbürtig die amerikanische Bezeichnung „Public Health" durchgesetzt. Vom Inhalt her sind die Begriffe gleich, wenn auch der deutschsprachige Begriff noch mehr in der verwaltungstechnischen Sprache und Public Health in akademischen Einrichtungen sich durchgesetzt hat. In den neunziger Jahren des letzten Jahrhunderts hielt Public Health Einzug in die Medizinischen Fakultäten als Unterrichtsstoff. Die Grundinitiative ging einerseits von den Medical Schools in den USA aus, wobei gleichzeitig eine Differenzierung zwischen den Medizinschulen mit hochkarätigem Public-Health-Unterricht und entsprechender angewandter Forschung und Versorgung und andererseits den Medizinischen Fakultäten mit einer klaren Aufgabe zur Translationsforschung aus der Basiswissenschaft heraus unterschieden wurde. Der Anteil der Medizinschulen in den USA mit dem Public-Health-Auftrag ist deutlich größer als derjenige der Medizinhochschulen mit enger Verbindung zu Grundlagenforschung, Biomedizin, Biotechnologie und dem entsprechenden Auftrag zum Wissenstransfer in die Klinik. Die forschungsintensiven theoretisch-klinisch-praktischen wissenschaftlichen Gruppen setzen auch entsprechen-

---

[1] Heidelberger Jahrbücher XLI (1997): 163–173: H. G. Sonntag „Wissenschafts-Technologie und Gesundheits-Ökonomie-Management".

de forschungsrelevante verbindende Strukturen voraus. Auch die Europäische Union hat die Einrichtung von Medizinischen Hochschulen mit höchster wissenschaftlicher Kompetenz eingerichtet, die den Namen „Hot Spots" oder „Cluster" tragen. Auch in Deutschland gibt es unter der Sammelbezeichnung „Exzellenz-Initiative" zwischen den Hochschulen eine entsprechende laufende Selektion. An der Universität Heidelberg sind in den letzten Jahrzehnten bereits beispielhaft klinische Forschungseinheiten zwischen dem Deutschen Krebsforschungszentrum und der Medizinischen Fakultät eingerichtet worden. Sie folgen dem Grundprinzip eines klinisch-grundlagenwissenschaftlichen Verbundes mit geteilter, aber aufeinander abgestimmter Führung. Die Voraussetzung für klinische Studien muss ebenfalls erfüllt sein. So werden diese Einheiten nach drei Orientierungspunkten ausgerichtet:

1. Sie werden selbständig geführt von einem Grundlagenwissenschaftler zusammen mit der zugeordneten klinischen Leitung (die Leitungsstruktur wird z. B. als Tandem- oder Duett-Lösung bezeichnet).

2. Die Voraussetzungen für „good clinical practice" zur Organisation und Realisierung kontrollierter randomisierter Studien müssen erfüllt sein.

3. Die Leistung der Einheiten wird in 3- bis 4-jährigem Rhythmus durch externe Gutachter evaluiert.

Gesundheit – im engeren Sinne

Der 50. Jahrgang der Heidelberger Jahrbücher ist dem Thema Gesundheit gewidmet. Gesundheit wird hier im engeren Sinne verstanden, d. h. es werden Themen behandelt aus der medizinischen Forschung und ihrer organisatorischen Durchführung interdisziplinär zwischen den Instituten und Fächern, aus der folgenden Translationsforschung – Übertragung aus der Grundlagenwissenschaft in die Klinik –, d. h. Durchführung kontrollierter klinischer Studien und realisierte klinische Ergebnisse.

Gleichzeitig müssen die Kliniken und Krankenhäuser sich selbst entsprechend den neuen ökonomischen Rahmenbedingungen und den sich ändernden gesetzlichen Vorschriften neu organisieren und aufstellen. Ganz im Vordergrund steht dabei die Verkürzung der Liegezeiten der Patienten durch „Beschleunigung des Durchlaufs" („lead-time" und „workflow"). Außerdem gilt es, den relevanten biomedizinischen und biotechnologischen Fortschritt zu berücksichtigen und die demographische Verschiebung des Patientengutes in höhere Altersgruppen und damit auch fortgeschrittene Risikoprofile einzuplanen. Weitere Spezialisierungen werden notwendig. Am Ende steht dann die Zentrumsbildung, die auf adäquaten Arbeitsprofilen der zugehörigen Abteilungen aufbauen muss. Gewonnen wird damit differenziertes Wissen für spezifische Erkrankungen, z. B. in der Onkologie, Kardiologie, bei Pankreas-, Leber-, chronisch-entzündlichen Darmerkrankungen, typischen Alterskrankheiten und anderen. Selbstverständlich muss auch eine enge Vernetzung zwischen konservativem und operativem Fach erwartet werden, die über die Grenzen des Zentrums hinausgehen. Unerlässliche Voraussetzung wird die zuverlässige Einigung und Festlegung fächerüberschreitender diagnostischer und therapeutischer Wege.

Jede definitive Therapieentscheidung hat medizinischen Indikationsregeln zu folgen, d. h. für den einzelnen Kranken soll die wirksamste Therapie zum richtigen Zeitpunkt unter Anpassung an die individuelle Situation und das Risikoprofil des Patienten gefunden werden. Es hat sich gezeigt, dass gerade die Zentrumsstruktur neben der hohen Sicherheit für den Patienten auch die besten neuen Ansätze für die Weiterentwicklung des Faches bietet. Beispielhaft weisen chirurgisch-operative Fächer und Disziplinen mit invasiven Techniken diese Züge und die Möglichkeit zu rationaler Weiterentwicklung vor: die Herzchirurgie mit differenzierter Klappenchirurgie oder Neugeborenen- und Kinderherzchirurgie, Viszeralchirurgie mit organspezialisierter Leberchirurgie oder Pankreaschirurgie einschließlich Transplantation. Auch im Bereich des Dickdarms führt die spezialisierte chirurgische Onkologie zur Organspezialisierung für die ausreichend radikale Karzinomchirurgie auch im Bereich des Mastdarms einerseits und gleichzeitig der sphinktererhaltenden Therapie. Sozusagen parallel zur Optimierung und Differenzierung der operativen Verfahren läuft die Entwicklung der interventionellen Eingriffe an Gefäßen, Herz und inneren Organen. Um die Erkrankungs- und Organzentren gedeiht in der schöpferischen Atmosphäre die translationale Forschung. Wesentliche Grundlagenforschungsfächer sind in dieser Verbindung Immunologie, die verschiedenen molekularbiologischen Richtungen, ebenso erweisen sich auch eine akademische Epidemiologie, Biomechanik und Biomathematik als vitale dynamische „Treibriemen".

Zentrumsbildungen müssen oft dort vorangetrieben werden, wo es gilt, bei „Volkskrankheiten" die besten therapeutischen Konzepte für die Gesundheitsfürsorge möglichst unter Einhaltung finanzierbarer Leitwege durchzusetzen (z. B. Osteoporose). Eine rationale Präventionsmedizin wird zur unerlässlichen Aufgabe, um die Erkrankung von vornherein einzugrenzen bzw. im Frühstadium zu heilen (z. B. Tumorerkrankungen). Beispiele für andere Volkskrankheiten bieten der Diabetes, Fettsucht oder Hypertonus. Neben der Erkrankungsspezialisierung gilt es für die Organmanifestation durch perfekte Kenntnis der Organstruktur und Organpathophysiologie incl. molekulargenetischer Kenntnisse das Wissen für die diagnostischen Möglichkeiten und therapeutischen Konsequenzen gezielt einzusetzen. Während z. B. in der Neurochirurgie eine ausgeprägte Organspezialisierung seit einem guten halben Jahrhundert besteht, hat sich die Schwerpunktbildung für einzelne Erkrankungen und Organe erst in den letzten zwei Jahrzehnten in den anderen konventionellen und chirurgischen Fächern durchgesetzt.

Äußerst differenziert hat sich die Strahlentherapie durch vermehrte Einbeziehung von Physik und Mathematik, Biotechnologie und biomedizinischer

Grundlagenforschung entwickelt. Aus dem noch bis vor 20 Jahren zweidimensionalen linearen Bestrahlungsverfahren hat sich ein hochdifferenziertes System ergeben, das durch 3D-Rekonstruktion und stereotaktische Lokalisierung, Modulation von Strahlenintensität und -verlauf, Einbeziehung von Zeit und Bewegung als vierte Dimension und Entwicklung verschiedener Bestrahlungsarten heute Therapien erlaubt, die präzise im Körper oder im Organ, je nach Strahlensensibilität, intensitätsmoduliert und mit unterschiedlichen Strahlenfeldern arbeiten können. Strahlentherapie adaptiert sich auch an die Zielstrukturen im Organ selbst und schützt nicht nur Risikoorgane der Umgebung, sondern auch – je nach Situation – das gesunde Parenchym. Mit der Teilchentherapie ist inzwischen eine Bestrahlungsform eingeführt, die auch in der Tiefe energieabhängige Dosis maximal einsetzen kann. Es handelt sich um die Schwerionen- und Protonentherapie, die an der Schwelle der routinemäßigen klinischen Durchführung steht. Die entsprechende Einrichtung wird in Heidelberg 2007 in Betrieb genommen.

Unter der Vielfalt von Neuentwicklungen und Verbesserungen wurde eine Reihe von kliniknahen Themen gewählt, die die unterschiedlichen Aktivitäten eines Universitätsklinikums mit Theoretischen Instituten und dem forschenden Umfeld mit mehreren Großforschungseinrichtungen voll nutzt. Es entsteht für diesen Jahresbericht damit ein Mosaik von Beispielen, die einzeln für sich gelten, sich aber auch mosaikartig zusammensetzen lassen und einen Eindruck über die weiteren Entwicklungstendenzen in der versorgenden Medizin zulassen: Nichts anderes wird darunter verstanden, als die „Gesundheit im engeren Sinne" zu stabilisieren, zu sichern, zu stärken und erfolgreich weiterzuentwickeln.

In der folgenden Zusammenstellung sei daher die allgemeine Gesundheitsfürsorge nicht berücksichtigt, da dies den Rahmen einer stringenten Darstellung sprengt. Tagespolitik, Ideologien, politischer Meinungskampf, Arbeit von Interessengruppen und staatlicher Machtanspruch oder sogar eventuell Verstaatlichung der Medizin seien hier nicht diskutiert. Ebenso bleibt die Analyse einer komplizierten Vernetzung von Finanzierungswegen für die Gesundheit unerwähnt.

Das 50. Heidelberger Jahrbuch beschäftigt sich mit folgenden Problemkreisen und Themen:

- Struktur der Gesundheitsforschung in Deutschland
- Wechselspiel zwischen Krankenversorgung und die organisatorischen Änderungen im Gesundheitswesen
- Voraussetzungen für erfolgreiche patientenorientierte klinische Forschung
- Prävention in der Onkologie als Beispiel für zukunftsweisende Transferforschung
- Konzept und Abläufe neuer interdisziplinärer Versorgung in der Onkologie: Zentralisierung aus der Vielfalt, Schwerpunktbildung durch Kompetenzen

- Mischung von Physik, Biotechnologie und Biomedizin – die differenzierte Radioonkologie
- Bildung von Organzentren am Beispiel des Pankreaszentrums und des Herzzentrums mit differenzierter Diagnostik, Intervention und hochspezialisierter Herzchirurgie
- Neue Methoden, ethische Implikationen – Erfahrungen mit der Stammzelltherapie
- Beispiel Volkskrankheit: Osteoporose, von der Analyse der Pathogenese, der Pathophysiologie bis zur potentiellen Prophylaxe
- Moderne Nutzung alter Forschungsmethoden mit neuen Konzepten: Nutzung der Biomechanik in der Orthopädie. Neue Forschungsverbünde: Orthopädie und Molekularbiologie
- Diagnostische und therapeutische Methoden ändern eine Organchirurgie: neue Grenzen der Neurochirurgie durch Mikrochirurgie, Navigation und bildgebende intraoperative Verfahren
- Schwerhörigkeit – auch eine Volkskrankheit und fordernde biotechnologische Methoden
- Plastische Chirurgie, ein Zukunftsfach: plastische Rekonstruktion, gestielte Lappenplastik, gezielter Gewebeersatz und allogener Transplantation
- Psychosomatische Medizin: vitale, traditionelle und überzeugende neue Ansätze
- Die ökonomisierte schlanke Medizin öffnet sich der professionellen Psychologie zum Vertrauensgewinn der Patienten
- Wohlergehen und Anti-Aging als „Modemasche" oder als ernstzunehmende, um Evidenz bemühte Medizin.

Explikation der Themen

Wegen der Vielfalt des im vorliegenden Band dargestellten Stoffs sei hier eine inhaltliche Übersicht gegeben:

1. Harald zur Hausen: *Zur Struktur der Gesundheitsforschung in Deutschland*

Das Strukturproblem der Gesundheitsforschung in Deutschland liegt in der Trennung von Grundlagenforschung und akademischer Klinik mit klinischem Forschungsauftrag. Immer wieder gab es Empfehlungen der Deutschen Forschungsgemeinschaft, des Wissenschaftsrats und der Kultusministerkonferenz, die klinische Forschung in Verbindung mit der Grundlagenforschung zu strukturieren. Ein unabhängiges vom Staat und dem Wissenschaftsrat eingesetztes „Medical Research Council" – ein Konsil, das klinische Forschung, Biomedizin und Biotechnologie miteinander vereint – muss ein Wechselspiel zwischen

Grundlagenforschung und klinischer Forschung herstellen. Neben der Hochschulmedizin sind die Gesundheitsforschung, die Helmholtz-Gemeinschaft deutscher Forschungszentren (HGF), die Leibniz-Gesellschaft (WGL), die Max-Planck-Gesellschaft (MPG), die Fraunhofer-Gesellschaft (FG) und die entsprechenden Ressort-Forschungsinstitute des Bundes und der Länder einzubeziehen. Die Vielfalt sollte durch einen „Gesundheitsforschungsrat", der im weitesten Sinne dem „National Institute of Health" (Bethesda/USA) entspricht, ausgebaut werden. Wesentlich ist dann dabei die laufende Evaluierung der Institutionen, die Abstimmung der Themen untereinander mit Fokussierung auf wenige Themenfelder. Die laufende Prüfung auf den Mehrwert ist Voraussetzung.

2. Thomas W. Kraus: *Einfluss des sich ändernden Gesundheitswesens auf die klinische Patientenversorgung*

Die momentane Umstrukturierung der Krankenhäuser ist nicht nur Folge ökonomischer und gesetzlicher Rahmenbedingungen, sondern auch der wissenschaftlichen, technologischen und demographischen Entwicklung. Es handelt sich um einen sich beschleunigenden Prozess, der nicht allein auf Deutschland beschränkt ist. Die Reorganisation der Krankenhäuser führt nicht nur zur Verminderung der Bettenzahlen, sondern auch zur Zentrierung und Bildung von Gesundheitszentren als Praxisverbünde. Die Effizienzdefinition eines Krankenhauses muss die Wirtschaftlichkeit belegen. Die Einführung der „Diagnosis Related Groups" (DRGs) führte und führt zu einer formal homogenen Berechnungsgrundlage der klinischen Leistungen, ohne ausreichend Risiko und Schwierigkeit zu beachten. Inadäquate Erlöse bergen eine hohe Defizitgefahr. Es gibt nun verschiedene Wege, wirtschaftliche Stabilität zu erreichen. Hierzu gehört die Qualitätskontrolle und die exakte Aufwands- und Kostenabfassung in der Klinik. Die stationäre Krankenversorgung wird durch die extreme Leistungsverdichtung mit erheblicher Verweildauerkürzung herausgefordert. „Mehr Patienten in weniger Betten" führt zu einem deutlichen organisatorischen Wandel: Bestimmte Behandlungsformen werden in hoch professionalisierten Kliniken als so genannte „Focussed factories" zusammengefasst. Die „Produktionsdurchlaufzeit" („lead-time"), d.h. eben die Verweildauer, wird zu einer Erkennungszahl. Die Ökonomisierung führt so zur Aufwertung der betriebswirtschaftlichen Steuerfunktionen und der Geschäftsführungsverantwortlichen in den Kliniken. Gefahr besteht, dass das „Produkt" der Organisation, nämlich der kompetent behandelte Patient mit seinen Sorgen und Ängsten, aus dem Auge verloren werden. Neue Absicherungen sind hier notwendig, die u.a. in Kapitel 18 behandelt werden („Faktor Mensch: Beziehung als Ressource im ‚Medizinbetrieb‘").

3. Christoph M. Seiler et al.: *Patientenorientierte Forschung in der Chirurgie –
   Konzepte und Einrichtungen in Heidelberg*

Parallel zur grundlagen- und krankheitsorientierten Forschung ohne direkten Kontakt mit dem Patienten muss Forschung am Patienten oder Probanden
seitens der entsprechenden medizinisch-wissenschaftlichen Fachgesellschaf-
ten in Zusammenarbeit mit der Biometrik erfolgen. Die Deutsche Gesellschaft
für Chirurgie hat die Initiative ergriffen, ein entsprechendes Studienzentrum
zum Vergleich von operativen Verfahren mit Schwerpunkt im Bereich multizentrischer Therapiestudien zu gründen. Heidelberg erhielt aufgrund außerordentlich guter Vorarbeit den Zuschlag. Inzwischen ist das Studienzentrum
der Deutschen Gesellschaft für Chirurgie (SDGC), getragen in Heidelberg von
der Medizinischen Fakultät, der Chirurgischen Universitätsklinik und eben
der wissenschaftlichen Gesellschaft, als Modell vonseiten des Bundesministeriums für Bildung und Forschung (BMBF) anerkannt. Auf den Erfahrungen
des SDGC aufbauend schrieb das BMBF die Einrichtung von fünf weiteren Re-
gionalzentren aus, die in Zukunft mit dem SDGC zusammenarbeiten werden.
Die Begutachtung erfolgte durch eine Reihe von ausländischen Gutachtern.
Verbunden ist damit auch die Bildung eines Netzwerkes zwischen den entste-
henden sechs Zentren.

4. Helmut Bartsch et al.: *Präventive Onkologie – das Endziel der Bekämpfung
   bösartiger Erkrankungen*

Ohne Zweifel ist das Endziel onkologischer Forschung, bösartige Erkrankungen durch präventive Maßnahmen zu vermeiden. Dies bedingt frühe Untersuchungen, Berücksichtigung molekularer Veränderungen und Vermeidung
schädigender Umweltfaktoren (UV-Strahlung, Teerstoffe = Rauchen etc.). Da
genetische Veränderungen in großer Breite möglich sind, rückt die DNA-Chips-
Technologie in den Vordergrund, um die so genannte „Single Nucleotide Polymorphisms" darzustellen. Schädigende Umwelteinflüsse müssen definiert
werden. Es zeichnet sich die Entwicklung einer präventiven Vakzinierung ab,
die bei Virus-provozierten Karzinomen eingesetzt werden kann. Ausgedehnte
Forschungen zur Prävention durch Pharmaka, Natur- und Nahrungsinhaltsstoffe werden erprobt. Die dritte Stoßrichtung zur Krebsprävention zielt auf
neue Biomarker ab, die eine frühzeitige Diagnose einer Krebsvorstufe oder eines frühen Krebses erlauben. Der Chemoprävention kommt eine wesentliche
Bedeutung zu.

5. Christof von Kalle et al.: *Nationales Centrum für Tumorerkrankungen (NCT)
   Heidelberg*

Das Ziel der zentralen Anlaufstelle für Tumorpatienten an der Universität
Heidelberg ist es, durch zentralen Zugang der Patienten mit onkologischen
Erkrankungen von vornherein interdisziplinäre Behandlungskonzepte einzu-
setzen, die dem modernsten Stand der klinischen Studien entsprechen. Ein ra-

tional gut geplanter Behandlungsablauf optimiert die Wirtschaftlichkeit. Ärzte und Pflege im Bereich der Onkologie werden systematisch ausgebildet. Ausgangspunkt ist das typische Comprehensive Cancer Center (CCC), das der flächendeckenden Versorgung der Bevölkerung dient und gleichzeitig die Ausbildung verfolgt. Als organisatorischer Drehpunkt wird die Onkologie durch einen klinischen Onkologen vertreten. Gleichzeitig ist das NCT die Anlaufstelle für den Brückenbau zur onkologischen Grundlagenforschung sowie zur laufenden Verbindung und Überprüfung präventiver onkologischer Maßnahmen. Träger sind das Deutsche Krebsforschungszentrum (DKFZ), das Universitätsklinikum Heidelberg sowie die Thoraxklinik am Universitätsklinikum Heidelberg. Die Deutsche Krebshilfe (DKH) hat wesentlichen Anteil an der Förderung. Integriert sind Versorgungsdienste (onkologische Informations- und Beratungsdienste), Krebsinformationsdienste (KT), Krebsinformationsdienste für Mediziner (KIT), Psychoonkologische Beratung, Sozialdienst, weiterhin Ernährungs- und Raucherberatung zur Tabakentwöhnung. Eine elektronische Patientenakte (PACS) erleichtert die Strukturierung des Datenpools für ein Klinisches Krebsregister (NCT-Register) und die Führung einer Tumor- und Serumbank. Ebenso zählt hierzu das Studienzentrum der Deutschen Gesellschaft für Chirurgie zusammen mit der Medizinischen Fakultät Heidelberg, die Studienzentrale der Medizinischen Klinik V (Hämatologie), das Klinische Koordinationszentrum für Studien (KKS) sowie die Serviceeinrichtungen der Thoraxklinik. Die erste Studie der Patienten- und Studienzentrale ist die CapRi-Studie (adjuvante ChemoRadio-Immuntherapie des Pankreaskarzinoms vs. alleiniger Chemotherapie). Weitere Studien sind geplant und in Entwicklung. Die translationale Onkologie erfolgt zwischen dem DKFZ (Abteilung Experimentelle Therapie maligner Tumoren) und den Kliniken. Weiterhin laufen diagnostische Studien (Zellbiologie und Tumorbiologie, Markermoleküle, bildgestützte Diagnosestudien), therapeutische Studien (Antikörper-, Zell- und Immuntherapien), Kombinationsbehandlungen von Immuntherapie mit Hochpräzisionsstrahlentherapie.

6. Stephanie E. Combs und Jürgen Debus: *Moderne Radioonkologie*

Die Strahlentherapie bei bösartigen Erkrankungen ist durch moderne Techniken der Bildgebung, laufend bessere Bestrahlungsplanung mit adaptierter Patientenpositionierung und der 3-dimensionalen stereotaktischen Präzisionsstrahlentherapie geprägt. Außerdem gewinnen Kombinationstherapien zwischen Bestrahlung und Chemotherapie weiter Bedeutung. Die unterschiedliche biologische Wirkung von Teilchentherapien wie Schwerionen und Protonen kann genutzt werden. Die Präzisionsstrahlentherapie ist punktgenau und kann durch verschiedene physikalische Maßnahmen wiederholt durchgeführt werden. Kopplung der Bestrahlung mit bildgebenden Verfahren optimiert die dreidimensionale Simulation der Bestrahlung zur Herstellung eines entsprechenden Therapieprogramms. Einen weiteren Fortschritt bildet die intensitätsmodulierte Strahlentherapie (Energy Modulated Radiotherapy: EMRT). Hierbei wird die Dosis nicht homogen über das Strahlenfeld eingesetzt, sondern es werden unterschiedliche Strahlenfelder geformt, d. h. die Risikoorgane (Bereich Schädel und Wirbelsäule etc.) können weitgehend aus dem Bestrahlungsprogramm herausgenommen werden. Die adaptive Strahlentherapie schließt bei bewegten Organen zur Bestrahlung die vierte Dimension, d. h. die Bewegung über die Zeit, ein. Der Fortschritt durch die Teilchentherapie im Vergleich zur Photonenbestrahlung mit ihrem kontinuierlichem Energieverlust beruht darauf, dass nunmehr Tumoren, die in der Tiefe gesunden Gewebes oder in der Nähe von Risikoorganen liegen, mit Hilfe von Protonen und Schwerionen energieabhängige Dosismaxima appliziert erhalten. Gezielte Bestrahlung in der Tiefe ohne Strahlenschaden des gesunden Gewebes zwischen Strahlenquelle und Zielort wird damit möglich. Außerdem lassen sich Ionenstrahlen lenken, so dass je nach Tumorgröße ein intensitätsmoduliertes Raster-Scan-Verfahren Anwendung findet. Die Schwerionenbestrahlung ist nur an wenigen Stellen zurzeit möglich. In Heidelberg entsteht ein Ionenstrahltherapiezentrum. Kombinierte Radio-Chemo-Therapie und Immuntherapien sind in eine Reihe von Studien einbezogen.

7.   Lars Fischer et al.: *Die Entwicklung des „Europäischen Pankreaszentrums Heidelberg" (EPZ)*

Immer mehr setzt sich in der chirurgischen Onkologie die Tendenz zur Organzentralisierung durch. In Heidelberg ist ein Pankreaszentrum etabliert, das in Verbindung mit dem NCT einen zügigen Diagnostik- und Therapieablauf ermöglicht. Eine unerlässliche Voraussetzung erfüllt das unabhängig bestehende Patientenmanagementsystem der Chirurgischen Universitätsklinik, das den diagnostischen und therapeutischen Ablauf in einem zügigen Workflow ermöglicht. Begleitet wird diese Versorgungseinheit durch klinische Studien und Translationsforschung aus dem Deutschen Krebsforschungszentrum und basiswissenschaftlichen Universitätsinstituten. Diese Organisation hat zu einem deutlichen Anstieg der Patientenzahlen geführt. Baldige Aussagen aus klinischen Studien sind zu erwarten.

Durch Zentrumsbildung sind in den letzten Jahren die Fallzahlen mit chirurgisch-relevanten Pankreaserkrankungen angewachsen. Es handelt sich um einen „High-Volume"-Effekt: Großer Patientendurchgang bedingt eine hohe Standardisierung der diagnostischen und operativen Verfahren und hat somit durch die außerordentliche Akkumulierung von Erfahrung eine Verbesserung der Ergebnisse zur Folge.

8.   Hugo A. Katus: *Paradigmenwechsel in der Diagnostik und Therapie des Herzinfarkts*

Die thrombolytische Therapie beim ST-Hebungsinfarkt ist weitgehend durch die katheterbasierte Rekanalisationsbehandlung als Standard abgelöst worden.

Die Reduktion der Sterblichkeit lag bei der Thrombolysetherapie bei rund 50 Prozent. Sie ist durch die Einführung der Rekanalisationsbehandlung noch einmal um ca. 30 Prozent verbessert. Beim Nicht-ST-Hebungsinfarkt brachte die Einführung des kardialen Troponins große diagnostische Sicherheit für die Risikostratifizierung beim Thoraxschmerz, so dass auch bei kleineren Herzinfarkten frühzeitig Ballondilatation und Stent-Implantation eingesetzt werden können. Hochspezialisierte Einheiten fokussiert auf den Thoraxschmerz (Chest Pain Units) mit Herzkatheterlabor und kardiologischer Intensivstation führen zu deutlichen Erfolgen in der Behandlung des akuten Herzinfarkts durch koordinierte und zügige Diagnostik, verbunden mit direkter Behandlung und invasiver Therapie.

9. Siegfried Hagl und Brigitte Osswald: *Herausforderungen in der Herzchirurgie*

Die Einrichtung von Herzzentren an Universitäten hat zu einer deutlichen Beschleunigung der Patientenbehandlung, Erhöhung der Leistung, bessere Nutzung der Ressourcen und zu wesentlichen wissenschaftlichen neuen Erkenntnissen geführt. So ist Kardiologie und Herzchirurgie ein beispielhafter Motor für die so erfolgreiche Organspezialisierung an den Universitäten. Das Patientengut hat sich durch Zunahme älterer und multimorbider Patienten einerseits und durch die sichtbaren Erfolge kardiologischer interventioneller Abteilungen im Rahmen von Herzzentren geändert: Der interventionelle allgemeine Erfolg führt zu dem Phänomen, dass auch bei erheblichen Hochrisikofällen noch interventionell vorgegangen wird. Damit wird versucht, vielleicht doch noch bessere Arbeitsbedingungen für eine Operation zu erreichen. Zeitverlust und Komplexität des Falles lassen dann die operative Situation unter Umständen noch schwieriger und belastender werden, so dass der Indikationszeitachse hohe Bedeutung zukommt, um nicht am Ende auf eine inoperable Situation zu stoßen. Die Herzchirurgie muss für diese Veränderung der Patientencharakteristika eine Reihe von wesentlichen Neuerungen und wissenschaftlichen Weiterentwicklungen einsetzen. Hierzu gehören Verbesserungen der extrakorporalen Zirkulation, Entwicklung von Instrumenten zur Qualitätsanalyse und verbesserung in dem Herzzentrum selbst und in der wissenschaftlichen Gemeinschaft der Herzchirurgen. In der Coronarchirurgie heißt heute die aktuelle Herausforderung, interdisziplinäre Strategien zu besetzen, um die kontinuierliche Progression der Coronarerkrankung durch rechtzeitige Indikationsstellung zur operativen Therapie zu unterbrechen.

Die Vielzahl von streng indizierten Verfahren der klappenerhaltenden Chirurgie führten mit Nutzung der Möglichkeiten des Ultraschalls und der Nuclear-Magnetic-Resonance(NMR)-Technik zur Verbesserung der Planung und Durchführung des plastischen Ersatzes. Der Ersatz der Herzklappe durch Implantate wird immer vielfältiger: Für den alloplastischen Ersatz gibt es Entwicklungen zu biologischen Substituten und zu autologen Klappensubstituten (tissue engineering). Dabei ist die Klappe kein einfaches defektes Ventil, sondern je nach Situation und Lage der Störung lassen sich bestimmte Erkrankungen des Verschlussapparates definieren, die eine individuelle Therapie erfordern. Interventionelle Therapie ist auf Einzelfälle begrenzt.

Die pädiatrische Herzchirurgie gehört zu den großen Herausforderungen und Erfolgen in der Herzchirurgie. Hier ist zusätzliche Spezialisierung dringend erforderlich. Außerdem ergeben sich für den Verlauf von operierten Neugeborenen, Kleinkindern und Kindern auch noch zusätzliche chirurgische Versorgungsaufgaben für den Verschluss von Restdefekten, Austausch von Implantaten und sekundären Klappenfehlern sowie Herzinsuffizienz.

Die minimal-invasive Herzchirurgie bezieht sich auf den Zugang. Die Reduktion der Invasivität durch Verzicht auf extrakorporale Zirkulation, eine Kombination von beidem sowie eine Telemanipulation durch den minimal-invasiven Zugang öffnen neue Horizonte, aber zunächst ist nach anfänglicher Euphorie festzuhalten, dass diese neuen technischen Erkenntnisse noch nicht routinemäßig einsetzbar sind. Die OP-Telemanipulation hat sich nach anfänglicher Euphorie bisher nicht durchgesetzt.

Die verschiedenen Methoden zur operativen Therapie der Herzinsuffizienz haben strenge individuelle Ansätze. Im Endstadium ist der Organersatz durch orthotope Herztransplantation das gesicherte erfolgversprechende Behandlungsverfahren. Deutlicher Organmangel setzt hier jedoch Grenzen. Entsprechende Aufklärung ist notwendig. Zu der Herzchirurgie gehört weiterhin die thorakale Aortenbogenchirurgie, teilweise in Verbindung mit dem Ersatz des gesamten Aortenbogens und des Aortenklappenapparates. Die Weiterentwicklung in der Herzchirurgie führt mit schneller Umsetzung experimenteller Ergebnisse in den klinischen Alltag zur verfeinerten Standardisierung. Kontrollierte klinische Studien bei technischen Variationen und zur Beurteilung der therapeutischen Wirksamkeit im Langzeitverlauf sind weiterhin notwendig.

10. Alwin Krämer und Anthony D. Ho: *Stammzellentherapie – Frischzellentherapie der Zukunft?*

Durch in-vitro-Manipulation können aus dem „Rohstoff" Stammzelle vermutlich eines Tages Knorpel-, Knochen-, Muskel-, Herzmuskel-, Leber- und Nervenzellen gezüchtet werden. Diese können sich zur Transplantation bei Patienten mit Gelenkerkrankungen, Herzversagen, Leberversagen, Alzheimer-Krankheit, Parkinson-Krankheit und Schlaganfall oder Querschnittslähmungen eignen. Mindestens ein Jahrzehnt wird voraussichtlich bis zur Einführung von Routineverfahren verfließen. Embryonale Stammzellen sind am ehesten bei Zellersatz für eingeschränktes Regenerationsvermögen geeignet. Auch adulte Stammzellen können Differenzierungswege „erlernen".

11. Christian Kasperk et al.: *Neue Wege in der Therapie der Osteoporose*

Das Krankheitsverständnis für die Osteoporose hat sich in jüngster Zeit durch exaktere Diagnose, pathophysiologisch begründete Therapieplanung, evidenzbasierte medikamentöse Steigerung der Knochenfestigkeit und den gezielten Einsatz medikamentöser und interventioneller Verfahren zur Schmerzlinderung verbessert. Dieser Erfolg ist Folge einer konsequenten Forschungsarbeit, die den Knochen als Stoffwechselorgan biochemisch durchsichtig machte. Die Messbarkeit der Knochendichte wurde standardisiert, eine Standardabweichung niedrigerer Knochendichte bedeutet eine Verdoppelung des Bruchrisikos. Die Therapie der Osteoporose begann mit einer Hormontherapie (Östrogen-Progestagen-Substitution, wegen des höheren Brustkrebsrisikos nicht mehr eingesetzt), dann kam eine Reihe von Substanzen wie Anabolika, Fluoride, Kalzitonin, Bisphosphonate, Östrogenrezeptormodulatoren zum Einsatz, und schließlich folgte die Anwendung von Parathormonfragmenten. Strontium bietet eine weitere Möglichkeit als Antiosteoporetikum. Prinzipiell bleibt das körperliche Training unentbehrlicher Bestandteil der modernen Osteoporosetherapie. Neue Therapie-Aspekte ergeben sich bei osteoporosebedingten Wirbelfrakturen durch die so genannte Kyphoplastie: Der laufende Sinterungsvorgang infolge der Abnahme der Knochendichte mit Zusammenbacken der Knochensubstanz führt zum Einbruch des Wirbels. Interventionelle Applikation von hochviskösen Kunststoffen oder Kalziumphosphatzement kann den Wirbel aufrichten und stabilisieren. Zunächst wird ein Ballon in den frakturierten Brustwirbelkörper ein- und durch Aufblasen der Wirbel auf die gewünschte Höhe gebracht. Der durch den Ballon entstandene Hohlraum wird dann durch Einspritzen der Zementstoffe aufgefüllt. In kurzer Zeit entsteht Endhärte und damit Belastungsfähigkeit der Wirbelsäule.

Die Volkskrankheit „Osteoporose" zeigt eine gemeinsame Pathophysiologie mit der Arteriosklerose, was eventuell ähnliche medikamentöse Therapie bedeuten kann. Für die Statine ist zumindest in einzelnen Studien neben der Korrektur der Hypercholesterinämie eine osteoprotektive Wirkung nachgewiesen. Intensive Beschäftigung mit der Osteoporose hat zu einem „Heidelberger Konzept der Osteoporosetherapie" geführt: Evidenzbasierte Behandlungsalternativen zur Vorbeugung gegen Knochenmasse- und -strukturverlust für höhere Knochenfestigkeit und Frakturprävention erlauben eine angepasste wirksame Therapie der Knochenstoffwechselerkrankung Osteoporose. Kernpunkte des Behandlungsverfahrens sind die endokrinologisch-internistische Evaluation und die Klärung der Komorbidität (kardiovaskuläre Begleiterkrankungen, Bluthochdruck, Hyperlipidämie oder osteoporoseproduzierte Erkrankungen wie Myelolymphom, Mastozytose, Hyperparathyreoidismus oder Hypogonadismus). Die Therapie konzentriert sich auf die gezielte Behandlung der Begleiterkrankungen und auf die Therapie des Knochenstoffwechselproblems Osteoporose. Hierbei ist eine wirksame Schmerztherapie notwendig, die auch additiv bei der Kyphoplastie erfolgt.

12. Volker Ewerbeck und Marc Thomsen: *Die Wiederentdeckung und frucht-
    bare Nutzung der Biomechanik*

In der Biomechanik wird wieder die entscheidende Forschungsrichtung für
die Orthopädie gesehen. Sie bedeutet nichts anderes als die Lehre von den
Wirkungen mechanischer Kräfte auf biologische Systeme. Hiermit ergeben
sich in Kombination mit der Geweberegenerationsforschung und Folgerungen
zum Problem des Gewebsverlustes der Knochen oder Gelenke oder der Muskulatur grundsätzlich biomechanische Fragen, deren Lösung für die Heilung
entscheidend ist. Auch die demographische Entwicklung lässt die degenerativen Erkrankungen des Skelettsystems und chronische Erkrankungen der Hal-
tungsorgane in den Vordergrund rücken. Die Gelenkprothetik gewinnt damit
weiter an Bedeutung. Nach wie vor ist der Abrieb der Kunstgelenke Zeichen
ungünstiger Konstruktionen, die sich jetzt weitaus exakter und leichter messen lassen („tribologische Messungen"). So konnten Metallionenbestimmun-
gen im Blut in der Einlaufphase von künstlichen Hüftgelenken bei gelockerten
Prothesen durch höhere Metallionen-Konzentrationen nachgewiesen werden.
Das Phänomen der Frühlockerung durch Scherkräfte wurde erkannt. Metall-
Metall-Gelenkpaarungen haben höhere Werte mit Metallpolyethylengelenk-
paarungen. Hüftsimulatortests von Metall/Metall-Paarungen haben gezeigt,
dass ein erhöhter Abrieb festzustellen ist. Es ergibt sich so eine neue Beurtei-
lungsmöglichkeit für Implantatdesign, Legierung, Oberflächenbeschaffenheit
und Fertigungstoleranz. Als Folge der biomechanischen Untersuchung lassen
sich die Wechselwirkungen zwischen den Implantaten und dem menschlichen
Körper neu verstehen.

13. Wiltrud Richter: *Molekularbiologische Revolution in der Orthopädie*

Die Einführung molekularer Methoden in die Klinik hat zu der Hoffnung
geführt, eine bessere Differenzierung zu Diagnostik und Therapie bei einer
Reihe von Krankheiten auch in der Orthopädie zu ermöglichen. Besseres
Verständnis der Veränderungen auf Zellebene führt zu einer besseren Risikovorhersage, besseren Differentialdiagnose und besseren pharmakologischen
Intervention, falls diese notwendig ist. Auch für die Osteoarthrose als degenerative Erkrankung gibt es molekulare Risikoprofile. Die Kenntnis genetischer
oder umweltbedingter Einflussfaktoren könnte eine Vorhersage zur Indikati-
on für Knie- und Hüftarthrose-Endoprothesen geben. Biotherapeutika sind
hypothetisch für die Überbrückung und schnellere Heilung problematischer
Defekte einsetzbar. Hierbei können Wachstumsfaktoren zur Stimulation der
Heilung angewandt werden. Eine Reihe von Proteinen spielt eine Rolle für die
Knochenheilung. Gentherapeutische Ansätze gibt es bis jetzt nur hypothetisch.
Hinsichtlich des Einsatzes von Zellen als Biotherapeutika haben Knochenmarksstammzellen das Wachstum von Kindern bei Osteogenesis imperfecta
verbessert. Stammzellbasiertes „tissue engineering" erscheint aussichtsreich.

Hypothetisch wird durch das Standardwerkzeug Gene und Zellen ein „orthopädischer Biochirurg" postuliert.

14. Andreas W. Unterberg und Christian R. Wirtz: *„Operationen im zerbrechlichen Haus der Seele" – Möglichkeiten und Grenzen der Neurochirurgie*

Die Neurochirurgie entwickelte sich von dem Moment an erfolgreich und zukunftsweisend, als man den Wert hoher persönlicher Spezialisierung erkannte. In der zweiten Hälfte des 20. Jahrhunderts haben sich ganz wesentliche Methoden ergeben, welche die Neurochirurgie differenzierter und immer erfolgreicher gestalten ließen. Hierzu gehören als erstes die neuen bildgebenden Verfahren der Magnetresonanztomographie, die nicht nur präoperativ zur Diagnostik, sondern auch intraoperativ in Verbindung mit der „Neuronavigation" genutzt werden können. Die genaue Lokalisation erlaubt minimal-invasive Trepanationen, Tumorresektionen können konturgeführt navigiert und mit mikrochirurgischer Technik durchgeführt werden. Gleichzeitig erfolgt intraoperativ ein elektrophysiologisches Monitoring, das auch postoperativ auf der neurochirurgischen Intensivstation fortgesetzt werden muss. Darüber hinaus haben weitere Hilfsmittel wie Fluoreszenz und Ultraschall neben dem intraoperativen MRT die Resektionskontrolle erleichtert. Zu Recht erkennt man in der Weiterentwicklung der Neurochirurgie eine leise Revolution.

15. Peter K. Plinkert: *Neue Techniken und Strategien gegen die Schwerhörigkeit*

Die Schwerhörigkeit beeinträchtigt alle vier den auditiven Systemen zugeordneten Hauptfunktionen, nämlich die Alarmierung, Orientierung, die emotional-ästhetische Funktion, d.h. die differenzierte Freude am Gehörten, und schließlich damit auch die zwischenmenschliche Kommunikation. Schädigungen des peripheren Hörorgans können im Mittel- oder Innenohr lokalisiert sein. Verletzungen oder Zerstörungen des Trommelfells erfordern die Rekonstruktion. Das gleiche gilt für eine Unterbrechung der Gehörknöchelkette, deren strukturelle Kontinuität wieder aufgebaut und eventuell durch künstliche Gehörknöchelchen ergänzt werden kann. Bei der Otosklerose führen Knochenab- und -umbauprozesse zu einer Fixierung des Steigbügels, der durch die „Stapeschirurgie" die Hörschwelle wieder anheben kann. Während herkömmliche Knochenleitungshörgeräte hinter der Ohrmuschel getragen werden und durch die Haut hindurch Schallwellen auf den Knochen übertragen, kann bei -teilknochenimplantierten Hörgeräten über eine Titanschraube die Schallenergie direkt an den Knochen weitergegeben werden („direkte Knochenleitung"). Es ist nun eine Vielzahl von Hörgeräten entwickelt worden, bei denen mehr oder weniger erfolgreich über analytisch diagnostische Systeme das Hören abläuft. Die Versorgungskosten sind sehr hoch, da das für den individuellen Patienten geeignete Gerät zu finden wegen der Vielfalt der Pathophysiologie aufwendig ist und die Entwicklungskosten neuer Hörgeräte durch kurze Produktzyklen hoch sind. Die Bedeutung des Gehörs für das Leben des Menschen als soziales Wesen wird dadurch unterstrichen, dass viele Patienten für die Verbesserung ihres Hörvermögens große Opfer bringen.

16. Günter Germann und Christina Luther: *Plastische Chirurgie auf neuen Wegen*

Über lange Zeit galt die Plastische Chirurgie als Aschenbrödelfach. Vital, zielstrebig und differenziert entwickelte sich jedoch die Plastische Chirurgie in den letzten Dekaden mit großem Erfolg. Ein Plastischer Chirurg (Joseph Murray, Harvard) führte die erste erfolgreiche humane Nierentransplantation durch. Er erhielt dafür 40 Jahre später den Nobelpreis. In den siebziger und achtziger Jahren führten neue mikrochirurgische Transplantationstechniken dazu, komplexe dreidimensionale Haut-, Muskel-, Sehnen-Defekte nach Unfall oder Tumorresektion zu rekonstruieren. Die Einführung von Gewebeexpandern, doppelwandigen sicheren Silikonimplantaten und die modifizierte Liposuction waren weitere wichtige Schritte. Zu einer zusätzlichen Verfeinerung der Verfahren hat der ganzheitliche biologisch-orientierte Behandlungsansatz geführt, der starke Straffung der Haut vermeidet und mit dem Einsetzen von kleinen Expandern arbeitet.

– Die Weiterentwicklung mikrochirurgischer Lappentransplantate brachte eine Senkung der Komorbidität und eine Verbesserung des ästhetischen Ergebnisses. Mit dem Perforatorlappen wurde eine völlig neue Generation von Plastiken eingeführt. Hautfettlappen versorgt von Perforatorgefäßen können ohne Mitnahme der Muskulatur z. B. von den unteren epigastrischen Gefäßen oder vom transversalen Ast der A. circumflexa femoris laterialis mit der begleitenden Vene für eine Brustrekonstruktion oder große Defektdeckung benutzt werden.

– Gewebeersatz (tissue engineering) begann mit dem Einsatz von Keratinozyten bei Entfernung großer Naevi von Kindern, um große Spalthautentnahmestellen zu vermeiden. Inzwischen weiß man auch solche Zell- und Gewebevolumina zu züchten, um sie für 3-dimensionale Sehnen bzw. Nervengewebe einzusetzen. Die "composite grafts" bestehen aus einer Kombination von Dermis-Äquivalenten und kultivierten Epithelzellen. Es gelingt die Implantation zellbesiedelter Matrizes in gefäßgestielte Lappentransplantate, so dass z. B. die Rekonstruktion von Ohrknorpeln bzw. Ohren gelang. Die fortschreitende Weiterentwicklung betrifft die Züchtung von größeren Geweblöcken, die durch differenzierte Zellen Organfunktionen übernehmen könnten.

– Allogene Transplantationen werden zur temporären Deckung großflächiger Defekte benutzt. Die Zukunftsbemühungen bei Gesichtsdefekten erstrecken sich auf Transplantate, bei denen der Empfänger die eigenen Gesichtszüge wiedererkennt und sich die Mimik im Gesicht widerspiegelt. Notwendige

Immunsuppression setzt hier Grenzen. Ein Zukunftsplan ist die „creeping substitution" von Knochentransplantaten durch körpereigene Osteozyten, die die fremden Osteozyten ersetzen.

17. Wolfgang Herzog: *Die neuen Aufgaben der Psychosomatischen Medizin*

Die psychosomatische Medizin ist ein Querschnittsfach der Inneren Medizin, das alle anderen medizinischen Behandlungsfächer einbeziehen kann. Es wird damit zu einem Fach, das sich in komplementärer Ergänzung mit den psychosomatischen Aspekten somatischer Krankheiten beschäftigt. Das häufigste Phänomen ist die psychische und psychosomatische Komorbidität bei chronischen Erkrankungen. Der demographische Wandel und die Veränderung herkömmlicher familiärer Krankenversorgung fordern mehr und mehr Beratung, wie ältere Menschen lernen, im Sinne einer Resilienz mit mehreren chronischen Erkrankungen, gesundheitlichen Krisen und Einschränkungen gut auszukommen, d. h. die Fähigkeiten zu wecken, mit den verbleibenden Möglichkeiten umzugehen. Besonders nützliche Zusatzleistungen erbringt die psychosomatische Medizin in der Transplantationsmedizin oder bei der genetischen Beratung. Psychische Störungen und vor allem Depressionen stellen Belastungen dar, welche die Arbeitsunfähigkeit deutlich ansteigen lassen. Am Beispiel von entzündlichen rheumatischen Erkrankungen zeigte sich, dass bei psychischer Komorbidität in einem deutlich höheren Prozentsatz Arbeitsunfähigkeit bestand als bei Fehlen dieser Konstellation. Für Patienten mit coronaren Herzerkrankungen, Herzmuskelschwäche, auch in Verbindung mit Herzoperationen, besteht höheres Depressionsrisiko. So wird es zum Ziel, Behandlungsformen zu erarbeiten, die depressiven Symptomatiken vorbeugen.

Klassische internistische psychosomatische Krankheitsbilder sind nach wie vor die Magersucht mit ihrer ausgeprägten Form der Anorexia nervosa und ihren Untertypen, die nur durch Fasten verursachte (restriktive oder asketische) Form oder die durch selbstinduziertes Erbrechen nach Essanfällen und/oder Gebrauch von Abführmitteln charakterisierte bulimische Form (bing-/purge type). Auch heute noch besteht eine zu beachtende jährliche Mortalität pro Beobachtungsjahr von 0,5 bis 0,6 Prozent (10-fach erhöhtes Sterberisiko gegenüber der normalen Bevölkerung). Auf der anderen Seite kann eine Heilung im bio-psycho-sozialen Sinne bei der Hälfte der Patienten erreicht werden. Die künftige Forschungsarbeit bezieht sich auf störungstypische psychologische Paradigmen in Verbindung mit Hirnaktivitätsmustern (bildgebende Untersuchung). Auch unmittelbare Psychotherapieforschung bleibt Kern der Forschungsarbeit.

Neue theoretische Zugänge belegen die Vitalität des Faches Psychosomatik, „nicht nur alles Mögliche, sondern das für diesen Patienten Richtige und Passende zu wissen und zu tun. In der modernen Medizin ist oft mehr Wissen potentiell verfügbar, als klinisch und für diese Person wirklich wichtig ist". Dies ist letzthin von psychosomatischer Seite ein Appell an die sorgfältige

Pflege und Nutzung einer wissenschaftlich belegten und auf den einzelnen Patienten ausgerichteten Indikation!

18. Rolf Verres und Jochen Schweitzer: *Faktor Mensch: Beziehung als Ressource im „Medizinbetrieb"*

Die Mündigkeit und Eigenverantwortlichkeit des Patienten gehört zu seinen fundamentalen Rechten. Dabei wird davon ausgegangen, dass der Patient die ihm gegebenen Informationen angemessen verarbeitet und rational entscheidet. Die „objektiven", wissenschaftlich überprüften Theorien der Medizin decken sich aber nur bedingt mit „subjektiven Theorien" des Laien und Patienten. Es ist daher notwendig, bestimmte Beziehungskulturen in der Medizin trotz und auch wegen der begrenzten Zeit zu pflegen, um die Atmosphäre des Arzt-Patienten-Kontaktes zu stabilisieren. So kommt der Psychologie gerade in Zeiten der im Vordergrund stehenden Ökonomisierung die Aufgabe der Vertrauensförderung zu. Die Psychologie sieht ihr Ziel auch in der psychosozialen und spirituellen Lehrkompetenz für die Behandlung Schwerkranker, wobei große Bedeutung der Beziehung zwischen Ärzten, der Pflege, pflegenden Angehörigen und Klinikseelsorgern zukommt. Mit dem Programm „Das Krankenhaus bekommt Besuch" können durch die Medizinpsychologie das eigene Selbstverständnis analysiert und der Ablauf bei den verschiedenen Aufgaben der einzelnen Berufsgruppen beurteilt werden. Ein ähnliches Projekt ist: „Wenn ich hier der Chefarzt wäre". Nicht wie üblich wird der Status quo abgefragt, sondern man recherchiert nach erwünschten Zuständen. Nicht selten spielt die Selbstfürsorge der einzelnen Berufsgruppen im Krankenhaus „als Ort von Lebenskunst" eine ganz spezielle Rolle. Es entstehen effektive Präventionsprogramme gegen Aufmerksamkeitsstörungen, Burn-Out-Prozesse und Depression.

19. Thomas Rabe und Thomas Strowitzki: *Anti-Aging-Medizin auf dem Weg zur Wissenschaft*

Unter dem Begriff „Life-style- und Anti-Aging-Medizin" haben sich vielerorts und nicht allein in Kliniken und Krankenhäusern, sondern auch in der freien Praxis oder in Verbindung mit Hotelbad- und Sporteinrichtungen „Wohlfühl"- (Wellness-)Initiativen und -programme entwickelt, die sozusagen ein neues „Krankheits- und Beschwerdebild professionalisieren". Es handelt sich um eine „weiche Medizin", für die es nur teilweise wissenschaftliche Belege gibt. Im Vordergrund stehen bisher Hypothesen, Hoffnungen und „gefühlter" Erfolg. Die Autoren geben hier eine Übersicht über Belegtes und Hypothetisches. Die These lautet „Gesund sterben, aber nicht zu früh" oder formuliert aus einer etwas anderen Perspektive: „In Würde altern".

Heidelberger Jahrbücher, Band 50 (2006)
C. Herfarth (Hrsg.) Gesundheit
© Springer-Verlag Berlin Heidelberg 2007

Zur Struktur
der Gesundheitsforschung in Deutschland

HARALD ZUR HAUSEN

In den vergangenen drei Jahrzehnten wurden von der Deutschen Forschungsgemeinschaft, vom Wissenschaftsrat und von der Kultusministerkonferenz
wiederholt Analysen und Vorschläge zur Struktur und Verbesserung der
deutschen Hochschulmedizin publiziert. Ziele und Visionen für die klinische Spitzenforschung wurden als Ergebnisse eines gemeinsamen Workshops
von BMBF (Bundesministerium für Bildung und Forschung), DFG (Deutsche
Forschungsgemeinschaft) und Wissenschaftsrat (10./11. Mai 2004 in Berlin)
von den drei Trägerorganisationen publiziert, wobei in umfassender Weise
die bestehende Organisation dargestellt und künftige Aufgaben analysiert
werden.

Es soll nicht Aufgabe dieser Darstellung sein, die dort niedergelegten In-
haltspunkte erneut aufzugreifen, vielmehr soll hier versucht werden, einige
Perspektiven der über die Hochschulmedizin herausragenden Gesundheitsforschung – vor allem für die außeruniversitäre Gesundheitsforschung – zu
skizzieren. Die hier mit beträchtlichem finanziellem Aufwand geförderten Institute und Institutionen verdienen sicherlich öffentliche Aufmerksamkeit.

Eines der zentralen Strukturprobleme der Gesundheitsforschung in
Deutschland ist die traditionell bestehende Trennung von Grundlagenforschung und Klinik mit klinischer Forschung. Die räumliche Trennung von
Instituten und klinischem Bereich verhindert zwar nicht, aber erschwert doch
deutlich eine enge Zusammenarbeit. Hinzu kommt eine deutlich unterschiedliche Arbeits-Philosophie: die Grundlagenforscher sind in besonderer Weise
an Publikationen ihrer Ergebnisse in hochrangigen Journalen interessiert und
zumeist erst in zweiter Linie an deren Anwendung im klinischen Bereich. Bei
der klinischen Forschung lässt sich vielfach beobachten, dass sie von ihren
Repräsentanten in erster Linie in der Planung und Durchführung von Dop-
pelblindstudien zum therapeutischen Einsatz neu entwickelter Pharmaka verstanden wird. Nach Auffassung des Verfassers ist ein solches Verständnis viel
zu kurz gegriffen. Vielmehr sollte ein kontinuierliches Wechselspiel zwischen
Grundlagenforschung und klinischer Forschung gegeben sein, das letztendlich
die „Translation" der Forschungsergebnisse in die klinische Praxis ermöglicht

oder doch zumindest erleichtert. Schematisch lässt sich ein solches Wechselspiel etwa wie folgt aufzeigen:

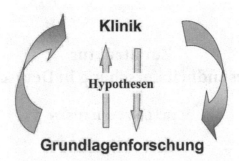

Abb. 1. Beziehung zwischen klinischer und Grundlagenforschung

Beide Bereiche sollten über die Entwicklung und Transfer geeigneter Ar-
beitshypothesen, etwa aus der Grundlagenforschung in die Klinik und von der
Klinik in die Grundlagenforschung sich wechselseitig befruchten und anregen.
Sie sollten in ihrer Bedeutung auch gleichgewichtig und zusätzlich räumlich
aufeinander angewiesen sein. Bestehen bei uns Voraussetzungen für solche
Strukturen?

Neben der Hochschulmedizin ist die Gesundheitsforschung in deutlichem
Umfang in der Helmholtz-Gemeinschaft Deutscher Forschungszentren (HGF),
in der Leibniz-Gesellschaft (WGL), in der Max-Planck-Gesellschaft (MPG),
der Fraunhofer-Gesellschaft (FG) und in den Ressort-Forschungsinstituten
des Bundes und der Länder vertreten. In der Hochschulmedizin sind in er-
kennbarem Umfang Bemühungen sichtbar, Grundlagenforschung und Klinik
zusammenzuführen – in besonderer Weise gestützt durch spezifische Program-
me der Deutschen Forschungsgemeinschaft – auch wenn die vorhandenen
Grundstrukturen, die traditionelle Abgrenzung der Institute untereinander
und von den Kliniken den Spielraum von vornherein einschränken. Wie steht
es in dieser Hinsicht mit den außeruniversitären Forschungsstätten, die alle
einer intensiven externen Evaluation unterzogen wurden und dabei deutliche
Unterschiede im Leistungsprofil aufwiesen?

Die Gesundheitsforschung ist in allen genannten außeruniversitären Einrichtungen vertreten, wenn auch in einigen davon (Max-Planck-Gesellschaft,
Fraunhofer-Gesellschaft) in eher marginalem Umfang. Ihr Anteil liegt in der
Helmholtz-Gesellschaft und der Leibniz-Gesellschaft in einem Bereich zwischen 15–25 Prozent der dort geförderten Aktivitäten. In diesen Institutionen
sind Bemühungen erkennbar, diesen Bereich, der in einzelnen Einrichtungen
über das gesamte Bundesgebiet verteilt ist, in neuen Organisationsformen zusammen zu fassen.

Von wenigen Ausnahmen abgesehen, wird in den außeruniversitären Einrichtungen vorrangig biomedizinische Grundlagenforschung betrieben, durch-

aus mit der betonten Intention, diese der klinischen Anwendung zuzuführen. Unmittelbare Verbindungen zu Kliniken existieren zwar (z. B. Berlin und Heidelberg), oft aber nicht in ausreichendem Umfang oder befinden sich zurzeit in einer langjährigen Aufbauphase. Darüber hinaus fehlt eine Institutionenübergreifende Evaluation der deutschen biomedizinischen Forschungslandschaft, die durch Einzelevaluationen, etwa der HGF, der MPG oder der WGL, nicht geleistet werden kann. Erschwerend hinzukommen unterschiedliche Modelle der Finanzierung, etwa durch das BMBF oder durch das Gesundheitsministerium und durch zuständige Landesministerien.

Was offensichtlich fehlt, ist ein *Medical Research Council*, ein biomedizinisches Konzil. Dies sollte optimal aus Spitzenklinikern und besonders ausgewiesenen Forschern zusammengesetzt sein, deren Unabhängigkeit vom Staat akzeptiert wird, auch wenn die Berufung der Teilnehmer ähnlich wie beim Wissenschaftsrat auf Vorschlag der Forschungsorganisationen durch den Bundespräsidenten erfolgen sollte. Hier drängt sich natürlich sofort die Frage auf, ob nicht der Wissenschaftsrat selber eine solche Funktion übernehmen könnte, oder etwa der vom BMBF ins Leben gerufenen „Gesundheitsforschungsrat". Der Wissenschaftsrat wäre sicherlich am ehesten geeignet, eine solche Funktion zu übernehmen, auch wenn Vertreter der biomedizinischen Grundlagenforschung und der Kliniken nur in geringer Zahl hier vertreten Die deutliche Präsenz der Vertreter des Bundes und der Länder in seinen Gremien schränkt seine politische Unabhängigkeit ein. Die hier qua Amt vertretenen Mitglieder der Ministerien wachen auch darüber, dass die gegenwärtige schwierige finanzielle Lage des Bundes und der Länder wenig Raum für fachbezogene Visionen zulässt. Noch weniger ist der Gesundheitsforschungsrat, der vom Ministerium für Bildung und Forschung eingerichtet wurde, dazu geeignet, eine solche Funktion zu übernehmen. Hier stehen eher organisatorische Fragen der Gesundheitsvorsorge im Vordergrund. Darüber hinaus richtet sich dieses Gremium in erster Linie auf Fragen des Ministeriums aus. Ebenso wenig sollten Forschung fördernde Organisationen, wie die Deutsche Forschungsgemeinschaft, langfristig mit einer solchen Aufgabe betraut werden.

Welche Aufgaben könnte das hier vorgeschlagene *Medical Research Council*, das „Biomedizinische Konzil" wahrnehmen? Es sollte in allererster Linie für übergeordnete Fragestellungen des Biomedizinischen Bereichs verantwortlich sein, wie etwa:

- Besteht die Möglichkeit, die in verschiedenen Organisationsformen untergebrachten Einrichtungen der Gesundheitsforschung in einer neuen Struktur zusammenzufassen und damit zugleich deren Effizienz zu verbessern?
- Wie lässt sich eine bessere Integration außeruniversitärer Forschung mit der Hochschulmedizin erreichen?
- Wie sollte die Vernetzung von Klink und Grundlagenforschung voranschreiten?

- Welche wichtigen Gebiete der Gesundheitsforschung sind in der Bundesrepublik Deutschland noch unterrepräsentiert? Wie lässt sich hier ein langfristiger Strukturaufbau realisieren?
- Welche gezielten Maßnahmen können interessierte und talentierte Nach-
  wuchswissenschaftler an solche Arbeitsgebiete heranführen?

Diese und viele andere Fragen, die Struktur und Organisation bestehender
Einrichtungen in der Hochschulmedizin und in außeruniversitären Einrichtungen der Gesundheitsforschung betreffen, sollten hier analysiert werden.
Entsprechende Vorschläge müssten an die zuständigen Dienststellen weitergeleitet werden und auch einer öffentlichen Diskussion zugänglich sein.

Sicherlich sollten Möglichkeiten zur Reorganisation der außeruniversitären
Einrichtungen ein wesentliches Thema der Gesundheitsforschung sein. Es ist
nicht ohne weiteres einzusehen, dass etwa zwischen Institutionen der Gesundheitsforschung in der HGF und in der WGL bisher keine Abstimmung zustande kam. Darf es etwa sein, dass ein unterschiedlicher Finanzierungsschlüssel
(Bund/Sitzland-Finanzierung in der HGF 90/10, in der WGL zumeist 50/50)
einen Zusammenschluss thematisch zusammenhängender Einrichtungen verhindert? Ich hatte hierzu bereits in der Vergangenheit einen Vorschlag „Deutsche Zentren für Gesundheitsforschung" dem zuständigen Ministerium, dem
Wissenschaftsrat und der Öffentlichkeit unterbreitet, der nach meiner Auffassung bis heute nichts an Aktualität verloren hat (Abb. 2).

Dieses Modell sieht in einer ersten Phase die Zusammenführung der in
der HGF und WGL vorhandenen Institute vor, die Fragen der Gesundheitsforschung bearbeiten. Unter dem vorgeschlagenen Namen „Deutsche Zentren für
Gesundheitsforschung" würde hier eine neue Organisationsform geschaffen,
die zumindest für den außeruniversitären Bereich neue Impulse geben könnte.
In den hier genannten Einrichtungen werden überwiegend Forschungsprojekte von hoher gesundheitspolitischer Relevanz und hoher Komplexität bearbeitet, die sicherlich interdisziplinäre Forschungsansätze erfordern. Dies
trifft zum Beispiel für die kardiovaskuläre Forschung, die Krebsforschung,
die Allergie-Forschung, für die Alterungsforschung und den Bereich der psychischen Erkrankungen zu. Die in der Abbildung beispielhaft erwähnten Themenfelder treffen für einige der dort genannten Institutionen gegenwärtig nur
in begrenztem Umfang zu, da häufig auf sehr unterschiedlichen Bereichen der
Gesundheitsforschung in der gleichen Einrichtung gearbeitet wird.

Ein wesentlicher Punkt der hier vorgeschlagenen Neustrukturierung sollte
die Fokussierung auf ein oder maximal zwei größere Themenfelder sein, wobei
nur über eine strategisch geplante künftige Berufungspolitik dieses Ziel – eher
langfristig – zu erreichen sein wird. Fokussierung darf natürlich nicht das Ab-
schneiden interinstitutioneller Kontakte bedeuten und ein Förderprogramm
von Querschnittsthemen, z. B. gerade auf den Gebieten molekularer Verfahren,
zellbiologischer und systembiologischer Entwicklungen, sollte gerade hierzu

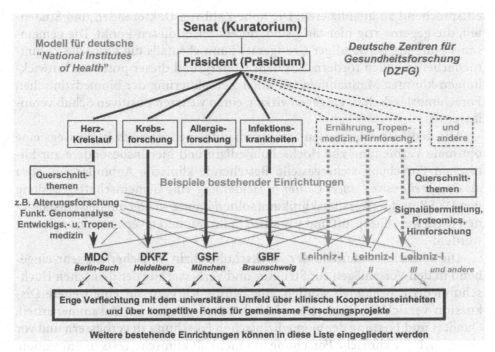

Abb. 2. Vorschlag für die Reorganisation der außeruniversitären Forschung

besondere Anreize schaffen. Obwohl inzwischen in der HGF und auch der WGL lockere Zusammenschlüsse gebildet wurden, fehlt der „große Wurf", der diesem Bereich ein wirklich neues Profil gibt.

Es geht natürlich nicht ausschließlich um Fragen der fachlichen Bündelung. Weitere wesentliche Punkte wären die Entwicklung eines einheitlichen Konzeptes zur Verbesserung der klinischen Forschung, neue Impulse für klinische Kooperationen, die Schaffung einer einheitlichen Repräsentanz im nationalen und internationalen, vor allem auch im europäischen Rahmen, eine übergeordnete Koordination, um die Schaffung eines zentralen Informationsdienstes für gesundheitsrelevante Fragen und darüber hinaus wesentlich um eine wissenschaftliche Effizienzsteigerung. Vor dem Hintergrund der bestehenden Einrichtungen könnte dieser Zusammenschluss weitgehend kostenneutral erfolgen.

Die fachliche Qualität der außeruniversitären biomedizinisch orientierten Einrichtungen in Deutschland hat sich in den letzten 10–20 Jahren sehr deutlich und messbar verbessert. Dies lässt sich aus einer großen Zahl von Berufungen aus solchen Institutionen auf Lehrstühle des universitären Bereichs oder auf Direktorenstellen der Max-Planck-Gesellschaft ablesen. Sicherlich ist dies auch eine Folge der inzwischen überall eingeführten und mit Nachdruck betriebenen internationalen fachlichen Evaluationen. Gerade in diesen Forschungseinrichtungen haben junge Wissenschaftler hervorragende Möglichkeiten, sich entsprechend zu qualifizieren. Die hohe Zahl von Doktoranden und Studenten, die gegenwärtig hier tätig sind, unterstreicht diesen Punkt. Die gemeinsame Nutzung aufwändiger Großgeräte kann ebenfalls die klinische Zusammenarbeit deutlich fördern. Vor dem Hintergrund dieser positiven Entwicklungen könnten Maßnahmen, die einer Zersplitterung der biomedizinischen Forschungslandschaft entgegenwirken, einen weiteren positiven Schub veranlassen.

Mit den hier diskutierten Strukturmaßnahmen ist noch keineswegs eine optimale Verbindung zur Hochschulmedizin und hier insbesondere zur klinischen Forschung sichergestellt. Bestehende klinische Anbindungen, etwa als *Comprehensive Cancer Center* in Heidelberg, eine Gemeinschaftsgründung von DKFZ und Universitätsklinikum, sollten immer wieder auf den entstandenen Mehrwert überprüft und vor allem in ihrer inneren Vernetzung analysiert werden.

Die Situation innerhalb der Hochschulmedizin ist sicherlich sehr eingehend in den Vorschlägen zur Struktur und Verbesserung der deutschen Hochschulmedizin behandelt worden. Hier würde ich gern auf eine weitere Diskussion verzichten. Wenn uns wirklich daran gelegen ist, Zusammenarbeit, Qualität und Leistung der biomedizinischen Forschung zu verbessern und vor allem auch die klinische Forschung um mehr als klinische Tests in Prävention, Früherkennung, Therapie und Rehabilitation zu erweitern, dann sollte die Diskussion um neue Strukturen kein Tabuthema sein.

Heidelberger Jahrbücher, Band 50 (2006)
C. Herfarth (Hrsg.) Gesundheit
© Springer-Verlag Berlin Heidelberg 2007

Einfluss des sich ändernden Gesundheitswesens auf die klinische Patientenversorgung

THOMAS W. KRAUS

Aktuelle Veränderungskinetik im deutschen Krankenhauswesen

Krankenhäuser stehen in einem erheblichen Umstrukturierungsprozess. Dieser Prozess ist eine Folge der sich immer rascher ändernden demographischen, wissenschaftlichen, technologischen sowie nicht zuletzt ökonomischen und gesetzlichen Rahmenbedingungen. Krankenhäuser haben sich auf diesem Wege von historisch primär auf karitative Pflege ausgerichteten Institutionen inzwischen zu differenzierten, technisierten und multiprofessionellen Dienstleistungseinrichtungen entwickelt [1].

Dieser Veränderungsprozess ist schon seit Jahrzehnten erkennbar. Er war eigentlich auch absehbar. Die jüngste Beschleunigung dieser Veränderungsprozesse und die resultierende hohe Instabilität der Umfeld- und Rahmenbedingungen sind jedoch überraschend und beeindruckend. Die gegenwärtig dramatische Beschleunigung der Veränderungskinetik trifft jedoch nicht nur das deutsche Krankenhaus, sondern erscheint als ein grundsätzliches Gesellschaftsphänomen in den OECD-Staaten, dem sich unterschiedlichste Organisationen in ganz verschiedenen Wirtschafts- und Fachbereichen in oft noch erheblich gesteigertem Ausmaß ausgesetzt sehen [2].

Strukturen, Verantwortlichkeiten und Prozesse der Institution Krankenhaus verändern sich aktuell vor allem unter einem zunehmendem Kosten- und Leistungsdruck. Die Forderung nach einer immer weitergehenden Leistungseffizienz der Krankenhäuser resultiert letztlich aus der zunehmenden Verknappung der öffentlichen finanziellen Mitteln bei gleichzeitiger Bedarfs- und Leistungssteigerung sowie auch einer zunehmend kostenintensiven Leistungsdifferenzierung der medizinischen Behandlungsformen. Die Forderung nach Effizienz ist eine Folge der politischen Opportunitätskostenerwägung bei der Mittelzuordnung unter limitierten Ressourcen. Effizienzsteigerung ist die einzige Alternative zu bzw. die letzte Handlungsstufe vor einer Rationierung der Leistungen.

Alle aktuellen Veränderungen haben einen erheblichen Einfluss auf die Arbeitsbedingungen und Arbeitsabläufe der verschiedenen Berufsgruppen im

Krankenhaus. Sie haben damit aber gleichzeitig auch erhebliche Auswirkungen auf die klinische Patientenversorgung und langfristig vermutlich auch auf
Ethik und Kultur der Institution Krankenhaus. Wie diese Veränderungen letztlich mit Blick auf die Ziele des deutschen Gesundheitssystems gewertet werden müssen, kann heute noch nicht abschließend beantwortet werden. In einer
Übersicht wird versucht, die Veränderungsdynamik der Bedingungen für Leistungserbringer, die Effizienz-Definition, hieraus abgeleitete Veränderungen in
Krankenhäusern sowie sekundäre Auswirkungen auf die Organisation der Patientenversorgung zu beschreiben.

Wozu braucht man Krankenhäuser?

Die Veränderungsdynamik im Gesundheitswesen hinterfragt gegenwärtig
selbst die Existenz der Institution Krankenhaus, besonders in Deutschland
mit seinem dichten Netz an niedergelassenen Fachärzten. Jüngst stellte der
Sachverständigenrat für die konzertierte Aktion im Gesundheitswesen die
Frage: „Wozu und für wen braucht man überhaupt noch Krankenhäuser?"
Die Antworten auf diese Frage gruppieren sich um verschiedene Kriterien:
das Erfordernis von auf komplexer Technologie basierender Diagnostik und
Therapie, das Erfordernis von enger, räumlich verbundener interdisziplinärer
Zusammenarbeit und einer kontinuierlichen Patientenüberwachung, Thera-
pie oder intensiver Pflege. Soweit herrscht weitgehend Konsens. Die Zahl und
Lokalisation der hierzu erforderlichen stationären Versorgungsinstitutionen
ist allerdings kontrovers. Sie ergibt sich letztlich nur aus einer politischen
Güterabwägung als Kompromiss zwischen Ansprüchen an Patientenkomfort
(Wohnortnähe der Versorgung) sowie Ansprüchen an Ökonomie und Qualität
der Krankenhausorganisation.

   Die Reorganisation der stationären Krankenversorgung erhält zusätzlich
durch politisch als disruptive Innovationen wirkende Regulationen eine weitere Dimension: Viele der Strukturmerkmale des konventionellen Krankenhauses lassen sich potentiell auch im ambulanten Sektor durch komplementäre
Praxisverbünde als „Gesundheitszentren" organisieren. Diese Zentren unterscheiden sich von konventionellen Krankenhäusern nur noch durch die nicht
vorgehaltenen Hotelfunktionen. Mit dem GKV-Integrationsgesetz wurden die
Grundlagen hierzu erstmals geschaffen. Ein Umsetzungstrend ist schon klar
erkennbar. Diese Reformen führen aktuell zu einer Dynamik in der deutschen
Krankenhauslandschaft und erfordern eine Neupositionierung vieler Häuser
[3].

   Wozu und für wen braucht man überhaupt noch Krankenhäuser? Fast immer wird bei der Beantwortung der obigen Frage zudem von der lobbyistischen
Grundannahme des Fortbestands der bisherigen deutschen Konvention ausgegangen, wonach sich Krankenhäuser überwiegend auf stationäre medizinische
Behandlungen zu beschränken haben. Der Umkehrschluss ist allerdings bes-

tens geeignet, Krankenhäuser in dieser Diskussion aus der politischen Defensive zu führen. Verschiedene Krankenhausmerkmale können Anlass dazu geben, auch eine zunehmende ambulante Leistungserbringung der Krankenhäuser zu fordern. In Kliniken wird eine äußerst aufwändige apparative Technologie aufrechterhalten, deren Auslastung im Interesse der System-Wirtschaftlichkeit sowohl durch stationäre als auch ambulante Diagnose und Therapie sinnvoll ist. Als zusätzlich ambulant zu erbringende Klinikleistungen kommen besonders Prozeduren infrage, bei denen die Interdisziplinarität durch am Krankenhaus typischerweise schon vorgehaltene Professionen als günstig angesehen wird. Das GKV-Integrationsgesetz erlaubt in diesem Sinne auch sektorübergreifende Organisationsinitiativen der Krankenhäuser, die dann als medizinische Versorgungszentren (MVZ) zum Beispiel Kassenärzte in angestellter Position am Krankenhaus ansiedeln und sich damit den Zugang zur ambulanten Dienstleistung eröffnen können [3].

Leistungskontrolle und Regulation im deutschen Gesundheitswesen

Die Leistungserstellung im deutschen Gesundheitswesen wird traditionell stark durch staatliche Planungen und Eingriffe in die Wirtschaftsprozesse geprägt. Dies gilt in besonderer Weise für Dienstleistungen, die Krankenhäuser erbringen. Eine Vielzahl von gesetzlichen und nicht-gesetzlichen Vorgaben, wie Krankenhausbedarfspläne, Fallpauschalen, Pflegesätze und Budgets ordnen und begrenzen den Wettbewerb zwischen den Anbietern. Dabei zielten die politischen Kräfte bisher kaum auf die Entwicklung eines Wettbewerbssystems zur Stimulation und Regulation der Leistungsfähigkeit. Es wird vielmehr versucht, durch im 5. Sozialgesetzbuch formulierte Ergebnisziele und staatliche Regulierungen das Angebot und die Leistungsstruktur der Krankenhäuser weitgehend zu bestimmen [1].

Im 5. Sozialgesetzbuch werden die Leistungsziele hierarchisch geordnet. Auf der obersten Ebene stehen die Gesundheitsziele, welche als Primärleistungen des Gesundheitswesens bezeichnet werden. Darunter sind Ordnungsziele verankert, welche die Rechte und Pflichten der Versicherten definieren, die Kompetenzen der regulierenden und steuernden Institutionen festlegen sowie die Prinzipien Solidarität und Eigenverantwortung definieren. In den wiederum darunter angeordneten Versorgungszielen werden die Leistungsarten, Form und Umfang der Versorgung sowie die Sicherstellung der Versorgung geordnet. Schließlich ist in der letzten Hierarchieebene das Wirtschaftlichkeitsziel zu erwähnen. Es definiert, dass Krankenkassen, Leistungserbringer und Versicherte darauf zu achten haben, dass Leistungen wirksam und wirtschaftlich erbracht und nur im notwendigen Umfang in Anspruch genommen werden. In den letzten Jahren resultierten zahlreiche Gesetzesvorhaben, die immer den Zweck verfolgten, die Wirtschaftlichkeit zu erhöhen (Tabelle 1).

Tabelle 1. Gesundheitspolitische Reformen der letzten Jahre mit Zielsetzung einer
Effizienzsteigerung im deutschen Gesundheitswesen

In Kraft getreten am	Gesetz
1. 7. 1977	Krankenversicherungs-Kostendämpfungsgesetz
1. 12. 1981 / 1. 7. 1982	Krankenhaus-Kostendämpfungsgesetz
1. 12. 1981 / 1. 7. 1982	Kostendämpfungs-Ergänzungsgesetz
1. 1. 1983	Haushaltsbegleitgesetz 1983
1. 1. 1984	Haushaltsbegleitgesetz 1984
1. 1. 1985	Gesetz zur Neuordnung der Krankenhausfinanzierung
1. 1. 1989	Gesundheits-Reformgesetz (GRG)
1. 1. 1993	Gesundheits-Strukturgesetz (GSG)
1. 1. 2000	Gesetz zur Reform der gesetzlichen Krankenversicherung ab dem Jahr 2000 (GKV-Gesundheitsreform 2000)
1. 1. 2004	GKV-Modernisierungsgesetz Integrierte Versorgungsformen

Wirtschaftlichkeit und Effizienz-Definitionen im Krankenhaus

Wie kann die Wirtschaftlichkeit eines Krankenhauses bewertet werden? Die
meisten aktuellen Veränderungen in der stationären Patientenversorgung zielen auf Effizienzsteigerung. Eine Verschwendung von knappen Ressourcen soll
bei einem vorgegebenen Güterbündel vermieden bzw. bei gegebenem Input
soll eine maximale Bedürfnisbefriedigung der Patienten durch die bereitge-
stellten Güter im Krankenhaus erzielt werden.

Technische Effizienz ist grundsätzlich dann gegeben, wenn Güter oder Leistungen in einer definierten Qualität zu den geringsten möglichen Kosten erstellt werden. Hierbei wird immer vorausgesetzt, dass der gegebene Stand der
Technik realisiert wurde. Von einer Verfahrensinsuffizienz wird dann gespro-
chen, wenn eine Organisation ein nicht dem Stand der Technik entsprechendes Verfahren anwendet oder eine unangemessene Kapazität wählt. Ineffizienz
wird ebenfalls durch verzögerte Prozess-Innovation ausgelöst. Sie tritt auf,
wenn Wissensvermehrungen in Technik und Organisation erfolgen oder sich
Faktor-Preisbeziehungen ändern, eine Umsetzung jedoch nur verzögert, also
nicht zum kostenoptimalen Zeitpunkt vorgenommen wird. Viele der aktuellen
politischen Initiativen im Gesundheitssystem basieren auf der Annahme, dass
im deutschen Krankenhaus immer noch hohe Grade technischer bzw. verfah-
rensbedingter Ineffizienz vorliegen, also Effizienzreserven zu realisieren sind.

Bei der Analyse von Effizienzen wird immer der langfristige Zusammenhang zwischen Leistungskapazität und Kosten betrachtet. Aus der Analyse
kurzfristiger Kostenentwicklungen können bei Annahme alternativer Leis-
tungskapazitäten Plankostenkurven abgeleitet werden. Sie sind theoretische

Konstrukte, die einen festen Auslastungsgrad der Anlagen unterstellen. Solche Kurven zeigen meist, dass Leistungsstückkosten (medizinisch übersetzt also Fallbehandlungskosten) bei zunehmender Kapazität bis zu einem bestimmten Punkt sinken, welcher als mindestoptimale (Krankenhaus-)Betriebsgröße bezeichnet wird. Ab diesem Punkt sind Größenvorteile ausgeschöpft, d. h. die Durchschnittskosten sinken in kurz- und langfristiger Sicht nicht mehr und erreichen ihr Minimum. Plankostenkurven nehmen diesen Verlauf jedoch nur an, wenn für die untersuchte Organisation Größenvorteile (Economies of Scale) gegeben sind. Größenvorteile können ebenfalls für Krankenhäuser als gegeben angenommen werden.

Liegen die Kosten einer Organisation oberhalb der Plankostenkurve, so bestehen definitionsgemäß Ineffizienzen. Ineffizienzen können aber auch auf einer höheren Systemebene gesamtwirtschaftlich als Kapazitätsineffizienzen beschrieben werden, wenn sich die Leistungs-/Produktionsmenge auf zu viele Anbieter mit jeweils kleinen Kapazitäten aufteilt und damit theoretische erzielbare Größenvorteile unausgeschöpft bleiben. Hier wird also die Frage nach der optimalen Zahl der Krankenhäuser auf der makroökonomischen Ebene aufgegriffen. In der gesundheitsökonomischen Literatur ist strittig wo das Betriebsgrößenoptimum im Krankenhausbereich zu definieren ist. Die meisten Autoren gehen davon, dass die optimale Bettenzahl einer Institution bei etwa 400 bis 800 liegt. In Großkliniken und überdimensionierten Abteilungen können jedenfalls erhebliche "Diseconomies of Scale" beobachtet werden. In den meisten Kliniken sind Trends einer Entwicklung in diesen Größenbereich zu erkennen [1].

Diese Darstellung soll gegenwärtige ökonomische Denkmodelle orientierend deutlich machen. Sie soll aufzeigen, dass Effizienz der medizinischen Leistungserbringung grundsätzlich nur durch ein Benchmarking, also im nationalen oder internationalen Vergleich mit anderen Kliniken bewertet werden kann. Ein solcher Vergleich erfordert Transparenz der Leistungsdaten. Er setzt vor allem einen Konsens der Leistungsdefinition und -erfassung und eine hohe methodisch Vergleichbarkeit der Datensätze voraus. Dies war bislang im deutschen Gesundheitssystem keinesfalls realisiert. Mit der politisch gewollten und gegenwärtig umgesetzten Standardisierung der Leistungserfassung in Krankenhäusern wird die Ermittlung von Kosten-/ Leistungskurven zukünftig für einzelne Kliniken organisatorisch richtungsweisend werden. Diese Daten erhalten in der gesamtwirtschaftlichen Betrachtungsweise dann ebenfalls erhebliche Brisanz.

Die Messung des Krankenhaus Output / Einführung der DRGs

Vergleichende Effizienzanalysen zwischen Krankenhäusern sind ohne eine standardisierte Leistungs- und Kostenerfassung nicht valide. Wie ist jedoch die Output-Leistung einer Klinik zu definieren? Der Gesundheitszustand bzw. die

Veränderung des Gesundheitszustandes von Patienten könnte prinzipiell als Output-Charakteristikum angesehen werden. Bei dieser Definition müsste der fiktive Gesundheitszustand, der sich im angegebenen Zeitraum ergeben hätte, wenn keine Behandlung erfolgt wäre, mit dem aktuellen Zustand des Patienten nach der Behandlung verglichen werden. Eine solche Output-Definition wird in betriebswirtschaftlichen Zusammenhängen jedoch nicht berücksichtigt, da sie kaum in die Praxis umgesetzt werden kann. Es müssten hierzu objektive Kriterien für die Definition des Gesundheitszustandes aufgestellt werden. Aufgrund der Mehrdimensionalität und Subjektivität, die eine Gesundheitsbewertung mit sich bringt, sind alle Festlegungen schwierig. Zudem erscheint es nicht durchführbar, die Entlohnung eines Krankenhauses an Veränderungen des Gesundheitszustandes von Patienten zu koppeln, selbst wenn diese klar definiert werden könnten. Es ergeben sich Messprobleme. Insbesondere erscheint die Messung bei unheilbaren Erkrankungen oder wenn es um therapeutisch verhinderte Verschlechterung des Gesundheitszustandes geht (z. B. Palliativ-Medizin) unmöglich. Gesundung hängt zudem auch gravierend vom Patientenverhalten ab.

Das Verlangen nach Gesundheit stellt das zentrale Bedürfnis des Patienten dar, welches durch Konsumption von Krankenhausleistungen befriedigt werden soll. Der Output eines Krankenhauses wurde somit konventionell anhand der erbrachten Menge an Einzelleistungen, d. h. aller medizinischen und nichtmedizinischen Leistungen, die eine Auswirkung auf den Gesundheitszustand haben bzw. haben sollen, gemessen. Die Summe der Leistungen bezogen auf einen bestimmten Zeitraum stellt den Gesamt-Output des Krankenhauses dar. Einzelleistungen sind hierbei auf bestimmte Patienten zurechenbar oder es werden Durchschnittswerte gebildet. Auch die Anzahl der Pflegetage, die im Krankenhaus während eines bestimmten Zeitraums gemessen wird, kann als Output angesehen werden. Vereinzelt wurde zudem versucht, den Krankenhausoutput über die Menge verbrauchter Produktionsfaktoren wie Strom, medizinischer Bedarf, Betten oder Arbeitszeit von Beschäftigten zu ermitteln. Diese Produktionsfaktoren werden jedoch dafür eingesetzt, ärztliche, pflegerische und hotelorientierte Einzelleistungen zu erstellen. Die verbrauchten Mengen können deshalb nicht als Output, sondern müssen eher als Input angesehen werden.

Konventionell wurde ebenfalls die Anzahl der Patienten bzw. Behandlungsfälle in einer stationären Einrichtung als Krankenhaus-Output verstanden. Die Heterogenität der Fallkomplexität erfordert jedoch eine Differenzierung der Gesamtleistung als Produkt aus Fallzahl und Fallschwere. Heute wird die Zusammensetzung der Erkrankungsfälle (Fall-Mix, Case-Mix) immer in die Bewertung einbezogen. Um den Fall-Mix gut abbilden zu können, werden jetzt komplexe Fallgruppensysteme bzw. Krankheitsklassifikationen verwendet. Dabei wird die tendenzielle Einzigartigkeit eines Falles, die sich aufgrund von persönlichen Parametern ergibt, nicht in Frage gestellt. Gleichzeitig wird aber angenommen, dass gewisse Gleichheiten bei allen Patienten einer Gruppe auftreten, welche eine Einordnung in hinsichtlich des Ressourcenverbrauchs homogene Gruppen zulassen (International Classification of Diseases, ICD; Refined Diagnosis Related Groups, DRGs).

Gerade die Einführung der Refined-DRGs setzt heute für die Vergleichbarkeit der Krankenhausleistungen neue Maßstäbe. Sie wird nach weiterer Ausreifung der DRG-Klassifikation zu einer Verbesserung der Effizienz-Bewertung im Krankenhaus beitragen. Hier ist der größte Veränderungstreibsatz aller bisherigen Struktur-Regulationen im Gesundheitssystem zu sehen. Die Vergleichbarkeit der Leistungsdaten wird zukünftig eine hohe Strukturbeeinflussende Eigendynamik entfalten. Schon heute beeinflussen Leistungserfassung, Dokumentation und Codierung den Arbeitsalltag aller Berufsgruppen im Krankenhaus in erheblichem Umfang [1, 4, 5].

Das aktuelle DRG-System ist aber noch unausgereift und erklärt bei weitem nicht alle Kostenunterschiede zwischen Kliniken. Die Schwankungsbreite der Kosten innerhalb einzelner Fallpauschalen beträgt aktuell noch bis zu 50 Prozent. Der Mangel an Kostenträgerrechnungssystemen hat dazu geführt, dass gegenwärtige DRG-Erlöse überwiegend auf Verrechnungsschlüsseln nicht direkt zuordnungsfähiger (indirekter) Kosten basieren. Es resultierten Kompressionseffekte: Komplizierte Leistungen werden tendenziell unterbewertet, einfachere Leistungen werden überbewertet. Hierdurch wird ein unübersichtliches Zu- und Abschlagssystem provoziert, das die Abrechnungsbürokratie vermehrt. Eine besonders inadäquate Kostenabbildung findet sich gegenwärtig in der Intensiv-Medizin, bei Langliegern mit Schwersterkrankungen, in der Transplantationschirurgie oder bei seltenen Erkrankungen. Durch diese inhomogene Berechnungsgrundlage der klinischen Leistungen besteht neben dem allgemeinen Kostendruck für Kliniken heute eine zusätzliche finanzielle Defizit-Gefahr durch inadäquate Erlöse, der nur schwer entgegengesteuert werden kann [6, 7].

Qualitätserfassung im Krankenhaus

Effizienz und Qualität lassen sich nicht unabhängig voneinander betrachten, denn die Steuerung der Abläufe und Prozesse übt unmittelbaren Einfluss auf die Ergebnisse der klinischen Arbeit aus. Effizienz ohne Qualität ist wertlos. Qualität ohne Effizienz ist unbezahlbar. DRGs werden im Falle ihrer zukünftig optimierten Ausgestaltung gute Möglichkeiten des Leistungsvergleichs (Mengen-Output) zwischen Kliniken erlauben. Diese Daten müssen mit gleichzeitig erhobenen medizinischen Qualitätsdaten vergesellschaftet werden, denn bei pauschalierten prospektiven Vergütungssystemen droht immanent eine Unterversorgung bzw. ein suboptimaler Ressourceneinsatz (Input), welcher ohne den Qualitätsvergleich zu Fehlbewertungen der erreichten Effizienz führen kann.

Der Begriff der Qualität ist von dem lateinischen Begriff *Qualitas* abgeleitet. Er beschreibt die Beschaffenheit eines Gutes durch Adjektive wie groß,
klein, leicht oder schwer. In diesem Sinne ist eine bestimmte Qualität objektiv feststellbar und bezieht sich auf die Zusammensetzung des Gutes oder die
Charakteristik einer Leistung. In der Antike wurde der Begriff zur Abgrenzung
von Dingen benutzt. Im heutigen Verständnis wird die objektiv feststellbare
Qualität in der Regel als Normerfüllung definiert. So beschreibt z. B. die ISO-
Norm 8402 Qualität als „Gesamtheit der Merkmale einer Einheit bezüglich
ihrer Eignung, festgelegte und vorausgesetzte Erfordernisse zu erfüllen." Auch
in der Medizin erfolgen heute Qualitätsbewertungen zunehmend als explizite
Definitionen über Zertifizierungsverfahren, die Norm-Erfüllung und Standardisierung überprüfen. Die Qualitätsdiskussion führt in den Krankenhäusern
aktuell ebenfalls zu einer Welle neuer Aktivitäten für alle Berufsgruppen. Im
Rahmen der Zertifizierungsbemühungen entstehen neue Märkte, in welche
sowohl finanzielle als auch personale Ressourcen in nicht unbeträchtlichem
Umfang umgeleitet werden.

Neben objektiven Qualitäten sind jedoch besonders im Gesundheitswesen auch subjektive Qualitäten bzw. Qualitätsbewertungen zu berücksichtigen.
Hierdurch wird es Nachfragern möglich, Präferenzen für ein bestimmtes Gut
oder eine Dienstleistung deutlich zu machen. So können z. B. Güter mit gleicher Zusammensetzung aber unterschiedlichen Verpackungen oder Form vom
Nachfrager durchaus unterschiedliche Qualitäten zugewiesen bekommen. Weisen Güter oder Leistungen aus Sicht der Nachfrager unterschiedliche Qualität
auf, werden sie als heterogene Güter bezeichnet. Viele medizinische Leistungen sind aus der ärztlichen und auch aus Patientenperspektive als heterogene
Güter aufzufassen. Dabei liegt das besondere Problem jedoch in der Tatsache
begründet, dass die objektive Qualität gerade vieler medizinischer Leistungen
von Laien und auch oft von Experten nicht oder nur schwer bewertet werden kann. In dieser Situation werden Randleistungen (Hotelleistungen, Service, Freundlichkeit) oft als maßgeblich für die Qualitätswertung aufgefasst
und von Leistungserbringern entsprechend herausgestellt. Kostenträger bewerten im Gegensatz hierzu in der Tendenz viele medizinische Leistungen eher
als homogene Leistungen (Kommoditäten), die sich allenfalls im Preis unterscheiden. Diese Ausführungen sollen oftmals bestehende grundsätzliche Auf-
fassungsunterschiede zwischen Kostenträgern und Leistungserbringern zur
Qualitätsbeurteilung verdeutlichen.

Im Falle von heterogenen Gütern können Leistungserbringer eine Produktdifferenzierung betreiben. Diese Produktdifferenzierung kann sich auf die Kosten auswirken. Steigen die Produktionskosten für das Gut, z. B. auf Grund der
Verwendung von höherwertigen Materialien, dann liegt eine vertikale Differenzierung vor. Die Kosten können aber auch konstant bleiben, wenn etwa
nur eine Eigenschaft des Gutes wie die Farbe verändert wird (horizontale Produktdifferenzierung). In der Medizin finden wir aktuell viele Beispiele sowohl

für horizontale als auch vertikale Leistungsdifferenzierung. Die Behandlung in luxuriösen Privatkliniken kann als Beispiel für eine vertikale Differenzierung (vor allem im Bereich der Hotel- und Service-Leistungen) angesehen werden, die gezielt kompetitiv eingesetzt wird. In der Tat kann gegenwärtig beobachtet werden, dass sich die Differenzierung medizinischer Leistung überwiegend auf dem Feld der von Patienten subjektiv erfassbaren Service-Kriterien erstreckt. In der Zukunft werden Kliniken verstärkt daran arbeiten müssen, auch ihre medizinische Leistungsqualität exakter zu erfassen um sie dann nach außen als Ergebnisqualität erkennbar darzustellen. Dies erfordert eine kontinuierliche Analyse des Outcome und daran angeschlossen eine sorgfältige und professionelle Public-Relation-Arbeit.

Aufwands- und Kostenerfassung in Kliniken

Neben der Leistungserfassung und Qualitätskontrolle stellt die kontinuierliche Aufwands- und Kostenerfassung in der Klinik heute eine weitere Herausforderung für alle Berufsgruppen dar. Idealerweise sollten Kliniken in der Lage sein, Kostendeckungsbeitragsrechnungen für alle Leistungsgruppen (DRGs) vorzunehmen. In der Praxis fehlen vielen Kliniken jedoch noch die technischen Voraussetzungen bzw. die betriebswirtschaftlichen Kompetenzen. In der Vergangenheit waren Kostenzurechnungen auf einzelne Fälle oder Diagnosen nicht erforderlich. Kostenstellenrechnungen wurden deshalb nur selten realisiert. Kostenträger-Rechnungen müssen nun aber für Hunderte von DRGs umgesetzt werden. Dies setzt hohe Investitionen in die EDV zur Etablierung funktionierender Krankenhaus-Informationssysteme und zudem Schulungen der Mitarbeiter voraus.

In Ermangelung originärer Produkte werden verfügbare industrielle Systemlösungen gegenwärtig grob an die Bedingungen von Kliniken angepasst. Sie weisen somit meist noch erhebliche Schwachstellen auf. Ein neuer Markt entsteht mit allen Problemen der Unreife. Der Leistungsaufwand in die Etablierung dieser EDV-Systeme, besonders die Dokumentation und Codierung der Leistungen und Diagnosen ruht gegenwärtig in nicht unerheblichem Ausmaß auf den Schultern der Ärzte und des Pflegepersonals. Es ist nicht verwunderlich, dass wegen dieses zusätzlichen nicht-medizinischen Arbeitsaufwands, oft kompensatorisch Abstriche in der Intensität der Patientenbetreuung gemacht werden müssen, zumal Mehrleistungen unter dem Ökonomie-Gebot in vielen Kliniken nicht oder nicht mehr hinreichend vergütet werden.

Auswirkungen der Gestaltungsmaßnahmen auf den Krankenhausbereich

Die aktuelle Umgestaltungsdynamik in deutschen Kliniken basiert dominierend auf der fundamentalen Umstellung des Vergütungssystems sowie der angekündigten Vergütungs-Konvergenz zu Bundesland-einheitlichen Basisfallwerten. Es resultiert eine erhebliche Ökonomisierung der klinischen Abläufe. Die Ablösung des ausschließlich am Tagesaufenthalt des Patienten geknüpften Pflegesatzsystems war sicherlich überfällig. Zu lange Verweildauern wurden über viele Jahre hinweg begünstigt, Reaktionen der Leistungserbringer unterblieben. Entsprechend weist Deutschland heute zu viele Krankenhäuser und erbrachte Pflegetage im internationalen Vergleich auf. Hinzu kamen Fehlbelegungen in der Konsequenz chronisch unerledigter Systemprobleme, weil hoch spezialisierte ambulante Behandlungen nicht ohne stationäre Aufnahme im Krankenhaus behandelt werden konnten und in der Grund- und Regelversorgung der Akutkrankenhäuser Pflegefälle versorgt wurden [7].

In der stationären Krankenversorgung kommt es nun gegenwärtig zu einer enormen Leistungsverdichtung. Die beste Kennzahl hierfür ist der Bettenrückgang von 17 Prozent in einem 10-Jahres-Zeitraum bei gleichzeitigem Anstieg der stationär behandelten Patienten um 19 Prozent. Unverändert wächst gleichzeitig die Zahl der im Krankenhaus behandelten Fälle. Im Jahr 2002 waren es 17,4 Millionen Fälle. Voraussetzung für diese Leistungsverdichtung war eine erhebliche durchschnittliche Verweildauerverkürzung im gleichen Zeitraum um ca. 30 Prozent. Es werden also mit immer weniger Betten immer mehr Patienten in immer kürzerer Zeit behandelt. Es fällt zudem auf, dass die Auslastung der vorhandenen Betten trotz des Bettenabbaus weiter zurückgeht. Mit 80,1 Prozent Auslastung wurde inzwischen der niedrigste Wert seit 10 Jahren erreicht [6, 7]. Der ökonomische Druck verändert die Beziehung zwischen den Leistungserbringern im Gesundheitswesen auch hin zu erheblich gesteigerter Rivalität. In einer Industrie-Analyse (5-Forces-Analyse nach Porter) wird dieser Trend deutlich. Der Wettbewerb wird jedoch durch unterschiedliche Klinik-Finanzierungsbedingungen in den verschiedenen Bundesländern und zwischen verschiedenen Versorgungsstufen erheblich verzerrt. Das deutsche DRG-System basiert aktuell noch auf heterogenen Basisfallwerten mit einer Spannbreite zwischen 1300 und 4350 Euro [7, 8].

Organisatorischer Wandel am Krankenhaus

Eine Vielzahl von aus der allgemeinen Management-Lehre industrieller Bereiche und besonders der Logistik entlehnter Prinzipien finden gegenwärtig Eingang in die Organisation und Struktur der stationären Patientenversorgung. Sie verändern die Krankenhauswelt maßgeblich. In Tabelle 2 werden die wichtigsten heute in der Klinik erkennbaren Prinzipien und Organisationstrends in einer Übersicht dargelegt.

Schon die zunehmend hohe Komplexität vieler Behandlungen zwingt zu organisatorischem Umdenken und Umstrukturierung in der Klinik. Das aktuelle „Ausfransen" der Abteilungen an den Schnittstellen und die Verschiebung der traditionellen Grenzen führen zu neuen Formen interdisziplinärer Zusammenarbeit. Dies wird besonders in den aufschießenden „Krankheits-

Tabelle 2. Ausgewählte effizienzorientierte Trends und Maßnahmen
in der aktuellen Klinik-Organisation

Reduktion / Lean Management

„Nenner-Management", Verminderung von Leistungen, Einsparungen
Definition von Fehlbelegungskriterien
Leistungs-/Abteilungs-Outsourcing (z. B. Radiologie etc.)
Evidence Based Medicine

> → *Activity Based Management / Value Added?*
> *Vermeidung / Verschlankung*
> *Fixkostenreduktion / Reduktion variabler Kosten*
> *Bettenabbau*

Zusammenfassen / Bündeln

Zusammenführung bisher getrennter Ressourcen einzelner Fachkliniken
Personal- und Geräte-Poolbildung
Interdisziplinäre Stationsbelegung
Batch-Management

> → *Fixkosten-Degression / Fixkosten-„Spread"*
> *Mengen- / Kapazitätsauslastung*

Standardisierung

Clinical Pathways, Leitlinien, Entscheidungskorridore

> → *Variabilitätsreduktion*
> *Fehlervermeidung*

Spezialisierung

Schwerpunktbildung / „Focussed Factory"-Konzept
High Volume Centres / Krankheitsorientierte Zentren
Kernklinik / Teleportalklinik
Comprehensive Care Centres

> → *Erfahrung / Lern-Kurven-Effekte*
> *Fehlervermeidung*
> *Fallzahlkonzentration / Erfüllung Mindestmengenvereinbarungen*

Beschleunigung

Aufenthaltsdauerverkürzung / ambulante, prästationäre Diagnostik
On-day-Surgery, Tages-Chirurgie, Kurzzeit-stationäre Behandlung
Fast Track-Chirurgie
Obere / Untere Grenzverweildauer / Abschlagszahlungen

> → *Zeit-Management*
> *Kostenverlagerung*

Kapazitäts- / Warteschlangen- / Flow-Management

Engpass-Management / „Just-in-Time-Management"
OP Management / Aufnahme- / Entlassungsplanung

> → *Kapazitäts-Balancierung, Puffer-Reduktion*
> *Prozess-Steuerung nach Kennzahlen / „Lead-Times"*
> *Aufwandshomogenisierung*

Tabelle 2 (Fortsetzung)

Prozess-Fragmentierung

„Line-Management"
Modulare Organisationsstruktur / Diagnostik / Therapie

→ *Partikularisierung der Behandlungsprozesse mit wechselnder*
  Verantwortung
  Professionalisierung, Fokussierung mit Schnittstellenvermehrung

---

Verlagerung / Outsourcing

Verlagerung stationärer zu ambulanten Leistungen / Outsourcing
„Ambulantionierung" / Katalog ambulanter Operation nach § 115b SGBV
Öffnung für hochspezialisierte Leistungen § 116a/b SGBV

→ *Make or Buy*
  Kostenverschiebung

Flexibilisierung

Berufsgruppenübergreifende Dienste / Personalpool / Technik-Pool
Multi-funktionale / multi-professionelle Teambildung
OTA / O-ATAs / Upgrading der Professionen
Arbeitszeitkonten / Arbeitszeitflexibilisierung

→ *„Ausfransen" der Abteilungs- / Funktionsgrenzen*
  Prozess-Orientierung

Vergrößerung / Aggregation

Klinik-Verbünde / Fusionen / Kooperationen

→ *Mengeneffekte / Economies of Scale / Economies of Scope*

Integration

Neue Versorgungsformen / Integrationsversorgung / Reha-Integration
Sektorübergreifende Netzwerke / Interdisziplinäre Therapie / Verbundbildung
Medizinische Versorgungszentren / Notfallpraxis an der Klinik /
Aufkauf von Kassenarztsitzen

→ *Vorwärts- / Rückwärtsintegration, horizontale / vertikale Integration*
  Klinik-Fusion, Joint-Ventures
  Marktdurchdringung / -erweiterung

Erlös-Optimierung

„On Point of Care"-Dokumentation
Diagnosen- und Leistungs-Kodierung / Grouper-Kontrollen / Professionelle „Coder"
MDK Kommunikation

→ *Fallzahlvermehrung*
  PCLL-, Case-Mix-Optimierung

Tabelle 2 (Fortsetzung)

Motivation

Leitbild / Vision
Neue Incentive-Strukturen
Innerbetriebliche Leistungsverrechnung / Zielvereinbarungen, Prinzipal-Agenten-Theorie
Leistungsabhängige Vergütung / Zeit-Verträge / Werksverträge / Entwicklungsklauseln
Ausstieg aus BAT / GmbH-Bildung

> → *Mobilisation*
> *Partizipation der Mitarbeiter an Einspar-Effekten*

Steuerung

EDV / Intranet / Internet
Enterprise Ressource Planing Systems „ERP" / Krankenhausinformationssysteme / „KIS"
Abteilungsbudgets, flexible Budgets, Zero-Base Budgeting
Controlling, Dokumentation, Kodierung
Kennzahlensysteme, Balanced Score-Cards, p-Trend-Charts

> → *Daten-Integration / Daten- / Prozess-Transparenz*
> *Prozess-Kontrolle / Prozess-Analyse*
> *Benchmarking*

Kooperation

Interdisziplinäre Zentrumsbildung
Sektorenübergreifende Kooperation / Großgerätenutzung durch Vertragsärzte
Industrie-Kooperation / Einkaufskooperation

> → *Behandlungseffizienz-Steigerung*
> *Forschungsoptimierung*

Supply Chain Management

Zuweiser-Erfassung / Kartographierung / Rücküberweisung
Zuweiser-Klassifikationen
Informationsübertragung / Informations-Partizipation

> → *Netzwerkbildung / Win-Win-Modelle*

Kommunikation

Intern / extern
Mitarbeiterzeitschriften
Intranet / Internet

> → *Corporate Identity*
> *Corporate Culture / Kultur*

Risiko-Management

Aufklärung / Dokumentation
M&M-Konferenz
Dokumentation Near Misses / Unerwünschte Ereignisse
Critical Incident Reporting Systeme "CIRS"

> → *Fehlervermeidung*
> *Kostenreduktion*

Tabelle 2 (Fortsetzung)

Public Relations
Internet-Präsentationen
Broschüren / Presse-Arbeit / Jahresberichte
Patienten-Kompetenz / Anspruchssteigerung
Corporate Design / Werbung
→ *Patientenansprache*
Zuweiser-Ansprache
Kostenträgeransprache
Arbeitszeitregelung
Komplexe Schichtmodelle
Personalausweitung / Flexibilisierung der Arbeitszeit / Zeitkonten
→ *Erfüllung der Europäischen AZ-Gesetzgebung*
Service-Optimierung
Leistungen tangibel machen – "From Backstage to Frontstage"
Hotelfunktionen / Wahlleistungen
→ *Leistungsdifferenzierung*

orientierten Zentren" deutlich, in denen ärztliche und pflegerische Kompetenz gebündelt und der Patient rasch und stringent diagnostiziert und behandelt werden sollen („One-Stop-Shopping", kein Verlegungskarussel, wenige Doppeluntersuchungen). Die zusätzliche Einbindung von Forschungsinstitutionen in die Patientenversorgung geht darüber hinaus und zielt auf frühzeitige Integration von wissenschaftlichen Erkenntnissen in den Behandlungsprozess sowie auf eine Patientenrekrutierung für Studien („Comprehensive Care"). Es kann aus der Management-Perspektive darauf hingewiesen werden, dass bei interdisziplinärer Entscheidungsfindung und Planung Leistungsexzesse isolierter Fachdisziplinen durch die kontrollierende Kooperation vermindert werden und meist Einsparungseffekte für die Gesamtklinik resultieren. Zudem entsteht ein guter PR-Effekt auf zuweisende Ärzte [9].

Zentrumsbildung und Fallkonzentration erfahren durch die auf Qualitätssicherung abzielende gesetzliche Mindestmengenregelung für ausgewählte Indikationsbereiche ebenfalls eine weitere Zunahme. Es kann für komplexe Leistungen heute als gesichert angenommen werden, dass höhere Fallzahlen über Lernkurven und Erfahrungseffekte effizientere und fehlerärmere Behandlungen ermöglichen. Auch diese Regelung wird die Konkurrenz zwischen Kliniken weiter verschärfen, da Kapazitätsauslastung und Kostendeckung der medizinischen Leistungen ebenfalls von der Erzielung einer hinreichend hohen Fallzahl in der Klinik abhängen. Die aktuellen Schwellenwerte sind jedoch niedrig definiert und aktuell noch weit davon entfernt, relevante Umleitungen der Patientenströme auszulösen.

Mit der Konzentration auf bestimmte Behandlungsformen wird die in den USA heute schon vielfach realisierte Schwerpunktbildung und Spezialisierung auch kleinerer Kliniken zunehmen. Es wird allerdings auch deutlich werden, dass Höchstleistungen in den meisten medizinischen Bereichen nicht nur an definierten Maximalversorgungszentren gebunden sind, sondern auch in kleinen, hoch professionalisierten Kliniken als so genannte „Focussed Factories" oder eigenständig organisierten Einheiten innerhalb von Kliniken („Plant-within-Plants") realisiert werden können. Die durchschnittliche Leistungsqualität in der Versorgungslandschaft wird sich kompetitiv an den Hochleistungszentren orientieren und hierdurch langfristig wahrscheinlich homogener werden [9].

Die zunehmende Standardisierung der Prozesse und medizinischen Behandlungsabläufe zielt primär auf eine Prozess- und Faktor-Variabilitätsreduktion hin. Sie wird gegenwärtig meist noch Klinik-individuell festgelegt und orientiert sich mit reduktionistischen Tendenzen soweit möglich an der Verfügbarkeit wissenschaftlicher Evidenz. Moderne Flow-Management-Analysen mit Erfassung und Berechnung der Leistungs-Kapazitäten in den einzelnen medizinischen und nicht-medizinischen Prozess-Bereichen der stationären Leistungskette (OP, Intensiv, Intermediate Care, periphere Station) sollen helfen, die oftmals wandelnden Engpässe zu erkennen und vor allem den optimalen und homogenen Leistungsfluss durch eine subtile Balance der Kapazitäten zu steuern und damit Stauungen (Leerlauf) zu verhindern. Auch hier ist für den Krankenhausbereich zu erkennen, dass gerade Kapazitätsentscheidungen zu den schwierigsten Management-Entscheidungen gehören, aber immense Effizienzen generieren können. Analog der Produktions-Durchlaufzeit („Lead-Time") in der industriellen Fertigung können mittlere stationäre Aufenthaltsdauern hierdurch zukünftig vermutlich noch weiter gesenkt werden, indem alle für den Patienten wertschöpfungsfreien (Warte-) Zeiten konsequent reduziert werden. Diese Konzepte klingen für Mediziner und Pflegende gegenwärtig noch oft zu technologisch und ungewohnt, werden aber in anderen Service-Bereichen, wie z. B. Hotels schon umgesetzt.

Die zunehmende Konkurrenz lässt alle Dienstleistungs- und Serviceaspekte, als subjektiv besonders erfassbare Leistungskomponenten in der Klinik weiter hervortreten. Gegenwärtig lernen Kliniken auch auf diesem Feld von anderen Dienstleistungsbereichen ("We Are All in Services Now"). Viele Ideen, wie z. B. die kontinuierliche Patienten- und Angehörigen-Information während der Behandlung, sowie eine weitgehende Prozess-Transparenz, finden Eingang in das Leistungsangebot ("Bringing Processes From Backstage to Frontstage") [10].

Die dargelegte Veränderungsdynamik erfasst aktuell alle Berufsgruppen im Krankenhaus. Auch die Verwaltung der Kliniken muss sich zunehmend an neuen Dimensionen des Managements orientieren und zukünftig an Ergebnissen messen lassen. Auch hier findet ein Wandel im Selbstverständnis statt, der in den privaten Klinikketten und Konzernen am deutlichsten wird. Gute Leistungserbringung basiert immer auf formalen Strukturen und Prozessen, der Kompetenz der Mitarbeiter sowie der engen Interaktion und Kooperation aller Beteiligten (Team-Bildung). Neben der Erlangung von Management-Kompetenz kommt es in den schwierigen Umstrukturierungsbedingungen zunehmend darauf an, die Veränderungen den Mitarbeitern besser verständlich zu machen und hinreichende Motivation für den Wandel zu erzeugen. „Leadership", also gute Führungsfähigkeiten, müssen die reinen Management-basierten Umstrukturierungen dringend begleiten und eine korporative Identität in der Klinik-Organisation begünstigen.

Die Ökonomisierung der stationären Patientenversorgung führt gegenwärtig zu einer Aufwertung aller betriebswirtschaftlichen Steuerungsfunktionen und der Geschäftsführungsverantwortlichen in den Kliniken. Dies ist wichtig und auch gut so. Dennoch muss darauf geachtet werden, dass nicht nur strukturgebende Kompetenz im Management eine Wertschätzung erfährt, sondern auch die Kompetenz und Leistung der Ärzte und der Pflegenden als die eigentlichen klinischen Leistungserbringer am Patienten („Point of Service") und damit als eigentliches „Produkt" der Organisation Krankenhaus zukünftig wieder adäquat bewertet und berücksichtigt wird.

Literatur

1. Kuchinke BA (2004) Krankenhausdienstleistungen und Effizienz in Deutschland – Eine industrieökonomische Analyse. In: Gesundheitsökonomische Beiträge Nr. 43. Baden-Baden: Nomos, 35–56
2. Schwarz P (2003) Inevitable surprises – Thinking ahead in times of turbulence. New York: Gotham
3. Deutsche Krankenhausgesellschaft mbH (2004) GKV-Modernisierungsgesetz – Neue Versorgungsformen im Krankenhaus. DKG-Verlagsgesellschaft mbH Düsseldorf: 8/2004:15–27
4. Birkmeyer JD, Dimick JB, Birkmeyer NJ (2004) Measuring the quality of surgical care: Structure, process or outcome. J Am Coll Surg 198(4):626–632
5. Chillingerian JA, Sherman HD (1990) Managing physician efficiency and effectiveness in providing hospital services. Health Services Management Res 3(1):3–12
6. Schmidt C, Möller J, Gabbert T, Mohr A, Engeler F (2004) Krankenhauslandschaft in Deutschland – Ein Markt im Umbruch. Dtsch Med Wochenschrift 129:1209–1214
7. Strehl R (2004) Die Hochleistungsmedizin bleibt auf der Strecke. Dtsch Ärzteblatt 101(39): 2177–2180
8. Scriba PC (2003) Weiterentwicklung der Krankenhausstruktur. Dtsch Med Wochenschrift 128:1181–1182
9. Bauer H (2005) Die Krankenhausentwicklung aus der Sicht der Fachgesellschaft. DGC Mitteilungen 2/05:143–150
10. Heskett JL, Sasser WE, Schlesinger LA (1997) The Service profit chain – A rational for excellence. New York, London, Toronto: The Free Press

Heidelberger Jahrbücher, Band 50 (2006)
C. Herfarth (Hrsg.) Gesundheit
© Springer-Verlag Berlin Heidelberg 2007

Patientenorientierte Forschung in der Chirurgie – Konzepte und Einrichtungen in Heidelberg

CHRISTOPH M. SEILER, MARKUS K. DIENER, HANNS-PETER KNAEBEL,
PETER KIENLE UND MARKUS W. BÜCHLER

Einleitung

Für die Fokussierung auf eine patientenorientierte Forschung in der Chirurgie in Deutschland war die Einführung der Evidenz-basierten Medizin (EbM) von großer Bedeutung. Mittlerweile ist die EbM in Deutschland in Form des § 137e im Sozialgesetzbuch V gesetzlich verankert und soll als Grundlage für die Krankenversorgung mit herangezogen werden. Die Definition der EbM lautet angewendet auf die Chirurgie wie folgt: „Evidenzbasierte Chirurgie (EbC) ist die Integration der bestverfügbaren externen Evidenz mit klinischer Erfahrung unter Berücksichtigung der Wünsche und Anliegen des Patienten

Tabelle 1. Graduierung von medizinisch-wissenschaftlicher Evidenz und zugehörige Empfehlungsgrade. Modifiziert nach http://www.cebm.net/levels_of_evidence.asp

Empfeh-lungs-grad	Evi-denz-Level	Therapie/Prävention, Ätiologie
A	1a	Systematische Übersichtsarbeit von randomisiert-kontrollierten Studien
	1b	Randomisiert-kontrollierte Studie
	1c	Alles-oder-Nichts-Fallserien
B	2a	Systematische Übersichtsarbeit von Kohortenstudien
	2b	Kohortenstudie (oder auch RCT schlechter Qualität, z.B. mit < 80 Prozent Follow-up)
	2c	„Outcome"-Forschung
	3a	Systematisches Übersichtsarbeit von Fall-Kontroll-Studien
	3b	Einzelne Fall-Kontroll-Studie
C	4	Fall-Serien (und Kohorten und Fall-Kontroll-Studien niedriger Qualität)
	5	Expertenmeinung ohne Studienhintergrund oder basiert auf physiologischen Prinzipien, Laborforschung, etc.

und der jeweiligen Umstände" [25]. Unter externer Evidenz werden Ergebnisse aus, je nach Fragestellung, unterschiedlichen Studientypen verstanden, die vertrauenswürdig und quantitativ sind. Die Hierarchie der externen Evidenz leitet sich aus der abnehmenden Validität von Studienergebnissen ab (Tabelle 1).

Die EbC hat zunächst auch in Deutschland ein Bewusstsein für die unzureichende Datenlage bei der Ausübung des Faches nach den geforderten Maßstäben geschaffen [20, 23]. Zurzeit basieren 5–20 Prozent aller Therapien in der Chirurgie auf keiner gesicherten externen Evidenz und 60–70 Prozent auf überzeugender, aber nicht experimenteller klinischer Forschung im Form von randomisiert kontrollierten Studien (RCT). Nur 10–20 Prozent aller Maßnahmen basieren auf Ergebnissen aus RCTs [7, 9]. Die Situation wird noch schwieriger, wenn es um die Bewertung der operativen Verfahren geht. Nur 15 Prozent aller veröffentlichten klinischen Studien beschäftigen sich im weiteren Sinne mit Chirurgie und von den 650 zwischen 1991 und 2000 in den führenden chirurgischen Journals veröffentlichten RCTs vergleichen nur 44 Prozent chirurgische Verfahren [27].

Definition und Methoden

Patientenorientierte Forschung in der Chirurgie ist definiert als einer von drei Bestandteilen der Klinischen Forschung. Während die grundlagen- und die krankheitsorientierte Forschung in der Regel ohne den direkten Kontakt mit den Patienten auskommen, so ist die patientenorientierte Forschung dadurch gekennzeichnet, dass sie direkt am und mit dem Patienten oder Probanden durchgeführt wird. Es besteht in weiten Bereichen eine Interaktion mit der Versorgungsforschung. Der Begriff der patientenorientierten Forschung wurde durch die Deutsche Forschungsgemeinschaft in ihrer Denkschrift zur Klinischen Forschung 1999 spezifiziert [10] und war einer der Gründe für die Entwicklung der Heidelberger Konzepte für die Errichtung eines Studienzentrums und eines Studiensekretariates in der Chirurgie, um diesem Forschungsfeld und seinen besonderen Herausforderungen im 21. Jahrhundert Rechnung zu tragen [11, 21].

Die Fragestellungen in der Chirurgie sind vielfältig und beziehen folgende Gebiete ein: Ursachen von Krankheiten und Komplikationen, Risikoabschätzung, Diagnostik einschließlich der klinischen Entscheidungsfindung, Abgrenzung von Normalität, Operationsmethoden, perioperative Behandlung, Prognosen und Kosten-Management [26].

Als Methoden kommen unterschiedliche Studientypen der klinischen Epidemiologie zum Einsatz [8]. Die zur Verfügung stehenden Techniken haben zum Ziel, systematische (einseitige stetige Abweichung vom tatsächlichen Ergebnis) und zufällige Fehler soweit wie möglich zu beseitigen, um eine hohe interne Validität von Ergebnissen sicherzustellen.

Am weitesten ist die Entwicklung der Studienkultur in der pharmakologischen Forschung (Phase I bis IV), während für den operativen Bereich deutliche Defizite festzustellen sind [1]. Insbesondere das Problem der Variabilität der Operation und die Erfahrung des Chirurgen verlangen nach anderen randomisierten Studienkonzepten als dem klassischen Verfahren. Die Bedeutung der „expertise" randomisiert kontrollierten Studie, bei der die Erfahrung des Chirurgen berücksichtigt wird [13], und des faktoriellen Vorgehens, bei der mehrmals zwischen verschiedenen Interventionen mit unterschiedlichen Endpunkten randomisiert wird [11], sind Methoden, die für die Zukunft der patientenorientierten Forschung eine große Bedeutung haben werden.

Darüber hinaus sind systematische Übersichtsarbeiten mit Meta-Analysen, „Health-Technology Assessment", epidemiologische und Fallkontrollstudien, aber auch die Fallserie und die Einzelbeobachtung von Bedeutung [17]. Maßgeblich für die Methodenauswahl ist und bleibt die Fragestellung. Ein falscher Studientyp und Fehler im Design können nach einer korrekten Studiendurchführung im Nachhinein auch nicht durch aufwendige statistische Verfahren korrigiert werden.

Im Folgenden wird zunächst auf den Aspekt der Planung, Durchführung und Auswertung von großen, so genannten multizentrischen randomisiert kontrollierten Studien (MRCT), im Rahmen des Studienzentrums der Deutschen Gesellschaft für Chirurgie (SDGC) eingegangen, danach wird die protokollgerechte Durchführung und damit im weiteren Sinne auf die evidenzbasierte Behandlung von Patienten im Rahmen des Klinischen Studienzentrums für Chirurgie (KSC) dargestellt werden.

Studienzentrum
der Deutschen Gesellschaft für Chirurgie

Gründungsphase

Am 3./4. Oktober 2003 beschloss das Präsidium der Deutschen Gesellschaft für Chirurgie (DGCH) ein Studienzentrum mit Schwerpunkt im Bereich multizentrischer Therapiestudien mit Vergleich von operativen Verfahren in Heidelberg einzurichten (15). Die Medizinische Fakultät Heidelberg stellte auf Initiative der DGCH und der Chirurgischen Universitätsklinik noch im gleichen Jahr einen Antrag beim Bundesministerium für Bildung und Forschung zur Förderung der Struktur sowie von zwei Modellstudien, um einen projektorientierten Aufbau des SDGC entlang der Bedürfnisse der Chirurgen zu gewährleisten. Eine internationale Begutachtung im Mai 2004 befürwortete den Antrag und im April 2005 erfolgte der Zuwendungsbescheid mit Beginn einer rückwirkenden Förderung ab 1. Januar 2005. Parallel wurde mit den notwendigen Vorarbeiten begonnen. Die Strukturierung (vgl. Abb. 2) und die Gremien des SDGC wurden aufgebaut und eingesetzt [18].

Ziele

Das SDGC soll die nötigen Voraussetzungen für die Planung, Durchführung und Auswertung qualitativ hochwertiger Studien schaffen und die Anzahl kontrolliert klinischer Studien zu chirurgischen Fragestellungen erhöhen. Fragen zu häufigen und bedeutenden chirurgischen Krankheitsbildern stehen im Mittelpunkt des Interesses.

Die Qualität der patientenorientierten chirurgischen Studien in Deutschland soll verbessert und auf internationale Standards angehoben werden. Insbesondere sind gezielte Maßnahmen zur Verbesserung der internen Validität von Studien im Rahmen der Planung und Durchführung notwendig. Das SDGC soll sich durch Bündelung besonderer methodischer und chirurgischer Expertise den hohen Anforderungen an nicht-pharmakologische Studien gewachsen zeigen.

Das SDGC wird ein Netz chirurgischer Kliniken an geeigneten Standorten (Netzwerk von „Clinical Sites") aufbauen. Diese peripheren Studieneinheiten sind primär für die Rekrutierung und protokollgerechte Behandlung der Patienten in den SDGC-Studien verantwortlich, sie bilden darüber hinaus aber auch eine in Forschungsfragen der Chirurgie eng kooperierende „Study Group". Die für Studien notwendige Standardisierung der Technik und Qualitätssicherung soll durch ein speziell für chirurgische Studien zu etablierendes Qualitätsmanagement-System (Qualitätssicherung durch Monitoring und Auditing auch im Operationssaal) erreicht werden. Insbesondere gilt dies für Vergleiche unterschiedlicher Operationstechniken bei gleicher Indikation. Durch die multizentrische Durchführung der Studien wird dem Prinzip der Verallgemeinerungsfähigkeit von Studienergebnissen für Deutschland Rechnung getragen und eine hohe externe Validität der Ergebnisse angestrebt.

Durch das SDGC wird Evidenz im chirurgischen Bereich in Deutschland geschaffen werden, um mit den Ergebnissen aus gleichwertigen Studien anderer Länder weltweit eine Basis für „Systematic Reviews" (SR) im Rahmen der Cochrane Collaboration herzustellen. Durch die Ermöglichung eines objektiven Vergleichs des Nutzens verschiedener Techniken bei häufigen chirurgischen Eingriffen bzw. des Vergleichs chirurgischer Maßnahmen mit konventionellen Therapiemaßnahmen werden Grundlagen für eine wissenschaftlich fundierte Krankenversorgung in Deutschland im Rahmen der gesetzlichen Vorgaben geschaffen.

Planung

Die Planung chirurgischer Studien setzt klinische sowie methodische Spezialkenntnisse und operative Fachexpertise zur Bewertung des therapeutischen Nutzens für den Patienten voraus. Klinisch notwendig und ethisch zwingend ist eine MRCT nur dann, wenn es gegenüber einem bisherigen Standardverfahren eine neue Therapieoption gibt, die eine Verbesserung oder Gleichwertigkeit bezüglich einer Heilung oder Linderung eines Leidens erwarten lässt. Bei der

Planung ist diese Situation der „clinical equipoise" (Klinische Vergleichbarkeit) zu überprüfen und zu bestätigen. Bei der Aufstellung einen Studienprotokolls sind folgende Grundvoraussetzungen zu erfüllen:

1. Die Fragestellung ist auf Grund des vorliegenden Wissens klar bezüglich der Interventionen und Endpunkte zu formulieren. Eine gute Fragestellung sollte auf die folgenden fünf Fragen überprüft werden: Ist sie durchführbar (feasible), attraktiv (interesting), neu (novel), ethisch (ethical) und relevant (relevant)? (Akronym „Finer"). Abstriche von einem Aspekt führen in der Regel später zu Schwierigkeiten und stets sollten diese Grundbedingungen beachtet werden [8].

2. Das bisherige Wissen ist in aktueller systematisierter Form zusammengefasst worden, und wann immer möglich wurden quantitative Verfahren (Meta-Analyse) eingesetzt. Ziel ist die Vermeidung überflüssiger Studien und die Abschätzung von Therapieeffekten für die Fallzahlplanung [2, 28].

3. Die einzusetzenden Messverfahren zur Erfassung von Endpunkten (zum Beispiel Lebensqualität) sind validiert.

4. Die Hypothese ist eindeutig formuliert (Überlegenheit, Nicht-Unterlegenheit).

5. Die errechnete Fallzahl ist in angemessener Zeit in geeigneten Einrichtungen zu rekrutieren, steht in Relation zur Bedeutung der chirurgischen Herausforderung und ist finanzierbar.

Exemplarisch für die Planung von Studien im SDGC sei das Problem der Pankreasfistel bei der Pankreaslinksresektion aufgeführt. In der konventionellen Technik wurde nach Resektion der Pankreasstumpf mit Hilfe von Nahtmaterial verschlossen. Mit der Einführung von Klammernahtinstrumenten in der Chirurgie bestand eine neue Möglichkeit zum Verschluss der Bauchspeicheldrüse. Zur Klärung, ob ein MRCT auf diesem Gebiet notwendig ist, führte das SDGC zunächst einen SR mit Meta-Analyse durch. Diese ergab einen Trend für die Überlegenheit des Klammernahtverschluss, aber kein signifikantes Ergebnis (Odds Ratio 0,66; 95 Prozent Konfidenzintervall 0,35–1,26; $p = 0,21$) [12]. Diese Arbeit diente als Grundlage für die weitere Planung eines MRCT zu diesem Thema: "Distal pancreatectomy – a randomised controlled trial to compare two different surgical techniques (DISPACT-Trial)".

Am Ende einer erfolgreichen Planung steht ein fertiges Studienprotokoll, eine wissenschaftliche Leistung an sich, mit dem die beobachteten Resultate mit den erwarteten verglichen werden können. Gemäß der geltenden internationalen Gepflogenheiten ist ein MRCT vor Beginn der Patientenrekrutierung zu registrieren [3] und zu veröffentlichen. Damit können sich sowohl die wissenschaftliche Öffentlichkeit als auch Patienten und andere Interessierte informieren. Das SDGC folgt dieser Praxis konsequent und als Beispiel sei an dieser Stelle die INSECT-Studie ("Interrupted or continuous slowly absorbable

sutures – Evaluation of abdominal closure techniques (ISRCTN Nr. 24023541)"
genannt [13].

Durchführung

Chirurgische Studien sind in der Durchführung durchweg komplexer als pharmakologische Projekte der Phase III. Ursache ist die Sicherstellung der Behandlungsgleichheit der operativen Intervention an unterschiedlichen Standorten
sowie bei verschiedenen Operateuren. Je nach ausgewähltem MRCT Studiendesign sind verschiedene Strategien erforderlich. Am Beispiel der bereits
erwähnten INSECT-Studie soll im Folgenden die relevanten Aspekte eines
klassischen MRCTs für das Projektmanagement während der Durchführung
dargestellt werden:

1. Zur Herstellung der Behandlungsgleichheit beim Bauchdeckenverschluss
   sind die teilnehmenden Zentren und Operateure sowohl inhaltlich als auch
   praktisch auszubilden. Deshalb ist vor Beginn der Rekrutierung ein Studientreffen mit den Beteiligten durchzuführen, um eine einheitliche Ausgangslage zu schaffen [19]. Des Weiteren gilt es, ein funktionierendes Netzwerk für
   die Studie aufzubauen. Im Verlauf der Studie sind für neu hinzukommende
   Zentren Workshops durchzuführen, um den gleichen Ausgangsstand in den
   einzelnen Kliniken wie bei den Teilnehmern des initialen Studientreffens
   sicherzustellen [18].

2. Alle teilnehmenden Einrichtungen müssen zur ordnungsgemäßen Durchführung der Studie einen rechtsgültigen Vertrag mit dem SDGC schließen.
   Hintergrund ist die Überweisung von Fallpauschalen als Leistung für die
   protokollgerechte Durchführung der Studie in der Einrichtung als Gegen-
   leistung.

3. Für jedes rekrutierende Zentrum im Rahmen einer Studie muss von der
   zuständigen Ethikkommission (EK) ein gültiges Zweitvotum eingeholt werden. Für Studien mit pharmakologischen Substanzen ist dieser Vorgang
   bezüglich der Zeitvorgaben und des Aufwandes in Deutschland gesetzlich
   für alle EK gleich geregelt. Im nicht-pharmakologischen Bereich bestehen
   keine Regelungen, was im Rahmen der INSECT-Studie zu sehr heterogenen
   Ergebnissen für die Kosten (0 bis 1073 EUR) und des Aufwandes geführt
   hat. Die Bearbeitungszeiten bei den EK lagen unter den gesetzlichen Fris-
   ten für den pharmakologischen Bereich (Median 31 Tage). Im Rahmen von
   MRCTs führt das SDGC die Ethikverfahren zentral durch, um auch den erheblichen bürokratischen und zeitlichen Aufwand für die teilnehmenden
   Einrichtungen gering zu halten.

4. Monitoring und Auditing in chirurgischen Studien ist in zwei Bereiche zu
   unterteilen:
   a. Monitoring der protokollgerechten Intervention
   Dieser Bereich ist neu im Rahmen von MRCTs und bisher nur durch Einzelfälle bekannt. Klassisches Beispiel ist die Magenkarzinomstudie aus den

Niederlanden, die den Stellenwert der Ausdehnung der Lymphknotendissektion untersuchte [6]. Hierbei war eine intraoperative Überprüfung durch Anwesenheit eines erfahrenen Chirurgen organisiert. Neben dieser aufwendigsten Form des chirurgischen Monitorings können auch andere Formen zur Sicherstellung der Einhaltung der entsprechenden Interventionen angewendet werden. Im Rahmen der INSECT-Studie wird durch Messung der Nahtmaterialreste bei standardisiertem Nahtmaterial und -technik in Relation zur Länge des Bauchschnittes (Ziel 4 zu 1, Beispiel: 80 cm Faden bei 20 cm Länge) die Einhaltung der Standards überprüft. Für die oben erwähnte Dispact-Studie wird auf eine intraoperative Digitalphotodokumentation zurückgegriffen.

b. Klassisches Daten- und Verfahrensmonitoring

Auch in chirurgischen Studien muss analog zu den pharmakologischen Studien ein Monitoring der in den Patientendokumentationsbögen festgehaltenen Informationen erfolgen. Dazu ist ein Abgleich mit den Patientenakten erfolgen. Grundsätzlich sind der korrekte Einschluss und die Meldung von schwerwiegenden unerwünschten Ereignissen zu überprüfen. Darüber hinaus sind die von den Patienten unterschriebenen Einwilligungserklärungen sowie die Screening- und Prüfarztunterlagen zu überprüfen. Das Ausmaß des Datenmonitoring ist abhängig von den zur Verfügung stehenden Ressourcen und der wissenschaftlichen Notwendigkeit, die durch die Datensicherheits- und Monitoringgruppe der jeweiligen Studie mitbestimmt werden.

Während der erste Bereich durch chirurgisch fachkompetente Personen des SDGC und der beteiligten Einrichtungen an den Studien (gegenseitige Besuche im Operationssaal) durchgeführt werden muss, kann der zweite durch vorhandene qualifizierte Einheiten übernommen werden. Zur Kultur der Heidelberger Studienlandschaft gehört deshalb die enge Zusammenarbeit mit dem Koordinierungszentrum für Klinische Studien unter anderem im Bereich Monitoring.

Datenmanagement und Biometrie

Qualitativ hochwertige MRCTs sind ohne eine professionelle Einheit für Datenmanagement und Biometrie nicht durchführbar. Das SDGC hat dazu Kooperationseinheiten mit lokalen aber auch externen Experten aufgebaut. An dieser Stelle seien das Institut für Medizinische Biometrie und Informatik (Leitung: Prof. Dr. rer. nat. N. Victor) und das bereits oben erwähnte Koordinierungszentrum für Klinische Studien in Heidelberg (Leitung: Dr. med. S. Luntz) genannt. Die Zukunft wird durch die elektronische Erfassung und Weiterverarbeitung von Daten in chirurgischen Studien bestimmt werden. Nur durch diese Techniken werden insbesondere adaptive Verfahren und Sicherheitsaspekte optimal umsetzbar. Dispact ist die erste Studie des SDGC, die exemplarisch Erfahrung im chirurgischen Bereich mit internetbasierter Eingabe von Daten in den einzelnen teilnehmenden Kliniken sammeln wird.

Biometrische Verfahren für nicht-pharmakologische Studien müssen über
die Techniken in den bekannten Phasen I bis IV der Arzneimittelstudien hinausgehen. Dazu gehört insbesondere die Berücksichtigung der Inter- und Intravariabilität von Chirurgen. Die Techniken dazu sind heute verfügbar und
können umgesetzt werden.

Auswertung und Interpretation

Alle MRCTs des SDGC folgen in der Auswertung und Darstellung der Ergebnisse dem derzeitig gültigen CONSORT Statement [14]. Diese wurde primär für
pharmakologische Studien entwickelt und geht auf einige Besonderheiten der
nicht-pharmakologischen Studien nicht ein. Ein Statement für MRCTs im chirurgischen Bereich befindet sich derzeit in Bearbeitung und wird Ende 2006
verfügbar sein. Gemäß den Prinzipien wird zunächst in einem Flussdiagramm
der Verlauf der Patientenströme innerhalb der Studie dargestellt. Für die externe Validität der Studie ist dabei der Abschnitt vor der Randomisierung von
besonderer Bedeutung. Wenn sich zwischen den gescreenten und letztendlich randomisierten Patientenzahlen große Unterschiede herausstellen, sind
die gewählten Ein- und Ausschlussgründe zu betrachten und deren Auswahl
rückblickend zu analysieren. Eine Besonderheit ist der Zeitpunkt der Randomisation in chirurgischen Studien. Diese sollte so nah wie möglich an der
Intervention durchgeführt werden, um Selektionsfehler zwischen dem Zeitpunkt der Randomisierung und Intervention gering zu halten. Oft ist deshalb
eine intraoperative Randomisierung notwendig, bei der sich weitere Gründe
für einen Ausschluss finden können. Im Rahmen eines Vergleiches von zwei
Techniken der Reservoirbildung nach Entfernung des Rektums hat sich herausgestellt, dass auf Grund anatomischer Gründe gelegentlich nicht beide Techniken durchführbar sind, so dass die Grundbedingung der Randomisation, die
„clinical equipoise", nicht gegeben ist. Zum einen wird ein Reservoir durch
eine ca. 8 cm lange Inzision im Verlauf der Taenia libera des heruntergezogenen absteigenden Dickdarmes, die quer zweireihig vernäht wird, gebildet
und zum anderen durch das Umschlagen des Darmendes in Form eines J ein
Pouches (vgl. Abb. 1), die mit einem Klammernahtapparat verbunden werden.
Bei der letzteren Form kommt es durch das Umschlagen zu einer Verdickung
des Darmendes, die insbesondere durch das Mesenterium bestimmt wird. Bei
einem engen, in der Regel männlichen, Beckenkanal kann der Durchmesser
dieses Pouches zu groß sein und damit die technische Undurchführbarkeit
bedingen.

Ein einmal randomisierter Patient verbleibt immer in der Gruppe, zu der er
randomisiert worden ist. Die primäre Auswertung jeder Studie orientiert sich
an dieser Tatsache und analysiert, gleich, welche Intervention auch immer, die
Gruppen gemäß diesem „Intention to Treat"-Prinzip. Die Gegenüberstellung

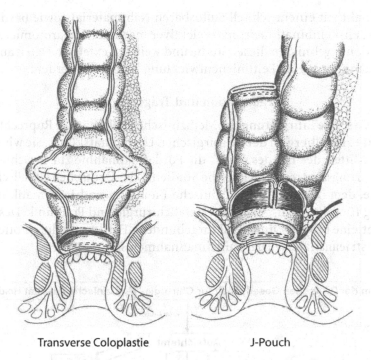

Transverse Coloplastie   J-Pouch

Abb. 1. Transverse Coloplastie versus J-Pouch zur Reservoirbildung
nach tiefer Enddarmresektion

der Ergebnisse für den primären Endpunkt mit den Ergebnissen einer „Per Protocol"-Analyse kann bei deutlichen Abweichungen, das Gesamtresultat stark in Frage stellen, da offensichtlich andere Mechanismen, als die vermutete Intervention, einen Einfluss hatten. Zwischenanalysen der Daten während der Patientenrekrutierung und fortlaufendes Testen der Hypothese sind unzulässig, es sei denn es werden zum Beispiel adaptive sequenzielle Verfahren durchgeführt, die vor Beginn der Studie vereinbart wurden. Grundsätzlich ist die fortlaufende Überprüfung von Sicherheitsaspekten während der Studiendurchführung durch die unabhängige Datensicherheitsgruppe zulässig, die bei deutlichen Diskrepanzen für oder gegen eine Intervention die Studienleitung zu einem vorzeitigen Ende des Experimentes veranlassen können [16].

Ergebnisse aus Studien des SDGC müssen im Kontext der vorhanden Evidenz, aus hochwertigen gleichwertigen Studien oder SR, analysiert und interpretiert werden [28]. Idealerweise haben sie eine unmittelbare Konsequenz für die Krankenversorgung und helfen bei der Entwicklung oder Überarbeitung von Leitlinien der Deutschen Gesellschaft für Chirurgie [20]. Beispielhaft sei das Thema Bauchdeckenverschluss genannt, zu dem bisher keine Leitlinie existiert. Die INSECT-Studie [13] untersucht basierend auf den gegenwärtig verfügbaren SR zu diesem Thema drei Verschlusstechniken (zwei unterschiedliche fortlaufende Nähte mit langsam auflösbaren Nahtmaterial und eine Einzelknopfnaht mit einem schnell auflösbaren Nahtmaterial sowie bestimmten Nadel-Faden-Kombinationen) nach elektiver medianer Laparotomie. Zusammen mit den Ergebnissen dieser Studie und weiteren externen Daten aus guten Studien kann dann eine Leitlinienentwicklung begonnen werden.

Organisation und Trägerschaft

Das SDGC ist eine Einrichtung der Medizinischen Fakultät der Ruprecht-Karls-Universität Heidelberg an der Chirurgischen Universitätsklinik. Sie wird finanziert mit Mitteln des Bundes – über die Fördermaßnahme zur Errichtung von Koordinierungszentren für Klinische Studien –, der Deutschen Gesellschaft für Chirurgie, dem Institut für Medizinische Biometrie und Informatik und der Abteilung für Allgemein-, Viszeral-, Unfallchirurgie und Poliklinik. Des Weiteren findet eine projekt- und strukturgebundene Förderung durch öffentliche und industriefinanzierte Drittmittelmaßnahmen statt.

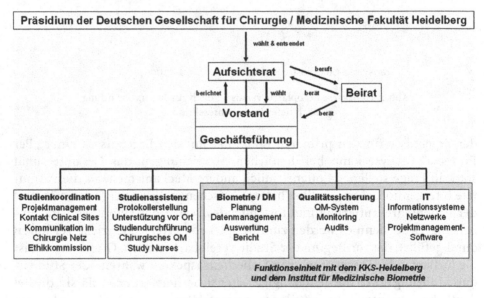

Abb. 2. Struktur des SDGC

   Die Träger des SDGC sind in den Gremien (vgl. Abb. 2) repräsentiert, die auf drei Jahre gewählt werden. Der Aufsichtsrat hat überwachende Funktion und ist für die grundsätzlichen Richtungsentscheidungen verantwortlich. Er nimmt die Berichte des Vorstandes entgegen und setzt diesen ein. Der Vorstand überwacht die Tätigkeiten der Geschäftsführung und nimmt die entsprechenden Berichte entgegen. Er entscheidet über die Durchführung von Studien. Der Geschäftsführung und ärztlichen Leitung obliegt mit den Funktionseinheiten die Umsetzung der durch Vorstand und Aufsichtsrat beschlossenen Maßnahmen. Sie ist für die tägliche Arbeit mit und in den Projekten verantwortlich. Ein

Beirat, mit herausragenden Persönlichkeiten des öffentlichen Lebens besetzt, übernimmt beratende und unterstützende Funktion.

Das SDGC ist außerordentliches Mitglied des KKS-Netzwerkes Deutschland und mit vielfältigen Institutionen auf dem Gebiet der klinischen Studien assoziiert (eine Auswahl: European Clinical Research Infrastructure Network, Deutsches Netzwerk Evidenzbasierte Medizin e.V., American College of Surgeons Oncology Group, Society for Clinical Trials) [11].

Aus- und Weiterbildung

Das SDGC hat eine wichtige Aufgabe für die Förderung des Wissens zu Studien. Die Aufstellung von Kursen speziell für chirurgische Belange ist dabei neu, baut aber auf vorhandenen Kursen und existierenden Programmen zu klinischen Studien verschiedener Einrichtungen (KKS-Netzwerk) auf. Allen Kursen gemeinsam ist die Unterweisung in den grundlegenden Prinzipien der patientenorientierten Forschung. Dazu gehört die Kenntnis der rechtlichen und ethischen Anforderungen (Berufsordnung der Ärzte, Deklaration von Helsinki, Arzneimittelgesetz, Medizinproduktegesetz) sowie der „Good Clinical Practice".

Prüfarztkurse: Diese Kurse haben zum Ziel den Teilnehmern umfassende Kenntnisse über die Durchführung von Studien mit und an Patienten zu vermitteln. Darüber hinaus soll ein Basisverständnis für die Planung und Auswertung von klinischen Studien erworben werden, damit insgesamt eine Verbesserung der Umsetzung von Ergebnissen aus Studien für die Krankenversorgung im Rahmen der EbM erreicht wird. Diese Kursform bietet den Einstieg für die meisten Chirurgen und setzt lediglich klinische Kenntnisse voraus. Zu den wesentlichen Inhalten gehören: Grundlagen von klinischen Studien, rechtliche und ethische Rahmenbedingungen, Aufbau und Betrieb eines Studiensekretariats, Ressourcenüberprüfung vor Annahme einer Studie, Vertragsgestaltung, Kommunikations- und Informationstraining, Diagnostik und Probenversand, Organisation von Mit-, Weiter- und Nachbehandlung im Rahmen der Protokolle, Rekrutierungsverfahren, Aufklärungstraining und Randomisation.

Die EbM auf die Chirurgie zu übertragen, zu verstehen und klinisch-wissenschaftlich umzusetzen ist ein weiterer wichtiger Aspekt des Kurses.

Studienleiterkurse: Hier liegt der Schwerpunkt auf der Planung, Durchführung und Auswertung von Studien im Rahmen einer Tätigkeit in einem Studienzentrum analog dem SDGC, das multizentrische Projekte betreut, oder in patientenversorgenden Einheiten, die unizentrische Studien durchführen. Die Kenntnisse als Prüfarzt und mehrjährige klinische Tätigkeit sind wichtige Vorbedingungen für die erfolgreiche Teilnahme.

Studienassistenz (Study Nurse): Diese Kurse richten sich an Personen mit einer abgeschlossenen Berufsausbildung in einem medizinischen Beruf (zum Beispiel Krankenschwester/-pfleger) oder einer vergleichbaren Ausbildung und mindestens zweijähriger Berufstätigkeit. Ziel ist die Vermittlung von Kenntnissen und Fähigkeiten, die eine umfassende Unterstützung des Studienleiters oder Prüfarztes ermöglichen. Das Curriculum besteht aus: Grundlagen von klinischen Studien; rechtliche und ethische Rahmenbedingungen; Aufbau und Betrieb eines Studiensekretariates und Studienzentrums; Systematische Literatursuche und -beschaffung in medizinischen Datenbanken sowie deren Verwaltung; Unterstützung bei der Erstellung studienspezifischer Dokumente (s.o.); Aufbau der Studienlogistik und Einholen von Dokumenten bei Prüfärzten, Ethikkommissionen, Versicherungen, Verwaltungen, Behörden; Organisation und Durchführung von Studientreffen; Randomisation; Überwachung von Rekrutierung und Dokumentation; Erstellen von Berichten; Kontoführung und Finanzplaneinhaltung; Kommunikations- und Motivationstraining; Überwachung der protokollgerechten Durchführung; Organisation von Diagnostik, Therapie und ggf. Versand von Proben; Follow-up der Patienten; Dokumentation in Patientenerhebungsbögen; Monitoring- und Auditbesuche. Diese Aufzählung mag beispielhaft zeigen, wie komplex und umfangreich der Tätigkeitsbereich des Studienassistenzpersonals in der Praxis ist. Weitere Subspezialisierungen können notwendig werden [22].

Klinisches Studienzentrum Chirurgie

Die Einrichtung eines Studiensekretariates der Chirurgischen Universitätsklinik Heidelberg war die Keimzelle aller folgenden Aktivitäten. Im Oktober 2001 wurde mit den Vorbereitungen für die protokollgerechte Durchführung von Studien in der Abteilung für Allgemein-, Viszeral-, Unfallchirurgie und Poliklinik begonnen. Zunächst wurde die notwendige Infrastruktur mit den entsprechenden Personal- und Sachmitteln rekrutiert. Die Finanzierung erfolgte von Anfang an durch zielgerichtete Projekte mit der Industrie, insbesondere Auftragsstudien der forschenden pharmazeutischen Unternehmen. Parallel wurden zunächst unizentrische chirurgische Studien entwickelt und durchgeführt, um Erfahrungen mit der Randomisierung im Operationssaal und der protokollgerechten Behandlung auf den Stationen zu sammeln [21]. Wesentliche Voraussetzung für die Patientenrekrutierung war die Schaffung eines Zentralen Patientenmanagements (ZPM) [5] in der Klinik für elektive Patienten. Für Notfallpatienten und Komplikationen bei Studienpatienten wurde ein Rufbereitschaftsdienst mit zentraler interner und externer Rufnummer geschaffen, der 24 Stunden an 365 Tagen im Jahr erreichbar ist.

Als Ergebnis dieser Arbeit wurde der erste Patient am 5. Mai 2002 in einen RCT eingeschlossen, der den Stellenwert der laparoskopischen Chirurgie im Vergleich zur medikamentösen Therapie bei der Refluxkrankheit untersucht. Bis zum 26. September 2005 wurden 1720 Patienten randomisiert. Der größte Teil mit 74 Prozent ($n=1271$) wurde in klinikgesteuerte Studien oder chirurgische Studien (67 Prozent, $n=1146$) randomisiert. Die genaue Verteilung kann Tabelle 2 entnommen werden [24].

Tabelle 2. Studien und Patientenzahlen des Klinischen Studienzentrums Chirurgie vom 1. 6. 2002 bis 26. 9. 2005

Studienkategorie	Anzahl der Studien	Einge- schlossene Patienten	Rando- misierte Patienten
Pharmazeutische Studien (Phase I–IV)	21	485	449
Klinikgesteuerte Studien (Phase I–III)	5	125	125
Randomisiert-chirurgische Studien	13	1336	1146
Fall-Kontroll-Studien	1	183	n.a.
Summe	40	2129	1720

Zusammenfassung

Die Chirurgie ist auf den Einsatz von wissenschaftlich geprüften Verfahren angewiesen. Sie legitimiert ihren Anspruch in der Krankenversorgung durch Operationen, die einen nachgewiesenen Nutzen in Form von Heilung oder Linderung von Beschwerden haben. Die Methode der Wahl für Einführung und Überprüfung von chirurgischen Maßnahmen sind intern und extern valide Studien, wann immer möglich, randomisiert kontrolliert. Die Integration der Ergebnisse aus diesen Studien erfolgt in der täglichen Praxis mit Hilfe der Techniken der Evidenz-basierten Medizin unter Berücksichtigung der individuellen Patientenpräferenzen und der Erfahrung des Chirurgen sowie der lokalen Gegebenheiten.

Seit Oktober 2001 wurde zunächst mit der Errichtung des Klinischen Studienzentrums Chirurgie eine Einrichtung mit dem Schwerpunkt der protokollgerechten Durchführung von Studien in Heidelberg geschaffen. Durch Kooperation mit für Studien wichtigen lokalen universitären Einrichtungen und der wissenschaftlichen Fachgesellschaft erfolgte der Aufbau des Studienzentrums der Deutschen Gesellschaft für Chirurgie. Mit Unterstützung des Bundesministeriums für Bildung und Forschung wurde eine erfolgreiche nationale Einrichtung für die Planung, Durchführung und Auswertung von multizentrischen randomisiert kontrollierten Studien in der Chirurgie geschaffen.

Literatur

1. Boutron I, Tubach F, Giraudeau B, Ravaud P (2003) Methodological differences in clinical trials evaluating nonpharmacological and pharmacological treatments of hip and knee osteoarthritis. JAMA 290:1062–1070
2. Cooper NJ, Jones DR, Sutton AJ (2005) The use of systematic reviews when designing studies. Clinical Trials 2:260–264

3. De Angelis C, Drazen JM, Frizelle FA, Haug C, Hoey J, Horton R, Kotzin S, Laine C, Marusic A, Overbeke AJ, Schroeder TV, Sox HC, Van Der Weyden MB (2004) Clinical trial registration: a statement from the International Committee of Medical Journal Editors. Lancet 364: 911–912

4. Deveraux PJ, Bhandari M, Clare M, Montori VM, Cook DJ, Yusuf S, Sackett DL, Cinà CS, Walter SD, Haynes B, Schünemann HJ, Norman GR, Guyatt GH (2005) Need for expertise based randomised controlled trials. BMJ 330: 88–93

5. Friess H, Kleeff J, Buchler P, Hartwig W, Schmidt J, Radnic S, Auer S, Buchler MW (2002) Zentrales Patientenmanagement in der Chirurgie. Chirurg 73(2):111–117

6. Hartgrink HH, van de Velde CJ, Putter H, Bonenkamp JJ, Klein Kranenbarg E, Songun I, Welvaart K, van Krieken JH, Meijer S, Plukker JT, van Elk PJ, Obertop H, Gouma DJ, van Lanschot JJ, Taat CW, de Graaf PW, von Meyenfeldt MF, Tilanus H, Sasako M (2004) Extended lymph node dissection for gastric cancer: who may benefit? Final results of the randomized Dutch gastric cancer group trial. J Clin Oncol 22(11):2069–2077

7. Howes N, Chagla L, Thorpe M, McCulloch P (1997) Surgical practice is evidence based. Br J Surg 84:1220–1223

8. Hulley SB, Cummings SR, Browner WS, Grady D, Hearst N, Newman TB (eds) (2000) Designing Clinical Research. 2nd Edition. Philadelphia: Lippincott Williams & Wilkins

9. Kenny SE, Shankar KR, Rintala R, Lamont GL, Lloyd DA (1997) Evidence-based surgery: interventions in a regional paediatric surgical unit. Arch Dis Child 76:50–53

10. Klinische Forschung: Denkschrift Deutsche Forschungsgemeinschaft (1999). Weinheim, New York: Wiley-VCH

11. Knaebel HP, Diener MK, Wente MN, Bauer H, Buchler MW, Rothmund M, Seiler CM (2005) The Study Centre of the German Surgical Society. Rationale and current status. Langenbecks Arch Surg 390:171–177

12. Knaebel HP, Diener MK, Wente MN, Buchler MW, Seiler CM (2005) Systematic review and meta-analysis of technique for closure of the pancreatic remnant after distal pancreatectomy. Br J Surg 92:539–546

13. Knaebel HP, Koch M, Sauerland S, Diener MK, Buchler MW, Seiler CM (2005) Interrupted or continuous slowly absorbable sutures – design of a multi-centre randomised trial to evaluate abdominal closure techniques INSECT-trial [ISRCTN24023541]. BMC Surg 5:3.

14. Moher, Schulz KF, Altman D and the CONSORT Group (2001) The CONSORT Statement: Revised Recommendations for Improving the Quality of Reports of Parallel-Group Randomized Trials. JAMA 285:1987–1991

15. Rothmund M (2004) Studienzentrum der Deutschen Gesellschaft für Chirurgie. Mitteilungen Dt Ges Chir 1:34–35

16. Sauerland S, Maegele M (2004) A CRASH landing in severe head injury [editorial]. Lancet 364:1291–1292

17. Sauerland S, Seiler CM (2005) Role of Systematic Reviews and Meta-analysis in Evidence-based Medicine. World J Surg 29:582–587

18. Seiler CM, Knaebel H-P, Bauer H, Rothmund M (2005) Das Studienzentrum der Deutschen Gesellschaft für Chirurgie. Ziele, Struktur, Stand der Arbeiten und Aufforderung zur Teilnahme. Mitteilungen Dt Ges Chir 1:70–73

19. Seiler CM (2005) Patientenorientierte Forschung. In: Spiegel HU, Krukemeyer A (Hrsg) Chirurgische Forschung. Stuttgart: Thieme (im Druck)

20. Seiler CM (1999) Evidence-based Medicine in der Chirurgie. Mitteilungen Dt Ges Chir 4:241–242

21. Seiler CM (2002) Pionierleistung in Heidelberg. Klinisches Studienzentrum Chirurgie läuft erfolgreich. Dt Ärztebl 39:A2539.

22. Seiler CM, Bachmann J, Neugebauer EA, Ohmann C, Knaebel HP, Büchler MW (2005) Aus- und Weiterbildungswege in der patientenorientierten chirurgischen Forschung. Mitteilungen Dt Ges Chir 3:248–253
23. Seiler CM, Knaebel HP, Wente MN, Rothmund M, Büchler MW (2004) Plädoyer für mehr evidenzbasierte Chirurgie. Dt Ärztebl 101:A 338–344
24. Seiler CM, Wente MN, Diener MK, Fröhlich BE, Büchler MW, Knaebel HP (2006) Center for Clinical Studies in a Surgical Department – An Approach for more Evidence-Based Medicine. Contemp Clin Trials 27(3):211–214
25. Straus SE, Richardson WS, Glasziou P, Haynes RB (2005) Evidence-based medicine: How to practice and teach EBM. Edinburgh: Churchill Livingstone
26. Troidl H, McKneally MF, Mulder DS (eds) (1997) Surgical Research. Berlin, Heidelberg, New York: Springer
27. Wente MN, Seiler CM, Uhl W, Büchler MW (2003) Perspectives of evidence-based surgery. Dig Surg 20:263–269
28. Young C, Horton R (2005) Putting clinical trials into context. Lancet 366:107–108

Heidelberger Jahrbücher, Band 50 (2006)
C. Herfarth (Hrsg.) Gesundheit
© Springer-Verlag Berlin Heidelberg 2007

Präventive Onkologie –
das Endziel der Bekämpfung bösartiger Erkrankungen

HELMUT BARTSCH, CLARISSA GERHÄUSER, JAGADEESAN NAIR,
PETER LICHTER UND OTMAR D. WIESTLER

Einleitung

Die Verhinderung von Krebserkrankungen durch geeignete vorbeugende Maßnahmen stellt eines der Endziele der praktischen Umsetzung wissenschaftlicher Erkenntnisse der Krebsforschung dar. Ein zentrales Problem bei der Behandlung von Krebspatienten ist die Tatsache, dass die Erkrankung sich zum Zeitpunkt der ersten Diagnose oft bereits in einem späten Entwicklungsstadium befindet. Da im Allgemeinen Krebs um so eher heilbar ist, je früher er erkannt wird, zählen die Entwicklung von Verfahren für die Früherkennung von Krebs zu den großen gegenwärtigen Herausforderungen der Krebsforschung. Dabei werden neue Erkenntnisse über die molekularen Veränderungen in Krebszellen daraufhin untersucht, ob sie bereits in frühen Stadien der Erkrankung auftreten und somit als frühe Marker eingesetzt werden können. Letztendlich ist ein zentrales Ziel der Untersuchung früher molekularer Veränderungen in Krebszellen und der Ursachen für diese Veränderungen die Entwicklung von neuen Ansätzen für die Prävention von Krebs. Solche frühen molekularen Veränderungen werden häufig durch Umwelt-Faktoren wie UV-Bestrahlung und DNA-schädigende Substanzen, wie die beim Rauchen frei werdenden Teerstoffe, verursacht. Andererseits besitzt jede Zelle die gesamte Erbinformation. Leichte Variationen im Erbgut zwischen den Individuen können zu einem unterschiedlichen Risiko beitragen, an einer bestimmten Krebsform zu erkranken. Dementsprechend beschäftigt sich die Präventive Onkologie insbesondere mit folgenden Themenkreisen:

- Identifizierung und Diagnose von individuellen Risikoprofilen;
- Nachweis von frühen Veränderungen (Präkanzerosen) und Identifizierung von Umweltfaktoren, welche diese frühen Veränderungen auslösen;
- Verfahren, die das Auftreten von Tumoren verhindern oder die Weiterentwicklung von Tumoren unterdrücken.

Der erste Themenkreis, die Erforschung individueller genetischer Risiken, ist Gegenstand der Fachgebiete Humangenetik und Molekulare Epidemiologie. Mit der Sequenzierung des menschlichen Genoms und den darauf aufbauenden neuen methodischen Entwicklungen ist es nun möglich, genetische Variationen in früher unvorstellbarer Breite zu erfassen. Wir alle unterscheiden uns in unserem Erbgut durch eine große Zahl von kleinen Abweichungen in der Gensequenz. Manche der als Allele bezeichneten individuellen Varianten von Genen können mit einem erhöhten Risiko einhergehen, Krebs-Erkrankungen und andere Krankheiten zu entwickeln. Die moderne Genomforschung ermöglicht es, Genrisiken auf breiter Basis festzustellen. Damit öffnet sich ein neuer Weg zur Erfassung individueller Risikoprofile für zahlreiche Krebsarten. So können gegenwärtig mehr als 100 000 Veränderungen (Polymorphismen) in der DNA einer Gewebeprobe bestimmt werden, die sich als so genannte SNPs (single nucleotide polymorphisms) darstellen. Mit so genannten DNA-Chips sind derartige Analysen heute in großem Stil möglich. Es ist abzusehen, dass wir in einigen Jahren eine Vielzahl von genetischen Variationen kennen, die zu einem individuellen Krebsrisiko beitragen. Allerdings zeichnet sich schon jetzt ab, dass die Risikoerhöhung einer einzelnen Variation sehr gering sein kann. Eine der großen Herausforderungen, die durch dieses neue Wissen gestellt wird, liegt in dem vernünftigen Umgang mit solchen Risikoprofilen. Entsprechend den in der humangenetischen Beratung gut etablierten Verfahren wird es abzuschätzen sein, ab wann ein Gesamtrisiko eine bestimmte Maßnahme, wie zum Beispiel eine engmaschige Vorsorgeuntersuchung, gebietet. Darüber hinaus wird die weitere Untersuchung von genetischen Variationen zu einem besseren Verständnis der molekularen Ursachen für eine Risikoerhöhung führen und kann so zu Vermeidungsstrategien (Prävention) führen. So sind beispielsweise Auswirkungen von Polymorphismen in dem Gen, das für das Enzym alpha-1-Antitrypsin kodiert, sehr gut verstanden. Da hier die Aktivität eines in der Lunge wirkenden Enzyms stark beeinträchtigt ist, kann es bei bestimmten Formen leichter zu Lungenemphysemen kommen. Personen mit den entsprechenden Polymorphismen in diesem Gen sollten sich daher vor bestimmten Umwelteinflüssen, wie insbesondere dem Tabakrauch, schützen.

Der zweite Themenkreis geht den Fragen nach den Pathomechanismen nach, die zur Entstehung und Ausbreitung von Krebs führen. Auch hier erfahren wir durch moderne Ansätze der Molekularen Biologie gegenwärtig einen enormen Wissenszuwachs, der die Entwicklung von neuen Verfahren zur Früherkennung von Krebs erwarten lässt. Die Epidemiologie sucht darüber hinaus nach Umwelteinflüssen, die zur Auslösung solcher Pathomechanismen führen. Der mit Abstand bedeutendste bekannte Faktor ist der Tabakrauch beim Lungenkrebs. Daher ist die Vorbeugung durch Raucher-Beratung und Antiraucher-Kampagnen eine sehr wichtige praktische Aufgabe der Präventiven Onkologie und als solche auch am Deutschen Krebsforschungszentrum und an der Thoraxklinik in Rohrbach fest verankert. Weniger eindeutig sind die Einflüsse durch Nahrungsfaktoren. Obwohl dies ein weltweit breit bearbeitetes Gebiet darstellt, gibt es eine größere Zahl noch unklarer Befunde, die möglicherweise auf noch nicht erfasste unterschiedliche Umweltbedingungen bei den untersuchten Populationen zurückzuführen sind. Daher wurde vor einigen Jahren eine umfangreiche prospektive Studie zur Erfassung von Ernährungsfaktoren und ihrer Rolle für ein Krebsrisiko initiiert. Seit über zehn Jahren schon stehen über 25 000 Heidelberger im Dienst der Wissenschaft: 1994 startete am DKFZ der Heidelberger Teil von „EPIC" (European Prospective Investigation into Cancer and Nutrition), einer großen europäischen Studie, die von der International Agency for Research on Cancer (IARC) in Lyon koordiniert wird (Riboli 1992). EPIC dient der Erforschung der Zusammenhänge von Ernährungsfaktoren mit Krebs und anderen chronischen Erkrankungen. Europaweit werden die Ernährungs- und Lebensgewohnheiten von knapp 500 000 Menschen aus elf Ländern untersucht. Die Heidelberger Teilnehmer füllten Ernährungsfragebögen aus und gaben in einem Interview über ihre Lebensgewohnheiten Auskunft. Begleitet wurde die Befragung von einer Blutentnahme und Körpermessungen. Die Studienteilnehmer werden über rund 15 Jahre hinweg alle zwei Jahre erneut angeschrieben und über Veränderungen ihres Gesundheitszustands befragt. Die Abschätzung des Risikos für einzelne Ernährungsgewohnheiten wird dann möglich, wenn Krebserkrankungen neu aufgetreten sind. Für die häufigeren Krebsarten zeichnen sich bereits erste Resultate ab. Ein hoher Ballaststoffanteil in der Nahrung bietet Schutz vor Dickdarmkrebs (Bingham et al. 2003). Wer viel Obst isst, erkrankt seltener an Lungenkrebs (Miller et al. 2004). Mit EPIC wird somit versucht, die Beschränkungen früherer epidemiologischer Studien hinsichtlich der Präzision und Validität traditioneller Ernährungsfragebögen sowie der Anwendung biologischer Marker zu überwinden. Im Rahmen der Befragung wurden biologische Proben gewonnen, welche auf Grund der Größe eine einzigartige biologische Datenbank bilden. Molekularbiologische Untersuchungen sind Bestandteil des wissenschaftlichen Programms (Riboli 2001).

Während über lange Zeit präventive Optionen gefehlt haben, gibt es mittlerweile auf verschiedenen Gebieten interessante neue Ansätze, von denen hier insbesondere neue Strategien für eine Vorbeugung durch Vakzinierung bzw. durch die Einnahme chemischer Substanzen genannt sein sollen. So stellen bestimmte Typen von humanen Papillomviren Hochrisikofaktoren für die Entstehung von Gebärmutterhalskrebs dar. Neue Studien zur prophylaktischen Vakzinierung gegen diese Papillomvirus-Typen verlaufen sehr viel versprechend (zur Hausen 2000; Gissmann 2003). Innovative Ansätze für eine Prophylaxe durch Anwendung von chemischen Substanzen soll im Weiteren ausführlicher beschrieben werden.

Chemoprävention

Die Vorbeugung von Krebserkrankungen durch Pharmaka, Natur- und Nahrungsinhaltsstoffe (Krebschemoprävention) gewinnt bei der frühen Krebsbekämpfung zunehmend an Bedeutung (Sporn und Suh 2002; Bartsch et al. 2005). Mehrere Gründe sprechen dafür: (1) Die Krebschemoprävention bietet ein breiteres Zeitfenster zum prophylaktischen Eingreifen verglichen mit der Therapie bereits voll entwickelter Tumoren. (2) Die zunehmende Kenntnis molekularer Angriffspunkte und das Verständnis, wo und wie präventive Substanzen und Vakzinen in den Mehrstufenprozess der Krebsentstehung eingreifen und somit das Krebswachstum hemmen oder gar rückgängig machen. (3) Große Bevölkerungsgruppen stehen für chemopräventive Studien zur Verfügung: zum Beispiel Patienten über 60 Jahre mit hoher Inzidenzrate von kolorektalen Adenomen, ältere Männer mit latentem Prostatakrebs, Frauen, von denen bis zu 12 Prozent Brustkrebs entwickeln und über 25 Prozent der Bevölkerung, die Zigarettenraucher sind (Vainio 2002).

Fortschritte in der Krebsvorbeugung durch Pharmaka und Naturstoffe sind hauptsächlich von drei Forschungsgebieten zu erwarten: (1) Isolierung und Charakterisierung neuer protektiver Wirkstoffe mit niedriger Langzeittoxizität, (2) Validierung Krebs-prädiktiver Bio(Surrogat)marker zur Voraussage der pharmakologischen Wirksamkeit der Substanzen und (3) die Durchführung klinischer Interventionsstudien zur Erfassung der prophylaktischen Wirksamkeit, zum Beispiel in Patienten mit Krebsvorstufen (Präneoplasien) und später an größeren Populationen, die Krebsrisikofaktoren ausgesetzt sind. Zu diesen Themen sind im Folgenden einige Beispiele angeführt.

Identifizierung neuer chemopräventiver Verbindungen in geeigneten Testsystemen

Die Krebsentstehung, welche grob in die Initiations-, Promotions-, und Progressionsphase unterteilt wird, kann als kontinuierliche Anhäufung von genetischen oder biochemischen Zellschäden angesehen werden. Zur Identifizierung und Beurteilung neuer krebs-chemopräventiver Naturstoffe und synthetischer Verbindungen wurden in den Schwerpunktbereichen Metabolismus, Antioxidantien, Hemmung der Tumorpromotion, der Zellproliferation und von Entzündungsprozessen verschiedene Testmodelle als Markersysteme für chemopräventive Wirkung im Labor etabliert (Gerhäuser et al. 2003). Diese Modelle, die meist mit Enzympräparationen oder in Zellkultur durchgeführt werden, ermöglichen die Untersuchung einer großen Anzahl von Proben in 1–3 Tagen, ohne dass die Kontrolle über substanzspezifische Charakteristika verloren geht. Vorteile sind ein geringer Substanzbedarf, einfache Durchführung, vergleichbar geringe Kosten, und die Gewinnung von Daten in computerisierter Form, die eine schnelle, halbautomatische Auswertung der Ergebnisse ermöglichen. Als Brücke zwischen Kurzzeit-*in-vitro*- und Langzeit-*in-vivo*-

Modellen wurde von uns ein Maus-Brustdrüsen-Organkulturmodell (Mouse Mammary Gland Organ Culture Model, MMOC) eingesetzt. Diese Kombination ermöglicht die Auswahl der am meisten Erfolg versprechenden Substanzen für *in-vivo*-Untersuchungen. Eine Substanz, die in diesem Substanzscreening als erfolgversprechende Leitstruktur identifiziert wurde, ist Xanthohumol aus Hopfen.

Krebs-chemopräventive Wirkung von Xanthohumol (Xn), ein prenyliertes Chalcon aus Hopfen (*Humulus lupulus L.*)

Hopfen ist eine reiche Quelle an phenolischen Verbindungen im Bier. Der Anteil an Polyphenolen im Hopfenharz besteht aus Phenolkarbonsäuren, prenylierten Chalconen und Flavonoiden, Catechinen und Proanthocyanidinen. In früheren Untersuchungen wurden antioxidative, anti-proliferative und cytotoxische Effekte beschrieben. Daraufhin wurde ein Hopfenextrakt in den oben beschriebenen Testsystemen analysiert. Eine anschließende aktivitätsgeleitete Fraktionierung führte zur Identifizierung von Xanthohumol (Xn) als aktivster Verbindung und einer Reihe von strukturverwandten Substanzen (Abb. 1). Wir konnten zeigen, dass Xn in der Initiations-, Promotions-, und Progressionsphase in die Krebsentstehung eingreifen kann (Gerhäuser et al. 2002) (Abb. 2). Zunächst wurde Xn als Radikalfänger untersucht und konnte Hydroxyl-, Peroxyl- und Superoxidanion-Radikale besser als Trolox inaktivieren. Eine Hemmung der Tumor-Initiation durch Modulation der Aktivität von Enzymen des Phase-1- und -2-Fremdstoffmetabolismus konnte bestätigt werden.

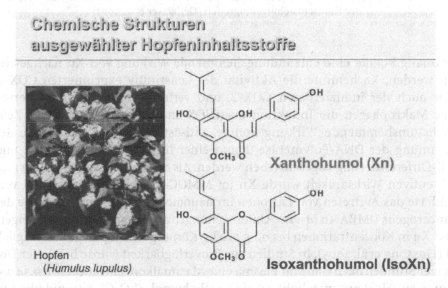

Abb. 1. Die potentielle chemopräventive Wirkung von polyphenolischen Bierinhaltsstoffen, wie das Xanthohumol (Xn) und Isoxanthohumol aus Hopfen wurde in Zusammenarbeit mit A. Alt und H. Becker, Universität des Saarlandes, Saarbrücken, untersucht

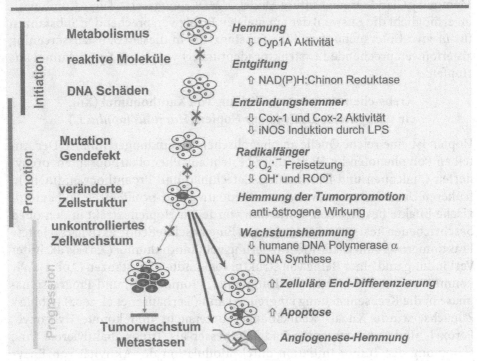

Abb. 2. Xanthohumol zeigte ein breites Spektrum von potentiell tumorhemmenden Eigenschaften bereits in niedriger Konzentration, die in der Iniations-, Promotions- und Progressionsphase der Krebsentstehung eingreifen (Gerhäuser et al. 2002)

Erstmalig konnte eine entzündungshemmende Wirkung von Xn nachgewiesen werden. Xn hemmte die Aktivität der konstitutiv exprimierten COX-1, aber auch der induzierbaren COX-2, und verhinderte in LPS-stimulierten Raw Makrophagen die Induktion der iNOS und Produktion von NO. Zellwachstumshemmende Wirkung konnte anti-östrogenen Eigenschaften, der Hemmung der DNA-Polymerase α und einer Induktion von Apoptose und Zell-Differenzierung zugeschrieben werden. Als erster Nachweis einer chemopräventiven Wirksamkeit wurde Xn im MMOC-Modell untersucht und verhinderte das Auftreten von Läsionen im nanomolaren Bereich nach Gabe des Cancerogens DMBA. In *in-vivo*-Untersuchungen an Ratten konnten wir zeigen, dass Xn in Konzentrationen bis 0,1 g pro kg Körpergewicht p. o. gut verträglich ist (Hussong et al. 2005). In Studien zur Bioverfügbarkeit wurde bei dieser Dosis vier Stunden nach Gabe im Plasma eine Maximalkonzentration von 0.34 μM gemessen. Als Hauptmetabolit wurde Xanthohumol-4′-O-Glucuronid identifiziert. Weitere Untersuchungen zum Nachweis chemopräventiver Mechanismen *in vivo* zeigten, dass Xn im Unterschied zu Tamoxifen ein reines Anti-Östrogen darstellt. Wir konnten zeigen, dass Xn die Proliferation von Brust- und Darm-krebszellen *in vitro* hemmt. Dies war mit der Induktion von Apoptose (pro-grammierter Zelltod) verbunden. Xn aktivierte sowohl den Todesrezeptor-Weg und Caspase 8, als auch den mitochondrialen Weg der Apoptose über Caspase 9. Beide Wege führten zu einer Aktivierung der nachfolgenden Effektorcaspasen 3 und 7 und zu einer Spaltung der Poly(ADP-Ribose)-Polymerase PARP (Pan et al. 2005).

Die Hemmung der Angiogenese, d. h. der Bildung neuer Blutgefäße zur Tu-morversorgung aus dem bestehenden Gefäßsystem, bietet neue Angriffsmög-lichkeiten im Bereich der Krebstherapie und wahrscheinlich auch in der Che-moprävention. In den letzten Jahren wurde immer deutlicher, dass chemo-präventive Agenzien wie Resveratrol oder Curcumin auch anti-angiogene Wir-kung zeigen und das Kapillarwachstum reduzieren. Diese „Angioprävention" beruht auf dem Zusammenspiel einiger Faktoren, die auch Angriffspunkte in der klassischen Krebs-Chemoprävention darstellen, wie zum Beispiel Stick-stoffmonoxid als Produkt der induzierbaren NO-Synthase oder Prostaglan-dine, die durch Cyclooxygenasen gebildet werden. Unter Verwendung von Gefäßen aus humanen Plazenten haben wir ein *in-vitro*-Anti-Angiogenese-Testmodell etabliert und damit das angiopräventive Potential verschiedener potentieller chemopräventiver Substanzen untersucht (Bertl et al. 2004a). Xn hemmte die Neubildung der Mikrokapillaren dosisabhängig, wobei ein IC_{50} von 2.2 µM ermittelt wurde. Zur Aufklärung von Wirkungsmechanismen setz-ten wir humane mikrovaskuläre Endothelzellen (HMEC-1) ein und untersuch-ten die Wirkung von Xn auf die Proliferation, Migration und Differenzierung der Endothelzellen. Xn war im µM-Bereich aktiv (Bertl et al. 2004b, 2005).

Zusammenfassend zeigte Xn ein überraschend breites Spektrum von po-tentiell Tumor-hemmenden Eigenschaften. Es wirkte bei bereits niedrigen Konzentrationen antioxidativ und konnte die Tumorpromotion hemmen. Da-neben erwies es sich als antiproliferativ, antiangiogen und pro-apoptotisch, womit durch die letzte Eigenschaft geschädigte Zellen zum Beispiel in Krebs-vorstufen effizienter eliminiert werden können (Review in Gerhäuser 2005). Nach diesen aussichtsreichen präklinischen Ergebnissen bedarf es jetzt der Durchführung von klinischen Interventionsstudien, die den praktischen Nut-zen und die Wirksamkeit der chemopräventiven Substanz(en) bei Risikogrup-pen in der Allgemeinbevölkerung und bei Patienten mit Krebsvorstufen (Brust, Kolorektum) belegen. Dafür besteht gegenwärtig in Europa großer Nachhol- und Handlungsbedarf (Gescher el al. 2003).

Neue Biomarker
in der Krebspräventionsforschung

Ein weiteres Forschungsziel ist die Entwicklung und Überprüfung krebs-prädiktiver, für Interventionsstudien nutzbarer Bio(Surrogat)marker, insbesondere für schwer zugängliche Gewebspräneoplasien. Solche Marker zeigen das Vorliegen von Krebsfrühveränderungen im Blut und in anderen gut zugänglichen Proben an. Da prädiktive Surrogatmarker bereits in frühen Stadien der Krebsentstehung, also bei bereits vorhandenen Gewebspräneoplasien eingesetzt werden können, gelingt es oft, die Wirksamkeit chemopräventiver Substanzen in viel kürzerer Zeit, kosteneffizienter und an kleinen Studienkollektiven nachzuweisen bzw. wahrscheinlich zu machen. Danach lassen sich oft größere Interventionsstudien mit der Hemmung des Krebswachstums als Endpunkt besser rechtfertigen und planen.

Erhöhtem oxidativem Stress und Lipidperoxidation (LPO) werden heute wichtige Rollen bei der Tumorpromotion und -progression zugeschrieben. Wir und andere Arbeitsgruppen konnten zeigen, dass die Bildung spezifischer oxidativer Schäden in der DNA eine der frühesten messbaren Veränderungen der Zelle darstellt. Werden diese nicht repariert, tragen sie zu genomischer Instabilität und Krebswachstum bei. Somit könnten diese oxidativen DNA-Marker wertvolle frühe Hinweise auf die Pathogenese zum Beispiel von chronischen entzündlichen Erkrankungen geben, was durch unsere Vorarbeiten in humanem prämalignen Gewebe, zum Beispiel bei chronischer Pankreatitis, Leberzirrhose und entzündlichen Darmerkrankungen bereits gestützt wird (Bartsch/Nair 2004).

Die von uns untersuchten oxidativ veränderten DNA-Basen zeigten einen Anstieg bereits in frühen vorgeschädigten Stadien bis zum Beispiel hin zu definierten Krebsvorstufen (Gewebepräneoplasien). Diese mutationsauslösenden Veränderungen in der DNA, die durch persistierenden oxidativen Stress entstehen, lassen sich nach DNA-Reparatur auch im Harn als modifizierte Desoxynucleoside nachweisen und können somit leicht gemessen werden. Als Biomarker untersuchen wir den *steady state level* mehrerer endogen gebildeter DNA-Addukte, die aus Hydroxynonenal (HNE) und Malondialdehyd (MDA) entstehen, also aus LPO-Endproduktion der Arachidon- und Linolsäure gebildet werden. MDA wird außer durch LPO auch enzymatisch über den COX-/LOX-vermittelten Stoffwechsel gebildet (Abb. 3). Für drei exozyklische Addukte haben wir nachweisempfindliche Analysemethoden entwickelt und validiert (Bartsch/Nair 2000; Sun et al. 2004). Analysen erfolgen durch Immunaffinitäts-^{32}P-Postmarkierung von Gewebeproben über immunhistochemischen Nachweis in Biopsien und im Harn ausgeschiedene Desoxynucleoside, zum Beispiel von Ethenodesoxyadenosin (εdA), durch Immunanreicherung und HPLC-Fluoreszenz-Bestimmung.

Zwei Beispiele für die Anwendbarkeit dieser Methoden zur Erfassung von exozyklischen DNA-Schäden bei Alkohol- und Hepatitis-B-Virus(HBV)-assoziierten Lebererkrankungen seien hier angeführt. Nadelbiopsien aus der Leber von Patienten mit alkoholbedingten Lebererkrankungen wurden auf diese oxidativen DNA-Schäden (εdA) immunhistochemisch untersucht (Frank et al. 2004). Die Rate positiv gefärbter Zellkerne lag, verglichen mit asympto-

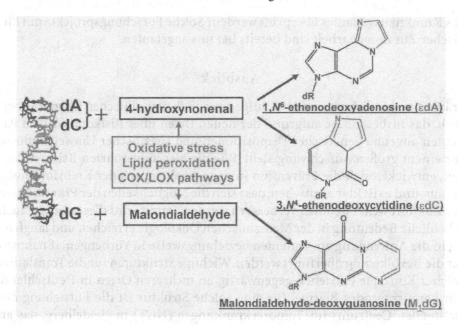

dA ⎤ + 4-hydroxynonenal   1,N^6-ethenodeoxyadenosine (εdA)
dC ⎦

Oxidative stress
Lipid peroxidation
COX/LOX pathways

3,N^4-ethenodeoxycytidine (εdC)

dG + Malondialdehyde

Malondialdehyde-deoxyguanosine (M_1dG)

Abb. 3. Bildung von exozyklischen (Etheno)-DNA-Addukten aus 4-Hydroxynonenal (HNE) und M_1dG aus Malondialdehyd (MDA), die durch oxidativen Stress in der Säugetierzelle aus Linol- und Arachidonsäure gebildet werden und auch beim Menschen nachgewiesen wurden. Anhäufung solcher promutagener DNA-Läsionen trägt zu genetischer Instabilität bei, die den Übergang von gutartigen in bösartige Zellen vorantreibt (Bartsch/Nair 2000)

matischen Lebern, signifikant höher in der alkoholbedingten Fettleber und war am höchsten im zirrhotischen und fibrotischen Gewebe. Die Leberwerte für Morbus Wilson und für Haemochromatose waren ähnlich hoch wie bei alkoholinduzierter Zirrhose/Fibrose.

Harnproben von HBV-infizierten thailändischen Patienten mit chronischer Hepatitis, Zirrhose und hepatozellulärem Karzinom wurden mit asymptomatischen HBV-Trägern verglichen. Die Mittelwerte für εdA-Spiegel in diesen Patienten lagen im Vergleich zu Kontrollen um 20- bis 90-fach höher (Bartsch/Nair 2004). Mit diesen Ergebnissen haben wir zum ersten Mal durch Alkoholmissbrauch oder HBV-Infektion ausgelöste stark miskodierende DNA-Läsionen in der Leber nachgewiesen, die alle wahrscheinlich an der Entwicklung von Leberkrebs aus Zirrhose-/Fibrose-Vorstufen beteiligt sind. Derzeitig verfolgen wir zwei Kernfragestellungen, die von klinischer Relevanz sein dürften: (1) Können die Adduktspiegel (zum Beispiel von εdA im Urin gemessen) den Krankheitsverlauf ausgehend von Krebsvorstufen bis zur malignen Entartung voraussagen? Sollten die DNA-Adduktmarker mit anderen molekularpathologischen und klinischen Indikatoren korrelieren, so könnten damit möglicherweise Risikopatienten in frühen Stadien erfasst werden. (2) Kann mit diesen Markern die Effizienz therapeutischer und chemopräventiver Interventionen während des Krankheitsverlaufes überprüft werden? Solche Forschungsprojekte mit klinischer Zusammenarbeit sind bereits bei uns angelaufen.

Ausblick

Prävention hat sich zu einem wichtigen gesundheitspolitischen Thema entwickelt, das insbesondere aufgrund der neuen Daten über Risikoprofile von Patienten augrund genetischer Dispositionen und spezifischer Umwelteinflüsse vor einem großen Aufschwung steht. Wie die hier aufgeführten Beispiele zeigen, entwickelt sich die Prävention in der Onkologie aus der Krebsforschung heraus, und es ist klar abzusehen, dass sich die Möglichkeiten der Prävention in der Zukunft weiter deutlich verbessern werden. Damit wird dieses Gebiet auch erhebliche Bedeutung in der Medizinischen Onkologie erreichen und langfristig in die Anwendung am Patienten beziehungsweise in Vorbeugemaßnahmen für die Bevölkerung überführt werden. Wichtige Strukturen für die Translation solcher Konzepte entstehen gegenwärtig an mehreren Orten in Deutschland. Ein herausragendes Beispiel für eine solche Struktur ist die Entstehung des Nationalen Centrums für Tumorerkrankungen (NCT) in Heidelberg, das an anderer Stelle in diesem Jahrbuch beschrieben wird (siehe den Beitrag von v. Kalle / Beiglböck / Jäger / Diehl).

Im NCT wird der zentralen Bedeutung der Präventiven Onkologie durch die Einrichtung einer neuen unabhängigen Einheit bereits Rechnung getragen. Kernaufgabe dieser neuen Abteilung soll es sein, kontinuierlich neue Ansätze der Tumorprävention aus dem Labor in die klinische Erprobung zu überführen. Das Spektrum möglicher Arbeitsgebiete ist weit. Es erstreckt sich von der modernen Biomarkeranalyse über Ansätze der Chemoprävention, Immunprävention einschließlich Vaccinierung, radiologische Verfahren der Frühdiagnose wie zum Beispiel Spiral-CT der Lunge oder Ganzkörpertomographie bis zu Präventionsprogrammen für Patienten mit hereditären oder komplex-genetischen Tumorrisiken. Da das Gebiet der Krebsprävention international einen rasanten Aufschwung nimmt, kann die Heidelberger Einheit auch eine Rolle als nationaler Impulsgeber wahrnehmen.

Danksagung. Die Autoren danken der Redaktion FORUM, Deutsche Krebsgesellschaft e.V., für die Freigabe des teilweisen Abdrucks unseres Beitrags aus dem FORUM-Sonderheft (2005) 20, 6S–9S.

Literatur

Bartsch H, Nair J (2000) Ultrasensitive and specific detection methods for exocylic DNA adducts: markers for lipid peroxidation and oxidative stress. Toxicology 153:105–114

Bartsch H, Nair J (2004) Oxidative stress and lipid peroxidation-derived DNA-lesions in inflammation driven carcinogenesis. Cancer Detect Prev 28:385–391

Bartsch H, Gerhäuser C, Nair J (2005) Molekulare Forschungsansätze zur Vorbeugung von Krebserkrankungen (Chemoprävention). Forum 20, 6S–9S

Bertl E (2005) Inhibition of angiogenesis by potential cancer chemopreventive agents – establishment of a human *in vitro* anti-angiogenesis assay and mechanistic evaluation of potent inhibitors. Diss. Univ. Heidelberg, Medizinische Fakultät

Bertl E, Klimo K, Heiss E, Klenke F, Peschke P, Becker H, Eicher T, Herhaus C, Kapadia G, Bartsch H, Gerhäuser C (2004a) Identification of novel inhibitors of angiogenesis using a human *in vitro* anti-angiogenesis assay. Intern J Cancer Prev 1:47–61

Bertl E, Becker H, Eicher T, Herhaus C, Kapadia G, Bartsch H, Gerhauser C (2004b) Inhibition of endothelial cell functions by novel potential cancer chemopreventive agents. Biochem Biophys Res Commun 325:287–295

Bingham SA, Day NE, Luben R, Ferrari P, Slimani N, Norat T, Clavel-Chapelon F, Kesse E, Nieters A, Boeing H, Tjonneland A, Overvad K et al. (2003) Dietary fibre in food and protection against colorectal cancer in the European Prospective Investigation into Cancer and Nutrition (EPIC): an observational study. Lancet 361:1496–1501

Frank A, Seitz HK, Bartsch H, Frank N, Nair J (2004) Immunohistochemical detection of 1,N^6-ethenodeoxyadenosinein nuclei of human liver affected by diseases predisposing to hepatocarcinogenesis. Carcinogenesis 25:1027–1031

Gerhäuser C (2005) Beer constituents as potential cancer chemopreventive agents. Eur J Cancer 41:1941–1954

Gerhäuser C, Klimo K, Heiss E, Neumann I, Gamal-Eldeen A, Knauft J, Liu GY, Sitthimonchai S, Frank N (2003) Mechanism-based in vitro screening of potential cancer chemopreventive agents. Mutat Res 523/524:163–172

Gerhäuser C, Alt A, Heiss E, Gamal-Eldeen A, Klimo K, Knauft J, Neumann I, Scherf HR, Frank N, Bartsch H, Becker H (2002) Cancer chemopreventive activity of Xanthohumol, a natural product derived from hop. Mol Cancer Ther 1:959–969

Gescher AJ, Sharma RA, Steward WP (2003) Cancer prevention and delay are as important as cure. Lancet Oncol 4:72–73

Gissmann L (2003) Human papillomaviruses. In: The vaccine book, BR Bloom, PH Lambert (eds). Amsterdam Academic Press, 311–322

Hussong R, Frank N, Knauft J, Ittrich C, Owen R, Becker H, Gerhäuser C (2005) A safety study of oral xanthohumol administration and its influence on fertility in Sprague Dawley rats. Mol Nutr Food Res 49:861–867

Miller AB, Altenburg HP, Bueno-de-Mesquita B, Boshuizen HC, Agudo A, Berrino F, Gram IT, Janson L, Linseisen J, Overvad K, Rasmuson T, Vineis P et al. (2004) Fruits and vegetables and lung cancer: Findings from the European Prospective Investigation into Cancer and Nutrition. Int J Cancer 108:269–176

Pan L, Becker H, Gerhäuser C (2005) Xanthohumol induces apoptosis in cultured 40–16 human colon cancer cells by activation of the death receptor and mitochondrial pathway. Mol Nutr Food Res 49:837–843

Riboli E (1992) Nutrition – and cancer: background and rationale of the European Prospective Investigation into Cancer and Nutrition (EPIC). Ann Oncol 3:783–791

Riboli E (2001) The European Prospective Investigation into Cancer and Nutrition (EPIC): plans and progress. J Nutr 131, 170S–175S

Sporn MB, Suh N (2002) Chemoprevention: an essential approach to controlling cancer. Nat Rev Cancer 2:537–543

Sun X, Nair J, Bartsch H (2004) A modified immuno-enriched ^{32}P-postlabeling method for analyzing the malondialdehyde-deoxyguanosine adduct, 3-(2-deoxy-beta-D-erythro-pentofuranosyl)-pyrimido[1,2-alpha]purin-10(3H)one in human tissue samples. Chem Res Toxicol 17:268–272

Vainio H (2002) The need for preventive drugs and vaccines in global cancer control: a challenge
    for public health and for industry. Toxicol Ind Health 18:84–90
Zur Hausen H (2000) Papillomaviruses causing cancer: Evasion from host-cell control in early
    events in carcinogenesis. J Nat Cancer Inst 92:690–698

Heidelberger Jahrbücher, Band 50 (2006)
C. Herfarth (Hrsg.) Gesundheit
© Springer-Verlag Berlin Heidelberg 2007

Nationales Centrum
für Tumorerkrankungen (NCT) Heidelberg

CHRISTOF VON KALLE, ASTRID BEIGLBÖCK, DIRK JÄGER
UND VOLKER DIEHL

Mit der Gründung des Nationalen Centrums für Tumorerkrankungen (NCT) Heidelberg ist im Juli 2003 ein wichtiger Meilenstein in der intensivierten Kooperation zwischen dem Deutschen Krebsforschungszentrum (DKFZ), dem Universitätsklinikum Heidelberg (UKL HD), der Thoraxklinik am Universitätsklinikum Heidelberg sowie der Orthopädischen Universitätsklinik Heidelberg unter Förderung durch die Deutsche Krebshilfe (DKH) gesetzt worden. Durch die besondere Struktur des NCT Heidelberg – die direkte räumliche Verknüpfung von Forschung und Patientenversorgung – soll eine effizientere und schnellere Übertragung innovativer Ansätze aus der Grundlagenforschung in Anwendungen der Bereiche Krebsdiagnose, -therapie und -prävention erreicht werden. Das Ziel dieser Zusammenarbeit ist es, gemeinsam in einem Gesamtkonzept Energien zu bündeln und effektiv die Onkologie weiter zu entwickeln, wie es international bereits vielfach erfolgreich praktiziert wird.

Das Nationale Centrum für Tumorerkrankungen

Das NCT Heidelberg wird in Zukunft die zentrale Anlaufstelle für alle Tumorpatienten darstellen. Bereits heute behandeln die Heidelberger Kliniken jährlich rund 8000 neue Krebspatienten. Es ist zu erwarten, dass das Konzept des NCT Heidelberg zusätzliche Patienten nach Heidelberg zieht, zum Beispiel Krebspatienten, die eine zweite oder dritte Meinung einholen wollen oder Patienten mit sehr komplexen Erkrankungen, die ganz besonders von einem interdisziplinären Behandlungskonzept profitieren. Durch die Struktur des NCT Heidelberg werden viele Arbeitsabläufe effizienter gestaltet, Ressourcen können ökonomischer eingesetzt werden. Die Struktur des NCT Heidelberg bietet darüber hinaus eine optimale Ausbildungsmöglichkeit für Ärzte sowie Pflegepersonal und medizinische Hilfsberufe im Bereich Onkologie.

Comprehensive Cancer Center – CCC

Die CCCs unterscheiden sich von anderen typischen Tumorzentren in Deutschland durch die Integration der Wissenschaft in die klinischen Abläufe. Dieses

Modell wurde in den USA entwickelt und seit Jahren erfolgreich umgesetzt. Die CCCs verfolgen außerdem den Anspruch auf „Education" und „Outreach" zur flächendeckenden Versorgung der Bevölkerung. Dagegen sind Cancer Centers auf die rein klinischen Aspekte der Patientenversorgung spezialisiert.

Das Projekt NCT Heidelberg möchte mit seinen Kooperationspartner das amerikanische Modell der CCCs auf die deutsche Situation anpassen unter Berücksichtigung der Erfordernisse des deutschen Gesundheitsversorgungssystems.

Aufbau des NCT Heidelberg

Das NCT Heidelberg gliedert sich in einen klinisch-wissenschaftlichen und einen wissenschaftlichen Bereich (Abb. 1):

A Medizinische Onkologie mit einer Interdisziplinären Tumorambulanz mit angeschlossener zentraler Therapie-Einheit und einer onkologischen Station

B Abteilung für Translationale Onkologie

C Abteilung für Präventive Onkologie

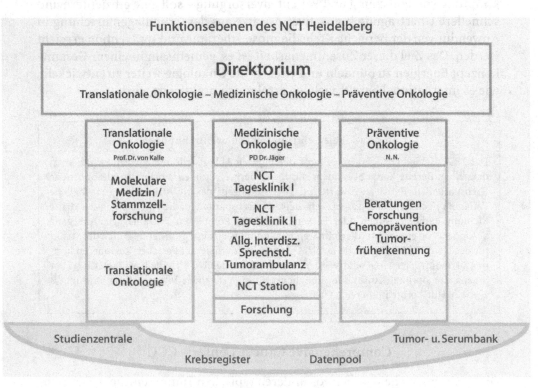

Abb. 1. Darstellung der Funktionsebenen des NCT Heidelberg

A. Der Bereich Medizinische Onkologie

Das Herzstück der klinischen Arbeit am NCT Heidelberg ist die interdisziplinäre Tumorambulanz mit angeschlossenen zentralen Therapie-Einheiten (Tageskliniken).

Vorteile für den Patienten am NCT Heidelberg:

Die Therapiekonzepte und Behandlungsschemata

- werden interdisziplinär abgestimmt
- sind auf dem neuesten Stand der Wissenschaft
- sind standardisiert
- sind validiert

Die interdisziplinäre Tumorambulanz wird die zentrale Anlaufstelle für alle Tumorpatienten im Universitätsklinikum Heidelberg. Nach der stufenweisen Aufbauphase des NCT Heidelberg gilt dies nun für alle Tumorpatienten am Standort. In der Ambulanz erfolgt die Aufnahme der Patienten mit Erfassung sämtlicher bisher erhobenen Daten sowie eine ausführliche Anamnese und eine ärztliche Untersuchung. Der Patient wird entsprechend der festgelegten SOPs (onkologische interne Standards) behandelt. Die SOPs werden für jede Tumorentität in so genannten „kooperativen onkologischen Gruppen" (KOG) festgelegt.

Je Organspezifität ist eine KOG gegründet worden, die sich interdisziplinär zusammensetzt. In den einzelnen KOGs sind mindestens ein Internist, ein Onkologe, ein Radiologe, ein Radioonkologe, ein Chirurg und je nach Fach weitere andere Spezialisten vertreten. Neben der Erarbeitung der verbindlichen Behandlungsschemata ist es auch die Aufgabe der KOG-Mitglieder, Studien zu initiieren sowie die Wissenschaft in ihrem Bereich zu fördern.

- KOG Endokrinologische Tumore
- KOG Gastrointestinale Tumore
- KOG Gynäkologische Tumore
- KOG Kopf-Hals-Tumore
- KOG Lymphom/Myelom/Leukämie
- KOG Neuroonkologische Tumore
- KOG Dermatologische Tumore
- KOG Sarkom
- KOG Thorakale Tumore
- KOG Urologische Tumore
- KOG Pädiatrische Tumore
- KOG CUP (Cancer unknown primary)

In der Tumorambulanz werden die Patienten durch Therapie und Nachsorge systematisch begleitet.

Diagnostische Fragestellungen, die beispielsweise an Pathologie, Radiologie, Humangenetik, Immunologie etc. gerichtet werden, erfolgen entweder direkt aus der interdisziplinären Tumorambulanz oder, je nach etabliertem klinischem Ablauf, aus den Fachabteilungen heraus, die eine spezialisierte Diagnostik durchführen. Die genetische Beratung für Tumorpatienten und Familienangehörige wird innerhalb der Tumorambulanz angesiedelt. Darüber hinaus werden aus dem Querschnittsbereich „Onkologische Beratungs- und Informationsdienste" psychosoziale, Ernährungs- und Raucher-Beratung angeboten.

Der Patient steht im Mittelpunkt

Patienten am NCT Heidelberg müssen keine unnötige Zeit darauf verwenden, verschiedene Fachkliniken aufzusuchen – am NCT Heidelberg kommen die Spezialisten zum Patienten und nicht umgekehrt. Auch der Kontakt zwischen dem Patienten, seinem niedergelassenen Arzt und den behandelnden Ärzten im Klinikum wird vereinfacht und übersichtlicher. Dem Patienten kommt besonders die Interdisziplinarität der Tumorambulanz zugute. Sowohl in der Diagnose als auch in der Therapie wird er nach höchstem Standard betreut. Behandlungspläne werden nach den derzeitigen evidenzbasierten medizinischen Standards von einem interdisziplinären Expertenteam erstellt und gelten als Grundlage für die beteiligten klinischen Abteilungen. Je nach Erkrankung haben Patienten die Möglichkeit, im Rahmen klinischer Studien von innovativen Behandlungsansätzen zu profitieren. Bei der Nachsorge am NCT Heidelberg können sie ein umfangreiches Beratungs- und Schulungsangebot sowie psychosoziale Unterstützung in Anspruch nehmen. Ihnen stehen Schmerz- und palliative Therapie nach modernsten Erkenntnissen zur Verfügung.

Tumorsprechstunden am NCT Heidelberg:

- Allgemeine onkologische Sprechstunde
- Dermatologie-Sprechstunde
- Gastrointestinale Tumor-Sprechstunde
- Gynäkologie-Sprechstunde
- Hals-Nasen-Ohren-Sprechstunde
- Lymphom-Sprechstunde
- Myelom-Sprechstunde
- Radioonkologie-Sprechstunde
- Sarkom-Sprechstunde
- Urologie-Sprechstunde

Beratungen am NCT Heidelberg:

- KID (Krebsinformationsdienst)
- Ernährungsberatung
- Genetische Beratung

- Psycho-Onkologie
- Raucherentwöhnung
- Sozialdienst

An die interdisziplinäre Tumorambulanz ist eine zentrale Therapie-Einheit angeschlossen. Alle Arbeitsabläufe der Tumorambulanz sind darauf ausgerichtet, die Krankheit des Patienten so schnell und umfassend wie möglich zu diagnostizieren, in einem interdisziplinären Tumorboard eine Therapieempfehlung zu erarbeiten, der zentralen Therapie-Einheit zuzuführen oder einer der kooperierenden Organ-Spezialabteilungen zur Operation, Radiotherapie etc. zuzuleiten.

Alle Patienten werden in einem interdisziplinären Tumorboard vorgestellt. Das Board spricht eine Empfehlung zur eventuell erforderlichen weiteren Diagnostik aus und macht einen Therapievorschlag.

Es findet täglich ein *allgemeines Tumorboard* statt, an dem mindestens ein Onkologe, ein Chirurg, ein Radiologe und ein Radioonkologe teilnehmen. Zusätzlich sind wöchentliche Boards eingerichtet, die sich auf spezifische Tumorentitäten beziehen. Die Tumorboards werden grundsätzlich durch eine Case-Managerin vorbereitet und die Empfehlungen des Tumorboards werden direkt dokumentiert und kommuniziert (Abb. 2).

Therapieempfehlung am NCT Heidelberg

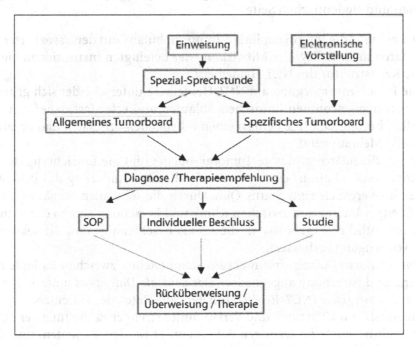

Abb. 2. Darstellung der Entscheidungsfindung für Therapievorschläge

Generell sollen Patienten zur Teilnahme an einer Studie ermutigt werden. Der Patient kann nach erfolgter Therapie in das NCT-Nachsorgeprogramm aufgenommen werden.

Daraus ergeben sich eine Reihe von Vorzügen, die es ermöglichen, im klinischen Bereich folgende Ziele zu verfolgen:

Klinische Zielsetzungen

- zentrale Anlaufstelle für alle neuen Krebspatienten
- Optimierung der Krebsdiagnostik und Krebstherapie
- Koordination von klinischen Studien
- Steigerung des Patientenkomforts
- reibungsloser Ablauf durch einfachere und schnellere Koordination zwischen beteiligten und niedergelassenen Ärzten
- Vermeidung unnötiger Patientenüberweisungen innerhalb der Kliniken
- einfachere Kontaktaufnahme (Zuweisung) für Patienten, niedergelassene Ärzte und Kliniken
- Palliativ- und Schmerztherapie
- psychosoziale Betreuung von Krebspatienten
- Langzeitbetreuung
- wirtschaftlicherer Ressourceneinsatz und wirtschaftlichere Arbeitsabläufe
- Patientenschulung
- interdisziplinäre onkologische Weiterbildung auf der ärztlichen, pflegerischen und studentischen Seite

Dabei bildet die interdisziplinäre Tumorambulanz mit den assoziierten Tumorboards unter kollegialer Mitwirkung der beteiligten Institutionen die klinische Kernstruktur des NCT Heidelberg.

Die Patientenversorgung am NCT Heidelberg unterscheidet sich grundlegend von den gewohnten klinischen Abläufen und erfordert daher zunächst von allen beteiligten Mitarbeitern einen erheblichen zeitlichen und organisatorischen Mehraufwand.

Durch die interdisziplinäre Tumorambulanz und die Einrichtung der Tumorkonferenzen kommt es zu einer tiefgreifenden Änderung des Patientenflusses im Vergleich zum Status Quo. Durch die folgenden Strukturen wird mittels enger Interaktion zwischen Klinik und Forschung zudem der Transfer wissenschaftlicher Ergebnisse in die Praxis beschleunigt und die sekundäre Krebsvorbeugung verbessert.

Der Tumorambulanz sind mehrere Schnittstellen zwischen Patientenversorgung und Forschung angegliedert. Der *zentrale Datenpool* umfasst ein *Klinisches Krebsregister (NCT-Register)*, in dem alle Daten des Patienten, Angaben zu Diagnostik und Therapie und Verlauf unter strenger Einhaltung der datenschutzrechtlichen Anforderungen dokumentiert werden. Patienten- und Bilddaten werden in einem *zentralen digitalen Archiv* gespeichert. In einer *Tumor-*

und Serumbank werden Blutproben und Gewebebiopsien für biochemische, zellbiologische und epidemiologische Untersuchungen eingelagert.

Durch diese Strukturmerkmale soll das NCT eine beispielgebende Bedeutung für Klinische Forschung im Bereich der Onkologie in Deutschland erreichen.

Schnittstellen zwischen Forschung und Versorgung

Als Schnittstellen zwischen Forschung und Versorgung sind vorgesehen:

Onkologische Informations- und Beratungsdienste

Die onkologischen Informations- und Beratungsdienste weisen ein umfangreiches Angebot auf, das sowohl physisch in der interdisziplinären Tumorambulanz als auch telefonisch und per E-Mail oder in Zukunft auch virtuell (Internet) bestehen wird. An die interdisziplinäre Tumorambulanz sind die Ernährungsberatung und die psychosoziale Beratung angegliedert. Des weiteren wird der Krebsinformationsdienst (KID) Patientinnen und Patienten Informationen zu Krebserkrankungen zur Verfügung stellen. Zusätzlich wird ein Fort- und Weiterbildungsangebot für Ärzte sowie eine Raucherberatung zur Entwöhnung angeboten.

Krebsinformationsdienst (KID)

Der Krebsinformationsdienst (KID) des DKFZ besteht seit 1986. Er ist ein Angebot für jeden, der Fragen zum Thema Krebs hat. Der KID informiert kostenlos, allgemeinverständlich, aktuell und umfassend über alle Fragen, die mit Krebs zusammenhängen: Ursachen, Vorbeugung, Entstehung, Erkennung, Behandlung und Nachsorge. Der KID gibt Informationen zu Krebserkrankungen und nennt Adressen von speziellen Einrichtungen der Krebs-Behandlung und -Nachsorge (onkologische Schwerpunkt-Praxen, Kliniken und Zentren). Die Beratung der Krebspatienten und ihrer Angehörigen umfasst auch Hinweise auf kostenlose Broschüren und Bücher über Krebs.

Der KID gliedert sich in eine Telefonberatung, ein Informationsangebot im Internet und die persönliche Beantwortung von E-Mails. Neben dem allgemeinen Krebsinformationsdienst wurden weitere zielgruppenspezifische Module entwickelt. Es handelt sich dabei um den KID in türkischer Sprache, den Informationsdienst Krebsschmerz, das Brustkrebstelefon und das Fatigue-Telefon. Die Gesprächspartner am Telefon sind umfassend geschult. Sie kommen aus verschiedenen Berufen des Gesundheitswesens und nehmen regelmäßig an Schulungen und Fortbildungen teil, in denen onkologisches Basiswissen und aktuelle Entwicklungen durch Wissenschaftler und Kliniker aller Fachgebiete wie auch Gesprächsführungstechniken und psychologische Unterstützung vermittelt werden. Die Anfragen werden auf der Basis einer von einem multidisziplinären Rechercheteam erarbeiteten Sach- und Fachinformationen standardisiert und qualitätsgesichert beantwortet. Spezialanfragen werden an das Rechercheteam weitergegeben.

Krebsinformationsdienst für Mediziner (KIDmed)

Das Modell des KID für Patienten soll um einen speziellen Beratungsdienst für Ärzte erweitert werden. Zielgruppen sind Klinikärzte, niedergelassene Ärzte sowie die Medizinischen Dienste der Krankenkassen. Dabei soll den anfragenden Ärzten der aktuelle Stand des theoretischen und klinischen Wissens bereitgestellt werden. Als Datenbasis werden die Sach- und Fachinformationen von KID dienen. Für die speziellen medizinischen Anforderungen des KIDmed wird die Datenbasis entsprechend erweitert. Dazu gehören auch neueste Forschungsergebnisse und laufende Studien, die unter anderem von den Programm- und Querschnittsbereichen des NCT Heidelberg zur Verfügung gestellt werden. Der KIDmed bietet somit für den auswärtigen Arzt mit einem onkologischen Patienten in einer schwierigen klinischen Situation einen ersten Kontakt mit dem integrierten klinisch-wissenschaftlichen Zentrum für Onkologie. Sollte die allgemeinen Informationen nicht ausreichen, wird eine persönliche Vorstellung des Patienten in der Tumorambulanz mit Erstellung eines Diagnostik- und Behandlungsplans in einer der Tumorkonferenzen der nächste Schritt sein.

Darüber hinaus wird der KIDmed über neue Präparate sowie Nebenwirkungen von Arzneimitteln oder alternative Therapien, aber auch Krebsrisiken, kanzerogene Stoffe sowie Aspekte der primären und sekundären Krebsprävention informieren und zunehmend die Fort- und Weiterbildungsaktivitäten des NCT Heidelberg im Bereich der Diagnostik und Therapie von Tumorerkrankungen übernehmen.

Psychoonkologische Beratung und Klinischer Sozialdienst

Die Psychoonkologie verfügt inzwischen über differenzierte Behandlungskompetenz, spezifiziert für einzelne Tumorentitäten und Behandlungsmodalitäten, so dass die Lebensqualität von Tumorpatienten verschiedener Diagnosegruppen in allen Behandlungsstadien wirksam erhalten und verbessert werden. Werden psychosoziale Interventionen frühzeitig und gezielt in Phasen hoher Belastung eingeleitet, gelingt es mit relativ geringem Aufwand, die krankheits- und behandlungsbedingte psychosoziale Morbidität deutlich zu reduzieren, vorausgesetzt, dass sie behandlungsbegleitend und zum optimalen Zeitpunkt verfügbar sind. Professionelle psychoonkologische Betreuung und Behandlung setzten eine fundierte Diagnostik und Indikationsstellung voraus, für die inzwischen eine Reihe validierter Erhebungsmethoden verfügbar sind. Vor jeder professionellen psychoonkologischen Behandlung kommt jedoch der basalen psychosozialen Versorgung durch die onkologischen Behandler ein hoher, inzwischen auch empirisch gesicherter Stellenwert zu. Eine effektive und umfassende Versorgung von Tumorpatienten ist integriert in das NCT Heidelberg mit intensiver interdisziplinärer onkologischer Behandlung deutlich besser zu gewährleisten als bisher. Daher wird eine bedarfsgerechte, kompe-

tente und kontinuierliche psychoonkologische Versorgung von Tumorpatienten fachübergreifend in den Gesamtbehandlungsplan aufgenommen.
Im Einzelnen sollen folgende Ziele erreicht werden:

- kriteriengeleitete Bedarfsermittlung und systematische Identifizierung von Tumorpatienten mit hoher psychosozialer Belastung bzw. Komorbidität
- Optimierung der interdisziplinären Kooperation und Vernetzung
- kontinuierliche Evaluation und Optimierung psychoonkologischer Interventionen
- Förderung der psychosozialen Kompetenz der onkologischen Behandler

Die Realisierung eines integrierten Behandlungskonzepts setzt einen Stufenplan voraus, der eine angemessene, praktikable und ökonomische Diagnostik und Behandlung der Patienten gewährleistet.

Ernährungsberatung

Ziele der Ernährungsberatung sind, Krebspatienten zu informieren über:

- erforderliche Ernährungsumstellungen nach bestimmten Therapien (z. B. nach Stammzelltransplantation bei Lymphomen)
- Stand des Wissens zu „Ernährung bei Krebs" (häufig werden lediglich wissenschaftlich belegte Präventionsempfehlungen auf die Situation bei bzw. nach Erkrankung übertragen)
- Ernährung als sekundäre Prävention

und abzuraten von:

- wissenschaftlich nicht belegten Ernährungsumstellungen,
- Supplementen nicht nachgewiesener Wirksamkeit.

Die Patientinnen und Patienten werden im Rahmen der Tumorambulanz auf die Möglichkeit der Beratung aufmerksam gemacht. Die Beratung selbst findet dann gegebenenfalls unmittelbar im Anschluss an die ärztliche Sprechstunde statt.

Raucherberatung und Tabakentwöhnung

Krebspatienten, die mit dem Rauchen aufhören, sprechen besser auf Chemotherapie und Strahlenbehandlung an, zudem verringert sich das Risiko unerwünschter Nebenwirkungen durch die Behandlung. Eine evidenzbasierte Beratung von rauchenden Krebspatienten zur Tabakentwöhnung wird daher als Teil der Therapie angeboten. Die Raucherberatung wird zweimal wöchentlich in der Tumorambulanz im Rahmen der Sprechstunde durchgeführt. Zusätzlich werden die seit 1999 bzw. 2003 am DKFZ bestehenden telefonischen Beratungen (Rauchertelefon, Tabakentwöhnungshotline der Deutschen Krebshilfe) in das NCT-Konzept integriert. Informationen und Beratungen, die durch das Rauchertelefon vermittelt werden, orientieren sich am aktuellen Stand der Forschung sowie den Erfahrungen der Londoner Quitline, die nachweisen konnte, dass bei den Anrufern Abstinenzquoten zwischen 15 Prozent und 20 Prozent nach zwei Monaten möglich sind. Zusätzlich kann der Anrufer schriftliche Informationen anfordern.

Datenpool

Die Daten der Tumor-Patienten spielen am NCT Heidelberg sowohl für die Versorgung als auch für die Forschung eine entscheidende Rolle. Im Datenpool werden nach ausdrücklicher Patientenzustimmung sämtliche Daten der Patienten, die sich am NCT Heidelberg vorstellen, erfasst und für wissenschaftliche Auswertungen unter sorgfältiger Beachtung des Bundesdatenschutzgesetzes vorgehalten. Es sollen insbesondere auch die radio- und pathodiagnostischen Bilddaten und Befunde zur Verfügung gestellt werden. Zusätzlich enthält der Datenpool ein qualitativ hochwertiges klinisches Krebsregister, das langfristig auch für epidemiologische Untersuchungen genutzt werden kann, und eine moderne Tumor- und Serumbank, die auch für Projekte aus der funktionellen Genomforschung geeignet ist.

Der Datenpool besteht aus:

- elektronischer Patientenakte mit nachgeschaltetem *Picture Archiving and Communication System* (PACS) und Übertragung in einen wissenschaftlichen Datenpool
- klinischem Krebsregister (NCT-Register)
- Tumor- und Serumbank

In der elektronischen Patientenakte werden alle Patienten- und Bilddaten gespeichert und über ein Datennetz für alle an der individuellen Patientenbehandlung beteiligten Einheiten zugänglich. Die Daten aus der klinischen elektronischen Patientenakte werden in einen wissenschaftlichen Datenpool übernommen. Hier können die entsprechend parametrisierten Daten sowohl patientenbezogen als auch anonymisiert weiter ausgewertet werden. Von hier erfolgt auch die Übernahme der notwendigen Daten in das klinische Krebsregister. Der wissenschaftliche Datenpool ist mit der Gewebe- und Serumbank verbunden, in der entsprechende Proben der Patienten für weitere Untersuchungen asserviert werden. Durch die Verbindung der Datenbanken lassen sich multidisziplinäre Studien und multifaktorielle Analysen erstmals sinnvoll durchführen.

Elektronische Patientenakte

Als elektronische Patientenakte wird das Klinik-Informationssystem (KIS) der Universitätsklinik Heidelberg (IS-H*MED) genutzt. Im IS-H*MED wird die Tumorambulanz als eigene Einheit geführt. Alle Patienten, die sich in der Tumorambulanz vorstellen, werden hier erfasst. Die Daten aus dem IS-H*MED werden auch am DKFZ über die vorhandene Glasfaserverbindung für die mitbehandelnden Ärzte, z. B. im Rahmen von Studien, verfügbar gemacht. Über das IS-H*MED können in allen beteiligten Fachabteilungen Termine für Untersuchungen oder Therapien vereinbart werden. Dem KIS nachgeordnet ist im Universitätsklinikum das PACS (*Picture Archiving and Communication System*) zur Verteilung und Archivierung der Bilddaten. Am NCT Heidelberg wird die gesamte KIS- und PACS-Funktionalität des Klinikums genutzt. Vollkompatible Plattformen für KIS und PACS stellen sicher, dass die entsprechenden Daten für onkologische Entscheidungen und klinische Studien zeitnah zur Verfügung stehen.

NCT-Register/Klinisches Krebsregister

Die Daten aus der elektronischen Patientenakte bzw. dem wissenschaftlichen Datenpool werden über eine Schnittstelle an ein klinisches Krebsregister (NCT-Register) übergeben. Als Eingangskriterium gilt einerseits die Vorstellung des Patienten in der Tumorambulanz, andererseits werden in der Übergangsphase Tumorpatienten, die nicht über die Tumorambulanz laufen, durch eine Serie festgelegter Suchbegriffe identifiziert. Das NCT-Register gewährleistet die Erhebung und Abrufbarkeit der tumorrelevanten Daten zu jeder Zeit an jedem Ort des NCT Heidelberg. Tumorrelevante Daten sind insbesondere: Therapiepläne und durchgeführte Therapie, einschließlich Nebenwirkungen; Teilnahme and klinischen Studien; Nachsorge, Langzeitbeobachtung; ggf. Todesdatum und Todesursache; Verfügbarkeit von Bilddaten (z. B. PACS) und biologischen Proben (z. B. Tumor- und Serumbank) und Verfügbarkeit epidemiologischer Daten; Teilnahme an epidemiologischen Studien.

Als Datenbanksystem wird das „Gießener Tumordokumentationssystem" (GTDS) favorisiert, das seit 1991 mit Unterstützung des damaligen Bundesministeriums für Gesundheit (BMG) entwickelt wird. Da es auf die prinzipiellen Anforderungen klinischer Krebsregister zugeschnitten ist, wurde es seitdem an nahezu 40 Tumorzentren und Onkologischen Schwerpunkten in Deutschland installiert, um eine einheitliche Software für die klinische Krebsregistrierung zur Verfügung zu stellen. Eine Übernahme der Daten aus der elektronischen Patientenakte ist über definierbare Schnittstellen elegant möglich.

Das NCT-Register wird wissenschaftlich vom Programmbereich „Präventive Onkologie" der Abteilung Epidemiologie des DKFZ betreut und genutzt. Um die Synergien zu erhöhen, wird das NCT-Register mit dem epidemiologischen Krebsregister des DKFZ verknüpft, damit die Daten auch in umfassenden, z. B. internationalen, epidemiologischen Krebsstudien genutzt werden können.

Tumor- und Serumbank

Die Tumor- und Serumbank ermöglicht die Analyse von Tumoren unter anderem auf folgenden unterschiedlichen Ebenen:

• Untersuchung von DNA zur Identifizierung genetischer Alterationen
• Erstellen von Expressionsprofilen auf der Basis von RNA- und Protein-Extraktion mit Hilfe verschiedener Methoden (z. B. mittels real-time RT-PCR oder Microarraytechnik)
• Untersuchung von Proteinen auf tumorspezifische posttranslationale Modifikationen

Entsprechende Untersuchungen sind nur an tiefgefrorenem Material möglich, nicht aber an fixierten Schnitten, wie sie in bisherigen Tumorbanken
vorliegen. Daher kann für die neue Tumor- und Serumbank nicht auf die
bisherigen Tumorbanken der einzelnen Kliniken und Institute zurückgegriffen
werden.

Die neue Tumor- und Serumbank wird vom Pathologischen Institut der
Medizinischen Fakultät der Universität Heidelberg gemeinsam mit der Abteilung Zelluläre und Molekulare Pathologie des DKFZ, die Referenzzentrum für
Nieren- und Uropathologie ist, organisiert und geleitet werden. Dabei wird
die im DKFZ bereits vorhandene Gewebebank für Blasen- und Prostatakarzinome in die zukünftige Tumor- und Serumbank des NCT Heidelberg integriert. Der Ausbau der Tumor- und Serumbank wird durch das Pathologische
Institut der Universität koordiniert, welches alle in den Universitätskliniken
anfallenden Tumorgewebe (Operationen, Biopsien und Autopsien) erhält. Bei
Einverständnis der Patienten hat die zuständige Ethikkommission dem Einsatz
der Tumorgewebe für wissenschaftliche Studien am DKFZ zugestimmt. Außerhalb von Heidelberg archiviertes Material kann nach drei Jahren Lagerung für
wissenschaftliche Studien an die Tumor- und Serumbank des NCT Heidelberg
überstellt werden.

Patienten- und Studienzentrale

Die Patienten- und Studienzentrale des NCT Heidelberg koordiniert onkologische klinische Studien entsprechend gesetzlicher Vorgaben und internatio-
naler Richtlinien. Die Patienten- und Studienzentrale wird in Kooperation von
KKS, IMBI (Institut für Medizinische Biometrie und Informatik), KSC/SDGC,
Studienzentralen der Medizinischen Klinik V (Hämatologie) sowie anderer
klinischer Fachabteilungen und der Thoraxklinik am UKL HD eine Serviceeinheit für die klinisch onkologisch tätigen Bereiche darstellen. Die Patienten-
und Studienzentrale bietet folgende Leistungen an: Studienplanung (Design, Endpunkte, Fallzahl, Population, statistisches Konzept und Analyseplan),
Studienkoordination und Projektmanagement, die Durchführung von Regu-
larien (Regulatory Affairs, Phase-I-IV-Studien), Medizinische Dienste (Prüf-
ärzte, Study Nurses), Datendokumentation sowie biostatistische Auswertung
und Erstellung eines Abschlussberichts. Hierbei sollen insbesondere standar-
disierbare zentrale Funktionen in Kooperation mit dem KKS gebündelt werden. Wichtigstes Ziel ist es, *investigator initiated trials* zu ermöglichen. Die
Patienten- und Studienzentrale hat die Aufgabe, durch intensive Kontakte zu
Förderinstitutionen das Funding der klinischen Studien mit sicherzustellen.

Klinische Translation und damit klinische Studien sind Schwerpunkt und
Endstrecke vieler Forschungsaktivitäten. Die Qualität der Studien und ihrer
Ergebnisse und damit auch die Akzeptanz in der internationalen wissenschaftlichen Gesellschaft im Hinblick auf ihre Anwendung am Patienten sowie Publikationen hängen entscheidend von der Einhaltung der Grundsätze

der *Good Clinical Practice* (GCP) und der lokalen Gesetze ab. Dafür ist neben dem wissenschaftlich-klinischem Konzept ein „gutes biometrisches Konzept" unabdingbar. Insbesondere neue Felder wie molekulare und bildgebende Diagnostik sowie molekulare Therapien, welche sich u. a. an Genexpressions- und Proteindaten orientieren, erfordern wegen ihrer extremen Datenmenge und Komplexität spezielle biostatistische Methoden.

Die Patienten- und Studienzentrale wird Studienvorhaben mit professionellen Mitarbeitern und effizienter Struktur als Serviceeinheit betreuen und koordinieren. Die notwendige Betreuung richtet sich nach der Art und Komplexität der Studien. Studien, die von den Wissenschaftlern selbst initiiert werden, werden umfassend unterstützt. Dies reicht von der Planung (Studiendesign, Fallzahlplanung) über Datenmanagement und Durchführung sowie qualitätssichernde Maßnahmen bis zur biostatistischen Auswertung und wissenschaftlichen Evaluation der Ergebnisse. Zusätzlich wird die Studienzentrale Audits durchführen.

Das NCT Heidelberg mit den Bereichen Datenpool und Patienten- und Studienzentrale wird sich auch als ein attraktives und kompetentes Zentrum zur Durchführung onkologischer Industrie-Studien präsentieren. Vorhandenes Expertenwissen, Ressourcen und Strukturen werden auch für industrielle Studien angeboten. Bei Multicenter-Studien werden *Data Safety Monitoring Boards* einbezogen.

Die Patienten- und Studienzentrale ist für die biometrischen und statistischen Aufgaben verantwortlich und führt diese eigenständig durch. Sie überwacht mit etablierten Regeln (Standard Operating Procedures) die klinischen Projekte und Studien des NCT Heidelberg unter Beachtung der Deklaration von Helsinki, der Good Clinical Practice Guideline, der Behördenanforderungen sowie der Arzneimittel-, Medizinprodukte- und Bundesdatenschutzgesetze.

Die Patienten- und Studienzentrale ist in der interdisziplinären Tumorambulanz und den Tumorkonferenzen (Tumorboards) vertreten: Sie berät, welche Patienten in welche Studie eingeschlossen werden können. Die Patienten- und Studienzentrale kann auf alle Daten der Studienpatienten (elektronische Patientenakte, PACS, Krebsregister, Tumor- und Serumbank) zugreifen und so ihre eigenen Datenmanagement-Aufgaben bewältigen.

Die erste Studie der Patienten- und Studienzentrale ist die CapRI-Studie *Adjuvante ChemoRadio-Immuntherapie des Pankreaskarzinoms vs. alleiniger Chemotherapie*, die durch Prof. Dr. Dr. M. W. Büchler, Prof. Dr. J. Schmidt und Prof. Dr. A. Märten geleitet wird.

Seit August 2004 führt die Chirurgische Klinik der Universität Heidelberg in der NCT-Tagesklinik I die CapRI-Studie, eine Phase III Studie, überwiegend ambulant, durch.

Die CapRI Studie

Das Karzinom des exokrinen Pankreas hat eine 5-Jahresüberlebensrate von
< 1 Prozent. Auch nach kompletter Resektion beträgt die 5-Jahresüberlebensrate
zentrumsabhängig nur 5–15 Prozent. Eine adjuvante Chemotherapie kann, wie
unlängst zwei große randomisierte Studien zeigten, das 5-Jahresüberleben auf
ca. 25 Prozent anheben.

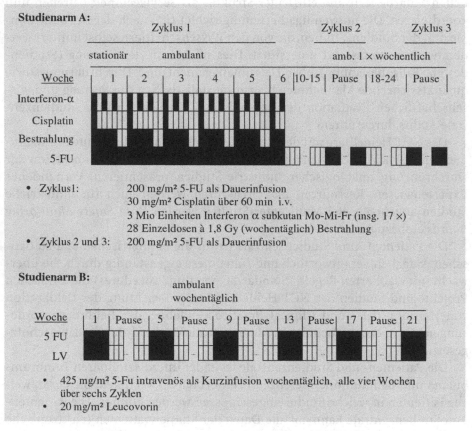

Abb. 3. CapRI-Studie: Prototyp NCT-Studie, eine multimodale Therapie
im adjuvanten Setting (Veröffentlichung mit freundlicher Genehmigung
von Prof. Büchler, Prof. Schmidt, Prof. Märten)

Die Arbeitsgruppe um Picozzi und Traverso an der Virginia Mason Clinic
in Seattle haben Patienten nach kompletter Resektion mit einer Chemotherapie, Bestrahlung und Interferon-alpha (IFN-α) behandelt. Die Ergebnisse
dieser Studie sind äußerst viel versprechend. Die aktuellen Überlebensraten
liegen nach zwei Jahren bei 64 Prozent und nach fünf Jahren bei 55 Prozent.
Die Therapie ist mit moderaten bis starken Nebenwirkungen verbunden, die
aber beherrschbar sind.

Dieses Behandlungsschema (CapRI für *adjuvant ChemoRadioImmuntherapy of pancreatic carcinoma*) wird nun in mit dem besten Arm der ESPAC-1 Studie (5-FU als Bolusinjektion + Leucovorin) verglichen. Hierfür werden 110 Patienten postoperativ in einen der beiden Behandlungsarme randomisiert (Abb. 3).

Fragestellung: Das Hauptzielkriterium ist das Gesamtüberleben. Nebenzielkriterien sind neben QoL und DFS Untersuchungen zum Wirkmechanismus von IFN-alpha.

Aktueller Stand: Im August 2004 konnte der erste Patient in die Studie eingeschlossen werden, es folgten bislang 90 weitere (Stand 05.10.2006). Die Therapie wird bislang sehr gut vertragen, alle Nebenwirkungen sind gut beherrschbar, dies liegt vor allem an der sehr guten interdisziplinären Zusammenarbeit im Team vor Ort.

Eine weitere NCT-Studie ist die durch Prof. Dr. Hartmut Goldschmidt, Mitarbeiter von Prof. Dr. Anthony Ho, initiierte Myelom-Studie.

Sowohl die Hochdosistherapie mit autologer Blutstammzelltransplantation als auch die Behandlung mit Thalidomid und Bortezomib haben die Prognose von Patienten mit Multiplem Myelom verbessert. Die GMMG-Studiengruppe hat mehrere multizentrische Studien zur Hochdosistherapie durchgeführt. In der im Juni 2005 initiierten GMMG-HD4-Studie wird der Proteasomeninhibitor Bortezomib, eine neue und vielversprechende Substanz zur Initilatherapie der Myelomerkrankung, als Teil der First-line-Therapie des Multiplen Myeloms untersucht.

Das Design der GMMG-HD4-Studie ist in Abb. 4 dargestellt. Im Arm B der Studie wird Bortezomib sowohl in der Induktionstherapie (in Kombination mit Doxorubicin und Dexamethason, PAD-Schema) als auch in der Erhaltungstherapie untersucht. Patienten im Arm A der Studie erhalten eine Induktionschemotherapie nach dem VAD-Schema und eine Erhaltungstherapie mit niedrig dosiertem Thalidomid. Die Stammzellmobilisierung und Hochdosistherapie (Melphalan 200 mg/m² KO) wird in beiden Therapiearmen äquivalent durchgeführt. Liegen Hochrisikofaktoren (Beta-2-Mikroglobulin > 3 mg/l oder ein ungünstiger Befund in der Interphasen-Zytogenetik) vor, soll bei Patienten, für die ein HLA-identischer Geschwisterspender vorhanden ist, nach dem ersten Hochdosistherapie-Zyklus und autologer Blutstammzelltransplantation optional eine allogene Stammzelltransplantation nach nicht myeloablativer Konditionierung evaluiert werden.

Die GMMG-HD4-Studie wurde im Juni 2005 in Deutschland initiiert. Innerhalb von 3 Jahren sollen international 800 Patienten rekrutiert werden (Abb. 4).

Wissenschaftliches Begleitprogramm: Zudem gibt es ein die GMMG-HD4-Studie begleitendes Forschungsprogramm: unter anderem wird die prognostische Bedeutung von Risikofaktoren bei Diagnosestellung bezüglich des ereignisfreien Überlebens untersucht, insbesondere der Beta-2-Mikroglobulin-Konzentration und von Chromosomenaberrationen der Myelomzellen, die

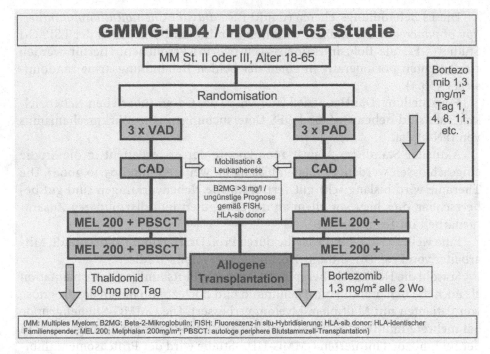

Abb. 4. Flow Chart zur Studie „Multiples Myelom" mit freundlicher Genehmigung von Prof. Ho

durch Fluoreszenz-in-situ-Hybridisierung (FISH) nachgewiesen werden können. Mittels Microarrays werden globale Genexpressionsanalysen durchgeführt und die Möglichkeit der Prädiktion des Ansprechens auf Bortezomib und des progressionsfreien Überlebens evaluiert.

Weitere Informationen: zu den Studien der GMMG sind über das GMMG-Studiensekretariat erhältlich (E-Mail: studiensekretariat_GMMG@med.uni-heidelberg.de).

German-Speaking Myeloma Multicenter Group (GMMG); Mitarbeiter: Dr. Uta Mazitschek (Studienärztin), Dr. Friedrich W. Cremer (wissenschaftl. Begleitprogramm), Prof. Dr. Hartmut Goldschmidt (Leiter der klinischen Studie)[1], Medizinische Klinik V (Schwerpunkt Hämatologie, Onkologie und Rheumatologie), Universitätsklinikum Heidelberg.

Translationale Forschung am NCT Heidelberg

Innerhalb der Helmholtz-Gemeinschaft ist die Krebsforschung ein eigenständiges Programm, das 2002 anlässlich der Umstellung auf die programmorientierte Förderung international begutachtet wurde. Die Forschungsaktivitäten des DKFZ, sowohl grundlegende als auch angewandte Projekte, wurden im

---

[1] Medizinische Klinik V und Nationales Centrum für Tumorerkrankungen, Universitätsklinikum Heidelberg.

nationalen und internationalen Vergleich hinsichtlich der wissenschaftlichen Qualität (Originalität und Kompetenz) und des innovativen Potentials sehr gut beurteilt. Die Mission der Helmholtz-Gemeinschaft, Ergebnisse der starken Grundlagenforschung rasch umzusetzen, anzuwenden und in die klinische Prüfung zu bringen („Translational Research"), wurde bisher durch zahlreiche bilaterale Kooperationen mit klinischen Einrichtungen, insbesondere des Universitätsklinikums Heidelberg und der Thoraxklinik am UKL HD sowie durch die Einrichtung der Klinischen Kooperationseinheiten (KKE) realisiert. Die laufenden klinisch-orientierten Studien einzelner Abteilungen des DKFZ mit den Partnern des NCT Heidelberg sind daher eine Sammlung punktueller, erfolgreicher wissenschaftlicher Kooperationen. Mit der Schaffung des NCT Heidelberg wird zum einen der Gesamtkontext der Einzelkooperationen transparent, zum anderen werden die Forschungsaktivitäten aus den verschiedensten Bereichen (Diagnostik, Therapie, Prävention, Epidemiologie u. a.) auf klinisch motivierte Fragestellungen konvergiert. Die Reorganisation der klinischen Versorgung und die Einrichtung des Datenpools schaffen ideale Bedingungen für eine zukunftsweisende interdisziplinäre klinisch-orientierte Krebsforschung als neue Facette des wissenschaftlichen Profils der Helmholtz-Gemeinschaft.

Im Einzelnen entstehen die Vorteile durch:

- große Zahl an Patienten
- zentrale Erfassung und Führung der Patienten durch die Tumorambulanz
- zentrale Koordination und Qualitätskontrolle klinischer Studien
- umfassende Dokumentation des Krankheits- und Behandlungsverlaufs (Krebsregister)
- Sammlung von Tumor- und Serummaterial sowie Bilddaten

Die translationalen Forschungsprojekte des DKFZ wurden in einem eigenen Forschungsschwerpunkt – Translationale Krebsforschung – zusammengefasst. Gerade für die Forschungsaktivitäten aus dem DKFZ und der Medizinischen Fakultät ist es elementar, eine speziell konfigurierte Infrastruktur zur Durchführung klinisch-orientierter Studien zu schaffen. Hiermit wird die For-

---

Schneller Wissenstransfer von der Laborbank ans Krankenbett

Die Wissenschaftler haben in zuvor von der Ethikkommission genehmigten Studien Zugriff auf die anonymisierten Daten aus dem Datenpool und dem NCT-Register sowie auf die Serum- und Tumorbank des NCT Heidelberg. In Verbindung mit der großen Anzahl an Tumorpatienten bietet das NCT Heidelberg damit hervorragende Bedingungen für epidemiologische Untersuchungen oder die Prüfung von Methoden zur primären und sekundären Prävention. Viel versprechende diagnostische und therapeutische Ansätze können mit Unterstützung des Zentrums für klinische Studien erstmals unter Bedingungen „guter klinischer Praxis" geprüft werden.

schung erstmals über Rahmenbedingungen verfügen, klinische Studien unter Bedingungen der *Good Clinical Practice* (GCP) in einer tragfähigen Dimension durchzuführen. Schnittstellen zwischen Datenpool und Patienten- und Studiendatenbanken der Studienzentrale werden Datenflüsse und Informationsaustausch optimieren.

Die Translationale Forschung bedeutet Einbindung der präklinischen Forschung des DKFZ auf höchstem internationalem Niveau, so dass das NCT Heidelberg unter den deutschen Krebszentren und Tumorambulanzen eine besondere Stellung einnehmen wird. Die enge Kopplung wissenschaftlicher Abteilungen an die Klinik soll dazu beitragen, neue diagnostische und therapeutische Ansätze schneller zu prüfen und zu implementieren.

Klinische Forschungsabteilungen

Die klinische Forschung am NCT Heidelberg gliedert sich in die beiden anwendungsorientierten Programmschwerpunkte:

B: Abteilung für Translationale Onkologie
C: Abteilung für Präventive Onkologie

B. Translationale Onkologie

Die Abteilung Translationale Onkologie am NCT Heidelberg wird von Herrn Prof. Dr. Christof von Kalle geleitet. Die wesentliche Aufgabe der Abteilung ist es, neue Forschungsergebnisse rasch in klinisch anwendbare Therapieformen umzusetzen. Dazu ist es erforderlich, die Wege zwischen Forschungslabor und Krankenbett zu verkürzen und den Weg für neue Therapieformen in die Klinik zu ebnen.

Der Fokus der Aktivitäten liegt auf der Entwicklung, Anwendung und Optimierung neuartiger Ansätze zur gezielten Diagnostik und Therapie. Hierzu zählen komplexe diagnostische Charakterisierungen durch bildgebende und molekularbiologische Verfahren und innovative therapeutische Ansätze, wie etwa Zelltherapie, gezielte molekulare Ansätze über Gene, Peptide und Antikörper oder „small molecules".

Um diese Aufgaben optimal umzusetzen, werden am NCT Heidelberg die Infrastruktur und die Projekte auf sechs wesentliche Bereiche fokussiert.

1. Klinische Erprobung
2. Immuntherapie
3. Molekulare Diagnostik
4. Novel Therapeutics
5. Radiologie und Radiotherapie
6. Präventive Onkologie

Die Abteilung Translationale Onkologie ist Bestandteil des am DKFZ neu gegründeten Forschungsschwerpunktes Translationale Krebsforschung. Diesem Schwerpunkt gehören weiterhin die Abteilung Präventive Onkologie sowie die gemeinsam mit den Medizinischen Fakultäten Heidelberg und Mannheim betriebenen Klinischen Kooperationseinheiten (KKE) und weitere translational tätige Abteilungen und Arbeitsgruppen des DKFZ an.

Hinsichtlich der Nutzung von Synergien zur Erreichung der zuvor genannten Ziele, besteht eine enge Verbindung zu den onkologischen Abteilungen über die Klinischen Kooperationseinheiten (KKE), die in Zusammenarbeit mit der Medizinischen Fakultät Heidelberg und Mannheim am DKFZ getragen werden. Diese Einheiten befassen sich mit der Vorbeugung, Diagnose und Therapie von Tumoren und können ihre Forschungsergebnisse direkt in die Klinik übertragen. Am DKFZ sind jetzt sieben Klinische Kooperationseinheiten angesiedelt:

- KKE Nuklearmedizin (Universitätsklinikum Heidelberg)
- KKE Strahlentherapeutische Onkologie (Universitätsklinikum Heidelberg)
- KKE Molekulare Hämatologie / Onkologie (Universitätsklinikum Heidelberg)
- KKE Molekulare Onkologie / Pädiatrie (Universitätsklinikum Heidelberg)
- KKE Dermato-Onkologie (Universitätsklinikum Mannheim)
- KKE Molekulare Gastroenterologie (Universitätsklinikum Mannheim)
- KKE Molekulare Onkologie solider Tumoren (Universitätsklinikum Mannheim)

Viel versprechende kliniknahe Projekte aus anderen Abteilungen des DKFZ und der universitären Kliniken werden in Zusammenarbeit mit diesen Kooperationseinheiten entwickelt. Die Koordination von Projekten gleichartiger methodischer oder klinischer Zielrichtung wird zu einer deutlichen Erleichterung bei der Durchführung von klinischen Studien und zur Gewinnung einer verbesserten Datenlage führen.

Klinisch verfolgen die translationalen Projekte diagnostische und therapeutische Ziele, die beispielsweise mit molekularen und radiologischen (bildgestützten) Verfahren bzw. der Kombination der Verfahren angegangen werden.

Die Testung in qualitativ hochwertigen klinischen Studien ist eine notwendige Voraussetzung für zukünftige Verbesserungen der Therapieergebnisse. Sie ermöglicht es auch, den Patienten schon jetzt die Behandlung mit den neuesten Methoden und Medikamenten unter kontrollierten Bedingungen anzubieten.

Die diagnostischen Studien kommen vorwiegend aus den Forschungsschwerpunkten Zell- und Tumorbiologie (Marker-Moleküle), Funktionelle und Strukturelle Genomforschung (molekulare Signaturen) und Tumorimmunologie (Marker-Moleküle) sowie innovative Krebsdiagnostik und Therapie (Bildgestützte Diagnostik). Exemplarisch für die molekularbiologische Diagnostik

sei hier eine Studie zur verbesserten Diagnostik und Therapie von Karzinomen der Eierstöcke und der Gebärmutter auf Basis des Adhäsionsproteins
L1 genannt. In Kooperation mit der Frauenklinik Heidelberg werden Serum
bzw. Ascites-Proben von ca. 70 Patientinnen auf ihren Gehalt an löslichem
L1-Protein untersucht sowie postoperativ erhaltenes Tumormaterial mit hi-
stochemischen Methoden auf das Vorkommen von L1-Protein getestet. Da die
Menge an L1-Protein in direktem Zusammenhang mit aggressiven Verlaufs-
formen von Gebärmutter- und Eierstocktumoren zu stehen scheint, wird mit
dieser prospektiven Studie untersucht, inwieweit der Nachweis von L1-Protein
zur Klassifizierung dieser Krebsformen und damit gezielteren Therapieplanung einsetzbar ist.

Bildgestützte Diagnose-Studien werden von der Klinischen Kooperations-
einheit Nuklearmedizin, die am NCT Heidelberg im Otto-Meyerhoff-Zentrum
angesiedelt ist, und der Abteilung Radiologie im DKFZ durchgeführt. Im Rahmen von Studien sollen neue Peptide für ein Targeting durch radioaktiv mar-
kierte Moleküle (Tracer) von Prostata- und Schilddrüsenkarzinomen untersucht werden. Mittels Verknüpfung von Methoden der Nuklearmedizin und
der Molekularbiologie können diese Peptide dann in klinischen Studien entweder für die Diagnostik oder die Therapie eingesetzt werden.

Die therapeutischen Studien kommen vorwiegend aus den Forschungsschwerpunkten Tumorimmunologie (Antikörpertherapien, Zelltherapien, Immuntherapien), Infektionen und Krebs (virale Vektoren für die Gentherapie,
onkolytische Viren) sowie innovative Krebsdiagnostik und -therapie (Strahlentherapie und neue chemotherapeutische Ansätze). Exemplarisch für die
molekularbiologische Therapie sei hier die Studie zur Evaluierung der Therapie maligner Hirntumoren mit dem onkolytischen Parvovirus H-1 im Rahmen
einer klinischen Phase-I/II-Studie angeführt. Geplant ist die Etablierung einer
Phase-I/II-Studie mit dem Ziel, die fehlende intrazerebrale Toxizität von Parvovirus H-1 zu bestätigen und den onkolytischen Effekt auf maligne Hirntumoren zu evaluieren. Dazu wird das Parvovirus H-1 intrazerebral stereotaktisch
intratumoral injiziert. Anschließend werden engmaschige klinische und radiologische Verlaufsuntersuchungen durchgeführt. Kooperationspartner sind die
Abteilung Tumorvirologie des DKFZ, die Neurochirurgische Universitätsklinik
und die Abteilungen für Pädiatrische Onkologie, für Hämatologie-Onkologie,
für Immunologie und die Universitätskinderklinik.

Die bildgestützten Therapien haben ihren großen Schwerpunkt im Bereich
Strahlentherapie. Hier liegen die innovativen Ansätze in der Hochdosis- und
Hochpräzisionsbestrahlung sowie im Einsatz von Schwerionen (Hadronen) zur
Bestrahlung bestimmter Tumorentitäten, z. B. Tumoren der Schädelbasis und
der Prostata. Parallel werden nuklearmedizinische Therapie-Studien durchge-
führt. Auch interventionelle Therapien werden zunehmend bildgestützt erfol-
gen. Die Kombination aus speziell nachverarbeiteten Bilddaten und dedizierten
Navigationssystemen nutzen intensive Kooperationen mit anderen Fachabtei-

lungen am NCT Heidelberg, z. B. Visceralchirurgie, Thoraxchirurgie, Urologie und Strahlentherapie.

Der Mehrwert, der durch die Koordination der Experimentellen Diagnostik und Therapie erzielt wird, kann exemplarisch wie folgt verdeutlicht werden: Eine diagnostische Studie, die beispielsweise eine neue molekulare Signatur (z. B. über Array-Techniken erfasst) zur verbesserten Bestimmung von Tumorsubentitäten prospektiv testet, kann mit einer bildgestützten Diagnose-Studie der gleichen Tumorentität kombiniert werden, um das diagnostische Potential vergleichend zu bestimmen.

Dabei werden möglicherweise neue Zusammenhänge zwischen Tumorphänotyp und molekularer Signatur erkannt, die einerseits Therapie-Effekte besser interpretieren und quantifizieren helfen und andererseits zu neuen tumorbiologischen Fragestellungen und Hypothesen und entsprechenden Forschungsprojekten führen.

Wissenschaftliche Auswertungen auf der Basis der Querschnittsbereiche, also des Datenpools der Tumor- und Serumbank, der Patienten- und Bilddaten sowie das klinische Krebsregister, gehören zu den begleitenden Forschungsprojekten des Programmbereichs Translationale Onkologie und unterstützen die Projekte und Aufgaben der Abteilung Translationale Onkologie in sinnvoller Weise.

C. Präventive Onkologie

Die Forschungsschwerpunkte der Abteilung Präventive Onkologie werden in den Bereichen Chemoprävention und Tumorfrüherkennung sowie Prävention angesiedelt sein. Ziel ist es, innovative Screeningmethoden für die Früherkennung von Krebserkrankungen zu etablieren sowie Konzepte zur primären und sekundären Krebsprävention zu entwickeln.

Neben der neu einzurichtenden Abteilung Präventive Onkologie werden sich die drei Abteilungen Klinische Epidemiologie und Molekulargenetische Epidemiologie sowie Toxikologie und Krebsrisikofaktoren des Krebsforschungszentrums mit diesem Programmschwerpunkt assoziieren. Die Struktur des NCT Heidelberg bietet eine exzellente Basis für epidemiologische Studien, um unter anderem genetische und umweltbedingte Krebsrisikofaktoren zu identifizieren.

Die Leitung des NCT Heidelberg

Prof. Dr. Dr. Volker Diehl, der international renommierte Lymphomexperte aus Köln, ist nach seiner Emeritierung nach Heidelberg gerufen worden, um beim Aufbau des NCT Heidelberg mitwirken zu können. Er hat als Idealbesetzung eines Gründungsdirektors zusammen mit dem Lenkungsausschuss wesentliche Grundlagen der klinischen Versorgungsstruktur am NCT Heidelberg geschaffen, bevor er die Leitung in die Hände eines an das NCT Heidelberg berufenen Ordinarius gelegt hat.

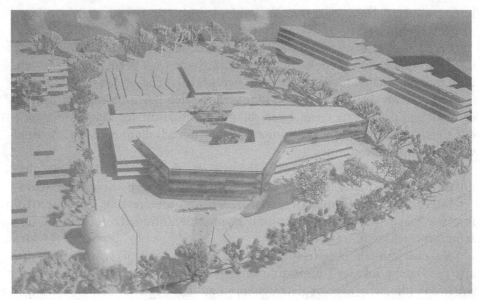

Abb. 5. Modell des geplanten NCT-Gebäudes

Sprecher des NCT-Direktoriums sowie Direktor des Lehrstuhls Translationale Onkologie und Leiter dieser Abteilung am DKFZ ist seit dem 1. Juli 2005 Prof. Dr. Christof von Kalle. Sein Aufgabengebiet ist das Management der interdisziplinären Kooperation zwischen dem DKFZ und dem Heidelberger Universitätsklinikum. Besonders den Aufbau geeigneter Strukturen für eine gemeinsame Behandlung von Krebspatienten durch Ärzte verschiedener Fachrichtungen sieht von Kalle als Schwerpunkt seiner Tätigkeit. Weiterhin sollen Planung und Durchführung von klinischen Studien zur Entwicklung neuer Krebstherapien vereinfacht werden, und neuentwickelte Therapieverfahren, insbesondere aus dem translationalen Bereich des DKFZ, rasch auf ihre Wirksamkeit geprüft werden.

Direktor der Medizinischen Onkologie ist PD Dr. Dirk Jäger. Er ist seit dem 1. Juli 2005 in Heidelberg tätig. Jäger sieht den Schwerpunkt seiner Arbeit im Aufbau einer interdisziplinären Onkologie unter Einbeziehung von Spezialisten verschiedener Fachrichtungen. So ist es das Ziel, bei einer Krebserkrankung schnell zu einer Diagnose zu kommen, eine Therapie anhand interdisziplinär entwickelter Standards festzulegen und diese dann umzusetzen. Diese Standards sollen anhand aktueller Studien hinterfragt und weiterentwickelt werden.

Danksagung. Allen Teilnehmern des Lenkungsausschusses und der kooperierenden Abteilungen möchten wir unseren herzlichen Dank aussprechen. Ohne ihr Engagement wäre das NCT in Heidelberg nicht realisierbar. Insbesondere möchten wir uns auch für die Überlassung der diesem Text zugrunde liegenden Konzepte bei den jeweiligen Verfassern aus den Fachdisziplinen bedanken.

Unser außerordentlicher Dank gilt weiterhin der Deutschen Krebshilfe e.V. für ihre großzügige Unterstützung bei Konzeptentwicklung, Bauplanung und Bereitschaft zur Mitfinanzierung des NCT-Gebäudes (Abb.5).

Außerdem danken wir allen Mitarbeitern der ersten Stunde für ihren täglichen Einsatz, durch den das Konzept NCT Heidelberg mit Leben gefüllt wird.

Weiterführende Literatur

Zur Geschichte der NCI Cancer Centers: NCI-CCSG Part I Description. http://www3.cancer.gov/cancercenters/

Zu den Merkmalen der NCI Cancer Centers: NCI-CCSG Part I Description. http://www3.cancer.gov/cancercenters/

Simone JV (2002) Understanding Cancer Centers. J Clin Oncol 20 (23):4503–4507

Simone JV (1999) Understanding academical medical center: Simon's maxims. Clin Cancer Res 5:2281–2285

Committee on Quality Healthcare in America, Institute of Medicine (2001) Crossing the Quality Chasm: A New Health System for the 21st Century. Washington, D. C.: National Academic Press

Ayanian JZ et al. (2004) Understanding Cancer Treatment and Outcomes: The Cancer Care Outcomes Research and Surveillance Consortium. J Clin Oncol 22 (15):2992–2996

Hewitt M, Simone JV (1999) National Cancer Policy Board: Ensuring Quality Cancer Care. Washington, D. C.: National Academic Press

Heidelberger Jahrbücher, Band 50 (2006)
C. Herfarth (Hrsg.) Gesundheit
© Springer-Verlag Berlin Heidelberg 2007

Moderne Radioonkologie

STEPHANIE E. COMBS UND JÜRGEN DEBUS

In den letzten Jahrzehnten waren in der Radioonkologie entscheidende Fortschritte zu verzeichnen. Die konventionelle Strahlentherapie, durchgeführt als eine Strahlentherapie in zwei Dimensionen wurde durch moderne Techniken der Bildgebung, der Patientenpositionierung, der Bestrahlungsplanung und nachfolgend durch moderne Methoden der Applikation der notwendigen Strahlendosis um die dritte Dimension erweitert. Damit ist es heute möglich, eine dreidimensionale Bestrahlungsplanung durchzuführen. Für eine ganze Reihe von Tumoren bietet diese moderne Form der Strahlentherapie entscheidende Vorteile: Es ist möglich, den Tumor mit einer sehr hohen Dosis zu bestrahlen, da durch moderne physikalische Techniken um den Tumor ein steiler Dosisgradient erzeugt und somit das gesunde Gewebe geschont werden kann. Neben den Entwicklungen in der dreidimensionalen Strahlentherapie haben auch neue Strahlenarten den Einzug in den klinischen Alltag gehalten. Die unterschiedliche biologische Wirkung von so genannten Teilchentherapien wie Schwerionen bietet für eine Reihe von Tumoren, insbesondere für strahlenunempfindliche Tumoren, einen entscheidenden Therapievorteil.

Neben der Durchführung der Strahlentherapie als „Monotherapie" hat die Kombination der Bestrahlung mit verschiedenen Chemotherapeutika einen hohen Stellenwert in der Radioonkologie erhalten und gilt bei vielen Tumorarten heute als die Standardtherapie.

Im Folgenden möchten wir die innovativen Methoden der modernen Radioonkologie vorstellen und einen Ausblick auf die derzeit in Entwicklung befindlichen Therapien geben.

Präzisionsstrahlentherapie

Die Präzisionsstrahlentherapie, die auch *Stereotaxie* genannt wird, wird im Sprachgebrauch oft auch als „punktgenaue Bestrahlung" bezeichnet. Dabei wird allen Punkten im Körper des Patienten ein Punkt in einem dreidimensionalen Koordinatensystem zugeteilt; dieser Punkt wird definiert durch einen x-, y- und z-Wert. Mit diesem dreidimensionalen Koordinatensystem ist es möglich, den Körper des Patienten räumlich darzustellen. Durch dieses System kann jeder einzelne Punkt im Körper der Patienten definiert und mit der Strahlentherapie angesteuert werden.

Das Prinzip der stereotaktischen Bestrahlung wurde bereits schon in den fünfziger und sechziger Jahren des 20. Jahrhunderts aufgebaut. Der Schwede Lars Leksell entwickelte für die stereotaktische Bestrahlung von Hirntumoren das so genannte Gamma-Knife [1]. In den achtziger Jahren wurde dieses Prinzip auch auf den Linearbeschleuniger ausgeweitet. Es hat seither einen hohen Stellenwert in der Radioonkologie erhalten. Insbesondere für die Therapie von Hirnmetastasen, aber auch von anderen gutartigen und bösartigen Tumoren im Kopfbereich hat die stereotaktischen Bestrahlung einen großen Stellenwert [2–5]. Während der Therapie kreist der Linearbeschleuniger um das definierte Ziel, den Tumor, herum; dieses Gebiet wird auch *Zielvolumen* für die Strahlentherapie genannt. Bei der Stereotaxie sitzt das Zielvolumen genau im Brennpunkt der Strahlen, die aus unterschiedlichen Richtungen eintreffen. Die Wirkung der Bestrahlung addiert sich im Fokus zu einer sehr hohen Dosis. Durch die physikalische Berechnung ist es jedoch auch möglich, einen steilen Dosisabfall, den Dosisgradienten, außerhalb des so genannten Zielvolumens zu erzielen und somit die Dosis außerhalb des Fokus gering zu halten.

Prinzipiell ist es mit dieser Technik möglich, die gesamte Dosis in einer einzelnen Strahlentherapiesitzung zu applizieren, so wie es von Leksell zu Anfang entwickelt wurde. Diese Technik nennt sich auch stereotaktische Radiochirurgie und wird im Kopfbereich sehr häufig eingesetzt, insbesondere für sehr kleine Tumoren [2, 5–7]

Die Präzisionsstrahlentherapie kann aber auch als *fraktionierte stereotaktische Strahlentherapie (FSRT)* durchgeführt werden. Hierbei wird die Gesamt-

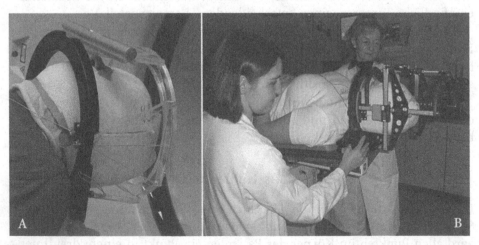

Abb. 1. Für die Präzisionsstrahlentherapie im Kopfbereich werden die Patienten in einer individuell angefertigten Kopfmaske gelagert. Auf diese Maske wird bei der Bestrahlungsplanung ein Stereotaxiesystem aufgesetzt (A), so dass der Zielpunkt für die Bestrahlung berechnet werden kann. Dieser wird dann am ersten Tag der Therapie exakt eingestellt (B)

dosis auf viele kleine Einzeldosen, die Fraktionen, verteilt, um strahlenbiologi-sche Vorteile auszunützen und damit eine bessere Verträglichkeit zu erreichen. Die Therapie wird somit in der Regel über mehrere Wochen durchgeführt.

Entscheidende Grundlage für eine exakte Berechnung ist auch, dass der Patient zur Planung der Bestrahlung, und dann aber auch während der Bestrahlung selbst, präzise gelagert wird. Nur so ist es möglich, auch exakt den Punkt zu treffen, der als so genannte Zielstruktur während der Bestrahlungs-planung definiert worden ist.

Für die Lagerung der Patienten, die im Kopfbereich bestrahlt werden, wird eine Maske aus Gipsbinden (*Scotch Cast™*) individuell für jeden Patienten angefertigt. Die Maske wird an den Seiten aufgeschnitten, so dass der Patient jeden Tag präzise positioniert werden kann (Abb. 1).

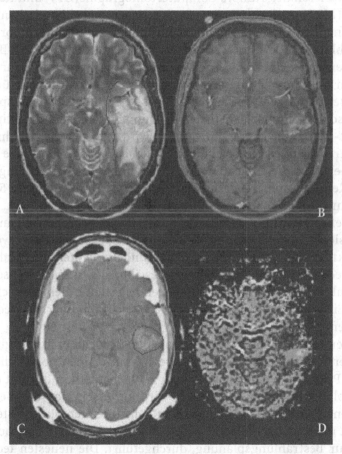

Abb. 2. Unterschiedliche Darstellung eines Astrocytoms °III. Das eingezeichnete Tumorvolumen (*rot*) stellt sich als hyperintense Struktur im T2-gewichteten MRT (*A*) dar. Das kontrastmittel-aufnehmende Volumen in der T1-gewichteten MRT-Aufnahme (*B*) und im CT mit Kontrastmittel (*C*) stellt sich in Form und Größe kleiner dar. Die Perfusions-MRT liefert Informationen über die Durchblutung des Tumors (*D*)

Für die Bestrahlungsplanung und auch für die Therapie selbst ist die Präzisionskopfmaske auf dem Bestrahlungstisch fest verschraubt. Über die Maske wird während der Bestrahlungsplanungsuntersuchung das Stereotaxiesystem mit der Kopfhalterung verbunden. In dieses ringförmige System aus Plexiglas sind in den Seiten Metalldrähte, die auch Localizer genannt werden, eingelassen, die nach Anfertigung der Planungsuntersuchungen die Darstellung des dreidimensionalen Koordinatensystems ermöglichen. Nach Definition des Bestrahlungsvolumens, das im Folgenden erläutert wird, kann dann der Zielpunkt der Bestrahlung berechnet werden. Dieser wird am ersten Tag der Strahlentherapie im dreidimensionalen Raum exakt eingestellt (Abb. 1B) und auf der Maske markiert.

Für die Bestrahlungsplanung werden zur Dosisberechnung und zum genauen Konturieren des Tumors Computertomographie(CT)- und Kernspintomographie(MRT)-Aufnahmen angefertigt. Neben morphologischen Informationen können bei der Bestrahlungsplanung auch funktionelle Informationen wie Durchblutung oder Stoffwechsel dargestellt werden (Abb. 2). Beide Aufnahmen werden in der Regel zur besseren Darstellung von gesundem und erkranktem Gewebe nach der Gabe von Kontrastmittel durchgeführt. Diese beiden Untersuchungen werden danach im Bestrahlungsplanungsprogramm fusioniert, so dass einer Schicht in der CT-Aufnahme genau die richtige Schicht in der MRT-Aufnahme entspricht. Danach wird auf jeder dieser Schichten die Zielstruktur umrandet. Des Weiteren werden auf jeder Schicht die Risikoorgane definiert, also diejenigen Organe, die während der Bestrahlung geschont werden sollen. Im Kopfbereich sind das insbesondere die Augen, die Sehnerven und die Sehnervenkreuzung, der Hirnstamm und das Rückenmark.

Anschließend wird mit dem Bestrahlungsplanungsprogramm anhand von dreidimensionalen Simulationen die Bestrahlung optimiert. Dafür werden z. B. für die fraktionierte stereotaktische Strahlentherapie mehrere Strahlenfelder aus verschiedenen Richtungen im Raum gewählt, so dass die gewünschte Dosis die Zielstruktur erreicht und das umliegende gesunde Gebiet geschont werden kann. Ein typischer Bestrahlungsplan für die fraktionierte stereotaktische Strahlentherapie findet sich in Abb. 3.

Nach der Bestrahlungsplanung kann die Strahlentherapie beginnen. Direkt vor der Therapie sind insbesondere CT-Aufnahmen notwendig, um die geforderte Präzision bei der Bestrahlung zu überprüfen und somit eine Qualitätskontrolle zu ermöglichen. Daher wird am ersten Tag der Bestrahlung der berechnete Zielpunkt über das oben genannte Stereotaxiesystem eingestellt (Abb. 1B) und nachfolgend eine CT-Aufnahme mit dem Localizersystem, wie zur Bestrahlungsplanung, durchgeführt. Die neuesten technischen Entwicklungen haben es möglich gemacht, dass ein solches CT-Gerät direkt im Bestrahlungsraum steht. Die aufgenommenen Koordinaten der CT-Bilder müssen exakt mit den Koordinaten des Bestrahlungsgerätes übereinstimmen. Erst dann kann die Strahlentherapie begonnen werden. Bei einem neuen An-

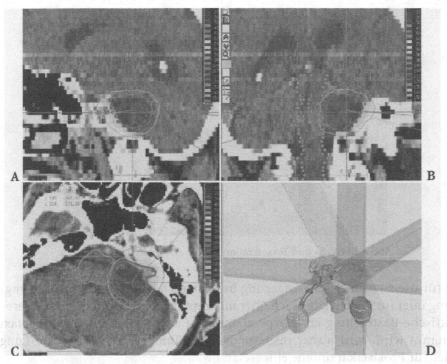

Abb. 3. Bestrahlungsplan für die fraktionierte stereotaktische Therapie eines gutartigen Tumors am Hörnerven, eines Akustikusneurinoms. Dargestellt ist der Fokus für die Strahlentherapie (*rot*) in verschiedenen Ebenen (*A, B, C*) sowie die eingezeichneten Strukturen, die geschont werden sollen (*grün* Hirnstamm, *rot* und *gelb* Sehnerven, *rosa* Sehnervenkreuzung etc.). In *D* sind die 4 Strahlenfelder aus den verschiedenen Raumrichtungen dargestellt. Aus: Combs SE et al. 2005 [3]

satz wird die CT mit dem Bestrahlungsgerät als eine Einheit verknüpft; nur so wird es möglich sein, automatisch, in Übereinstimmung mit dem Bestrahlungsgerät und dem Bestrahlungsplan den Lagerungstisch, auf dem der Patient liegt, entsprechend zu korrigieren, so dass die Position des Patienten während der Bestrahlung mit der Lagerung während der CT-Aufnahme identisch ist. Diesen Ansatz nennt man *bildgesteuerte Strahlentherapie.*

In den letzten Jahren ist die Stereotaxie auch immer mehr für Erkrankungen am Körperstamm ausgeweitet worden. Dabei ist es wegen der größeren Beweglichkeit des Körperstammes, insbesondere durch die vielen Gelenke und die Organbewegungen, deutlich schwieriger als am Kopf, eine exakte Lagerung des Patienten zu ermöglichen. Innovative Entwicklungen in der Lagerung zeigen allerdings, dass man definierte Läsionen in der Leber, in der Lunge, in der Umgebung des Rückenmarks oder im Beckenbereich auch stereotaktisch mit einer hohen Präzision bestrahlen kann.

Die Lagerung hierfür kann jedoch, je nach Tumorlokalisation, einen enormen Arbeitsaufwand nach sich ziehen. Die Anfertigung einer Ganzkörpermas-

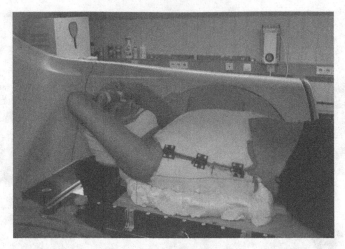

Abb. 4. Masken- und Torsofixation für die extrakranielle Stereotaxie

ke für die stereotaktische Lagerung bei Tumoren in der Rückenmarksumgebung oder im Becken kann sich über mehrere Tage ziehen (Abb. 4). Die Stereotaktische Bestrahlung am Körperstamm, die auch extrakranielle Stereotaxie genannt wird, wird bisher insbesondere für Tumoren der Leber, der Lunge oder für Prostatakarzinome eingesetzt.

Für bestimmte Tumorlokalisationen werden die Patienten sowohl mit einer Kopfmaske, als auch mit einer Körpermaske fixiert. Beides ist notwendig, damit die Körperachse immer in der gleichen Position gelagert werden kann. Kopf- und Körpermaske werden dann auch einem Brett befestigt, was zur Bestrahlungsplanung und nachfolgend während jedes Tags der Strahlentherapie auf dem Bestrahlungstisch des Linearbeschleunigers gelegt werden kann. Die Bestrahlungsplanung erfolgt analog zu der für die Therapie im Kopfbereich.

Intensitätsmodulierte Strahlentherapie

Eine besondere Herausforderung für die Präzisionsstrahlentherapie sind komplex geformte Bestrahlungsvolumina, insbesondere wenn sie in unmittelbarer Nachbarschaft zu empfindlichen Risikostrukturen liegen. Beispiele hierfür sind unter anderem gutartige und bösartige Tumoren der Schädelbasis oder paraspinale Tumoren in unmittelbarer Nähe zum Rückenmark. Bei solchen Tumoren hängt der Erfolg einer Strahlentherapie nicht allein von einer effektiven Dosis für den Tumor, sondern auch von der sicheren Schonung der Risikoorgane ab. Die in der Vergangenheit verfügbaren Bestrahlungstechniken konnten dies oft nicht ermöglichen. Daher war es entweder nötig, die Gesamtdosis zu reduzieren und damit Gefahr zu laufen, dass die Dosis zur Tumorkontrolle nicht ausreichend ist; oder die notwendige Gesamtdosis wurde verschrieben und ein hohes Risiko für Nebenwirkungen in Kauf genommen. Bei einem Tumor an der

Schädelbasis in Nachbarschaft zu Sehnerven und Sehnervenkreuzung würde das zum Beispiel ein hohes Risiko für Sehstörungen bis hin zur Erblindung bedeuten.

Ein großer Fortschritt für die Therapie solcher Tumoren war die Entwicklung der *intensitätsmodulierten Strahlentherapie (IMRT)*. Bei der konventionellen Strahlentherapie, auch bei den oben genannten Präzisionstechniken, werden klassische offene Strahlenfelder verwendet, bei denen das gesamte Feld mit einer homogenen Dosis bestrahlt wird (Abb. 5A). Im Gegensatz hierzu kommen bei der IMRT Strahlenfelder zum Einsatz, bei denen die Dosis nicht homogen über das Strahlenfeld appliziert wird, sondern sondern eine inhomogene Strahlenintensität aus einer Einstrahlrichtung (z.B. durch Übereinanderlagerung mehrerer so genannter Subfelder) verwendet wird (Abb. 5B).

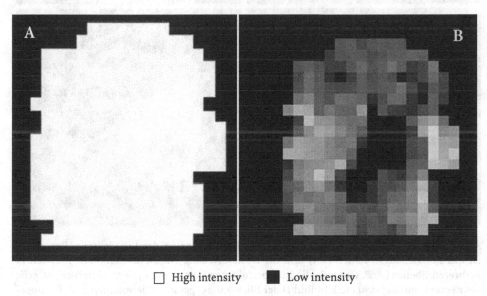

☐ High intensity   ■ Low intensity

Abb. 5. Klassische offene Strahlenfelder (*A*) im Vergleich zu „intensitätsmodulierten" Strahlenfeldern bei der IMRT (*B*)

Vorteile bietet die IMRT insbesondere für Tumoren an der Schädelbasis, da dort Risikoorgane wie Sehnerven, Hirnstamm und Rückenmark in enger Nachbarschaft lokalisiert sind (Abb. 6). Aber auch für Tumoren im Kopf-Hals-Bereich bietet die IMRT einen entscheidenden Vorteil im Vergleich zur konventionellen Strahlentherapie: Mittels IMRT ist es möglich, die im Kopf-Hals-Bereich liegenden Speicheldrüsen zu schonen und somit eine strahlentherapiebedingte Mundtrockenheit und Sprachstörungen zu vermeiden, während der Tumorbereich trotzdem mit einer hohen Dosis bestrahlt werden kann somit kontrolliert werden kann [8]. Mit einer konventionellen Bestrahlung stellen sich bei allen Patienten Mundtrockenheit und Sprechprobleme ein. Durch die

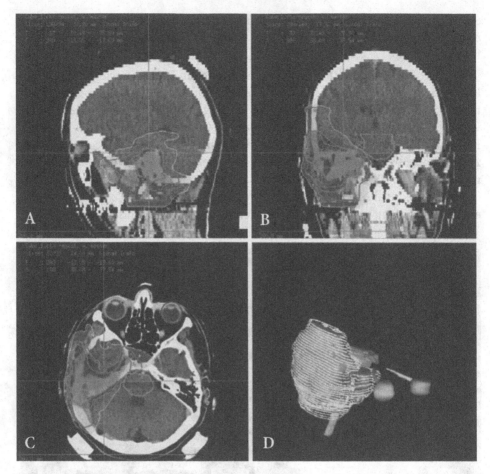

Abb. 6. Typischer IMRT-Bestrahlungsplan für einen Tumor an der Schädelbasis. Dargestellt ist das Bestrahlungsvolumen (*rot*) und die Dosisverteilung um dieses komplexe Volumen in mehreren Ebenen (*A, B, C*) sowie die Risikostrukturen (Hirnstamm *grün*; Sehnerven *rot, gelb*; Sehnervenkreuzung *rosa* etc.). In Bild *D* der Blick auf das gesamte Zielvolumen und die umgebenden Risikostrukturen. Aus: Combs SE 2005 [10]

Schonung von zumindest einer großen Speicheldrüse durch die IMRT kann dies verhindert werden.

Bei bestimmten Arten des Prostatakrebses weiß man, dass sie eine hohe Strahlendosis benötigen, um ausreichend kontrolliert zu werden. Das größte Problem besteht jedoch darin, dass die Vorsteherdrüse sich hufeisenförmig dem in unmittelbarer Nähe befindlichen Enddarm anschmiegt. Deshalb kann man in einigen Bereichen der Prostata zum Teil die notwendige hohe Dosis mit nicht-invasiven Methoden nicht anwenden. Durch den Einsatz der IMRT zur Bestrahlung von Tumoren der Prostata ist es möglich, eine Dosiseskalation, d.h. eine Steigerung der Strahlentherapiedosis, durchzuführen, während die Wahrscheinlichkeit des Auftretens stärkerer Nebenwirkungen am benachbarten Enddarm nicht zusätzlich gesteigert wird. Insbesondere bei Patienten mit einem Prostatakarzinom mit erhöhtem Risikoprofil ist eine Dosiseskalation mittels IMRT erfolgreich.

Adaptive Strahlentherapie

Eine zusätzliche Herausforderung für die Präzisionsstrahlentherapie sind Organe, die sich physiologisch stark bewegen (intrafraktionär, d. h. während einer Bestrahlungsapplikation) oder die sich im Verlauf einer Behandlung geometrisch verändern (interfraktionär, d. h. zwischen den einzelnen Bestrahlungsapplikationen). Bei der intrafraktionären „Zielunschärfe" denkt man vor allem an die durch die Atmung ständig in Bewegung befindliche Lunge. Aber auch Organe wie die Speiseröhre, der Magen, der Darm und die Prostata unterliegen einer mehr oder weniger starken permanenten physiologischen Bewegung. Bei der interfraktionären „Zielunschärfe" sind Zielvolumengeometrieänderungen zu berücksichtigen, wie z. B. durch Schrumpfung eines Tumors, durch Wiederbelüftung zuvor nicht-belüfteter Lungenabschnitte oder durch unterschiedliche Füllung von Hohlorganen. Um diese intra- und interfraktionären Veränderungen besser als bisher zu berücksichtigen ist es notwendig, neben der Dreidimensionalität in der Strahlentherapie eine vierte Dimension, die Zeit, zu berücksichtigen. Die entscheidende Neuerung bei der 4D-Strahlentherapie besteht darin, dass kurzfristige Veränderungen der Position des Tumors im Körper in dem individuellen Bestrahlungsplan berücksichtigt werden beziehungsweise ein Bestrahlungsplan kurzfristig den neuen Gegebenheiten angepasst werden kann. Beispielsweise hängt die Position eines Prostatatumors davon ab, wie stark Darm und Blase gefüllt sind. Die Lage eines Lungentumors ändert sich mit jedem Ein- und Ausatmen des Patienten. Durch die Entwicklung entsprechender Software wird es in naher Zukunft möglich, diese kurzfristigen Verlagerungen von Organen mit einem CT der neuesten Generation zu erfassen und einen computergestützten Bestrahlungsplan für den Tumor zu erstellen, der die *zeitabhängige Position* des Tumors berücksichtigt. So wird das umliegende gesunde Gewebe besser geschont und eine Bestrahlung von Krebszellen mit höherer Dosis möglich.

Erste klinische Untersuchungen haben bereits gezeigt, dass die Durchführung einer solchen 4D-Strahlentherapie möglich ist. Eine zusätzliche Röntgenröhre am Linearbeschleuniger kann z. B. als ein „cone-beam-CT" eingesetzt werden. Hierbei kann direkt vor jeder Bestrahlung auf dem Bestrahlungstisch ein CT Bildgebung durchgeführt und auf entsprechende Veränderungen direkt reagiert werden (interfraktionäre Adaptation). Mit der Röntgenröhre kann aber gegebenenfalls auch während der eigentlichen Bestrahlung überprüft werden, ob sich der zu bestrahlende Tumor im „Zielkorridor" des Therapiestrahls befindet (intrafraktionäre Adaptation). Hierdurch können in Zukunft dann die Bestrahlungsvolumen kleiner gehalten werden (verbunden mit einer besseren

Schonung des Normalgewebes), wenn nicht der gesamte Wahrscheinlichkeits-
raum des Tumoraufenthalts behandelt werden muss.

Teilchentherapie

Trotz moderner Präzisionstechniken ist es oft nicht möglich, auch nicht mittels
der Applikation einer hohen Dosis auf den Tumor, diesen an seinem Wachstum
zu hindern. Eine neue innovative Therapiemöglichkeit bietet eine Strahlentherapie mit Teilchen. Diese kann zum Beispiel mit Protonen, aber auch als Schwe-
rionentherape mit Kohlenstoffionen (C_{12}) durchgeführt werden. Die Partikeltherapie bietet im Gegensatz zur konventionellen Strahlentherapie zwei entscheidende Vorteile. Die herkömmliche Strahlentherapie wird mit Photonen
durchgeführt; dabei handelt es sich um elektromagnetische Wellen (elektromagnetische Strahlung, Quanten- bzw. Photonenstrahlung); sie unterteilt sich
je nach ihrer Wellenlänge und Frequenz in unterschiedliche Strahlenarten, wie
z. B. Röntgen- und Gammastrahlung.

Bei Photonen findet ein mehr oder weniger kontinuierlicher Energieverlust statt, je weiter die Photonenstrahlen im Gewebe vorankommen. Darüber
hinaus durchdringen sie das Gewebe und auch den Tumor, und verlassen es,
wenn auch abgeschwächt, auf der bestrahlungsabgewandten Seite. Im Gegensatz dazu handelt es sich bei Protonen und Schwerionen um „Teilchenstrahlen“.
Diese geben im Eintrittsbereich des Körpers nur eine sehr geringe Dosis ab,
und erreichen im Gewebe ein energieabhängiges Dosismaximum. Dieses Dosismaximum nennt man den „Bragg Peak“ (Abb. 7). Damit lässt sich, durch

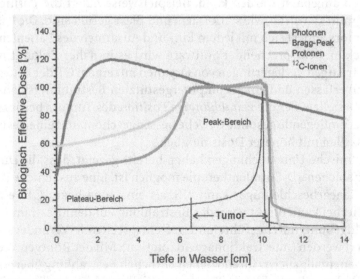

Abb. 7. Charakteristisches Dosisprofil in Abhängigkeit von der Tiefe für Photonen (*rot*), Protonen
(*gelb*) und Schwerionen (*grün*). Für Schwerionen charakteristisch ist das steile Dosismaximum
(*Bragg Peak*), das energieabhängig in der Tiefe deponiert werden kann

Wahl der geeigneten Energie, die gewünschte Dosis direkt im Tumor deponieren, während im Eintrittskanal des Strahls, aber auch in dem Areal hinter dem definierten Zielvolumen, das Gewebe geschont werden kann. Somit lassen sich Tumoren auch in der Tiefe gezielt bestrahlen.

Der Ionenstrahl bietet noch einen weiteren Vorteil: Im Gegensatz zu Photonen lassen Sie sich lenken. Durch die Anordnung von verschiedenen Magneten ist es möglich, den Ionenstrahl in verschiedene Richtungen abzulenken. Mit Hilfe dieser Ablenkung und der Variation der Energie lässt sich ein Tumor gewissermaßen Schicht für Schicht bestrahlen. Der feine Strahl kann quasi wie ein Laserstrahl den Tumor abtasten, und nachdem eine Schicht abgearbeitet ist, wird eine andere Energie gewählt, so dass die nächste Schicht abgetastet werden kann. Dies wiederholt sich Schicht für Schicht, so dass am Ende der ganze Tumor bestrahlt worden ist. Diese Technik wird „*intensitätsmoduliertes Rasterscanverfahren*" genannt. Es wird an der Abteilung für Radioonkologie Heidelberg zusammen mit der Gesellschaft für Schwerionenforschung (GSI) in Darmstadt zur Bestrahlung von Patienten verwendet (Abb. 8).

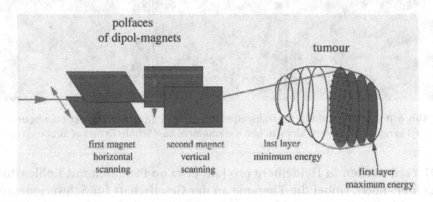

Abb. 8. Intensitätsmoduliertes Rasterscanverfahren, das an der GSI in Darmstadt im Patientenbetrieb eingesetzt wird. Durch die horizontale und vertikale Anordnung von Magneten im Strahlverlauf ist es möglich, diesen abzulenken. Gleichzeitig kann die Energie des Strahles so gewählt werden, dass der Strahl sein Dosismaximum Schicht für Schicht im Tumor deponieren kann

Hiermit ergeben sich innovative Optionen für sehr kritische Stellen im Körper wie z. B. an der Schädelbasis.

Neben den physikalischen Vorteilen der Schwerionen trägt auch ihr biologischer Wirkmechanismus entscheidend zu ihrem Therapievorteil bei: Kohlenstoffionen weisen, besonders in sehr strahlenresistenten Tumoren, eine erhöhte biologische Wirksamkeit auf. Somit bietet die Schwerionentherapie nicht nur eine Möglichkeit für schwer erreichbare Stellen im Körper, sondern auch für Tumoren, bei denen die konventionelle Strahlentherapie mit Photonen nur wenig Effekt gezeigt hat, weil das Tumorgewebe sehr strahlenunempfindlich ist.

Ein Beispiel hierfür sind Chordome der Schädelbasis. Diese Tumoren sind operativen Resektionen gegenüber oft sehr schwer zugänglich. Sie zeigen sowohl nach chirurgischer Resektion als auch nach konventioneller Strahlentherapie mit Photonen häufig ein erneutes Wachstum. Klinische Studien, im Rahmen derer die Schwerionentherapie für Chordome, aber auch für Chondrosarkome der Schädelbasis untersucht wurden, haben einen entscheidenden Therapievorteil der Schwerionentherapie nachgewiesen. Die Nebenwirkungsrate ist sehr gering [11–13]. Offensichtlich bietet bei einer Tumorart der Speicheldrüsen, bei Adenoidzystischen Karzinomen, eine Boostbestrahlung mit Kohlenstoffionen (kleinvolumige Dosisaufsättigung auf den Tumorkern) zusätzlich zu einer IMRT einen entscheidenden Therapievorteil (Abb. 9) [14].

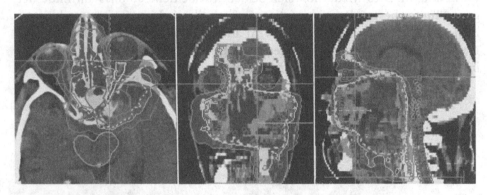

Abb. 9. Intensitätsmodulierte Strahlentherapie (IMRT) mit einem Schwerionenboost zur Therapie von Adernoidzystischen Karzinomen. Aus: Schulz-Ertner et al. 2005 [14]

Derzeit werden in Heidelberg pro Jahr etwa 60 Patienten mit Kohlenstoffionen behandelt, wobei die Therapie an der Gesellschaft für Schwerionenforschung (GSI) in Darmstadt durchgeführt wird. Die Anlage dort steht primär der physikalischen Grundlagenforschung zur Verfügung, wobei im Jahr drei Therapiestrahlzeiten mit je 20 Therapietagen für den Patientenbetrieb zur Verfügung stehen. Bisher existieren weltweit nur sehr wenige Anlagen für Partikeltherapie. Eine Behandlung mit Schwerionen wird im klinischen Einsatz in Chiba, Japan, erfolgreich eingesetzt. Protonentherapien stehen unter anderem am Paul-Scherrer-Institut in Villingen, Schweiz, sowie in Loma Linda, Kalifornien, und am Massachusetts General Hospital (MGH) in Boston zur Verfügung. Derzeit im Bau befindet sich an der Klinik für Radioonkologie und Strahlentherapie der Universität Heidelberg das Heidelberger Ionenstrahl-Therapiezentrum (HIT), das 2007 den klinischen Betrieb aufnehmen wird und neben der Schwerionentherapie mit Kohlenstoffionen die Strahlentherapie mit Protonen durchführen wird.

Eine Reihe von klinischen Studien wird nötig sein, um diese neue Technik in die klinische Routine sicher und effektiv zu integrieren. Für Chordome und Chondrosarkome der Schädelbasis sowie für die Adenoidzystischen Karzinome wurde dies bereits erreicht. Eine klinische Studie zum Einsatz der Schwerionentherapie bei sakralen Chordomen wurde bereits abgeschlossen und kann nach ausreichendem Follow-up ausgewertet werden. Derzeit in klinischer Evaluation ist der Einsatz der Schwerionentherapie als Boostbestrahlung in Kombination mit IMRT bei Patienten mit Prostatakarzinomen mit einem „Hochrisikoprofil".

Kombinierte Radiochemotherapien und Immuntherapien

Neben der Etablierung der innovativen Techniken in der Strahlentherapie selbst haben in den letzten Jahren immer mehr Kombinationstherapien, bestehend aus einer Strahlentherapie und einer parallelen Chemotherapie, Einzug in die klinische Routine gehalten. Für eine ganze Reihe von Tumoren gehören sie heute zur Standardtherapie. Unter anderem für bösartige Hirntumoren konnte gezeigt werden, dass eine solche Kombinationstherapie das Überleben der Patienten signifikant verlängert [15]. Für Tumoren der Bauchspeicheldrüse, für Tumoren im Kopf-Hals-Bereich, aber auch für eine ganze Reihe von kindlichen Tumoren weiß man heute, dass die Kombination aus Strahlentherapie und Chemotherapie vorteilhaft ist.

In der jüngsten Vergangenheit sind auch zielgerichtete Therapieoptionen, so genannte *targeted therapies*, immer mehr eingesetzt worden. Dabei ist es durch die Gabe von Antikörpern gegen körpereigene Eiweißstoffe oder durch *small molecules*, die bestimmte Reaktionsprozesse innerhalb von Tumorzellen blockieren können, möglich, einen synergistischen oder additiven Effekt mit Chemotherapie und Strahlentherapie zu erreichen und somit für den Patienten einen entscheidenden Therapievorteil zu ermöglichen. Eine Reihe solcher Substanzen wird derzeit im Rahmen von klinischen Studien in Kombination mit Strahlentherapie und Chemotherapien untersucht. Für eine Reihe von Tumoren konnte bereits ein positiver Kombinationseffekt gezeigt werden [16, 17].

Fazit

Die Radioonkologie von heute zeigt im Vergleich zur etablierten Standard-Strahlentherapie entscheidende Innovationen im Hinblick auf Technik und Strahlenqualität. Mit modernen Präzisionstechniken ist es möglich, einen Tumor punktgenau zu bestrahlen, während das umliegende Gewebe sicher geschont werden kann. Dies ist durch moderne Verfahren wie die IMRT auch für sehr komplex geformte Tumoren, umgeben von Risikostrukturen, ohne Dosiseinbuße im Zielvolumen sicher möglich. Für strahlenresistente Tumoren bieten alternative Strahlenqualitäten wie die Schwerionentherapie einen entscheidenden Therapievorteil. Ab 2007 wird diese Therapie auch in großem

Umfang an der Klinik für Radioonkologie und Strahlentherapie der Universität Heidelberg verfügbar sein. Neben diesen technischen Innovationen ist die systemische Therapie mit Chemotherapien und/oder mit anderen modernen zielgerichteten Substanzen entscheidender Bestandteil des radioonkologischen Arbeitsalltages. Beide Aspekte sind die zwei wichtigsten Säulen, welche die moderne Radioonkologie zum Vorteil für die Patienten in die Zukunft begleiten werden.

Literatur

1. Leksell L (1951) The stereotaxic method and radiosurgery of the brain. Acta Chir Scand 102:316–319
2. Combs SE, Widmer V, Thilmann C, Hof H, Debus J, Schulz-Ertner D (2005) Stereotactic radiosurgery (SRS): treatment option for recurrent glioblastoma multiforme (GBM). Cancer 104:2168–2173
3. Combs SE, Volk S, Schulz-Ertner D, Huber PE, Thilmann C, Debus J (2005) Management of acoustic neuromas with fractionated stereotactic radiotherapy (FSRT): long-term results in 106 patients treated in a single institution. Int J Radiat Oncol Biol Phys 63:75–81
4. Combs SE, Schulz-Ertner D, Thilmann C, Edler L, Debus J (2004) Treatment of cerebral metastases from breast cancer with stereotactic radiosurgery. Strahlenther Onkol 180:590–596
5. Herfarth KK, Izwekowa O, Thilmann C, Pirzkall A, Delorme S, Hofmann U et al. (2003) Linac-based radiosurgery of cerebral melanoma metastases. Analysis of 122 metastases treated in 64 patients. Strahlenther Onkol 179:366–371
6. Combs SE, Thilmann C, Debus J, Schulz-Ertner D (2006) Long-term outcome of stereotactic radiosurgery (SRS) in patients with acoustic neuromas. Int J Radiat Oncol Biol Phys
7. Zabel A, Milker-Zabel S, Huber P, Schulz-Ertner D, Schlegel W, Debus J (2005) Treatment outcome after linac-based radiosurgery in cerebral arteriovenous malformations: retrospective analysis of factors affecting obliteration. Radiother Oncol 77:105–110
8. Munter MW, Thilmann C, Hof H, Didinger B, Rhein B, Nill S et al. (2003) Stereotactic intensity modulated radiation therapy and inverse treatment planning for tumors of the head and neck region: clinical implementation of the step and shoot approach and first clinical results. Radiother Oncol 66:313–321
9. Didinger B, Schulz-Ertner D, Wannenmacher M, Debus J (2003) Modern techniques in the radiotherapy of prostate cancer. Non-surgical treatment options for localized stages. Radiologe 43:448–454
10. Combs SE, Thilmann C, Debus J, Schulz-Ertner D (2005) Precision radiotherapy for hemangiopericytomas of the central nervous system. Cancer 104:2457–2465
11. Schulz-Ertner D, Nikoghosyan A, Thilmann C, Haberer T, Jakel O, Karger C et al. (2004) Results of carbon ion radiotherapy in 152 patients. Int J Radiat Oncol Biol Phys 58:631–640
12. Schulz-Ertner D, Haberer T, Scholz M, Thilmann C, Wenz F, Jakel O et al. (2002) Acute radiation-induced toxicity of heavy ion radiotherapy delivered with intensity modulated pencil beam scanning in patients with base of skull tumors. Radiother Oncol 64:189–195
13. Schulz-Ertner D, Haberer T, Jakel O, Thilmann C, Kramer M, Enghardt W et al. (2002) Radiotherapy for chordomas and low-grade chondrosarcomas of the skull base with carbon ions. Int J Radiat Oncol Biol Phys 53:36–42
14. Schulz-Ertner D, Nikoghosyan A, Didinger B, Munter M, Jakel O, Karger CP et al. (2005) Therapy strategies for locally advanced adenoid cystic carcinomas using modern radiation therapy techniques. Cancer 104:338–344

15. Combs SE, Gutwein S, Schulz-Ertner D, van Kampen M, Thilmann C, Edler L et al. (2005) Temozolomide combined with irradiation as postoperative treatment of primary glioblastoma multiforme. Phase I/II study. Strahlenther Onkol 181:372-.377

16. Bonner JA, De Los SJ, Waksal HW, Needle MN, Trummel HQ, Raisch KP (2002) Epidermal growth factor receptor as a therapeutic target in head and neck cancer. Semin Radiat Oncol 12:11–20

17. Bonner JA, Harari PM, Giralt JL (2004) Cetuximab prolongs survival in patients with locally advanced squamous cell carcinoma of the head and neck: a phase III study of high dose radiation therapy with or without cetuximab. Proc Am Soc Clin Oncol Abstract 5507

Heidelberger Jahrbücher, Band 50 (2006)
C. Herfarth (Hrsg.) Gesundheit
© Springer-Verlag Berlin Heidelberg 2007

Die Entwicklung
des „Europäischen Pankreaszentrums Heidelberg" (EPZ)

LARS FISCHER, JÖRG KLEEFF, HELMUT FRIESS
UND MARKUS W. BÜCHLER

Vorwort

„Evidenz-basierte Medizin", „Randomisiert-kontrollierte Studien", „International akzeptierte Therapiestandards", „Interdisziplinäre Zusammenarbeit",
„International kompetitive Grundlagenforschung und eine zukunftsorientier-
te Lehre und Mitarbeiterausbildung" – all dies sind Schlagworte, die die Aspekte und Anforderungen an eine moderne chirurgische Universitätsklinik in der
heutigen Zeit charakterisieren. Die Inhaber des Heidelberger Lehrstuhls für
Chirurgie waren sich von je her dieser Anforderungen bewusst. So gilt Karl
Heinrich Bauer (Ordinarius von 1943 bis 1962) als einer der Wegbereiter der
modernen Onkologie. Die Gründung des Deutschen Krebsforschungszentrums
in Heidelberg 1968 war ein Meilenstein in der Verbindung von Grundlagen-
und klinischer Forschung und unter anderem seiner Initiative zu verdanken.
Sein direkter Nachfolger, Fritz Lindner (Ordinarius von 1962 bis 1981), machte
sich als Mitgründer und erster Leiter des Heidelberg/Mannheimer Tumorzen-
trums um eine Vereinheitlichung der onkologischen Behandlungsstrategien
verdient. Seine ausgezeichneten Kontakte zur angelsächsischen Welt führten
zu lang anhaltenden und intensiven akademischen Beziehungen, von denen
noch die heutigen Generationen von klinisch tätigen Wissenschaftlern profitieren. Unter der Leitung von Christian Herfarth (Ordinarius von 1981 bis
2001) wurde die Bedeutung Heidelbergs als onkologisches Zentrum erheblich
verbreitert und vertieft. Es ist sein großes Verdienst als akademischer Chirurg, wissenschaftliche und praktische Paradigmenwechsel in der Chirurgie
frühzeitig erspürt zu haben. Nicht zuletzt durch seine Initiativen wurde Heidelberg Transplantationszentrum in Baden-Württemberg, und das seit 1967
existierende Nierentransplantationsprogramm wurde auf die Leber (1987), das
Herz (1989) und das Pankreas (1992) erweitert. In Fortführung dieser Tradition waren mit der Ernennung von Markus W. Büchler (Ordinarius seit 2001)
die grundlegenden Voraussetzungen geschaffen, am Klinikstandort Heidelberg

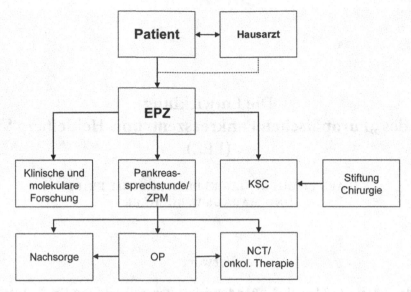

Abb. 1. Organisationsstruktur des Europäischen Pankreaszentrums Heidelberg (EPZ)

das Europäische Pankreaszentrum zu etablieren, um Patienten mit Pankreaserkrankungen nach modernsten Gesichtspunkten zu behandeln. Mit dem Aufbau des „Europäischen Pankreaszentrums Heidelberg" (EPZ) wurden herausragende infrastrukturelle Bedingungen geschaffen, um sowohl in Diagnostik
und Therapie von Pankreaserkrankungen als auch in Grundlagen- und klinischer Forschung international entscheidende Akzente zu setzen.

Einleitung

Die Inzidenz von Erkrankungen der Bauchspeicheldrüse (akute Pankreatitis,
chronische Pankreatitis und Pankreaskarzinom) hat in den letzten Jahrzehnten
in der westlichen Welt zugenommen, wobei das Pankreaskarzinom zu den
häufigsten Tumorerkrankungen des Gastrointestinaltraktes gehört. Mit einer
5-Jahresüberlebensrate von weit unter 5 Prozent (unter Berücksichtigung aller
Tumorstadien) ist das Pankreaskarzinom einer der aggressivsten malignen
Tumoren überhaupt, und die Chancen auf Heilung sind insgesamt gering.

    Die einzige Möglichkeit auf Heilung einer malignen Erkrankung des Pan-
kreas ist die chirurgische Therapie. Die dafür notwendigen Pankreasoperationen (wie z. B. die Whipple-Operation oder die magenerhaltende Whipple-
Operation, siehe Abb. 2a und 2b) gehören zu den anspruchvollsten chirurgischen Eingriffen überhaupt. Studien haben wiederholt gezeigt, dass mit zunehmender Erfahrung des Chirurgen und des Zentrums Pankreasoperationen
mit einer höheren Qualität (sichere und komplette Tumorentfernung, kürzere
Operationszeiten, weniger Blutverluste, weniger postoperative Komplikationen) durchgeführt werden können (Abb. 3, Tabelle I).

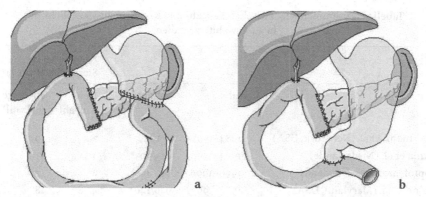

Abb. 2. (a) Bei einer so genannten Whipple'schen Operation wird unter anderem der Pankreaskopf, der Zwölffingerdarm und ein Teil des Magens entfernt. (b) Bei einer magenerhaltenden Whipple'schen Operation werden unter anderem der Pankreaskopf und der Zwölffingerdarm entfernt. Der Magen hingegen bleibt vollständig erhalten

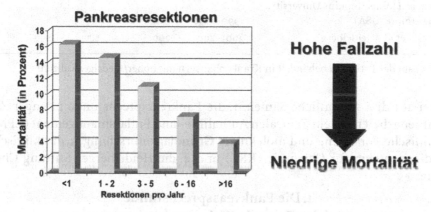

Abb. 3. Zusammenhang zwischen Anzahl der Pankreas-Operationen und Krankenhaus-Sterblichkeit (Mortalität); adaptiert nach Birkmeyer et al. (New England Journal of Medicine 2003)

Ein erfolgreicher chirurgischer Eingriff ist immer eingebettet in eine exakte präoperative Diagnostik, die unmittelbar postoperative Betreuung der Patienten auf der Intensiv-, Wach- oder chirurgischen Normalstation und letztlich die Einleitung einer Anschlussheilbehandlung beziehungsweise die Organisation weiterer Therapieoptionen (wie z. B. Chemotherapie oder Strahlentherapie). Eng verflochten mit den rein klinischen Anforderungen ist die Erforschung und Testung neuer Therapieverfahren, die wissenschaftliche Analyse klinischer Ergebnisse und nicht zuletzt die medizinische Grundlagenforschung, die die Basis für neue klinische Therapiekonzepte schafft. Um einen reibungslosen Ablauf zwischen klinischen und wissenschaftlichen Aufgabengebieten zu gewährleisten, findet im Europäischen Pankreaszentrum Heidelberg eine zentrale Koordination dieser Teilbereiche statt. Die Organisationsstruktur des „Europäischen Pankreaszentrums Heidelberg" (EPZ, siehe Abb. 1) stützt sich

Tabelle I. Zusammenhang zwischen Fallzahl und Krankenhaus-Sterblichkeit
in ausgewählten Studien

Autor	Jahr	Patienten	Krankenhaus-Sterblichkeit (in %)	
			Hohe Fallzahl	Niedrige Fallzahl
Liebermann et al. (New York, USA)	1984–1991	375/1597*	2,2	19
Gouma et al. (Niederlande)	1994–1998	223/903*	1	13
Neoptolemos et al. (England)	1990–1996	565/461*	4	7
Gordon et al. (Maryland, USA)	1989–1997	946/146*	4	18
Birkmeyer et al. (USA)	1994–1999	2159/1563*	3,8	17,6
Trede et al. (Mannheim)	1985–1990	118	0	
Fernandez-del Castillo et al. (Harvard University, Boston, USA)	1990–1994	231	0,4	
Yeo et al. (Johns Hopkins University, Baltimore, USA)	1990–1996	650	1,4	
Büchler et al. (Heidelberg)	2001–2005	1200	2,2	

* = Anzahl der Patienten behandelt in Krankenhäusern mit hoher/niedriger Fallzahl

dabei auf drei wesentliche Säulen: 1. die Pankreassprechstunde in enger Zusammenarbeit mit dem Zentralen Aufnahme- und Entlassmanagement (ZPM),
2. klinische Forschung und molekulare Grundlagenforschung, 3. das klinische
Studienzentrum für Chirurgie (KSC) und 4. die Heidelberger Stiftung Chirurgie.

1. Die Pankreassprechstunde und das Zentrale Patientenmanagement

Das Rückgrat des Europäischen Pankreaszentrums Heidelberg stellt für Patienten und Hausärzte die Pankreassprechstunde dar. Die primäre Aufgabe
der Pankreassprechstunde ist die Betreuung des Patienten vom Erstkontakt
über den stationären Aufenthalt bis zum Zeitpunkt der Entlassung oder – bei
Problemen – bis weit über den Zeitraum der Entlassung hinaus.

Der Erstkontakt zwischen Patient/Hausarzt und Pankreassprechstunde
wird in der Regel telefonisch hergestellt. So können erste Informationen ausgetauscht und wichtige Fragen beantwortet werden. Falls eine persönliche Vorstellung des Patienten notwendig ist, kann ein Termin in den täglich stattfin-
denden Sprechstunden vereinbart werden. Die Sprechstunde wird von erfahrenen Oberärzten geleitet und von Fachärzten mitbetreut. So kann häufig bereits
während des ersten Treffens entschieden werden, ob eine Operation notwendig
ist. Im Falle einer Operation kann ebenfalls geklärt werden, ob die vorhandene
Diagnostik vollständig ist, um eine sichere Operationsindikation zu stellen,

oder ob noch weitere Untersuchungen erforderlich sind. Falls die Indikation für eine Operation gestellt wurde, werden die Daten des Patienten direkt von der Pankreassprechstunde an das „Zentrale Patientenmanagement" (ZPM), eine weitere Säule des Europäischen Pankreaszentrums, weitergereicht und ein Operationstermin vereinbart. Falls keine Operation notwendig ist, nehmen die Ärzte der Pankreassprechstunde Kontakt zu den weiterbehandelnden Kollegen auf, um so eine kontinuierliche Bertreuung der Patienten sicherzustellen.

Bei komplexen Krankheitsbildern, bei denen die notwendigen Therapieoptionen nicht ohne weiteres innerhalb der Pankreassprechstunde festgelegt werden können, bieten wir über das Nationale Centrum für Tumorerkrankungen (NCT) eine interdisziplinäre Tumorsprechstunde an. Das Nationale Centrum für Tumorerkrankungen (NCT) wurde in Zusammenarbeit mit dem Universitätsklinikum Heidelberg und dem Deutschen Krebsforschungszentrum Heidelberg (DKFZ) ins Leben gerufen.[1] Im Rahmen der interdisziplinären Sprechstunde werden die einzelnen Fälle von einer fachübergreifenden Expertenrunde beraten. Dem Patienten kann somit ein qualitätsgesicherter Therapieplan zur Verfügung gestellt werden, der den höchsten interdisziplinären Standards gerecht wird.

Neben der Erarbeitung von Therapievorschlägen bei Patienten mit komplizierten Krankheitsbildern ist es weiteres Ziel des Nationalen Centrum für Tumorerkrankungen, innovative und vielversprechende Ansätze aus der Grundlagenforschung schneller in die klinische Praxis umzusetzen (wie z.B. klinische Studien mit Herceptin, einem Medikament, das gezielt molekulare Veränderungen der Tumorzellen angreift; siehe auch Tabelle II). Zu den Forschungsprojekten gehören neben epidemiologischen Untersuchungen, durch die geklärt werden soll, welche Faktoren aus Umwelt und Ernährung die Entwicklung

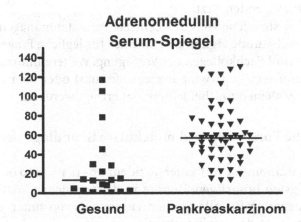

Abb. 4. Serumspiegel von Adrenomedullin bei gesunden Probanden und Pankreaskarzinom-Patienten

---

[1] Siehe den Beitrag von Christof von Kalle et al. im vorliegenden Band.

einer Krebserkrankung fördern, auch die Entwicklung von „Screeningverfahren", mit denen eine möglichst frühzeitige Entdeckung von Pankreastumoren möglich ist. Als Beispiel aus der aktuellen Forschung ist Adrenomedullin zu erwähnen, ein Protein, das signifikant erhöhte Serumspiegel bei Pankreaskarzinompatienten aufweist (Abb. 4), und welches zurzeit als potentieller Marker zur Früherkennung des Pankreaskarzinoms an einem größeren Patientenkollektiv evaluiert wird.

Das Zentrale Patientenmanagement (ZPM)

Die Aufgabe des Zentralen Aufnahme- und Entlassmanagements besteht in der Organisation des gesamten klinischen Aufenthaltes der Patienten. Die Organisation beginnt entweder mit der direkten Übernahme der Patientendaten aus der Pankreassprechstunde oder mittels telefonischer Kontaktaufnahme seitens des Patienten/Hausarztes nach gestellter Operationsindikation. Wie bereits oben beschrieben, werden noch ausstehende Untersuchungstermine koordiniert, der Zeitpunkt der stationären Aufnahme und die Aufnahmestation festgelegt. Damit erfüllt das Zentrale Patientenmanagement zwei wesentliche Aufgaben. Zum ersten, dass der Patient vorbereitet (nach Rücksprache des zuweisenden Arztes und des verantwortlichen Arztes im ZPM) in das Krankenhaus aufgenommen wird und somit die Operation bereits am nächsten Tag nach der stationären Aufnahme durchgeführt werden kann. Zum zweiten, dass die Patientenwünsche für einen Aufnahmetermin mit der Belegungssituation in der Klinik und den Operations- und Intensivkapazitäten abgeglichen und somit unnötige Wartezeiten für den Patienten vermieden werden. Die Organisation beziehungsweise die Festlegung der Aufnahmetermine erfolgt in der Regel durch telefonischen Kontakt mit dem Patienten oder mit dem betreuenden Hausarzt/zuweisenden Arzt.

Grundsätzlich stehen sowohl das Zentrale Patientenmanagement als auch die Pankreassprechstunde täglich acht Stunden für jegliche Fragen von Patienten, Hausärzten und Fachkollegen zur Verfügung. Weitere Informationen können über die Internetseite (www.pankreasinfo.com) oder über einen E-Mail-Kontakt (pankreas@med.uni-heidelberg.de) erfragt werden.

2. Klinische Forschung und molekulare Grundlagenforschung

Das Pankreaskarzinom ist mit einer Inzidenz 10–11 pro 100 000 Einwohner einer der häufigsten bösartigen Tumore in der westlichen Welt (Abb. 5). Die 5-Jahresüberlebensrate für alle Stadien zusammen von unter 5 Prozent belegt die Aggressivität des Pankreaskarzinoms mit raschem Tumorwachstum und retroperitonealer und perineuraler Tumorinfiltration, Angioinvasion, der Formation von Lokal- und Fernmetastasen, sowie hohen Rezidivraten nach Resektion. Beim Pankreaskarzinom kommt erschwerend hinzu, dass sich dieser

Estimated New Cases*

Males			Females		
Prostate	232,090	33%	Breast	211,240	32%
Lung and Bronchus	93,010	13%	Lung and Bronchus	79,560	12%
Colon and Rectum	71,820	10%	Colon and Rectum	73,470	11%
Urinary Bladder	47,010	7%	Uterine Corpus	40,880	6%
Melanoma of the Skin	33,580	5%	Non-Hodgkin Lymphoma	27,320	4%
Non-Hodgkin Lymphoma	29,070	4%	Melanoma of the Skin	26,000	4%
Kidney and Renal Pelvis	22,490	3%	Ovary	22,220	3%
Leukemia	19,640	3%	Thyroid	19,190	3%
Oral Cavity and Pharynx	19,100	3%	Urinary Bladder	16,200	2%
Pancreas	16,100	2%	Pancreas	16,080	2%
All Sites	**710,040**	**100%**	**All Sites**	**662,870**	**100%**

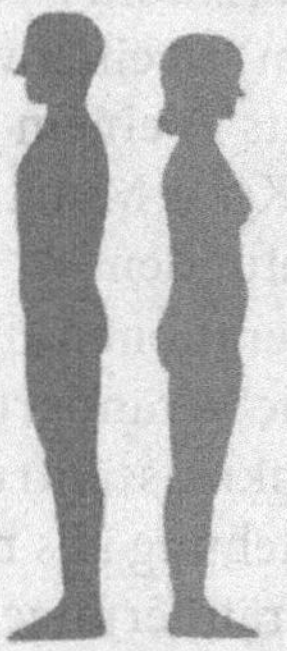

Estimated Deaths

Males			Females		
Lung and Bronchus	90,490	31%	Lung and Bronchus	73,020	27%
Prostate	30,350	10%	Breast	40,410	15%
Colon and Rectum	28,540	10%	Colon and Rectum	25,750	10%
Pancreas	15,820	5%	Ovary	16,210	6%
Leukemia	12,540	4%	Pancreas	15,980	6%
Esophagus	10,530	4%	Leukemia	10,030	4%
Liver and Intrahepatic Bile Duct	10,330	3%	Non-Hodgkin Lymphoma	9,050	3%
Non-Hodgkin Lymphoma	10,150	3%	Uterine Corpus	7,310	3%
Urinary Bladder	8,970	3%	Multiple Myeloma	5,640	2%
Kidney and Renal Pelvis	8,020	3%	Brain and Other Nervous System	5,480	2%
All Sites	**295,280**	**100%**	**All Sites**	**275,000**	**100%**

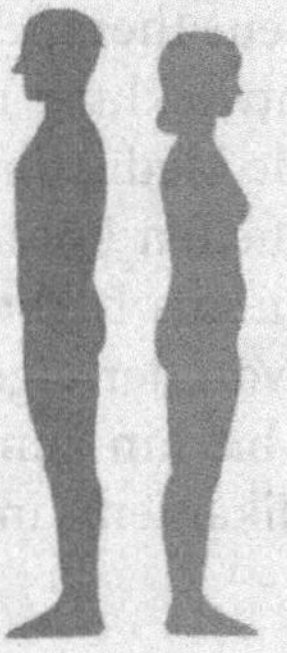

Abb. 5. Inzidenz (Neuerkrankungen) und Mortalität der häufigsten Krebsarten
im Jahre 2005 (aus Jemal et al. 2005).

Tumor weitgehend resistent gegenüber herkömmlichen Chemotherapien (aktueller Standard: Gemcitabine) oder Bestrahlungen (Radiotherapien) erweist. Dies gilt insbesondere in der palliativen Situation mit einer relativ großen Tumorlast. In der adjuvanten Situation (d. h. nach Tumorresektion) scheint die Chemotherapie (5-FU oder Gemcitabine) wirksam zu sein. Für neoadjuvante Therapiekonzepte liegen noch nicht genügend Daten vor, um die Wertigkeit zuverlässig beurteilen zu können.

Die genetische Analyse des Pankreaskarzinoms zeigt, dass dieser Tumor eine Vielzahl von Genmutationen in Tumorsuppressorgenen und Onkogenen aufweist, die eine Ursache für dieses aggressive Tumorwachstum darstellen. Die häufigsten Tumorsuppressoren-Mutationen sind p53, p16 und Smad 4. Beim duktalen Pankreaskarzinom führt die p53 Mutation zu einer verstärkten Stabilität des mutierten Proteins, was mit einer verminderten Überlebenszeit bei Patienten nach Pankreaskarzinomresektion in Verbindung gebracht werden kann. Durch Mutation des Tumorsupressors p16 (damit ist ein Funktionsverlust

dieses Proteins verbunden) kommt es zu einer unkontrollierten Aktivierung
des Zellzyklus und zu neoplastischen Zelltransformationen. In bezug auf mu-
tierte Onkogene beim Pankreaskarzinom ist das K-ras zu nennen. Eine Mutation des K-ras führt (unter anderem) zu einer verstärkten Proliferationsneigung.
K-ras Mutationen kommen bereits in einem frühen Stadium der Pankreaskar-
zinogenese vor. So werden diese K-ras Mutationen bereits bei PanIN-Läsionen
(Pankreaskarzinomvorstufen) gefunden.

Neben diesen genetischen Alterationen, die beim Pankreaskarzinom gefunden werden, stehen epigenetische Veränderungen ebenso im Fokus aktueller
Forschung am Europäischen Pankreaszentrum Heidelberg. Vor allem im Zusammenhang der Karzinomentstehung aus normalem Pankreasgewebe ist die
Forschung an epigenetischen Veränderungen richtungweisend, da hier gegebenenfalls Frühformen des Pankreaskarzinoms erkannt werden können. Letztlich müssen die Ergebnisse dieser Forschung, die zum großen Teil anhand von
intraoperativ entnommenen Tumorgewebes gewonnen wurden, wieder zurück
in die klinische Anwendung, in neue therapeutische Konzepte geführt werden.
Über die Identifizierung und Entwicklung neuer, „molekularer" Ziele lassen
sich so neue spezifisch ansetzende Medikamente entwickeln (z.B. so genannte
Tyrosinkinase-Inhibitoren), die helfen können, einen weiteren Fortschritt in
der Therapie des Pankreaskarzinoms herbeizuführen. Wie in Abb. 6 gezeigt
dauert allerdings dieser Schritt von der eigentlichen Identifizierung von potentiellen „molekularen" Zielen bis hin zum eigentlichen Einsatz des daraus
entwickelten „molekularen" Medikaments im Rahmen klinischer Studien etwa
10–15 Jahre.

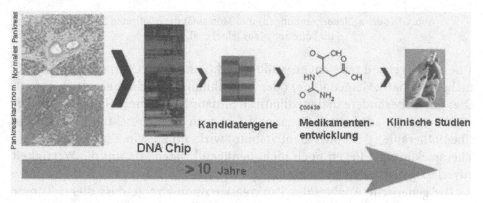

Abb. 6. Der Weg von der Identifizierung genetischer Veränderungen
bis hin zur Entwicklung zielgerichteter Medikamente

Ein zweiter wesentlicher Baustein in der Erforschung des Pankreaskarzinoms war die bereits vor mehr als zehn Jahren gewonnene Erkenntnis, dass
das Pankreaskarzinom verschiedene Wachstumsfaktoren und ihre Rezeptoren überexprimiert und sich somit selbst zum Wachsen anregt. Solche Sub-

stanzen sind zum Beispiel der Epidermale Wachstumsfaktor, kurz EGF oder der Transformierende Wachstumsfaktor-alpha (TGF-alpha). Weiterhin konnte gezeigt werden, dass Patienten mit einem Pankreaskarzinom, das keine Überexpression dieser (in diesem Falle schädlichen) Wachstumsfaktoren aufwiesen, eine längere Überlebenszeit haben.

Die Tatsache, dass das Pankreaskarzinom durch auto- und parakrine Mechanismen in der Lage ist, sich selbst zum Wachsen zu stimulieren, war ein wesentlicher Baustein im Verständnis, warum das Pankreaskarzinom ein so aggressiver Tumor ist. Die Mitarbeiter des Europäischen Pankreaszentrums haben diese Forschungsrichtung entscheidend mitgeprägt. Ein aktueller Schwerpunkt der Forschung bezieht sich auf Substanzen, von denen bekannt ist, dass sie die oben beschriebenen wachstumsfördernden Signale, die von den Pankreaskarzinomzellen ausgesendet werden, unterbrechen und somit das Tumorwachstum bremsen können. In Abb. 7 sind die verschiedenen Ansätze dargestellt, mit denen die Selbststimulation der Krebszelle zum Wachstum unterbrochen werden kann. Wenn es gelingt, die Pankreaskarzinomzelle effektiv am Wachstum zu hindern, wäre ein großer Schritt getan, um dem Tumor in seiner Ausbreitung zu behindern und somit letztlich das Überleben der davon betroffenen Patienten zu verlängern.

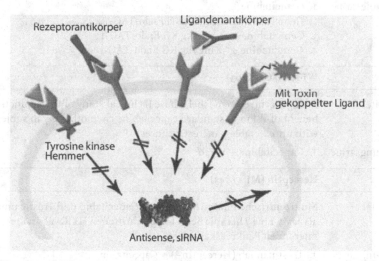

Abb. 7. Verschiedene Strategien, um exzessive Wachstumssignale der Krebszellen zu unterbrechen

Um für den Patienten eine Verbesserung der Heilungschancen zu ermöglichen, ist es wichtig, die im Labor gewonnenen Erkenntnisse in der Klinik anzuwenden und die daraus folgenden Behandlungsresultate unter wissenschaftlichen Gesichtspunkten zu analysieren. Das Ziel dieser wissenschaftlichen Untersuchungen ist es, bereits vorhandene Therapien mit den neuen Therapieansätzen zu vergleichen, um die wirksamste Therapie objektiv und un-

Tabelle II. Aktuelle Studien zu Pankreaserkrankungen

Studie	ESPAC-3
Studientitel	Adjuvant chemotherapies in operable pancreatic cancer (ESPAC-3)
Behandlungsarme	1. 5-FU/Folinsäure 2. Gemcitabine
Studie	**CapRI**
Studientitel	Postoperative cisplatin, interferon alpha-2b, and 5-FU combined with external radiation treatment versus 5-FU alone for patients with resected pancreatic adenocarcinoma
Behandlungsarme	1. 5-FU, Cisplatin, Interferon-γ2b plus Radiotherapie 2. 5-FU/Folinsäure
Studie	**Endo-TAG1/CT4001**
Studientitel	A Prospective, Randomized, Open Clinical Trial (Phase II) of a 1st line, twice weekly administration of Liposomal-Encapsulated Paclitaxel (Endo-TAG1™) followed by a weekly infusion of Gemcitabine to evaluate Safety and Antitumoral Efficacy in Patients with advanced pancreatic cancer
Behandlungsarme	1. Gemcitabine 2. Gemcitabine + 8 mg /kg KG Endo-TAG-1 3. Gemcitabine + 16 mg /kg KG Endo-TAG-1 4. Gemcitabine + 32 mg /kg KG Endo-TAG-1
Studie	**WF10 (OXO-K993)**
Studientitel	A single centre, open label, Phase II clinical study of the adjunctive benefit of WF10 to standard capecitabine chemotherapy in subjects with unresectable pancreatic cancer
Behandlungsarme	1. Capecitabine + WF10
Studie	**Herceptin (ML 17 743)**
Studientitel	Multizentrische Phase-II-Studie mit Capecitabin und Trastuzumab als First-Line Therapie beim fortgeschrittenen HER2-überexprimierenden Pankreaskarzinom
Behandlungsarme	1. Trastuzumab (Herceptin®) + Capecitabin
Studie	**EUROPAC-2**
Studientitel	EUROPAC-2 trial to investigate the efficacy of ANTOX (vers)1.2 and MGCT (Magnesiocard.) for the treatment of Hereditary Pancreatitis and idiopathic chronic pancreatitis
Behandlungsarme	1. Antox (Selenium, Carotene, Vit. C/E) 2. Magnesium-L-Aspartate-hydrochloride 3. Placebo

ter Berücksichtigung der höchsten Sicherheit für den Patienten definieren zu können. Die diesem Zusammenhang im Europäischen Pankreaszentrum Heidelberg durchgeführten klinischen Studien sind dabei von unterschiedlicher Natur. Bei einigen werden verschiedene Operationsverfahren miteinander verglichen oder es wird die Wirksamkeit von Medikamenten untersucht, die nach einer Operation ein Wiederauftreten der Tumorerkrankung verhindern sollen. Im Augenblick führen wir in Kooperation mit anderen Kliniken im In- und Ausland 6 klinische Studien speziell für das Pankreaskarzinom durch (Tabelle II). Hierzu zählen zum Beispiel die ESPAC-3 Studie (ESPAC für European Study Group for Pancreatic Cancer) oder die CapRI Studie (CapRI für Adjuvant ChemoRadioImmuntherapy of Pancreatic Carcinoma).

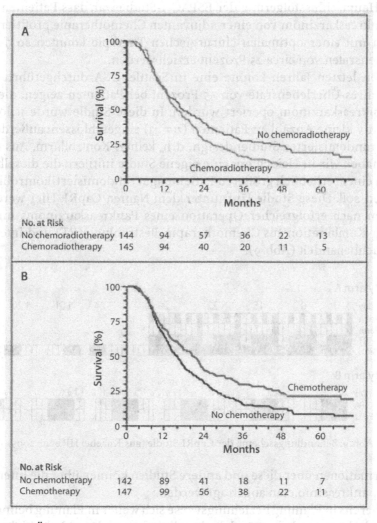

Abb. 8. Überlebenskurven der ESPAC-1-Studie (aus Neoptolemos et al. 2004)

Die ESPAC-Studien sind europäische Multizenterstudien, die in den letzten Jahren große Anteile an den erzielten Fortschritten in der Therapie des Pankreaskarzinoms haben.

Das von M. W. Büchler geführte Team hat wesentlichen Anteil an der Planung, Umsetzung und Patientenrekrutierung dieser Studien. Die ESPAC-1-Studie hat zum Beispiel erstmalig gezeigt, dass eine adjuvante Chemotherapie beim Pankreaskarzinom zu einer signifikanten Verlängerung der Überlebensrate führt (siehe Abb. 8). Die aktuell durchgeführte ESPAC-3-Studie vergleicht den Stellenwert einer adjuvanten Chemotherapie mit entweder 5-FU/Folinsäure oder Gemcitabine in Hinblick auf das Überleben von Patienten, die an einem Pankreaskarzinom operiert werden konnten. Im Augenblick sind bereits mehr als 1000 Patienten in diese Studie involviert.

Die Hauptschlussfolgerung der ESPAC-1-Studie war, dass Patienten mit einem Pankreaskarzinom von einer adjuvanten Chemotherapie profitieren. Zusammen mit einer optimalen chirurgischen Therapie konnten so 5-Jahres-Überlebensraten von circa 25 Prozent erzielt werden.

In den letzten Jahren konnte eine in Seattle, USA durchgeführte Studie eine 5-Jahres-Überlebensrate von 55 Prozent bei Patienten zeigen, die an einem Pankreaskarzinom operiert wurden. In diese Studie wurde jedoch nur eine relativ kleine Anzahl an Patienten ($n = 43$) eingeschlossen; außerdem gab es kein randomisiertes Studiendesign, d. h. keinen Kontrollarm. Aus diesem Grund haben wir in Heidelberg eine eigene Studie initiiert, die dieselbe Therapie an einem erheblich größeren Patientengut randomisiert-kontrolliert untersuchen soll. Diese Studie läuft unter dem Namen CapRI. Hier werden die Patienten nach erfolgreicher Operation eines Pankreaskarzinoms mit einer Dreifach-Kombination aus Chemotherapie, Bestrahlung (RT) und Interferon-alpha nachbehandelt (Abb. 9).

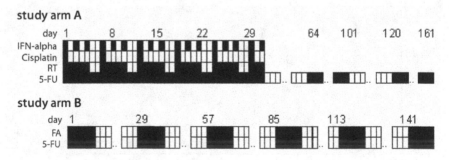

Abb. 9. Behandlungsschema der CapRI Studie (aus Knaebel HP et al. 2005)

Informationen über diese und andere Studien können über die Internetseite www.pankreasinfo.com abgefragt werden.

Die bereits in Planung beziehungsweise sich weiter in Planung befindlichen Studien sind nur durch das Bündeln der klinischen und molekularbiologischen

Forschung realisierbar. Dies geschieht im Europäischen Pankreaszentrum Heidelberg durch enge Zusammenarbeit mit dem Deutschen Krebsforschungszentrum (DKFZ) und dem Europäischen Laboratorium für Molekularbiologie (EMBL) in Heidelberg sowie weiteren mehr als 30 nationalen und internationalen Kooperationspartnern. Nur durch diese interdisziplinäre Zusammenarbeit können neue Horizonte eröffnet werden, um die Menschen, die an einem Pankreaskarzinom leiden, besser therapieren zu können.

3. Gründung des klinischen Studienzentrums für Chirurgie

Für die patientenorientierte Forschung in der Chirurgie und zur Verbesserung der Evidenzlage wurde in Heidelberg ein klinisches Studienzentrum gegründet. Seit Mai 2002 werden systematisch alle Patienten der Klinik durch einen Studienarzt auf die Ein- und Ausschlusskriterien von derzeit 22 randomisiert-kontrollierten Studien evaluiert. Bei Eignung erfolgt die freiwillige Einladung zur Teilnahme an einer geeigneten Studie. Auf diese Weise konnten bereits mehr als 2000 Patienten protokollgerecht in klinischen Studien behandelt werden, davon mehr als 200 Patienten in Pankreas-relevanten Studien. Regelmäßiges externes unabhängiges Monitoring und Auditing gewährleistet eine laufende Qualitätssicherung. In einem interdisziplinären Team von weitergebildeten Studienärzten und Studienpflegekräften werden die Protokolle für alle chirurgischen Studien nach den Richtlinien der „good clinical practice" (GCP) nach festgelegten Eckpunkten erstellt. In enger Kooperation mit dem Institut für Medizinische Biometrie und Informatik der Universität Heidelberg wird auf die notwendigen methodischen Anforderungen geachtet.

Im Jahre 2003 entschloss sich die Deutsche Gesellschaft für Chirurgie (DGCh) („http://www.dgch.de") zur Gründung eines Studienzentrums der Fachgesellschaft. Aufgrund der Vorarbeiten und der bereits etablierten Infrastruktur des Heidelberger Studienzentrums für Chirurgie erging der Auftrag zur Errichtung des Studienzentrums der DGCh an die Medizinische Fakultät Heidelberg, die auch eine Förderung durch das Bundesministerium für Bildung und Forschung (BMBF) beantragte. Im Rahmen einer (inter-)nationalen Begutachtung wurde das Studienzentrum der DGCh vom BMBF positiv bewertet und eine Förderung zugesprochen. Es führt vor allem Studien durch, bei denen operative Strategien, chirurgische Techniken, chirurgische Verbrauchsmaterialen, aber auch neue Medikamente verglichen werden.

4. Die Heidelberger Stiftung Chirurgie

Die Grundlagenforschung im Labor, die Entwicklung neuer Therapiekonzepte und die Planung und Durchführung von klinischen Studien sind wesentliche Bausteine, um eine Verbesserung in der Therapie bei Pankreaserkrankungen zu erreichen. Die Kostenexplosion im Gesundheitswesen induziert gravierende

Einsparungen, und die Finanzlage der Krankenhäuser wird auch in Zukunft unsicher bleiben. Aufgrund des Geldmangels werden die Entwicklung neuer Behandlungsstrategien, eine Verbesserung der Patientenpflege sowie Fortschritte in Forschung, Technologie und Ausbildung nur schwer erreichbar sein.

Die Universitätsklinik Heidelberg ist für ihre wissenschaftliche Qualität und Expertise weltweit bekannt. Um weiterhin optimale Bedingungen für die Forschung zu schaffen, die medizinische Versorgung auf höchstem Niveau aufrechtzuerhalten und zu steigern, müssen allerdings gewisse Grundbedingungen erfüllt sein. Um trotz finanzieller Kürzungen weiterhin Grundlagen- und klinische Spitzenforschung betreiben zu können, wurde im Winter 2002/03 die „Heidelberger Stiftung Chirurgie" von Ärzten, Pflegepersonal und anderen Mitarbeitern der Universität Heidelberg sowie Vertretern der Öffentlichkeit gegründet. Die Heidelberger Stiftung Chirurgie ist eine gemeinnützige Einrichtung zur Unterstützung und Förderung der Medizin. Mittels Akquirierung privater finanzieller Spenden sollen neben den oben genannten Zielen eine Verbesserung des Patientenumfeldes die Modernisierung der Stations- und Ambulanzräume bis hin zu Verbesserungen in den Bereichen Pflege, Komfort und Service für Patienten und Angehörige erreicht werden. Somit schlägt die Heidelberger Stiftung Chirurgie die Brücke von privater Initiative zu konkreten, für das Patientenwohlergehen relevanten Projekten. Informationen über die Heidelberger Stiftung Chirurgie können jederzeit unter „http://www.stiftung-chirurgie.com" erfragt werden.

5. Die Chirurgie des Pankreaskarzinoms

Im Jahre 1995 publizierte B. Gudjonsson einen Artikel, der die sozioökonomischen Grundlagen in der chirurgischen Therapie des Pankreaskarzinoms beleuchtete. Eine Schlussfolgerung dieses Artikels lautete, dass Resektionen bei Patienten mit Pankreaskarzinom einen minimalen Einfluss auf das Überleben dieser Patienten haben und damit die Chirurgie bei Patienten mit Pankreaskarzinom eine Verschwendung von Ressourcen darstellt. Wie bereits erwähnt, kann heute bei Patienten mit Pankreaskarzinom, die kurativ reseziert worden sind, ein 5-Jahresüberleben von zirka 25 Prozent erreicht werden (die Überlebensraten von Patienten, die unter der Leitung von M. W. Büchler in Bern an einem Pankreaskarzinom operiert wurden, sind in Abb. 10 dargestellt). Neueste Daten aus Europa und Amerika zeigen, dass nach einer kompletten Entfernung des Pankreaskarzinoms mit anschließender multimodaler Behandlung die Überlebensrate noch weiter gesteigert werden kann (siehe CapRI-Studie).

Die kritische Auswertung von Patienten, die sich einer chirurgischen Therapie bei Pankreaskarzinom unterzogen haben, hat nicht nur gezeigt, dass die 5-Jahres-Überlebensraten in den letzten Jahren deutlich angestiegen sind, sondern auch, dass in Kliniken, die eine hohe Anzahl an Pankreasoperatio-

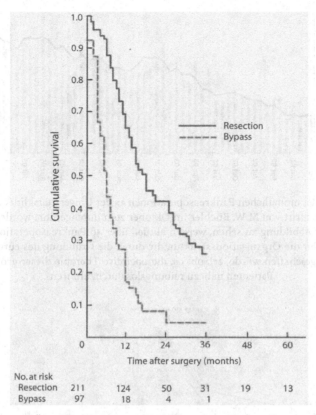

Abb. 10. Überlebensraten nach Resektion eines Pankreaskarzinoms
(aus Wagner et al. 2004)

nen durchführen, die Ergebnisse im Hinblick auf Morbidität und Mortalität in
Vergleich zu Krankenhäusern mit einer niedrigeren Anzahl an Pankreasoperationen deutlich besser sind.

Ein wesentliches Element des Europäischen Pankreaszentrums in Heidelberg stellt die operative Versorgung von Pankreaserkrankten dar. Aufgrund der
langjährigen Erfahrung und Expertise in der Pankreaschirurgie kommen Patienten aus allen Teilen Deutschlands, aber auch aus dem europäischen und au-
ßereuropäischen Ausland nach Heidelberg, um sich an der Bauchspeicheldrüse
operieren zu lassen. Die Anzahl der Pankreasoperationen (Abb. 11), die in Heidelberg von Oktober 2001 bis zum Dezember 2005 durchgeführt wurden, unterstreicht die internationale Spitzenstellung des Europäischen Pankreaszentrums. In diesem Zeitraum wurden insgesamt 1606 Patienten mit Pankreaserkrankungen in Heidelberg operiert.

Eine Pankreasresektion wurde bei 1109 Patienten (640 Männer und 469
Frauen, Alter von 10 bis 87 Jahren) durchgeführt. Als Operationsindikation
lag bei 71 Prozent ein Pankreastumor und bei 21 Prozent eine chronische
Pankreasentzündung vor. Bei 8 Prozent der Patienten war aufgrund anderer

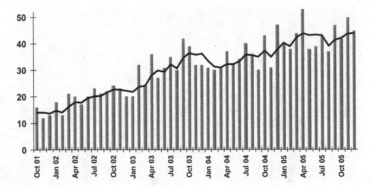

Abb. 11. Anzahl der monatlichen Pankreasoperationen an der Universitätsklinik Heidelberg, die seit dem Dienstantritt von M.W. Büchler im Oktober 2001 durchgeführt worden sind. Wie im rechten Teil der Abbildung zu sehen, werden aktuell über 40 Pankreasoperationen monatlich durchgeführt. Nur die Organisationsstruktur, die durch die Gründung des europäischen Pankreaszentrums geschaffen wurde, erlaubt es, die operative Therapie dieser großen Anzahl an Patienten nahezu reibungslos durchzuführen.

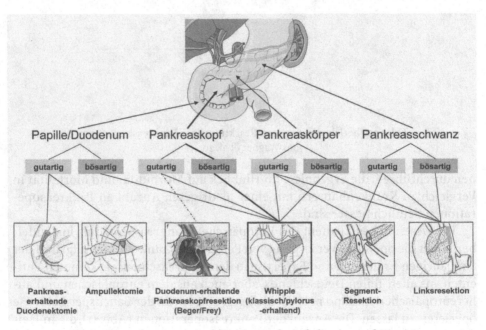

Abb. 12. Operationsstrategie abhängig von der Lokalisation und Dignität der Pankreaserkrankung

Pankreaserkrankungen eine Operation notwendig. Die Operationsmethoden, die dabei zur Anwendung kommen, orientieren sich an den neuesten wissenschaftlichen Erkenntnissen und sind auf die zugrunde liegenden Erkrankungen maßgeschneidert (Abb. 12). Aufgrund der großen operativen Erfahrungen im Europäischen Pankreaszentrum Heidelberg werden zunehmend organerhaltende und organschonende Operationsverfahren wie die magenerhaltende Whipple-Operation (siehe Abb. 2b) durchgeführt. Die Entfernung eines Pankreastumors kann heute selbst bei bösartigen Pankreastumoren nahezu immer ohne Magenteilentfernung durchgeführt werden. Liegt eine gutartige Pankreaserkrankung vor, dann wird oft nur der Pankreaskopf entfernt; der Zwölffingerdarm und der Magen können häufig vollständig erhalten werden.

Ein wesentliches Element des chirurgischen Qualitätsmanagements bei Pankreasoperationen sind operationsbedingte Komplikationen. Speziell bei Pankreasoperationen sinkt die Anzahl der postoperativen Komplikationen mit der Erfahrung des Operateurs und des Operationsteams. Die wissenschaftliche Analyse und der internationale Vergleich der Operationsergebnisse haben gezeigt, dass im Europäischen Pankreaszentrum Heidelberg Pankreasoperationen sicher und komplikationsarm durchgeführt werden (Tabelle I). Die für diese Operationen extrem niedrige Krankenhaussterblichkeit von 2,2 Prozent in Heidelberg unterstreicht die internationale Spitzenstellung.

Zusammenfassung

Das Pankreaskarzinom mit seinem aggressiven Tumorwachstum, frühen Metastasierung und Therapieresistenz und daraus resultierend schlechten Prognose bestimmt wesentlich die Bauchspeicheldrüsen-Chirurgie. In rund einem Drittel der Fälle sind jedoch gutartige Erkrankungen (chronische Entzündung, gutartige Tumore) die Indikation für eine Pankreasoperation, und stellen damit andere, nicht weniger komplexe Herausforderungen an die behandelnden Ärzte.

Die enge Verknüpfung zwischen Pankreassprechstunde, Zentralem Aufnahme- und Entlassmanagement, klinischer Forschung, Grundlagenforschung, des Nationalen Centrums für Tumorerkrankungen und der Heidelberger Stiftung Chirurgie ermöglichte die erfolgreiche Etablierung des Europäischen Pankreaszentrums in Heidelberg. Die entwickelten Organisationsstrukturen erlauben auch bei großen Fallzahlen, jeden Patienten individuell und nach den neuesten wissenschaftlichen Erkenntnissen zu betreuen. Die interdisziplinäre Zusammenarbeit zwischen Internisten, Narkoseärzten, Intensivmedizinern, Radiologen, Onkologen und Chirurgen innerhalb der Strukturen des Europäischen Pankreaszentrums Heidelberg gewährleistet eine Komplettbetreuung des Patienten, von der Planung des stationären Aufenthaltes über die Operation bis hin zur Einleitung und Durchführung von postoperativen Therapien. Auch die Nachsorge nach Operationen besitzt einen hohen Stellenwert und wird durch die Expertise der im EPZ tätigen Ärzte gewährleistet.

Literatur

Allema JH, Reinders ME, Vangulik TM et al. (1995) Prognostic factors for survival after pancreatoduodenectomy for patients with carcinoma of the pancreas head region. Cancer 75:2069–2076

Begg CB, Cramer LD, Hoskins WJ et al. (1998) Impact of hospital volume on operative mortality for major cancer surgery. JAMA 280:1747–1776

Birkmeyer JD, Warshaw AL, Finlayson STG et al. (1999) Relationship between hospital volume and late survival after pancreatoduodenectomy. Surgery 126:178–183

Friess H, Kleeff J, Fischer L, Muller M, Buchler MW (2003) Surgical standard therapy for cancer of the pancreas. Chirurg 74:183–190

Hruban RH, Canto MI, Yeo CJ et al. (2001) Prevention of pancreatic cancer and strategies for management of familiar pancreatic cancer. Dig Dis 19:76–84

Jemal A, Murray T, Ward E, Samuels A, Tiwari RC, Ghafoor A, Feuer EJ, Thun MJ (2005) Cancer Statistics, 2005. CA Cancer J Clin 55(1):10–30

Knaebel HP, Marten A, Schmidt J, Hoffmann K, Seiler C, Lindel K, Schmitz-Winnenthal H, Fritz S, Herrmann T, Goldschmidt H, Mansmann U, Debus J, Diehl V, Buchler MW. Phase III trial of postoperative cisplatin, interferon alpha-2b, and 5-FU combined with external radiation treatment versus 5-FU alone for patients with resected pancreatic adenocarcinoma – CapRI: study protocol. BMC Cancer (2005) 5:37

Li J, Kleeff J, Kayed H, Felix K, Penzel R, Buchler MW, Korc M, Friess H (2004) Glypican-1 antisense transfection modulates TGF-beta-dependent signaling in Colo-357 pancreatic cancer cells. Biochem Biophys Res Commun 320:1148–1155

Neoptolemos JP, Dunn JA, Stocken DD, Almond J, Link K, Beger H, Bassi C, Falconi M, Pederzoli P, Dervenis C, Fernandez-Cruz L, Lacaine F, Pap A, Spooner D, Kerr DJ, Friess H, Buchler MW (2001) European Study Group for Pancreatic Cancer. Adjuvant chemoradiotherapy and chemotherapy in resectable pancreatic cancer: a randomised controlled trial. Lancet 358:1576–1585

Neoptolemos JP, Stocken DD, Friess H, Bassi C, Dunn JA, Hickey H, Beger H, Fernandez-Cruz L, Dervenis C, Lacaine F, Falconi M, Pederzoli P, Pap A, Spooner D, Kerr DJ, Buchler MW (2004) European Study Group for Pancreatic Cancer. A randomized trial of chemoradiotherapy and chemotherapy after resection of pancreatic cancer. N Engl J Med. 350(12):1200–1210

Parkin DM, Muir CS, Whelan SL et al. (1992) Cancer incidence in 5 continents. Volume VI. Lyon: International Agency for Research on Cancer (IARC Scientific Publication No. 120). Oxford University Press

Picozzi VJ, Kozarek, RA, Traverso LW (2003) Interferon-based adjuvant chemoradiation therapy after pancreaticoduodenectomy for pancreatic adenocarcinoma. Am J Surg 185:476–480

Seiler CA, Wagner M, Bachmann T, Redaelli CA, Schmied B, Uhl W, Friess H, Büchler MW (2005) Randomized clinical trial of pylorus-preserving duodenopancreatectomy versus classical Whipple resection – long term results. Br J Surg 92:547–556

Sperti C, Pasquali C, Piccoli A et al. (1996) Survival after resection for ductal adenocarcinoma of the pancreas. Br J Surg 83:625–631

Tsao JI, Rossi RL, Lowell JA (1994) Pylorus-preserving pancreatoduodenectomy. Arch Surg 129:405–412

van Berge MI, van Gulik TM, DeWit LT et al. (1997) Delayed gastric emptying after standard pancreaticoduodenectomy versus pylorus-preserving pancreaticoduodenectomy: An analysis of 200 consecutive patients. J Am Coll Surg 185:373–379

Wagner M, Redaelli C, Lietz M, Seiler CA, Friess H, Büchler MW (2004) Curative resection is the single most important factor determining outcome in patients with pancreatic adenocarcinoma. Br J Surg 91:586–594

Heidelberger Jahrbücher, Band 50 (2006)
C. Herfarth (Hrsg.) Gesundheit
© Springer-Verlag Berlin Heidelberg 2007

Paradigmenwechsel
in der Diagnostik und Therapie des Herzinfarkts

HUGO A. KATUS

Die Diagnose des Herzinfarkts als klinisches Problem

Im Jahre 1979 wird ein 58-jähriger Patient mit drückenden Schmerzen hinter dem Brustbein in der Notaufnahme eines Krankenhauses in Boston, Massachusetts gesehen. Der Patient gibt an, dass er ein ähnliches Druckgefühl in den letzten Tagen mehrfach – zuletzt auch in der Nacht – verspürt habe. Die klinische Untersuchung, des inzwischen nahezu beschwerdefreien Patienten, ist bis auf einen erhöhten Blutdruck und eine mäßige Adipositas unauffällig. Im sofort durchgeführten EKG können keine richtungsweisenden Veränderungen gefunden werden. In der laborchemischen Blutanalyse sind alle Werte bis auf eine Erhöhung des Cholesterins normal. Auch die so genannten Herzenzyme Creatinkinase und Laktatdehydrogenase sind nicht signifikant erhöht, liegen aber im oberen Bereich einer Normalverteilung. In Anbetracht der normalen Befunde und bei Beschwerdefreiheit wird der Patient mit der Auflage nach Hause entlassen, sich zur weiteren Abklärung der Beschwerden am nächsten Tag bei seinem Hausarzt vorzustellen. Am Folgetag wird der Patient unter Reanimationsbedingungen bei plötzlichem Herztod auf der Intensivstation des gleichen Krankenhauses aufgenommen. Bei anhaltender elektromechanischer Entkopplung müssen die Reanimationsbemühungen erfolglos eingestellt werden. Die nachfolgende Obduktion ergibt einen nicht mehr ganz frischen Hinterseitenwandinfarkt im Versorgungsgebiet der Circumflexarterie. Die betroffenen Angehörigen verklagen das Krankenhaus und die behandelnden Ärzte wegen grober Fahrlässigkeit. Im gleichen Jahr wurde im wissenschaftlichen Labor des Medizinischen Universitätsklinikums Heidelberg ein neuer Bluttest für die Diagnostik des Herzinfarkts entwickelt. Die nachträgliche Analyse der Blutproben des Patienten zeigte, dass mit diesem neuen Bluttest ein akuter Infarkt bereits bei der ersten Vorstellung in der Notaufnahme erkennbar gewesen wäre.

Dieser Fallbericht spiegelt ein erhebliches klinisches Problem wider. Das Nichterkennen eines akuten Herzinfarkts und die Fehldiagnose „Myokardinfarkt ausgeschlossen" sind die häufigsten Gründe für haftungsrechtliche Schritte gegen Ärzte wegen grober Fahrlässigkeit. Dabei ist es keineswegs immer mangelnde Sorgfalt der Ärzte, sondern auch die Beschränktheit der verfügbaren Diagnosemethoden, die zu den Fehldiagnosen führt. In älteren retro- und prospektiven Untersuchungen konnte gezeigt werden, dass Patienten, die nach einer sorgfältig durchgeführten EKG- und Blutdiagnostik mit der Diagnose „Infarktausschluss" von Notaufnahmen entlassen wurden, nach einem Jahr die gleiche Mortalität aufwiesen wie die Patienten, die mit einer gesicherten Diagnose „Akuter Myokardinfarkt" in die Klinik aufgenommen wurden

[1, 2]. Diese Daten zeigen also, dass die damals verfügbaren diagnostischen Verfahren nicht hinreichend geeignet waren, das kardiale Risiko eines Patienten mit Infarktverdacht prospektiv einzuschätzen.

Der Herzinfarkt: Pathogenese und Klassifikation

Ein Herzinfarkt entsteht durch eine kritische Ischämie (Durchblutungsstörung), die zu einem so schweren Substratmangel führt, dass nicht nur die Pumpfunktion des Herzens abnimmt, sondern auch die Integrität der Herzmuskelzellen irreversibel zerstört ist. Die Ursache der akuten Ischämie beim Herzinfarkt ist in der Regel ein thrombotischer Verschluss einer Herzkranzarterie [3, 4]. Ein Herzinfarkt entsteht also nicht durch kontinuierliche Gefäßverengung bei progredienter Arteriosklerose, sondern durch ein Aufreißen (Erosion oder Ruptur) einer entzündlich veränderten Gefäßwand [5]. Der Kontakt von Blutzellen in den Herzkranzgefäßen mit einer fremden Oberfläche, in diesem Fall also den inneren Gefäßwandschichten, führt unweigerlich zur Aktivierung von Blutzellen und Blutgerinnung mit konsekutiver lokaler Gerinnselbildung. Ist die Gerinnungsaktivierung erheblich, wird das Herzkranzgefäß durch den Thrombus komplett verschlossen, und es entsteht eine alle Wandschichten des Herzmuskels erfassende (transmurale) Durchblu-

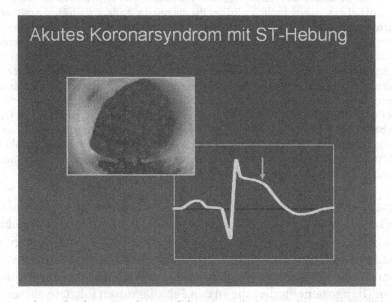

Abb. 1. Querschnitt durch ein Herzkranzgefäß im Bereich der Verschlussstelle. In diesem Areal findet sich eine Plaque mit Cholesterin, Verkalkung und Entzündungszellen in der Wand. Auf dieser Läsion hat sich ein Gerinnsel gebildet, welches das Lumen des Herzkranzgefäßes verschließt. Durch eine solche okkludierende Läsion kann kein Blut mehr in das distale Gefäß fließen. Im EKG bilden sich jetzt ST-Hebungen aus (*Pfeil*), die ein typisches Zeichen für einen akuten Infarkt darstellen

tungsstörung im Versorgungsgebiet des betroffenen Herzkranzgefäßes (also Vorderwand-, Hinterwand- oder Seitenwandinfarkt). Diese alle Wandschichten erfassende massive Durchblutungsstörung führt in der Regel innerhalb weniger Minuten zu eindeutigen Veränderungen des EKGs mit horizontalen ST-Streckenhebungen (Abb. 1). Bei einem Patienten mit typischen Beschwerden und den beschriebenen Veränderungen im EKG kann also die Diagnose eines akuten ST-Hebungsinfarkts vergleichsweise einfach gestellt werden.

Ist die Gerinnungsaktivierung auf einer rupturierten Ablagerung im erkrankten Herzkranzgefäß weniger massiv, kann ein nicht-okkludierender Thrombus entstehen. Unter diesen Umständen ist das Herzkranzgefäß also (noch) nicht verschlossen, und eine Restdurchblutung des Herzmuskels bleibt erhalten, so dass sich eine ischämische Zellnekrose (Herzinfarkt) nur in den am meisten belasteten inneren Wandschichten des Herzens ausbildet. Jetzt ist das EKG nicht eindeutig verändert (Nicht-ST-Hebungsinfarkt) und eine korrekte Diagnose anhand der Symptome und des EKGs ist nicht mehr möglich (Abb. 2).

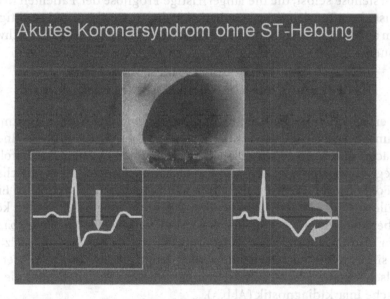

Abb. 2. Nicht-ST-Hebungsinfarkt. Bei einem Patienten mit akutem Koronarsyndrom (ACS) ist ein Querschnitt durch ein Herzkranzgefäß im Bereich der instabilen Koronarläsion gezeigt. Dieses Gerinnsel verschließt jedoch noch nicht das Herzkranzgefäß, so dass im Restlumen noch Blut in das distale Gefäß fließen kann. Im EKG finden sich jetzt nur geringe Veränderungen der ST-Strecke (*Pfeil*), die nicht als Beweis für einen frischen Herzinfarkt verwertbar sind

Schließlich muss eine dritte Möglichkeit für die Entstehung von kleinen Herzinfarkten angesprochen werden. So können von nicht-okkludierenden Thromben – trotz genügendem Blutfluss über die Gefäßstenosen – durch Fragmentierung und Embolisierung von Gerinnselteilchen in die distalen

Gefäßgebiete dennoch sehr kleine Herzinfarkte entstehen, die im EKG gänzlich unentdeckt bleiben [6].

Werden Patienten mit Herzinfarktverdacht unmittelbar nach Schmerzbeginn invasiv mit einem Herzkatheter untersucht, so werden okkludierende und nicht-okkludierende Thromben etwa vergleichbar häufig gefunden. Das heißt, etwa die Hälfte aller Patienten mit Herzinfarkt kann anhand des EKGs nicht diagnostiziert werden. Nun könnte der Eindruck entstehen, dass die kleineren Infarkte, die im EKG nicht sicher identifiziert werden können, weniger gefährlich seien als die großen Herzinfarkte, die unmittelbar zu einem erheblichem Verlust an Herzmuskelgewebe führen. Die klinische Praxis aber lehrt, dass die Überlebensrate von Patienten mit kleinem Nicht-ST-Hebungsinfarkt nach einem Jahr eher schlechter ist als die der Patienten mit großem ST-Hebungsinfarkt [7]. Eine wichtige Ursache für die schlechtere Prognose der Patienten mit noch kleinem Nicht-ST-Hebungsinfarkt ist die hohe Re-Infarktrate bei möglicherweise später eintretendem komplettem Gefäßverschluss. Das heißt es ist nicht nur die Infarktgrösse, sondern vor allem die Instabilität der Koronarstenose selbst, die die längerfristige Prognose der Patienten definiert [8]. Es ist also offensichtlich, dass dringlich diagnostische Mittel benötigt werden, um auch kleinere Herzmuskelnekrosen frühzeitig und präzise nachweisen zu können.

Die Bedeutung der laborchemischen Infarktdiagnostik

Durch einen schweren Sauerstoff- und Substratmangel werden Herzmuskelzellen unweigerlich und irreversibel absterben. Diese ischämische Zellnekrose ist zunächst durch ein Anschwellen der geschädigten Zellen und nachfolgende Desintegration komplexer Zellstrukturen charakterisiert. Eine vergleichsweise frühe Folge ist der Verlust der Zellmembranintegrität, so dass jetzt Eiweißmoleküle aus der Herzmuskelzelle über Diffusion freigesetzt werden können und über die Lymphe schließlich im zirkulierenden Blut nachweisbar sind. Können also Eiweißmoleküle, die normalerweise in der Herzmuskelzelle zu finden sind, im Blut nachgewiesen werden, kann auf das Vorliegen einer Herzmuskelschädigung geschlossen werden. Auf diesem Prinzip beruht die laborchemische Infarktdiagnostik (Abb. 3).

Bereits 1951 wurde dieser Ansatz erstmals gewählt, um einen Herzinfarkt zu diagnostizieren. Die Analyseverfahren waren damals auf biologisch aktive Moleküle (Enzyme) beschränkt, die durch ihre biologische Aktivität messbar waren [9]. Auch heute noch werden diese Methoden wie die Bestimmung der Kreatinkinase- oder Laktatdehydrogenaseaktivität in der Klinik angewendet, da sie vergleichsweise einfach und billig durchführbar sind. Tatsächlich aber sind diese Verfahren mit erheblichen Nachteilen belastet. So sind alle für die Infarktdiagnostik gemessenen kardialen Enzyme keinesfalls spezifisch für den Herzmuskel, da sie auch in Zellen anderer Organe wie Skelettmuskel, Leber

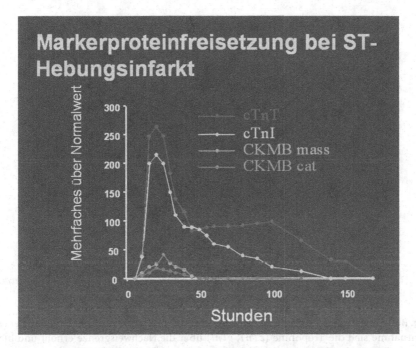

Abb. 3. Blutwerte von verschiedenen kardialen Markern bei einem Patienten mit großem ST-Hebungsinfarkt. Mit dem Zeitpunkt 0 ist der Schmerzbeginn des Patienten angegeben. Die Höhe der Marker im Blut ist als relativer Anstieg über den jeweiligen Normalwert angegeben. Kreatinkinase, einmal gemessen als Enzymaktivität (*CK*) und einmal als Eiweißmasse (*mass*) steigen im Blut auf das nahezu 50-fache des Normwerts an und bleiben über drei Tage erhöht. Die kardialen Troponine (*cTnI*, *cTnT*) aber sind wesentlich stärker und länger erhöht und ermöglichen so eine wesentlich empfindlichere Diagnose über einen deutlich längeren Zeitraum

oder Blutzellen zu finden sind. Das heißt auch eine Zellzerstörung des Skelettmuskels durch extreme sportliche Aktivität kann zur Erhöhung „kardialer Enzyme" im Blut beitragen [10, 11]. Ferner sind die unter dem Begriff „kardiale Enzyme" zusammengefassten Moleküle in unterschiedlicher Konzentration auch im Blut von gesunden Individuen zu finden, so dass minimale Freisetzungen nicht notwendigerweise zu einer signifikanten Erhöhung über eine Normalverteilung im Blut gesunder Individuen führen müssen. Die Probleme der kardialen Enzyme Creatinkinase und Laktatdehydrogenase können am Beispiel eines Patienten gezeigt werden, der trotz eines akuten Myokardinfarkts noch normale Blutspiegel der kardialen Enzyme aufgewiesen hat (Abb. 4).

Innovative Ansätze in der Infarktdiagnostik

Die Limitationen der Infarktdiagnostik waren 1978 der Ausgangspunkt unserer wissenschaftlichen Arbeit. Diese Arbeiten gingen von der Hypothese aus, dass in einem Herzmuskel, der sich in seinem kontraktilen Verhalten grundsätzlich

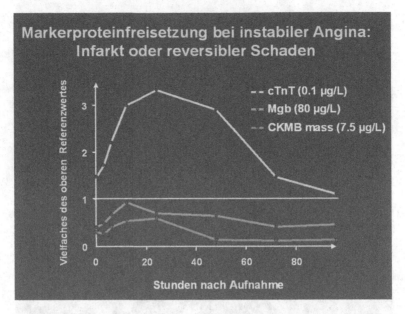

Abb. 4. Blutwerte kardialer Eiweiße bei einem Patienten mit Infarktverdacht. Schon in der ersten Blutentnahme sind die Troponine (*cTnT, cTnI*) über die Nachweisgrenze erhöht und bleiben über vier Tage nachweisbar. Das kardiale Enzym Kreatinkinase MB (*CKMB*) und Myoglobin (*Mgb*) allerdings steigen nicht über den Normalwert an. Der Infarkt bei diesem Patienten kann also nur durch die Troponinmessung, nicht aber mit den anderen Blutanalysen belegt werden. Der Patient muss als Patient mit Herzinfarkt klassifiziert werden, da die Troponine eindeutig erhöht sind

vom Skelettmuskel und allen anderen Organen des menschlichen Körpers unterscheidet, Moleküle geben muss, die nur im Herzen zu finden – also herzspezifisch – sind. Solche herzspezifischen Moleküle wären demnach auch im Blut von gesunden Individuen nicht nachweisbar. Könnten empfindliche Bluttests für solche herzspezifischen Moleküle entwickelt werden, wäre endlich eine präzise laborchemische Diagnostik eines Herzinfarkts möglich.

Die erste Aufgabe war es also, diese herzspezifischen Moleküle zu identifizieren und biochemisch aus dem menschlichen Herzmuskel zu reinigen. Dabei war es wichtig, vor allem solche Moleküle auszuwählen, die im Herzmuskel in hoher Konzentration vorliegen, so dass bei Zellschädigung auch ein ausreichendes Signal im Blut entstehen würde. In intensiven Arbeiten konnten wir zeigen, dass sich die Aminosäurensequenz bestimmter Eiweiße des kontraktilen Apparats des Herzmuskels von der Aminosäurensequenz des skelettmuskulären Proteins zumindest in Teilen unterscheidet [12]. Da ein kontraktiler Apparat nur in muskulären Organen zu finden ist, war es also wahrscheinlich, dass ein herzspezifischer Test entwickelt werden könnte. Nach langwierigen Vorarbeiten haben wir als herzspezifisches Molekül das kardiale Troponin T ausgewählt und aus menschlichem Herzgewebe gereinigt.

Die zweite Aufgabe war nachfolgend, für das kardiale Troponin T ein Testsystem zu entwickeln, welches nur die Aminosäurensequenzen erkennt, die im Herzen, nicht aber im Skelettmuskel gefunden werden. Da kardiales Troponin T keine enzymatische Aktivität aufweist, konnte dies ausschließlich mit antikörperabhängigen Methoden gelingen. Durch Immunisierung von Kaninchen mit kardialem Troponin T wurden zwar Antiseren gegen kardiales Troponin T erhalten, da aber in einem gemischten Antiserum gegen viele antigene Determinanten des kardialen Troponin T Antikörper erzeugt werden, wurden durch die Antiseren sowohl die herzspezifischen Sequenzen als auch die Sequenzen erkannt, die das kardiale Troponin T mit dem seklettmuskulären Troponin T teilt. Folglich resultierte eine Kreuzreaktivität der Antiseren mit den skelettmuskulären Troponinen, und ein herzspezifischer Test konnte mit den gängigen Immunisierungsverfahren nicht entwickelt werden. Erst durch den Einsatz einer kurz zuvor beschriebenen Hybridomzelltechnik konnten einzelne Plamazytomzellen (antikörpersezernierende Tumorzellen) isoliert werden, die nur einen einzigen monoklonalen Antikörper gegen kardiales Troponin T sezernierten. Durch die Testung mehrer hunderter Hybridomzellen gelang es schließlich einzelne Zellen zu isolieren, die ein einziges Antikörpermolekül bilden, das ausschließlich am Herz-, nicht jedoch am Skelettmuskeltroponin bindet. Durch die Kombination von zwei herzspezifischen anti-Toponin-T-Antikörpermolekülen konnten jetzt Immunoassays aufgebaut werden, die eine zuverlässige Differenzierung von Herz- und Sekelettmuskeltroponin ermöglichten [13, 14]. Für die Entwicklung reproduzierbarer Assays mit hoher Spezifität und Sensitivität wurde eine Kooperation mit Boehringer Mannheim (heute Roche Diagnostics) begonnen. In dieser Kooperation wurden Testsysteme entwickelt, die sowohl für die automatisierte Laboranalysen als auch für die Testung am Krankenbett geeignet waren [15–17]. Diese Entwicklung wurde 1988 mit dem Innovationspreis der Deutschen Industrie ausgezeichnet.

Im dritten Schritt musste die klinische Wertigkeit dieses Tests belegt werden. Deshalb wurden multizentrische prospektive Studien aufgelegt, um die unabhängige Bedeutung des Troponin T für die Risikostratifizierung und Infarktdiagnostik nachzuweisen [18–23]. Diese Untersuchungen an mehr als 10 000 Patienten führten zu interessanten Befunden. Erstens konnte belegt werden, dass eine sichere Differenzierung einer Herzmuskelschädigung selbst bei gleichzeitiger Schädigung des Skelettmuskels möglich ist. Zweitens konnte die höhere Empfindlichkeit des Troponin T nachgewiesen werden, da bei mehr als der Hälfte aller Patienten mit Infarktverdacht ein Herzinfarkt mit dem Troponin T belegt werden konnte, obwohl die kardialen Enzyme und das EKG nicht richtungsweisend verändert waren. Drittens konnte gezeigt werden, dass die Troponin-T-positiven Patienten, trotz normalen kardialen Enzymen und normalem EKG, eine ebenso hohe Sterblichkeit nach sechs Monaten aufwiesen wie die Patienten mit eindeutigen Infarktzeichen im EKG und Erhöhung der kardialen Enzymen. Von besonderer klinischer Bedeutung waren aber vor allem die therapeutischen Konsequenzen, die sich aus einem erhöhten Troponin T ergaben. So konnte gezeigt werden, dass durch eine strikte Hemmung der Blutgerinnung und eine frühzeitige Beseitigung der Koronarstenose durch Ballonangioplastie oder Stentimplantation die Herzinfarktrate und Mortalität bei den Troponin-T-positiven Patienten eindeutig gesenkt werden können [24–26]. Es war jetzt also nicht nur erstmals möglich, Mikroinfarkte frühzeitig zu erkennen, sondern es gelang auch, mittels zielgerechter Therapien Leben zu retten.

Unter dem Eindruck dieser neuen Befunde haben sich Expertenkomitees der Europäischen und Amerikanischen Herzgesellschaften zusammengefunden, um die diagnostische Klassifikation eines Herzinfarkts neu zu definieren [27]. Im Konsens wird heute ein Herzinfarkt als bewiesen angesehen, wenn bei einem Patienten mit Thoraxschmerz das kardiale Troponin T im Blut zu messen ist. Heute ist dieser Test weltweit Standard in der diagnostischen Abklärung von Patienten mit Verdacht auf Herzmuskelschädigung. Weil mit dieser neuen Definition auch kleine Infarzierungen erkannt werden, hat sich die Häufigkeit der Infarktdiagnose weltweit um mehr als 30 Prozent erhöht.

Da dieser Test jede Form der schweren Herzmuskelschädigung anzeigt, ist es darüber hinaus auch möglich, eine kritische Herzerkrankung bei schweren systemischen Infektionen, während komplexer chirurgischer Eingriffe, bei kardiotoxischen Chemotherapien oder bei Herzüberlastung durch Lungenembolie nachzuweisen [28].

Innovative Ansätze in der Therapie des Herzinfarkts

Der ST-Hebungsinfarkt

Da der ST-Hebungsinfarkt durch einen thrombotischen Gefäßverschluss entsteht, ist die möglichst frühzeitige Rekanalisation des verschlossenen Herzkranzgefäßes und effektive Reperfusion der Infarktzone die entscheidende therapeutische Maßnahme. Die Dauer vom Symptombeginn bis zur Gefäßeröffnung und die Qualität der Gewebedurchblutung bestimmen vor allem den Nutzen der Behandlung.

Eine Gefäßeröffnung lässt sich entweder durch eine gerinnselauflösende medikamentöse Therapie (Thrombolyse) oder durch mechanische Rekanalisation mit Ballonkatheter und Koronarstent erzielen (Abb. 5). Beide Verfahren sind durch spezifische Vor- und Nachteile charakterisiert. Der Vorteil der thrombolytischen Behandlung ist die universelle Verfügbarkeit der Therapie und eine unmittelbare Behandlungsmöglichkeit ohne weitere technische Voraussetzungen. Nachteil dieser Therapie ist die erforderliche Wirkdauer des Medikaments (90 Minuten nach Behandlungsbeginn werden 60–70 Prozent der Gefäße mit ausreichendem Blutfluss eröffnet sein) und die weiter bestehende Gefäßverengung, die ursächlich für den Verschluss war. Der Vorteil der

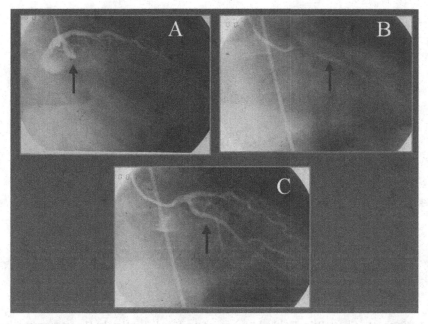

Abb. 5. Koronarintervention bei einem Patienten mit ST-Hebungen im EKG. Die Koronarangiographie zeigt einen Gefäßabbruch (*Pfeil*) der Circumflexarterie, welche die Hinterseitenwand des Herzens versorgt (Bild A). Es wird dann über einen durch den Verschluss geführten Draht ein Ballonkatheter in der Verschlussstelle positioniert. Bild B zeigt den aufgeblasenen Ballon an der Verschlussstelle. Nach Entfernen des Ballons und Implantation eines Koronarstents zeigt sich jetzt das zuvor verschlossene Gefäß im gesamten Verlauf (Bild C). Die Verschlussstelle ist ohne Reststenose versorgt (*Pfeil*)

mechanischen Rekanalisation mit Katheter ist die höhere Erfolgsrate und die gleichzeitige Beseitigung der flusslimitierenden Koronarstenose mit optimalem Blutfluss. Nachteil der Katheterbehandlung sind der hohe technische Aufwand mit der Verfügbarkeit eines Herzkatheterlabors und der Zeitverlust vom Eintreffen des Patienten bis zur Katheteruntersuchung.

Die Frage, welches Therapieverfahren überlegen ist, konnte in mehreren großen kontrollierten Studien zu Gunsten der Katheterintervention entschieden werden [29]. Selbst wenn Transportzeiten von mehr als 30 Minuten erforderlich sind, ist die Überlebensrate nach Katheterintervention höher als bei sofortigem Beginn einer Thrombolysetherapie im Primärkrankenhaus. Daraus ergeben sich erhebliche Konsequenzen für die Behandlung von Patienten mit akutem ST-Hebungsinfarkt.

Erstens sollte eine Behandlung des akuten ST-Hebungsinfarkts nur in Krankenhäusern mit einem 24 Stunden verfügbaren Katheterlabor durchgeführt werden. Für die Rhein-Neckar-Region wurde deshalb eine Kooperation „akutes Koronarsyndrom" mit den zuweisenden Krankenhäusern entwickelt, so dass alle Patienten mit akutem Infarkt jederzeit am Universitätsklinikum behan-

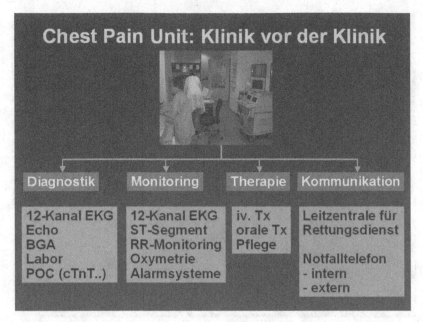

Abb. 6. Konzept „Chest Pain Unit": Lösungsansatz für die optimale Umsetzung moderner Diagnose- und Therapiekonzepte bei Patienten mit Thoraxschmerz und Atemnot

delt werden können. Nach abgeschlossener Akutbehandlung im Katheterlabor werden die Patienten zu den zuweisenden Kliniken zurückverlegt.

Zweitens müssen im Krankenhaus mit Katheterlabor organisatorische Voraussetzungen geschaffen werden, so dass jeder Herzinfarktpatient ohne zeitlichen Verzug von einem kompetenten Katheterteam betreut werden kann. Im Heidelberger Klinikum wurde deshalb erstmals in Deutschland eine Herznotaufnahmestation (Chest Pain Unit) eingerichtet. In dieser Notaufnahme wird im 24-Stunden-Schichtbetrieb ein kardiologisches Team mit allen diagnostischen und therapeutischen Möglichkeiten für die Akutversorgung von Patienten mit Thoraxschmerz und Atemnot vorgehalten (Abb. 6). Es wird also der Notfallpatient unmittelbar von einem spezialisierten Team empfangen und nach Akutversorgung in die Herzkatheterabteilung zur Rekanalisationsbehandlung verlegt. Durch diesen optimierten Patientenpfad konnte die Zeit vom Eintreffen des Patienten im Krankenhaus bis zur Wiedereröffnung des verschlossenen Herzkranzgefäßes um die Hälfte reduziert werden.

Der Nicht-ST-Hebungsinfarkt

Die entscheidenden Fortschritte in der Therapie des kleineren Herzinfarkts ergeben sich aus der oben beschriebenen Verbesserung der Infarktdiagnostik durch das kardiale Troponin. Patienten mit Thoraxschmerz und erhöhtem Troponin stellen ein Hochrisikokollektiv dar, das von frühzeitiger Katheterdiagnostik und gerinnungshemmender Therapie profitiert. Deshalb werden diese

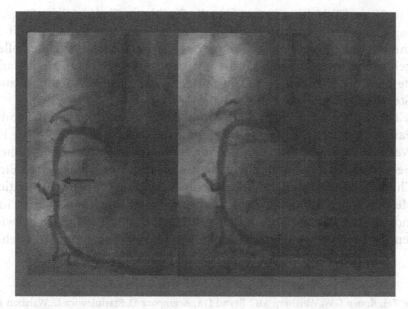

Abb. 7. Koronarintervention bei einem Patienten mit Nicht-ST-Hebungsinfarkt. Die rechte Koronararterie weist eine hochgradige circumskripte Verengung im mittleren Drittel auf (*linker Bildteil*). Nach Aufdehnung mit einem Ballon und Implantation eines Koronarstents verbleibt das Gefäß ohne Reststenose mit ungehindertem Blutfluss

Patienten mit kleinem Herzinfarkt ohne typische EKG-Veränderungen innerhalb von 24 Stunden durch Herzkatheter diagnostiziert und je nach Befund medikamentös, interventionell (Abb. 7) oder chirurgisch versorgt.

Zusammenfassung

Die Diagnostik und Behandlung des akuten Herzinfarkts hat sich in den letzten 30 Jahren grundlegend geändert. Beim ST-Hebungsinfarkt war bis zum Beginn der medikamentösen Reperfusionsbehandlung durch Thrombolyse nur eine konservative Therapie durch Analgesie, kardioprotektive Medikamente, Überwachung und eine mehrere Wochen dauernde Bettruhe möglich. Erst mit der Erkenntnis, dass ein Herzinfarkt durch eine Gerinnselbildung über einer instabilen Gefäßläsion entsteht, und aufgrund der therapeutischen Anwendung von thrombolytisch wirksamen Medikamenten wurde eine hochsignifikante Reduktion der Sterblichkeit um bis zu 50 Prozent erreicht. Heute schon ist die thrombolytische Therapie nur noch eine Ersatzstrategie, während die katheterbasierte Rekanalisationsbehandlung als Standard gelten muss, mit einer weiteren Reduktion der Sterblichkeit um bis zu 30 Prozent gegenüber der thrombolytischen Therapie. Die Fortschritte der Therapie schlagen sich auch in einer erheblichen Reduktion der Verweildauer der Infarktpatienten von sieben Tagen im Mittel nieder.

Beim Nicht-ST-Hebungsinfarkt hat die Einführung des kardialen Troponins als diagnostischer Standard die Risikostratifizierung von Patienten mit Thoraxschmerz und die therapeutischen Strategien bei diesem Patientenkollektiv maßgeblich beeinflusst. Auch für diese Patienten mit kleineren Herzinfarkten konnte die Überlegenheit einer frühzeitigen Therapie durch Ballondilatation und Stentimplantation gezeigt werden.

Es ist also die frühzeitige und kompetente interventionelle Behandlung von Patienten mit Herzinfarkt die Therapie der Wahl. Für die optimale klinische Versorgung erforderte dies die Einrichtung hochspezialisierer Einheiten, wie sie modellhaft und einmalig in Deutschland mit der integrierten Einheit von Chest Pain Unit, Herzkatheterlabor und kardiologischer Intensivstation in der Medizinischen Klinik in Heidelberg umgesetzt wurde. So können in der Diagnostik und Behandlung des akuten Herzinfarkts Erfolge nachgewiesen werden, die bei anderen lebensbedrohlichen Erkrankungen noch ausstehen.

Literatur

1. Lee TH, Rouan GW, Weisberg MC, Brand DA, Acampora D, Stasiulewicz C, Walshon J, Terranova G, Gottlieb L, Goldstein-Wayne B (1987) Clinical characteristics and natural history of patients with acute myocardial infarction sent home from the emergency room. Am J Cardiol 60:219–224

2. Pope J, Aufderheide T, Ruthazer R (2000) Missed diagnoses of acute cardiac ischemia in the emergency department. NEJM 342:1163–1170

3. Fuster V, Badimon L, Badimon JJ, Chesebro JH (1992) The pathogenesis of coronary artery disease and the acute coronary syndromes. N Engl J Med 326:242–250, 310–318

4. Falk E, Shah PK, Fuster V (1995) Coronary plaque disruption. Circulation 92: 657–671

5. Little WC, Constantinescu M, Applegate RJ et al. (1988) Can coronary angiography predict the site of a subsequent myocardial infarction in patients with mild-to-moderate coronary artery disease? Circulation 78:1157–1166

6. Falk E (1985) Unstable angina with fatal outcome: dynamic coronary thrombosis leading to infarction and/or sudden death. Autopsy evidence of recurrent mural thrombosis with peripheral embolization culminating in total vascular occlusion. Circulation 71:699–708

7. Savonitto S, Ardissino D, Granger CB, Morando G, Prando MD, Mafrici A, Cavallini C, Melandri G, Thompson TD, Vahanian A, Ohman EM, Califf RM, Van de Werf F, Topol EJ (1999) Prognostic value of the admission electrocardiogram in acute coronary syndromes. JAMA 281:707–713

8. Lindahl B, Toss H, Siegbahn A, Venge P, Wallentin L, for the FRISC Study Group (2000) Markers of myocardial damage and inflammation in relation to long-term mortality in unstable coronary artery disease. N Engl J Med 343:1139–1147

9. Roberts R, Sobel BE, Parker CW (1976) Radioimmunoassay for creatine kinase isoenzymes. Science 194:855–857

10. Rifai N, Douglas PS, O'Toole M, Rimm E, Ginsburg GS (1999) Cardiac troponin T and I, echocardiographic [correction of electrocardiographic] wall motion analyses, and ejection fractions in athletes participating in the Hawaii Ironman Triathlon. Am J Cardiol 83:1085–1089

11. Chen Y, Serfass RC, Mackey-Bojack SM, Kelly KL, Titus JL, Apple FS (2000) Cardiac troponin T alterations in myocardium and serum of rats after stressful, prolonged intense exercise. J Appl Physiol 88:1749–1755

12. Katus HA, Hurrell JG, Matsueda GR, Ehrlich P, Zurawski VR Jr, Khaw BA, Haber E (1982) Increased specificity in human cardiac-myosin radioimmunoassay utilizing two monoclonal antibodies in a double sandwich assay. Mol Immunol 19:451–455

13. Katus HA, Remppis A, Looser S, Hallermeier K, Scheffold T, Kubler W (1989) Enzyme linked immuno assay of cardiac troponin T for the detection of acute myocardial infarction in patients. J Mol Cell Cardiol 21:1349–1353

14. Katus HA, Looser S, Hallermayer K, Remppis A, Scheffold T, Borgya A, Essig U, Geuss U (1992) Development and in vitro characterization of a new immunoassay of cardiac troponin T. Clin Chem 38:386–393

15. Müller-Bardorff M, Freitag H, Scheffold T, Remppis A, Kubler W, Katus HA (1995) Development and characterization of a rapid assay for bedside determinations of cardiac troponin T. Circulation 92:2869–2875

16. Müller-Bardorff M, Hallermeyer K, Schröder AA et al. (1997) Improved troponin T ELISA specific for cardiac troponin T isoform: assay development and analytical and clinical validation. Clin Chem 43: 458–466

17. Klein G, Kampmann M, Baum H, et al. (1998) Cinical performance of the new cardiac markers troponin T and CK-MB on the Elecsys 2010. A multicentre evaluation. Wien Klin Wochenschr 3(Suppl.):40–51

18. Katus HA, Remppis A, Neumann FJ et al. (1991) Diagnostic efficiency of troponin T measurements in acute myocardial infarction. Circulation 83:902–912

19. Ohman EM, Topol EJ, Califf RM et al. (1996) for the GUSTO-IIa investigators. Cardiac troponin T levels for risk stratification in acute myocardial ischemia. N Engl J Med 335:1333–1341

20. Antman EM, Braunwald E, Wybenga D et al. (1996) Cardiac-specific troponin I levels to predict the risk of mortality in patients with acute coronary syndromes. N Engl J Med 335:1342–1349

21. Lindahl B, Venge P, Wallentin L, for the FRISC Study Group (1996) Relation between cardiac troponin T and the risk of subsequent cardiac events in unstable coronary artery disease. Circulation 93:1651–1657

22. Hamm CW, Ravkilde J, Gerhardt W, Jorgensen P, Peheim E, Ljungdahl L, Goldmann B, Katus HA (1992) The prognostic value of serum troponin T in unstable angina. N Engl J Med 327:146–150

23. James S, Armstrong P, Califf R, Simoons ML, Venge P, Wallentin L, Lindahl B (2003) Troponin T levels and risk of 30-day outcomes in patients with the acute coronary syndrome: prospective verification in the GUSTO-IV trial. Am J Med 115:178–184

24. Hamm CW, Heeschen C, Goldmann BU et al., for the CAPTURE Study Investigators (1999) Benefit of abciximab in patients with refractory unstable angina in relation to serum troponin T levels. N Engl J Med 340:1623–1629

25. Heeschen C, Hamm CW, Goldmann B et al. (1999) Troponin concentrations for stratification of patients with acute coronary syndromes in relation to therapeutic efficacy of tirofiban. PRISM Study Investigators. Platelet Receptor Inhibition in Ischemic Syndrome Management. Lancet 354:1757–1762

26. Lindahl B, Venge P, Weallentin L (1997) Troponin T identifies patients with unstable coronary artery disease who benefit from long-term antithrombotic protection. Fragmin in Unstable Coronary Artery Disease (FRISC) Study Group. J Am Coll Cardiol 29:43–48

27. The Joint European Society of Cardiology/American College of Cardiology Committee for the redefinition of myocardial infarction (2000) Myocardial infarction redefined: a Consensus document of J Am Coll Cardiol 36:959–969

28. Hamm CW, Giannitsis E, Katus HA (2002) Cardiac troponin elevations in patients without acute coronary syndrome. Circulation 106:2871–2872

29. Keeley EC, Boura JA, Grines CL (2003) Primary angioplasty versus intravenous thrombolytic therapy for acute myocardial infarction: a quantitative review of 23 randomised trials. Lancet 361:13–20

20. Katus HA, Yasuda T, Gold HK, Leinbach RC, Strauss HW, Waksmonski C, Haber E, Khaw BA (1984) Diagnosis of acute myocardial infarction by detection of circulating cardiac myosin light chains. Am J Cardiol 54:964–970

Heidelberger Jahrbücher, Band 50 (2006)
C. Herfarth (Hrsg.) Gesundheit
© Springer-Verlag Berlin Heidelberg 2007

Herausforderungen in der Herzchirurgie

SIEGFRIED HAGL UND BRIGITTE OSSWALD

Die Herzchirurgie ist unter den chirurgischen Fachrichtungen eine der jüngsten. Zwar wurden vereinzelte erste Eingriffe am Herzen, wie die Naht einer „Herzwunde" bereits 1896 erfolgreich von Ludwig Rehn in Frankfurt durchgeführt, dennoch war eine Vielzahl von Schritten notwendig, angefangen von der endotrachealen Beatmung bis hin zur differenzierten präoperativen Diagnostik, bis die ersten Eingriffe am Herzen, zunächst in Form „geschlossener" bzw. „blinder" Verfahren wie die Aortenklappen- und Mitralklappenkommissurotomie in den frühen fünfziger Jahren durchgeführt werden konnten. Die Zeit der offenen Herzchirurgie begann in Deutschland 1958 mit der ersten erfolgreichen Operation durch Zenker in Marburg und wenige Monate später durch Linder in Berlin. In den 1960er Jahren entstanden an einigen Universitäten Abteilungen für Herzchirurgie bzw. spezielle Thoraxchirurgie, die die Herzchirurgie einschlossen. Bis 1970 gab es lediglich acht Kliniken mit einer derartigen Spezialisierung (1959 Göttingen [J. Konc], 1961 Leipzig [M. Herbst], 1965 Hamburg [G. Rodewald], 1969 Heidelberg [W. Schmitz], 1970 Düsseldorf [W. Bircks], Essen [P. Satter], Freiburg [V. Schlosser] und Tübingen [H. E. Hoffmeister]). Bereits 1971 entstand die Deutsche Gesellschaft für Thorax-, Herz- und Gefäßchirurgie.

Heute werden pro Jahr in insgesamt 78 Herzchirurgischen Zentren ca. 150 000 Eingriffe, davon 95 000 Operationen mit der Herz-Lungen-Maschine durchgeführt. Diese nüchternen Zahlen unterstreichen die Bedeutung der Herzchirurgie in der Therapie kardiovaskulärer Erkrankungen. Trotz hochtechnisierter, weitgehend standardisierter Verfahren steht dieses hochspezialisierte Fach vor vielfältigen Herausforderungen. Um die augenscheinlichsten Aspekte zu beleuchten, sollen hier folgende Themenkomplexe dargestellt und diskutiert werden:

1. Herausforderungen durch veränderte Patientencharakteristika
2. Verbesserungen der extrakorporalen Zirkulation
3. die Entwicklung von Instrumenten zur Qualitätsanalyse und -verbesserung
4. die minimal-invasive Herzchirurgie
5. Möglichkeiten zur chirurgischen Therapie der konservativ ausbehandelten Herzinsuffizienz

6. die thorakale Aortenchirurgie
7. die klinische Umsetzung neuer Verfahren ohne kontrollierte Studien bezüglich Wirksamkeit und Langzeiteffekten hinterfragt und
8. die Umstrukturierung bestehender Organisationsstrukturen

1. Herausforderungen durch veränderte Patientencharakteristika

1.1 Adulte Herzchirurgie

Die große Herausforderung der Zukunft der Medizin und hier insbesondere der Herzchirurgie sind die demographischen Veränderungen der Gesellschaft und damit verbunden die Zunahme der Komplexität der Krankheitsbilder. Diese Veränderungen haben dazu geführt, dass immer ältere und in zunehmender Zahl multimorbide Patienten zur Operation kommen – immer mehr Patienten erleben das Endstadium ihrer kardiovaskulären Erkrankungen und müssen dringend versorgt werden.

Die aktuellen Zahlen 2005 der herzchirurgischen Abteilung der Universitätsklinik Heidelberg belegen diese Situation. Der Anteil der über 70-Jährigen, die einen herzchirurgischen Eingriff mit (ohne) Herz-Lungen-Maschine unterzogen werden, liegt bezogen auf das Gesamtkrankengut aktuell bei 49,5 Prozent (45,3 Prozent), der über 75-Jährigen bei 26,9 Prozent (30,5 Prozent) und der über 80-Jährigen bei 10,3 Prozent (13,4 Prozent). Bei 15 Prozent handelt es sich um elektive Patienten, die dennoch direkt von den zuweisenden Kliniken übernommen werden müssen. Nur wenige werden geplant von zu Hause abgerufen. In 69 Prozent der Fälle handelt es sich um dringliche Fälle, die meist von den kardiologischen Intensiv- bzw. Wachstationen der zuweisenden Klinik überwiesen werden. In 15 Prozent sind es Notfalleingriffe, 1 Prozent der Patienten kommt unter Reanimationsbedingungen zur Operation (Abb. 1).

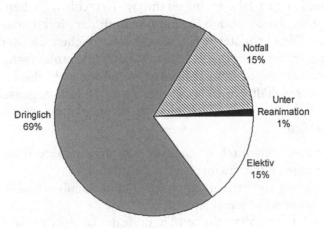

Abb. 1. Verteilung der Dringlichkeit der Operation

Auf der Basis von komplexen Risikokalkulationen befinden sich 50 Prozent der Koronarpatienten (Abb. 2a), 60 Prozent der Klappenpatienten (Abb. 2b) und 70 Prozent der Patienten, die sich einem so genannten Kombinationseingriff (Koronar- und Klappeneingriff) unterziehen müssen (Abb. 2c), in der Hochrisikogruppe. Hierbei ist zu beachten, dass die beobachtete Mortalität gegenüber der dargestellten erwarteten Mortalität selbst in den Hochrisikogruppen deutlich geringer ist.

Ursachen dafür sind natürlich die Schwere der kardialen Grunderkrankung, aber auch die Art und Ausprägung von schweren, häufig systemischen

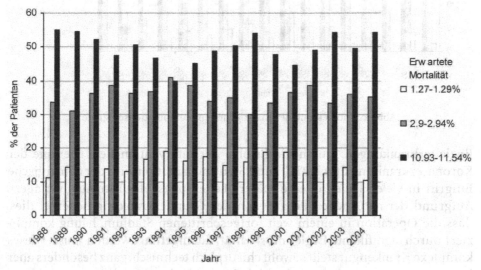

Abb. 2a. Entwicklung der Risikogruppen: Koronarchirurgie

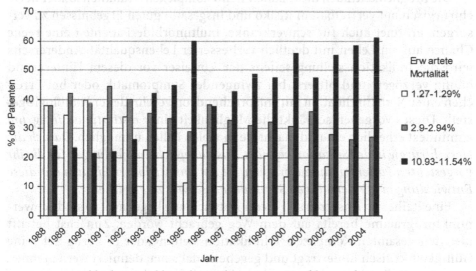

Abb. 2b. Entwicklung der Risikogruppen: Herzklappenchirurgie

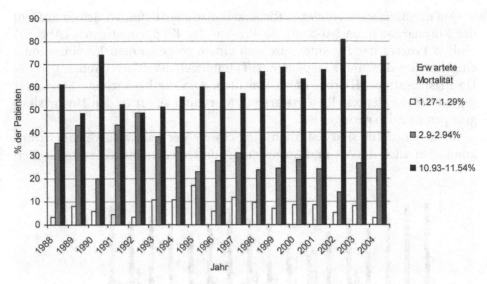

Abb. 2c. Entwicklung der Risikogruppen: Kombinationseingriffe

Begleiterkrankungen. Durch die Erfolge der interventionellen Therapie der Koronarerkrankung durch PTCA und Stentimplantation wird der chirurgische Eingriff in vielen Fällen in eine spätere Lebensphase des Patienten verlagert. Aufgrund der natürlichen Progression der Grunderkrankung bedeutet dies, dass die Operation in einem weit fortgeschrittenen Stadium, häufig kompliziert durch signifikante Begleitmorbidität, durchgeführt werden muss. Dieses komplexe Krankengut stellt sowohl chirurgisch technisch, ganz besonders aber intensivmedizinisch eine zunehmende Herausforderung dar.

Die Möglichkeit, auch diese zunehmend komplexen Krankheitsbilder herzchirurgisch mit vertretbarem Risiko und insgesamt guten Ergebnissen zu versorgen, eröffnet auch für schwerkranke, multimorbide Patienten eine reelle Chance auf ein Leben mit deutlich verbesserter Lebensqualität. Andererseits wird die Indikationsstellung seitens der Zuweiser vor diesem Hintergrund häufig verzögert und oft erst bei zwingender Symptomatik oder bei Erreichen einer Notfallindikation mit entsprechend fortgeschrittener Pathologie gestellt. Dieses Vorgehen schränkt die Möglichkeit einer *restitutio ad integrum* zumindest erheblich ein und macht sie in vielen Fällen unmöglich. *Da sich die Herzchirurgie in der Situation befindet, ausschließlich Empfehlungen für die ihr vorgestellten Patienten auszusprechen, ist ein unmittelbarer Einfluss auf diese Entwicklung in der derzeitigen Struktur nur schwer zu erreichen.*

Eine Reihe von Ansätzen soll dieser Entwicklung begegnen; so sind Schwerpunktprogramme bereits auf dem Weg gebracht worden. Zunächst betrifft dies den gesamten Komplex der Indikationsstellung, der in Bezug auf seine Gültigkeit kritisch hinterfragt und gegebenenfalls neu definiert werden muss. Es muss z. B. die Frage geklärt werden, ob durch frühzeitige chirurgische Intervention die Progression des Krankheitsbildes besser kontrolliert und so auch die Entstehung von gravierenden Sekundärpathologien verhindert werden kann. Aufgrund verbesserter diagnostischer Möglichkeiten (z. B. 3D-Doppler-Echocardiographie, NMR) sollte es möglich sein, den objektiv richtigen Zeitpunkt für eine Operation, abgekoppelt von oft fehlleitenden Parametern wie der subjektiven Symptomatik des Patienten, zu definieren. *Es stellt jedoch eine große Herausforderung dar, im Schulterschluss mit weiteren Fach-Disziplinen auch gegen bestehende Leitlinien diese Fragen mit der gebotenen Priorität zu beantworten.*

1.1.1 Koronarchirurgie

War noch vor wenigen Jahren die Koronarchirurgie eine Domäne der Herzchirurgie, hat sich durch die erhebliche Zunahme interventioneller Eingriffe das Spektrum der Patienten, die zur chirurgischen Koronar-Revaskularisation vorgestellt werden, erheblich verändert. Die Patienten weisen weit fortgeschrittene Koronar- und Gewebepathologien auf. Dafür verantwortlich sind zunehmend gravierende Systemerkrankungen wie z. B. Diabetes mellitus. Häufig reagiert das Koronargewebe auf Gefäßschäden im Rahmen der Intervention mit ausgedehnten Reparaturmechanismen im Sinne einer Bildung überschießenden Narbengewebes, was die bestehende stenosierende Grunderkrankung aggraviert. So handelt es sich kaum mehr um isolierte Läsionen, sondern um schwerste diffuse, bis in die Peripherie des epikardialen Systems reichende Pathologien. Nicht selten ist die hochgradig risikobehaftete chirurgische Revaskularisation im Stadium eines akuten Myokardinfarktes notwendig, wenn Interventionen fehlschlagen oder aus anatomischen Gründen nicht möglich sind, um den Herzmuskelschaden zu begrenzen. Diese Fälle stellen nicht nur wegen der häufig instabilen Ausgangs-Herz-/Kreislaufverhältnisse, sondern auch wegen der nach Revaskularisation im Stadium der akuten Ischämie einsetzenden Pathomechanismen eine besondere Herausforderung dar. Die Wiederherstellung der Blutzufuhr in zuvor minderdurchbluteten Geweben induziert Prozesse, die zunächst scheinbar paradox zu erheblichen Strukturschäden führen können und in ihrer Summe als „Reperfusionsschaden" zusammengefasst werden. Sind diese Reaktionen auf die Revaskularisation sehr ausgeprägt, ist es möglich, dass trotz wiedereröffneter Strombahn im zuführenden Gefäß eine erhebliche Funktionsstörung der Mikrozikulation resultiert, die zu einer ausgeprägten Ischämie und folglich zu einer Funktionsstörungen des Myokards in den betroffenen Arealen führt. Ausmaß und Dauer des Reperfusionsschadens hängen von einer Vielzahl von Faktoren ab. Mit den heute zur Verfügung stehenden Methoden ist präoperativ eine Abschätzung der Reaktion auf eine Revaskularisierung nicht möglich.

Da es sich bei der koronaren Herzerkrankung eher um eine Systemerkrankung als um eine isoliert die Koronarien betreffende Organerkrankung handelt, bestehen häufig auch in anderen Organsystemen (z. B. Nieren) Funktionseinschränkungen, die das postoperative Ergebnis der koronaren Revaskularisation erheblich beeinflussen können.

Patienten, die erst zu einem späten Zeitpunkt nach Ausbildung sekundärer Pathologien operiert werden, weisen nicht nur ein per se größeres Risiko im Sinne einer erhöhten peri- und postoperativen Mortalität und Morbidität auf, sondern profitieren in Bezug auf das Revaskularisationsergebnis und die Rekrutierung von funkionsfähiger Muskelmasse nicht in dem Maße wie Patienten ohne manifeste Sekundärpathologie.

Obwohl eine Vielzahl assoziierter Mechanismen bereits aufgedeckt ist, besteht die aktuelle Herausforderung in einer zuverlässigen interdisziplinären Strategie darin, die kontinuierliche Progression des Krankheitskomplexes durch rechtzeitige Indikationsstellung zur operativen Therapie zu unterbrechen.

Die koronarvaskuläre Morphologie kann trotz modernster diagnostischer Verfahren nur grob abgebildet werden. Bei Beurteilung der Gefäße während der Operation ist nicht selten eine erhebliche Differenz zwischen der diagnostischen Information und dem tatsächlichen morphologischen Korrelat festzustellen; dies kann sowohl eine deutliche Überschätzung, häufiger jedoch eine erhebliche Unterschätzung des Ausmaßes der Veränderungen betreffen. Diese Diskrepanz bedingt oftmals die Änderung der operativen Strategie vom relativ einfachen und auf ein kurzes Segment beschränkten Anschluß eines Bypasses hin zu der rekonstruktiven Chirurgie ganzer Koronarsysteme. Die unmittelbare Beurteilung der Koronarmorphologie mit der Abschätzung, inwieweit ein begrenzter Eingriff sinnvoll ist, stellt einen der wesentlichsten Vorteil der chirurgischen Intervention dar. Die Möglichkeit der rekonstruktiven Chirurgie eröffnet selbst bei fortgeschrittenen Befunden die Chance optimaler Revaskularisationsergebnisse, die insbesondere hinsichtlich der Langzeitprognose von entscheidender Bedeutung sind.

1.1.2 Herzklappenerkrankungen

a) Klappenerhaltende Chirurgie

Das primäre Ziel bei Erkrankungen der Herzklappen ist die Wiederherstellung einer weitgehend normalen Klappenfunktion, idealerweise durch Rekonstruktion der körpereigenen Klappenstrukturen. Rekonstruktive Klappenchirurgie umfasst jedoch nicht nur die Wiederherstellung einer weitgehend normalen Klappenfunktion durch plastische Korrektur der Klappensegel, sondern beinhaltet je nach Defekt und Morphologie eine Rekonstruktion des Klappen-Aufhängeapparates, des Klappenringes etc.

Voraussetzungen für den Erhalt der nativen Klappe sind deren physikalische Eigenschaften wie z. B. eine ausreichende mechanische Stabilität des Klappengewebes, die wesentlich das Langzeitergebnis definieren. *Die Machbarkeit der die Klappenfunktion wiederherstellenden Chirurgie allein ist nur eine Kom-*

ponente in dem Entscheidungsprozess, der das für den Patienten optimale chirurgische Vorgehen bestimmt.

b) Dynamische Insuffizienz der AV-Klappen

In diesen Fällen handelt es sich um eine in Bezug auf ihre Konfiguration und Struktur in einigen Komponenten anatomisch normale Klappe. Durch Ischämie-bedingte Funktionsstörung, z. B. des subvalvulären Apparates, durch pathologische Veränderungen der Kammergeometrie einschließlich der Ventrikelbasis, durch regionale ischämische Dysfunktion einzelner Ventrikelareale kann es zu Störungen im Zusammenspiel der einzelnen Klappenkomponenten kommen, die aufgrund der zugrunde liegenden Pathophysiologie von den Vor- und Nachlastbedingungen des Herzens, von der Herzfrequenz und besonders von Art und Ausmaß von Herzrhythmusstörungen abhängt.

Diese Konstellation stellt insofern eine besondere Herausforderung dar, da sich das Herz zum Zeitpunkt der chirurgischen Korrektur in einem blutleeren, schlaffen und bewegungslosen Zustand befindet. Dynamische Komponenten sind unter diesen Bedingungen nicht prüfbar. Selbst die Füllung des stillgestellten Herzens erlaubt nur eine begrenzte Beurteilung der Klappenfunktion.

Eine Lösung dieses Problems erscheint durch die Möglichkeiten moderner Ultraschall- und NMR-Technik in greifbare Nähe gerückt. Durch eine präoperative quantitative Vermessung der korrekturrelevanten Strukturen im Sinne einer intravitalen Morphometrie unter definierten Lastbedingungen sollten bessere funktionelle Ergebnisse erzielbar werden, bis zum Einsatz derartiger Methoden in der klinischen Routine sind allerdings noch einige Hürden zu bewältigen.

c) Ersatz der Herzklappe durch Implantate

Mechanische Substitute

Trotz faszinierender Entwicklungen im Bereich der Implantate bleibt das Ziel, den von der Natur im Evolutionsprozess erreichten Entwicklungsstand nachzubilden, im Bezug sowohl auf Struktur als auch auf Funktion unerreicht. Dieser Unterschied zwischen Natur und Technik sei am Beispiel von Herzklappen illustriert. Die Abb. 3 zeigt eine normale Aortenklappe mit ihren drei zarten, taschenartig konfigurierten Komponenten.

Während der Austreibungsphase des Herzens öffnet sich die Klappe druckpassiv, d. h. die einzelnen Komponenten weichen zurück und ermöglichen so einen zentralen Durchfluss durch die Klappenebene ohne wesentliche Störung des innerhalb bestimmter Grenzen laminaren Strömungsprofils. Durch dieses Konstruktionsprinzip besteht eine optimale ventrikulo-arterielle Kopplung mit niedriger Impedanz.

Vergleicht man damit die im Laufe der Jahre entwickelten Klappenprothesen, so wird deutlich, dass bis heute keines der künstlichen Klappenmodelle strömungsmechanisch die Funktion der natürlichen Aortenklappe erreicht hat

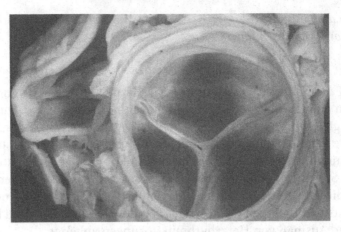

Abb. 3. Struktur einer normalen Aortenklappe

oder erreichen kann. Im Prinzip erfüllen alle hier dargestellten Prothesen ihre
Funktion als Ventil. Die Abb. 4 zeigt eine der ersten in den sechziger Jahren des
letzten Jahrhunderts entwickelten Prothese, die klinisch verwendet wurde.

Bei diesem Klappentyp handelt es sich im Prinzip um ein auch in der Technik verwendetes Kugelventil. Im Bezug auf die Strömungsdynamik war diese
Klappe in hohem Maße unbefriedigend. Durch die zentral positionierte Kugel
wird der Blutstrom abgelenkt – es kommt zur Störung der Strömung –, es entstehen Turbulenzen und dadurch ein signifikanter Energieverlust, der durch
das Herz kompensiert werden muss. Funktionell bedeutet dies eine erhöhte
Impedanz und dadurch eine persistierende Druckbelastung für das energieer-
zeugende Herz.

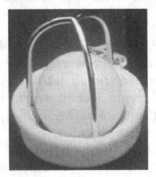

Abb. 4. Historisches Kugelventil als Substitut für eine funktionsuntüchtige Herzklappe

Durch Konstruktionsprinzipien, wie in Kippscheibenprothesen bzw. in
Doppelflügel-Klappen realisiert (Abb. 5), ließ sich die Störung der Strömung
durch die Ventilkomponente selbst reduzieren, physiologische Strömungsver-
hältnisse konnten trotz intensiver Forschungs- und Entwicklungsarbeit bis
heute nicht erreicht werden.

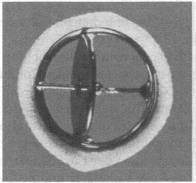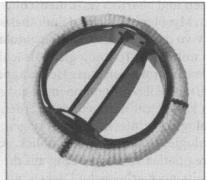

Abb. 5. Kippscheiben- (*links*) und Zweiflügel-Klappe (*rechts*) aus Carbon

Materialschäden, die früher gelegentlich zu letalen Fehlfunktionen führten, konnten durch kontinuierliche Verbesserung der verwendeten Materialien und der Produktionsverfahren nahezu ausgeschlossen werden. *Trotzdem stellt auch das heute für die Prothesen verwendete, physikalisch immer wieder optimierte Material eine Fremdoberfläche dar, die unterstützt durch Prothesen-spezifische Störung der Strömung Gerinnungsprozesse auslösen kann, die durch Thrombosierung sowohl die mechanische Funktion der Prothese behindern, als auch zu sekundären Embolien führen kann.*

Biologische Substitute

Klappensubstitute aus biologischem Material (z. B. Aortenklappen von Tieren, aber auch menschliche Leichenklappen) unterliegen einem progredienten Degenerationsprozess, der zeitabhängig zu Strukturdefekten und daraus resultierend zu Fehlfunktionen führt. Trotz jahrzehntelanger aufwändiger Forschung ist dieses Problem bis heute nicht gelöst. Der Vorteil eines natürlichen Bau- und Funktionsprinzips wird durch die limitierte Haltbarkeit dieser Klappen, die eine Reoperation mit Klappenaustausch vorprogrammiert notwendig macht, relativiert.

Eine Verbesserung der Oberflächen der Materialien mit dem Ziel, biologisch inerte Oberflächen zu schaffen und eine gleichzeitige Verbesserung der strömungsmechanischen Eigenschaften der Klappensubstitute zu erreichen, stellen einen wichtigen Forschungsbereich dar, der in enger Kooperation zwischen Universität und den Forschungs- und Entwicklungslabors der Industrie bearbeitet wird. Das gleiche gilt für die Weiterentwicklung von Methoden und Verfahren, die die Haltbarkeit biologischen Gewebes erhöhen.

Züchtung von autologen Klappensubstituten (Tissue engineering)

Die Züchtung von autologen Klappen mit den Methoden des *tissue engineering* stellen einen neuen Weg in der Entwicklung biologischer Klappen dar. Durch stufenweise in-vitro-Besiedelung z. B. von allogenen dezellularisierten

Gerüsten und Matrices (z. B. menschliche Spender-Pulmonalklappen) mit autologen Myofibroblasten und Endothelzellen in dynamischen Bioreaktoren sollen in vivo durch Transformation autologe Klappen entstehen.

Ob mit diesen Technologien tatsächlich die bei näherer Betrachtung doch komplexen Strukturen einer Herzklappe, eines klappentragenden Conduits in Zukunft in all ihren Komponenten ausgewogen und in ihren zellulären Funktionen kompetent nachgebildet werden können, müssen morphologisch und zellbiologische Untersuchungen zeigen. Unser Wissen über die normale Klappenbiologie, besonders im Hinblick auf Signaltransduktion, Genexpression und -regulation sowie in Bezug auf die Komposition der extrazellulären Matrix weist noch erhebliche Lücken auf. Die Rolle vaskulärer und neuronaler Elemente, insbesondere was die Vaskularisation und Neurogenese betrifft, ist noch über weite Strecken unklar. Die selbst unter Ruhebedingungen bestehenden hohen Scherkräfte und strömungsdynamische Belastungen stellen ein weiteres, noch ungelöstes Problem in Bezug auf die Integrität der Endothelzellen und deren Verankerung dar. Gerade für den Bereich der pädiatrischen Kardiochirurgie stellt die Entwicklung von Gefäßen und Herzklappen mit einem Wachstumspotential eine große Herausforderung dar. Forschung und Entwicklung befinden sich heute trotz einiger bereits bei Patienten implantierten Klappen in einem experimentellen Stadium. H. Kincaid (2004) beurteilt die aktuelle Situation mit den Worten: "This field is still in its infancy with much more dreams than reality but with an incredible potential to revolutionize treatment for heart disease".

Herzklappenerkrankungen – mehr als nur ein „Ventildefekt"

Ein Herzklappenfehler ist in der Regel nicht als isolierte Dysfunktion eines Ventils, sondern als komplexes, die vor- und nachgeschalteten Strukturen einschließendes pathophysiologisches Geschehen zu betrachten. Durch eine Druck- und/oder Volumenbelastung kommt es zu einer Veränderung der Muskelmasse des Myokards, der Geometrie und Architektur der Herzkammer und daraus resultierend zu Veränderungen der Blutströmung, die sowohl die Ventilmechanik selbst, als auch die nachgeschalteten Strukturen beeinflusst. Daraus resultiert eine pathologische Veränderung der Strömungsdynamik mit der Entstehung von Turbulenzen, die zu einem erheblichen Energieverlust und damit zu einer verstärkten Belastung der vorgeschalteten Herzkammern, aber auch zu einer extremen mechanischen Belastung der Gewebestrukturen und daraus resultierend zu schweren degenerativen Umbauprozessen führen können.

Neben der Wiederherstellung der Ventilfunktion muss die „Korrektur" der als Folge des Klappenfehlers entstandenen sekundären Veränderungen der Geometrie und Architektur des Ventrikels mit dem Ziel, die Strömungsbedingungen weitgehend zu normalisieren, einbezogen werden. Durch Normalisierung der Einstromcharakteristik der Kunstklappe wird deren Funktion verbessert. Durch weitgehende Normalisierung der Strömungsbedingungen supravalvulär können die Funktion des Ventils optimiert und die auf die Aortenwand wirkenden Kräfte reduziert werden. Damit verlangsamt sich die Progression degenerativer Veränderungen, z. B. im Bereich der Aortenwand. *Diese Sichtweise mit den entsprechenden Konsequenzen erfordert auch heute noch eine stete Thematisierung der Problematik, da nur die Fokussierung des Interesses auf die komplexe Pathophysiologie und Pathomorphologie aller an Indikationsstellung und Behandlung beteiligter Disziplinen zu einem optimalen Behandlungsergebnis führen kann.*

Interventionelle Therapie von Herzklappenerkrankungen

Im Bereich der Therapie von Herzklappenerkrankungen beim adulten Patienten mit degenerativen Erkrankungen bleiben primär interventionelle Verfahren (Behandlung von Herzklappenfehlern über Katheter) bislang ausschließlich einzelnen Patienten mit Mitralklappenstenosen und einer erheblichen kardialen und/oder extrakardialen Komorbidität mit extrem erhöhtem Operationsrisiko vorbehalten. Es handelt sich in Bezug auf die vorliegende Pathomorphologie der Herzklappe trotz Verwendung moderner bildgebender Verfahren um eine nur bedingt in ihren Auswirkungen kontrollierte Intervention. Das Ergebnis des Katheterverfahrens wird häufig nur zu einem Kompromiss in Bezug auf eine Korrektur führen. Aufgrund der erheblich geringeren Kosten ist das interventionelle Verfahren vor allem in Ländern der Dritten Welt von Bedeutung. Bei Ansicht einer stenosierten Herzklappe beim Erwachsenen (Abb. 6) wird deutlich, dass eine Aufdehnung der Klappe bei hochgradig eingeschränkter Beweglichkeit des gesamten Klappenapparates einerseits mit einem hohen Risiko eines Misserfolges bezüglich des Erreichens einer größeren Öffnungsfläche verbunden ist, andererseits ein erhebliches Potential für das

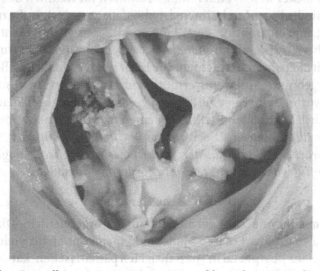

Abb. 6. Darstellung einer stenosierten Aortenklappe beim Erwachsenen

Absprengen adhärenter Kalkanteile mit der Ausbildung zentraler oder peripherer Embolien besteht.

Herzklappensprengungen mittels (Ballon-)Katheter wandeln den Herzklappenfehler mit einer zu geringen Klappenöffnung in eine mehr oder minder ausgeprägte schlussunfähige Herzklappe um, die ihrerseits zu einer verminderten Herzleistung führen kann. Im Bereich der rechtsseitigen Herzklappen kommen beim erwachsenen Patienten interventionelle Verfahren nur selten zum Einsatz.

In der neueren Zeit steht die Herzchirurgie der Herausforderung einer innovativen Sparte interventioneller Verfahren gegenüber, die einen „Klappenersatz" durch Implantation und Einsatz von biologischen Klappenmodellen, die ähnlich wie Koronarstents zunächst in einem „gefalteten" Zustand über das periphere arterielle Gefäßsystem eingeführt und in der Klappenebene expandiert werden. In Tiermodellen mit intakter Klappenstruktur ist bereits die Praktikabilität des perkutanen Klappenstent-Verfahrens gezeigt worden. Bei ausgeprägten degenerativen Veränderungen mit schwerem bindegewebigem Umbau und Verkalkungsstrukturen ist leicht vorstellbar, dass sowohl Platzierung als auch Funktion der „Klappe in der Klappe" problematisch sind. Zudem befinden sich im Umfeld der Klappen vulnerable Strukturen, wie z.B. im Bereich der Aortenklappe die Koronarostien, die einerseits durch die Verdrängung der pathologisch veränderten Klappenstrukturen verlegt und deren empfindliche Gefäß-Innenschicht durch das sich entfaltende Metallgitter abgeschert werden kann. Zudem entstehen bei Einsatz dieser Klappentypen in verändertem Klappengewebe Leckagen im Randbereich der implantierten Klappe, da degenerative Veränderungen ein planes Anpassen der Neoklappe ausschließen. Die Frage, wie embolische Komplikationen bei akzidenteller Abtrennung der häufig relativ locker aufliegenden Kalkstrukturen im Rahmen der Klappenexpansion verhindert werden können, ist ebenfalls ungelöst. In Bezug auf Haltbarkeit und Langzeitfunktion der Klappenprothese fehlen wesentliche Daten. Selbst wenn bereits Implantationen bei Patienten durchgeführt wurden, ist das Verfahren mit Skepsis zu betrachten. Die bisher unter klinischen Bedingungen erreichten Ergebnisse sind wenig ermutigend. Daher erörtern besonders innovative Befürworter derartiger Verfahren bereits heute entgegen den derzeitigen wissenschaftlich fundierten Richtlinien einen frühzeitigen Klappenersatz, um die Methode zu etablieren. *Die Wahrung medizinisch ethischer Standpunkte unter dem Druck möglichst an der Spitze einer neuen Technologie zu stehen wird hier künftig wohl die größte Herausforderung darstellen.*

1.2 Pädiatrische Herzchirurgie

Durch die zunehmende Zahl der bereits durch vorgeburtliche Diagnostik erfassten kardialen und vaskulären Malformationen können für viele Risikopatienten unmittelbar postpartal in spezialisierten pädiatrischen-kardiologischen-kardiochirurgischen Zentren ohne Zeitverzögerungen die entsprechenden diagnostischen bzw. therapeutischen Optionen eröffnet werden. Auf Grund der über die Jahrzehnte kontinuierlich erfolgten Verbesserung der Diagnostik, der Anästhesie und ganz besonders der chirurgischen Techniken einschließlich der extrakorporalen Zirkulation und wesentlich auch der postoperativen Versorgung können heute bereits bei Neugeborenen und Säuglingen komplexe Operationen im Sinne einer anatomischen und funktionellen Korrektur vieler congenitaler Malformationen durchgeführt werden. Palliative Eingriffe werden heute fast nur noch als vorbereitende Operationsschritte zur Korrektur in den Fällen vorgenommen, in denen die Korrektur aufgrund einer hochgradigen Hypoplasie (Unterentwicklung) einzelner kardialer bzw. vaskulärer Strukturen zu einem frühen Zeitpunkt noch nicht möglich ist.

Über lange Zeit wurden Kinder mit der so genannten Fallot'schen Erkrankung, bei der ein Defekt in der die Herzkammer trennenden Scheidewand besteht und zusätzlich die so genannte Ausflussbahn des rechten Herzens einschließlich der nachgeschalteten Pulmonalklappe hypo- bzw. dysplastisch ist, zunächst mit einem so genannten Shunt, einer Verbindung zwischen Hauptschlagader und Lungenschlagader, versorgt. Damit konnte die Lungendurchblutung verbessert und der Grad der Hypoxie (Sauerstoffmangel) reduziert werden. Im Alter von ca. 4-5 Jahren erfolgte dann die Korrektur, der Verschluss des Defektes und eine plastische Erweiterung des rechtsventrikulären Ausflusstraktes bzw. der Pulmonalklappe. Die Shunt-bedingte jahrelange Volumenbelastung bzw. Druckbelastung der Herzkammern führt jedoch zu pathomorphologischen, häufig nicht reversiblen strukturellen und funktionellen Veränderungen des Herzmuskels, so dass heute die Primärkorrektur im Säuglingsalter bei ausreichend entwickeltem Lungengefäßsystem das Verfahren der Wahl darstellt.

Ein anderer im natürlichen Verlauf mit einer hohen Letalität belasteter angeborener Herzfehler ist die so genannte Transposition der großen Gefäße (TGA). Bei dieser Malformation entspringen die Körperschlagader fälschlicherweise aus rechten und die Lungenschlagader aus der linken Herzkammer. Dadurch wird das sauerstoffarme, zum Herzen zurückfließende Blut direkt in die Hauptschlagader ausgeworfen, wodurch ein hochgradiger Sauerstoffmangel aller Organe und Gewebe resultiert. Das in der Lunge mit Sauerstoff versorgte Blut wird aufgrund der Fehlkonnektion der Gefäße direkt wieder in die Lunge zurückgeführt. Lebensfähig sind diese Kinder alleine dadurch, dass sie entweder einen kleinen Defekt im Bereich des Vorhof- oder Kammerseptums haben oder dass die pränatale Verbindung zwischen Lungen- und Hauptschlagader, der so genannte Ductus arteriosus botalli offen bleibt und über diese Verbindungen ein Übertritt von oxygeniertem Blut in den Körperkreislauf möglich wird. Der erste chirurgische Ansatz, eine funktionelle Verbesserung herbeizuführen, bestand darin, einen Teil des Vorhofseptums zu resezieren und damit eine verbesserte Vermischung des Blutes auf Vorhofebene und damit auch eine Erhöhung des Sauerstoffgehaltes des arteriellen Blutes zu erreichen. Der nächste Schritt bestand darin, dass durch eine Tunnelbildung im Vorhof das oxygenierte Blut in den rechten Vorhof umgeleitet und damit der mit der Hauptschlagader konnektierten morphologisch rechten Herzkammer zugeführt wurde. Um den Tunnel herum floss das venöse Blut in die linke Herzkammer und erreichte so die nachgeschaltete Lungenschlagader. Mit dieser so genannten „Vorhofumkehroperation" konnte also eine funktionelle Korrektur durchgeführt werden. Da die Struktur der Herzkammern jedoch sehr unterschiedlich ist, zeigte sich im späteren Verlauf häufig eine zunehmende Insuffizienz der von der Natur nicht für das Hochdrucksystem konfigurierten rechten Herzkammer. Heute wird der Fehler auf der Ebene der großen Gefäße korrigiert. Die beiden fehlentspringenden Schlagadern werden abgesetzt und in ihrer Position getauscht, die beiden Herzkranzgefäße werden in die „Neo-Aorta" umgepflanzt.

Diese Beispiele mögen dazu dienen zu zeigen, dass große, über lange Zeit bestehende Hürden durch begleitende Forschung und Weiterentwicklung abgebaut werden konnten. Derartige Eingriffe können heute auf der Basis der verbesserten Methoden und Technologien mit einem signifikant niedrigeren Gesamt-Operationsrisiko durchgeführt werden.

Allerdings sind auch heute noch nicht alle Situationen seltener komplexer angeborener Herzfehler bzw. Gefäßbaumanomalien, wie beispielsweise Herzen mit vollständig fehlender Herzscheidewand, anatomisch und funktionell korrigierbar. In diesen Situationen ist durch palliative Operationen oft eine Linderung der verknüpften Symptomatik und damit eine Verbesserung der Lebensqualität möglich. Die Chancen für eine Verbesserung der Lebenserwartung hängen jedoch von der Ausprägung der individuellen Pathomorphologie ab. *Auch wenn die Zahl der kleinen Patienten mit derartigen schweren Malformationen gering ist, gibt es gerade hier ein erhebliches Potential für die Entwicklung neuer Verfahren, die möglicherweise auch in der adulten Herzchirurgie zu einer Verbesserung bestehender Therapiekonzepte beitragen können.*

In diesem Kontext sind die in Heidelberg weiterentwickelten Korrekturverfahren primärer und sekundärer trachealer und bronchialer Fehlbildungen isoliert und in Kombination mit zum Teil komplexen kardialen Defekten bei Säuglingen und Kleinkindern zu nennen. Die Pathologie der congenitalen Trachealstenose umfasst congenitale Malformationen wie die lokalisierte Trachealstenose, Trichter-ähnliche, langstreckig stenosierte Trachea oder ein „Bronchus suis" oder eine primäre Tracheomalazie. Eine durch vaskuläre Kompression bedingte, so genannte sekundäre Tracheomalazie besteht zumeist im Zusammenhang mit vaskulären Anomalien wie dem doppeltem Aortenbogen, dem rechtsständigen Aortenbogen mit persistierendem linken Ligament, der pulmonalarterielle Schlinge, der aberrierenden rechten Arteria subclavia und bei abnormal inseriertem Ligamentum botalli. Trachealkompressionen können durch pathologische Strukturveränderungen der großen Gefäße entstehen (Abb. 7).

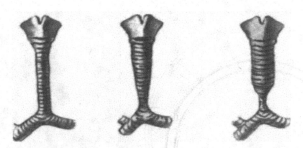

Abb. 7a. Schema der Trachealstenosen nach Cantrell und Gild 1964 (*links:* generalisierte Hypoplasie; *Mitte:* Trichter-förmige Stenose; *rechts:* segmentale Stenose)

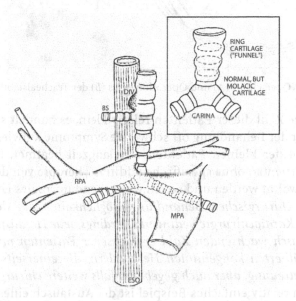

Abb. 7b. Schema des Bronchus suis (anomaler rechter oberer Brochusabgang, Hypoplasie der distalen Trachea und des Bronchialsystems)

Wie schon aus den vielfältigen Entstehungsmechanismen erkennbar, ist dementsprechend die operative Versorgung stark von der individuellen Pathologie abhängig; bei der Operation der sehr kleinen Patienten ist in noch stärkerem Maße als bei den meisten Herzfehlern die Berücksichtigung des Wachstums und die Sicherstellung einer möglichst dauerhaften chirurgischen Lösung notwendig. Neben der reinen Resektion von (ausschließlich sehr kurzstreckigen) Stenosen hat sich die in Heidelberg entwickelte externe Stabilisation der Trachea durch Fixation der Pars membranacea flaccida und des malazischen Anteils sowie einer freien Aufhängung der Trachea bzw. des Bronchus in eine überdimensionierte, Ring-verstärkte Goretex-Prothese aufgrund der gegenüber sonstigen Verfahren günstigeren Kurz- und Langzeitergebnissen etabliert (Abb. 8).

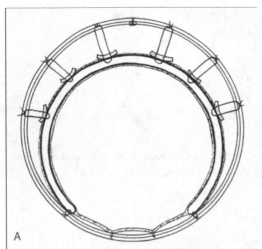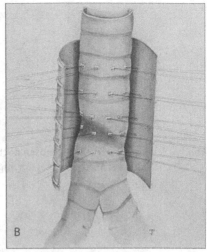

Abb. 8. Querschnitt (*A*) und Operationssitus (*B*) der Trachealstabilisation

Zwar ist die Zahl dieser Patienten relativ klein, es handelt sich jedoch um Kinder, die vor der Behandlung oft schwerste Symptome aufwiesen – die überwiegende Zahl der kleinen Patienten war langzeit-beatmet. In allen Fällen konnten die Patienten ohne spezifische additive Therapie von der Beatmungsmaschine entwöhnt werden und so ein weitgehend normales Leben führen.

Die guten chirurgischen Behandlungsmöglichkeiten auf dem Gebiet der pädiatrischen Kardiochirurgie bedingen allerdings neue Herausforderungen im Sinne einer rasch wachsenden Zahl erwachsener Patienten mit korrigierten, aber auch palliierten kongenitalen Herzfehlern, die einerseits stete fachkardiologische Betreuung, aber auch gegebenenfalls weitere chirurgische Eingriffe benötigen. Ein relativ einfaches Beispiel ist der Austausch eines so genannten Homografts, d. h. eines biologischen Klappenersatzes aus Leichenherzklappen. Diese Klappen besitzen kein Wachstumspotential, degenerieren und/oder verkalken und erfordern bei Funktionsverlust den Austausch gegen neue biologische im Sinne eines vorprogrammierten, mehrfachen operativen Austausches. Als definitive Lösung nach Abschluss des Längenwachstums erfolgt je nach Pathologie die Implantation einer mechanischen Prothese. Die Versorgung dieser Patienten ist seitens der gegebenen Strukturen (Pädiatrische Kardiologie und Pädiatrische Kardiochirurgie mit Patienten überwiegend älter als 18 Jahre, Kardiologie und Kardiochirurgie überwiegend mit Patienten im fortgeschrittenen Erwachsenenalter) problematisch. *Gerade diese Patienten erfordern jedoch besonderes Augenmerk, da die Einordnung von klinischen und diagnostischen Befunden wesentlich komplexer als bei der Vielzahl der adulten Patienten mit erworbenen Herzerkrankungen ist.* Zudem sind spezifische Erfahrungen mit dieser Patientengruppe begrenzt, so dass die heute oft zitierte Evidenz-basierte Medizin für diese Patienten nicht greifen kann.

Abgesehen von den bereits unter 1.1.1 und 1.1.2 beschriebenen Implantaten, die ihrerseits durch unterschiedliche Mechanismen einen herzchirurgischen Eingriff erfordern können, gehört auch der interventionelle Verschluss von Septumdefekten (mit Hilfe über Katheter eingeführter „Schirmchen"), der sehr häufig im Kindesalter durchgeführt wird, zu den modernen Verfahren, die einen herzchirurgischen Eingriff mit niedrigem Operationsrisiko auf Einzelfälle mit sehr großen, multiplen oder komplexeren Defekten reduziert. Bei Betrachtung der Veröffentlichungen fällt auf, dass praktisch alle Gruppen, die interventionelle Defektverschlüsse vornehmen, nicht nur kleinere persistierende Defekte beobachten, sondern diese häufig als nicht relevant akzeptieren. Die Reinterventionsrate ist sehr gering; ebenfalls sind chirurgische Interventionen nach Fehlplatzierung oder Schirmchenverlust selten, diese bedeuten jedoch ein deutlich komplexeres operatives Vorgehen. Mittlerweile erfolgt die Implantation der Defekt-Verschluss-Devices in fast allen größeren Zentren mit wachsender Zahl. Inwieweit die stete mechanische und milieubedingte Materialbelastung der Schirmchen, die sowohl Kunststoff-, als auch Metallanteile tragen, auf lange Sicht eine eigene Pathologie bilden, ist heute noch nicht absehbar.

Auf die Herzchirurgie kommt somit die zunehmende Versorgung von Patienten mit angeborenen Herzfehlern nach korrigierter bzw. palliativen Eingriffen zu. Wesentliche Operationen werden hier den Verschluss von Restdefekten, den Austausch von Implantaten und Eingriffe wegen sekundärer Klappenfehler und Herzinsuffizienz als Folge ihrer Grunderkrankung umfassen. Zudem gehört die Entwicklung neuer Conduits und Klappen zu den vordringlichen Aufgaben.

2. Verbesserung der extrakorporalen Zirkulation

Die Verwendung der extrakorporalen Zirkulation (EKZ) ist für die offene Herzchirurgie nach wie vor eine unentbehrliche Methode. Seit Jahren stellt die Reduktion der inflammatorischen Reaktion des Gesamtorganismus, die einer abakteriellen Entzündung gleichkommt, ein wichtiges Forschungsgebiet dar, das noch viele ungelöste Probleme aufweist. Heute weiß man, dass die Gesamtdauer der EKZ einen wesentlichen Einfluss auf die Reaktion des Organismus ausübt; der kurzzeitige Einsatz bedingt keine beeinträchtigenden Folgen, während die Langzeitperfusion bei komplexen Eingriffen aggraviert durch den Grad der kardialen und extrakardialen Begleitmorbidität durchaus zu einer erheblichen Immunantwort führt. Als Ursache sind vereinfacht die großen Fremdoberflächen des gesamten EKZ-Systems (Schläuche, Pumpe, künstliche Lunge, Reservoire) dafür wesentlich verantwortlich, da der Kontakt von Blutbestandteilen mit Fremdoberflächen Gerinnungsvorgänge und Entzündungsprozesse triggert. Zusätzlich unterstützt die notwendige Unterkühlung des Organismus (Reduktion des Sauerstoffbedarfes) sowie die Blutverdünnung das postoperative Auftreten adverser Reaktionen. Unphysiologischen Druck-/Fluss-Beziehungen und der daraus resultierenden pathologischen Gefäßregulationsmechanismen soll durch pulsatile, also möglichst physiologische Perfusion entgegengewirkt werden.

Die Vielzahl der einwirkenden Faktoren stellt jedoch eine schier unerschöpfliche Quelle für Verbesserungsansätze der EKZ dar, wenngleich die derzeitig erreichten Ergebnisse bereits für eine dramatische Verringerung des durch die EKZ bedingten Operationsrisikos sprechen.

In dem Prozess der Weiterentwicklung der EKZ geht es zum einen um die Entwicklung biologisch inerter Oberflächen, zum anderen um eine möglichst physiologische Steuerung der Druck-Fluss-Beziehung in allen Kreislaufsegmenten des Organismus. Dieser Bereich muss sowohl in der Klinik als auch experimentell zukünftig einen Schwerpunkt darstellen.

3. Entwicklung von Instrumenten zur Qualitätsanalyse und -verbesserung

Ein wesentlicher Vorteil der Herzchirurgie gegenüber anderen Disziplinen besteht in der jahrelangen Tradition einer gemeinsamen Qualitätssicherung mit der Erfassung einer Vielzahl von Faktoren, die eine Charakterisierung der Patienten ermöglichen. Dies erlaubt die Entwicklung Evidenz-basierter Strategien in Bezug auf Indikationsstellung, chirurgisches Vorgehen und die postoperative intensivmedizinische Behandlung. Bestehende Vorgehensweisen müssen hinterfragt und auf der Basis valider Daten bestätigt bzw. optimiert, gegebenenfalls auch korrigiert werden. Die Definition von Parametern bzw. Indikatoren bedingt, dass Qualität messbar wird. Für aussagekräftige Untersuchungen ist jedoch eine möglichst umfassende Charakterisierung der Patienten unabdingbare Voraussetzung zur Beschreibung der Behandlungsqualität auf der Basis definierter Parameter. Somit ist eine interne Qualitätssicherung, jedoch auch externe Qualitätsüberprüfung durch interinstitutionelle Vergleiche der Daten erreichbar.

Viele Jahre bevor Qualitätssicherung und Evidenz-basierte Medizin in Deutschland zum Thema wurde, wurde 1988 mit Übernahme des Lehrstuhls ein umfassendes rechnergestütztes Dokumentationssystem installiert, das pro Patient bis zu 1500 Parameter erfasst. Von diesem Zeitpunkt an bis heute werden diese Daten für die rechnerbasierte automatische Erstellung des OP-Berichts sowie der Arztbriefschreibung genutzt. Vor Einführung der DRGs stellte diese Datenbank die Basis für die Entgeltkalkulationen für herzchirurgische Leistungen dar. Sie bildete mit die Grundlage bei den Verhandlungen über leistungsgerechte Vergütung und ermöglicht heute eine umfassende Abbildung der beim individuellen Patienten erbrachten Leistung im DRG-System.

Das umfangreiche Datenmaterial ermöglicht zudem eine kontinuierliche risikoadjustierte Qualitätsprüfung und Qualitätssicherung. Für 97 Prozent aller in dem Zeitraum operierten Patienten stehen Follow-up-Daten über 6 Monate zur Verfügung. Für ausgewählte Patientengruppen, Koronarpatienten ($n = 9438$), Klappenpatienten ($n = 4100$) und für Kinder nach Korrektur angeborener Herzfehler sowie für spezielle Krankheitsbilder liegen Langzeitergebnisse bis zu 10 Jahren vor. Ein komplexes, in Kooperation mit der "Cleveland Clinic" eingeführtes und weiterentwickeltes System der komplexen Risikokalkulation ist bereits heute in der Lage, unter bestimmten Umständen eine Risikoprädiktion für den individuellen Patienten zu erstellen. Als neuer Ansatz hinsichtlich der Risikoanalyse erfolgt nun die Entwicklung von Strategien, die eine „Neutralisierung" von Risikofaktoren ermöglichen. Abbildung 9 zeigt die prognostizierte Überlebenswahrscheinlichkeit eines 70-jährigen Patienten, der keine wesentliche Nebenerkrankung, jedoch einen erheblichen Koronarbefund ohne manifeste Herzinsuffizienz aufweist; die Prädiktion ergibt eine Überlebenswahrscheinlichkeit von knapp 80 Prozent über neun Jahre postoperativ. Für Faktoren wie z. B. Diabetes würde die Prädiktion eine eingeschränkt Überlebenswahrscheinlichkeit ergeben. Bei entsprechender Lebensführung mit Optimierung der Blutzuckerwerte kann in vielen Fällen eine Annäherung an die Überlebenswahrscheinlichkeit für Patienten ohne Diabetes erreicht werden.

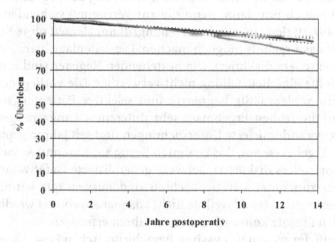

Abb. 9. Risikoprädiktion bis zu knapp 14 Jahre postoperativ für einen 56-jährigen, männlichen Patienten mit koronarer 3-Gefäßerkrankung ohne wesentliche Komorbidität mit erhaltener guter Pumpfunktion des Herzens (schwarze Linie mit 70 Prozent Konfidenzintervall), als Vergleich (graue Linie) Prädiktion der Überlebenswahrscheinlichkeit eines 56-jährigen Mannes der Gesamtbevölkerung (Angaben berechnet über Tabellen des Statistischen Bundesamtes)

Diese Daten bieten nicht nur eine Möglichkeit, die Compliance der Patienten zu verbessern, sondern stellen auch die Grundlage für eine kritische interdisziplinäre Auseinandersetzung dar. So hat sich lange die Ansicht verbreitet, die Gesamt-Ergebnisse der Aortenklappenchirurgie wären mit einer 3- bis 5-prozentigen Mortalität weltweit so hoch, dass ein Abwarten der Indikationsstellung bis zu dem Auftreten schwerwiegender Symptome in Leitlinien verankert wurde.

Daraus resultiert, dass die Indikation zur Operation spät im Krankheitsverlauf zu einem Zeitpunkt gestellt wird, wo die Herzleistung bereits eingeschränkt ist und eine ausgeprägte Komorbidität besteht. Somit wird in der Herzchirurgie kaum mehr ein Patient mit vollständig erhaltener Herzleistung oder ohne erhebliche Komorbidität im Sinne neurologischer Defizite oder sonstiger extrakardialer Organschäden vorgestellt.

Dies bedingt, dass die Ergebnisse mit der beschriebenen Gesamt-Mortalität formal stimmen, jedoch auf einer weit überwiegenden Behandlung so genannter Hoch-Risiko-Patienten beruhen. Nur zögerlich kann diese Tatsache entsprechend vermittelt werden, jedoch erscheint die weitere Verfolgung derartiger Sachverhalte für die Entwicklung optimierter Therapiekonzepte entscheidend.

4. Minimal-invasive Herzchirurgie

Die Reduktion des chirurgischen Traumas bildet zweifelsfrei besonders vor dem Hintergrund des veränderten Krankengutes grundsätzlich einen wichtigen, erstrebenswerten Meilenstein zur Verbesserung der Ergebnisse.

Dies gilt jedoch nur dann, wenn die zur Verfügung stehenden Techniken und Technologien den eigentlichen Zieleingriff am Herzen ohne Kompromiss in Bezug auf das Ergebnis möglich machen. Die Datenlage hierzu ist unsicher und wird kontrovers diskutiert. Die bestehenden Register sind unvollständig und deshalb für eine Beurteilung nicht verwertbar. Die vorliegenden Berichte über meist zahlenmäßig begrenzte und selektive Patientengruppen sind in Bezug auf die frühen Ergebnisse sehr different – Langzeitergebnisse fehlen. Prospektiv randomisierte Untersuchungen sind seit Jahren geplant, jedoch liegen keine Ergebnisse vor. Das Design in Bezug auf Ein- und Ausschlusskriterien wird kontrovers diskutiert. Schwere generalisierte Gefäßveränderungen, wie sie heute zunehmend zu beobachten sind, ausgeprägte kardiale Funktionsstörungen werden (wohl weil sie nicht adäquat abgebildet werden können) weiterhin den Einsatz konventioneller Verfahren erfordern.

Der Begriff der minimal-invasiven herzchirurgischen Eingriffe umfasst zudem unterschiedliche Definitionen:

1. Minimal-invasiver Zugang
2. Reduktion der Invasivität durch Verzicht auf die extrakorporale Zirkulation
3. Kombination von 1. und 2.
4. Einsatz von Telemanipulatoren, eventuell mit Kombination von 1. und 2.

Die Bedeutung der minimal-invasiven Chirurgie wird durch die Gesamtzahlen des Jahres 2004 in Deutschland durchgeführter Herzoperationen relativiert: Von insgesamt 67 216 Koronareingriffen wurden 4171 (6,2 Prozent) ohne extrakorporale Zirkulation durchgeführt. Eine Bypassoperation an den

Herzkranzgefäßen kann, da das Herz in diesen Fällen nicht eröffnet werden muss, unter bestimmten Bedingungen ohne den belastenden Einsatz der Herz-Lungenmaschine am schlagenden Herzen erfolgen (OPCAB, off-pump coronary bypass). Die Frage, ob mit diesen Methoden im Vergleich mit dem Standardverfahren qualitativ gleiche bzw. bessere Ergebnisse bei selektionierten Patientengruppen erreicht werden können, wird nach wie vor äußerst kontrovers diskutiert. In unserer Klinik wird dieser Bereich unter strengen Qualitätskontrollen und unter Ausschöpfen moderner Lernstrategien (Vor-Ort-Besuche, *wet-lab*-Ausbildung (d. h. Üben am Tiermodell, Simulatoren etc.) ausgebaut.

Die Voraussetzung für einen Erfolg der minimal-invasiven Chirurgie im herzchirurgischen Bereich, im Sinne eines begrenzten Zugangs, sind grundsätzlich neue technologische Entwicklungen, die es erlauben, sich von den bisherigen auf den Werkzeugen der empirischen Chirurgie basierten Ansätzen zu lösen.

Ziel dieser Projekte ist die Entwicklung und Erprobung neuer diagnostischer Verfahren, die Nutzung mathematischer Modelle und der Bildgebung zur Operationsplanung und Prädiktion des optimierten Operationsergebnisses sowie der Einsatz moderner Technologie zur Reduktion des perioperativen Traumas. Dabei geht es nicht um die schlichte klinische Anwendung eines von der Industrie zur Verfügung gestellten „Nadelhalter-führenden Telemanipulators", sondern um fehlende methodische und verfahrenstechnische Entwicklungsschritte, die die Voraussetzungen für die Erkennung und die Segmentierung individueller Pathomorphologie schaffen sowie um neue Ansätze chirurgischer Techniken. Dies sind unverzichtbare Voraussetzungen, um die so genannte minimal-invasive Chirurgie tatsächlich unter Qualitätsaspekten zu alternativen Therapiemethoden zu entwickeln.

Der vorschnell in die Klinik eingeführte OP-Telemanipulator (Abb. 10) hat in der Herzchirurgie heute keine Bedeutung mehr und teilt damit das Schicksal anderer, ohne adäquate Prüfung in der Klinik eingeführten Methoden.

Die Instrumente der Haptik der Telemanipulation und der Stereolithographie sowie die Navigation wurden in ihrer aktuell verfügbaren Form in ihrer Wertigkeit für die Herzchirurgie überschätzt. Der Einsatz dieser Technologie an einer sich dynamisch veränderten Organstruktur stellt – nach initialer Euphorie – zum jetzigen Zeitpunkt eher eine Langzeit-Vision denn eine aktuelle Möglichkeit dar.

Gibt es bei Verwendung minimal-invasiver Verfahren unter bestimmten Voraussetzungen für eine begrenzte Zahl von Patienten Vorteile? Vorläufig kann dies mit „ja" beantwortet werden.

Die hier genannten Instrumente werden in enger Kooperation mit dem Institut für Biomedizinische Technik an der Universität Karlsruhe, mit dem DKFZ und der Radiologischen Klinik der Universität Heidelberg im Rahmen des SFB 414 weiterentwickelt, um diese Technologien für den klinischen Einsatz vorzubereiten.

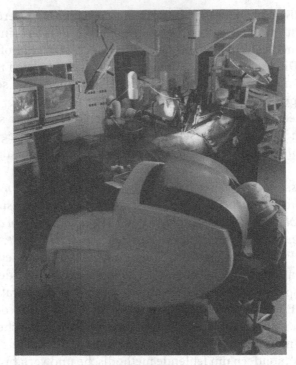

Abb. 10. Telemanipulator (Herzzentrum Leipzig)

Nach Beendigung der Drittmittelförderung durch den Sonderforschungs-bereich 414 „Rechner- und Sensor-gestützte Chirurgie" werden einzelne Projekte im Graduiertenkolleg 1126 weitergeführt. Für den Einsatz Rechner-ge-stützter Verfahren konnte auf dem Gebiet der Herzchirurgie ein wesentlicher Fortschritt der präoperativen Optimierung echokardiographischer Verfahren, ein wesentlicher Schritt zur Automatisierung der Herz-Lungen-Maschine, die Modellbildung der Reaktion vaskulärer Strukturen auf pathologische hämodynamische Verhältnisse, umfassende Erkenntnisse über die elektro-mechanische Koppelung sowie neue Erkenntnisse über Revaskularisationsmaßnahmen und deren Interaktionen, aber auch die Verfeinerung qualitätssichernder Methoden erreicht werden. Weitere Themenkomplexe werden in Zusammenarbeit mit Wissenschaftlern des DKFZ Heidelberg, des Instituts für Biomedizinische Technik der Universität Karlsruhe und der Abteilung für Radiologie untersucht. Zur Anschlussfinanzierung dieser Projekte wurden weitere Anträge gestellt, die Verfahren sind eröffnet.

5. Möglichkeiten zur chirurgischen Therapie der konservativ ausbehandelten Herzinsuffizienz

Die kardiovaskuläre Medizin beobachtet seit vielen Jahren einen exponentiellen Anstieg der Herzinsuffizienz, also eine zunehmende Reduktion der Herzleistung, überwiegend als Folge der koronaren Herzerkrankung. Obwohl auch bei diesem komplexen Krankheitsbild durch moderne pharmakologische Therapie eine Verbesserung der Lebenserwartung und -qualität in den Frühstadien erzielt werden konnte, erreichen doch mehr und mehr Patienten altersbedingt bzw. durch die Progression der Grunderkrankung und als Folge von Defektheilungen relativ rasch die Endstrecke ihrer kardiovaskulären Erkrankung, das Stadium der terminalen Herzinsuffizienz. Die im Sinne eines an Geschwindigkeit zunehmenden *Circulus vitiosus* ablaufende Herzinsuffizienz ist besonders in den späten Stadien pharmakologisch nicht mehr zu beherrschen. Als Folge der zunehmenden Funktionseinschränkung kommt es zu Veränderungen der Geometrie und Architektur der Herzkammern. Daraus können zusätzliche, den Prozess der Herzinsuffizienz unterstützende Pathologien, wie z. B. die Entstehung einer AV-Klappeninsuffizienz resultieren. Dadurch kommt es zu einer zusätzlichen Volumenbelastung des bereits in seiner Pump- und Muskelfunktion hochgradig eingeschränkten Herzens. Durch kardiochirurgische Korrektur der Ventildysfunktion mittels Rekonstruktion bzw. Ersatz der Herzklappe lässt sich unter bestimmten Bedingungen selbst bei weit fortgeschrittener Herzinsuffizienz eine relative Verbesserung der Herzfunktion erreichen. Dies bedeutet jedoch keine kausale Therapie der Herzinsuffizienz selbst, sondern kann durch die Reduktion der Belastung die Progression des Prozesses verlangsamen.

Bei schwerer, so genannter ischämischer Dysfunktion kann in einer Reihe von Fällen durch funktionelle Reaktivierung von noch lebensfähigem Myokard durch eine aorto-koronare Bypassoperation eine Verbesserung der Lebensqualität und in Grenzen auch der Lebenserwartung erzielt werden.

Die Herzinsuffizienz stellt jedoch keineswegs eine einheitliche Entität dar. Eine Vielzahl von anderen Erkrankungen (primäre Myokarderkrankungen, Virusinfektion, chemische Noxen, nutritiv-toxisch etc.) kann ebenfalls eine Herzinsuffizienz ausgelöst oder aggraviert werden, was vor allem bei kombinierten pathologischen Zuständen die Abschätzung des Therapieerfolges der Standardverfahren wie Revaskularisation und/oder Herzklappenersatz bei entsprechender Indikation erheblich erschwert.

Für die immer größere werdende Gruppe herzinsuffizienter Patienten im Endstadium ist der Organersatz durch orthotope Herztransplantation die einzig gesicherte erfolgversprechende Behandlungsform mit – unter Berücksichtigung der Schwere der Grunderkrankung – auch im Langzeitverlauf guten Ergebnissen.

Trotz intensiver Öffentlichkeitsarbeit mit dem Ziel, durch Aufklärung zu einer erhöhten Spendenbereitschaft zu kommen, ist die Durchführung der Herztransplantation durch einen eklatanten Organmangel limitiert. Obwohl dementsprechend die Indikationsstellung restriktiv gehandhabt wird, sterben ca. 25 Prozent der Patienten, die für eine Herztransplantation auf so genannten Wartelisten verzeichnet sind. Auch die garantierte Rechtssicherheit durch Verabschiedung des Transplantationsgesetzes konnte die Akzeptanz der Transplantationsmedizin im Sinne einer erhöhten Bereitschaft zur Organspende nicht wesentlich erhöhen. *Da bisher noch kein Verfahren zur Therapie der terminalen Herzinsuffizienz vorliegt, das auch nur annähernd mit den Langzeiterfolgen der Transplantation konkurrieren kann, bleibt die Erhöhung der Spendenbereitschaft eine erhebliche Herausforderung, die nicht zuletzt durch Veröffentlichung der günstigen Langzeitergebnisse und durch die Präsentation von Einzelschicksalen von der Herzchirurgie zu leisten ist.*

Alternative Methoden wie die Unterstützung der Herzfunktion durch Skelettmuskel („Kardiomyoplastik"), die Reduktion des Kammervolumens durch Entfernen von Wandsegmenten („Batistaoperation") und andere Techniken, die in Deutschland erstmalig in Heidelberg eingesetzt wurden, konnten nicht überzeugen (Abb. 11 und 12).

Zahlreiche Methoden mit zum Teil sehr mechanistischer Vorstellung, wie der so genannte Myosplint (Abb. 13), eine Taillierung des Ventrikels durch

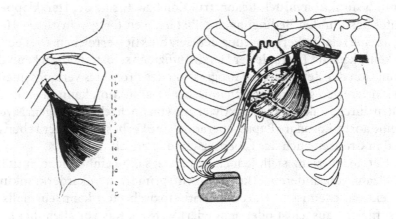

Abb. 11. Schema der dynamischen Kardiomyoplastik

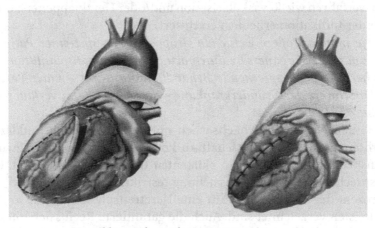

Abb. 12. Schema der Batista-Operation

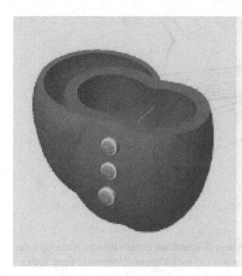
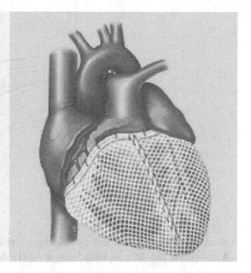

Abb. 13. Schematische Zeichnung des Myosplint

Abb. 14. Schematische Zeichnung des Kunststoffnetzes

ein transventrikulär geführtes Implantat zur Verminderung des Ventrikeldurchmessers, oder die Reduktion der diastolischen Dehnbarkeit des linken Ventrikels durch Ummantelung der Herzkammern mit einem Kunststoffnetz (Abb. 14) wurden klinisch angewandt und sind heute verlassen.

Rhythmuschirurgische Eingriffe im Sinne einer Resynchronisation des Erregungsablaufes innerhalb der Herzkammern oder die Hochenergie-Impulsabgabe während der Kammererregung sind einerseits nur für ca. 8–10 Prozent der Patienten mit manifester Herzinsuffizienz anwendbar (Resynchronisation) oder befinden sich noch im Stadium der ersten klinischen Erprobung im Rahmen von Studien (Hochenergie-Impulsabgabe). Neuere Verfahren wie die Aortomyoplastik, ein deutlich weniger invasiver Eingriff als die Kardiomyoplastik, bei der autologe, transformierte Skelettmuskulatur zur Gegenpulsation im Bereich der Aorta descendens verwendet wird (Abb. 15), bedürfen noch einer abschließenden Bewertung im Sinne von mittel- bis längerfristigen Ergebnissen.

Mechanische Unterstützungssysteme erlauben eine temporäre Unterstützung einer oder beider Herzkammern, wobei zwischen „Überbrücken zur Transplantation" und „Überbrücken bis zur Erholung der Herzfunktion" zu unterscheiden ist. Weiterhin stehen extrakorporale und voll implantierbare Systeme zur Verfügung. Die Entscheidung über das System erfolgt anhand der erwarteten Unterstützungsdauer; sofern eine zwischenzeitliche Entlassung des Patienten möglich erscheint, wird ein vollständig implantierbares System verwendet. Kleine und einfach zu implantierende axiale Flowpumpen erscheinen als mittelfristiges, temporäres Linksherzunterstützungssystem interessant. Als weiterer Schritt zum kompletten Kunst-Herzersatz befinden sich die ersten voll

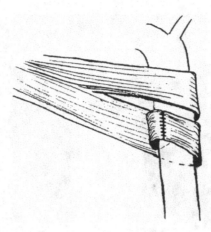

Abb. 15. Aortomyoplastik mit Umwicklung der Aorta descendens unterhalb des Abganges der A. subclavia mit dem M. latissimus dorsi (Hedayati et al. in: J Thorac Cardiovasc Surg 2002)

implantierbaren Systeme im Stadium der klinischen Erprobung. Die ersten Erfahrungen mit diesen neuen Techniken sind trotz spektakulärer Einzelerfolge dabei eher ernüchternd. Zurzeit sind über dreißig dieser Systeme weltweit n der Entwicklung und bereits eine Reihe von klinischen Studien im Gange. Trotz spektakulärer Einzelerfolge ist diese Therapie nach wie vor mit einem hohen Komplikationsrisiko (hohe Inzidenz an Blutungen und Thrombembolien, Fehlfunktionen) belastet.

Vor dem Hintergrund der dramatisch steigenden Zahl herzinsuffizienter Patienten ist dieser gesamte Themenkomplex ein wesentlicher Schwerpunkt der Heidelberger Herzchirurgie, dem auch in der Zukunft, eingebettet in einem grundlagenwissenschaftlich begleitenden übergeordneten „Schwerpunkt Herzinsuffizienz" in einem kardiovaskulären Zentrum Heidelberg in enger Kooperation mit der Klinik für Kardiologie der Universität Mannheim hohe Priorität eingeräumt werden sollte. Innerhalb dieses Programms besitzt die Transplantation des Herzens, aber auch, da pathophysiologisch verknüpft, die Lungen- und Herz-Lungentransplantation einen hohen Stellenwert. Die Rückführung der in Heidelberg vor Jahren erfolgreich begonnenen Lungentransplantation ist im Rahmen des übergeordneten Schwerpunktprogramms unbedingt notwendig.

Stellt man die Frage nach der möglichen Zukunft der Herzinsuffizienztherapie, so reichen die ersten experimentellen Ansätze von der Implantation lebender Myozyten in Areale verminderter Kontraktilität bis hin zur Induktion einer Neomyokardiogenese bzw. Neoangiogenese. Trotz erster faszinierender experimenteller Befunde bleiben viele grundsätzliche Fragen offen: Können lebende, funktionstüchtige Myozyten in einem mit Bindegewebe durchsetzten Myokard die Gesamt-Ventrikelfunktion beeinflussen? Kommt es zu einer Vernetzung der implantierten Zellen mit den übrigen Myokardzellen? Entstehen durch die Zellinseln elektrisch instabile Foci? Wie finden durch Neoangiogenese induzierte Gefäßneubildungen bei bestehender schwerer koronarer Herzerkrankung suffizienten Anschluss an das arterielle System? Führt die damit potentiell erreichbare Verbesserung der Durchblutung zu einer Verbesserung der Funktion des durch die Ischämie strukturell irreversibel geschädigten Myokards?

Interessant erscheint derzeit das Konzept einer gezielten Induktion der Neoangiogenese zur Ausbildung von Kollateralen in vitalen, durch Ischämie in ihrer Funktion hochgradig gestörten Myokardarealen, wenngleich diese Ansätze nach wie vor grundlagenwissenschaftlich ein solides Fundament entbehren. Es werden Jahre vergehen, bis eine Basis erarbeitet werden kann, nach der eine Beurteilung der Methodik sinnvoll ist.

Der Einsatz dieser Verfahren in der Klinik erscheint anhand der gegenwärtigen Datenlage unter medizinischen und ethischen Gesichtspunkten problematisch.

6. Thorakale Aortenchirurgie

Eine besondere Herausforderung der Herzchirurgie stellt die Behandlung der thorakalen Aorta dar. Erweiterungen der Aorta können unbehandelt zu einer Ruptur der Gefäßwand führen, die eine lebensbedrohliche Situation darstellt. Sowohl hinsichtlich der Genese, als auch der unterschiedlichen Formen der Aortenaneurysmata (Abb. 16) gibt es unterschiedliche Behandlungsverfahren.

Die Festlegung der Operationsstrategie erfordert eine möglichst hochauflösende Bildgebung, um vor allem bei den dissezierenden Aneurysmata, bei denen Blut zwischen die innere und äußere Aortenwandschicht eindringt und oftmals zu weiteren Rupturen der inneren Schicht in weiter distal gelegenen Gefäßabschnitten führt. Bei einem Einriss zwischen der Aortenklappe und

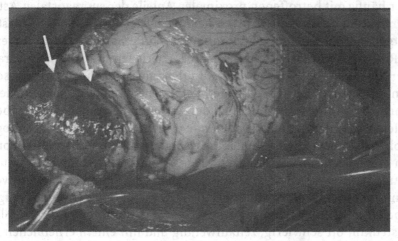

Abb. 16. Aorta ascendens Aneurysma, akute Dissektion mit Einblutung in die Wandschichten

dem Aortenbogen ist von herzchirurgischer Seite der Ersatz des Aortenanteils notwendig. Die Ausdehnung des Eingriffes hängt von der Ausdehnung des Befundes ab; eine retrograde Einblutung zwischen die Wandschichten kann durch Deformierung der Aortenwand, durch Ablösen der Aufhängung der Taschenklappen zu einem unvollständigen Schluss der Aortenklappe führen. Durch Verlegung von Gefäßabgängen durch mobile Teile der Wandschicht können Einengungen und Verschlüsse z. B. der Kopf-Halsgefäße mit gravierenden neurologischen Folgen oder z. B. im Bereich der Viszeralversorgung zur Schädigung der Nieren und/oder des Darmes kommen. Dementsprechend kann es notwendig sein, neben dem betroffenen Gefäßabschnitt die Aortenklappe zu rekonstruieren oder zu ersetzen, eventuell die Herzkranzgefäßabgänge zu isolieren und in die Gefäßprothese zu inserieren und/oder einen Ersatz des Aortenbogens mit den Kopf-Hals-Gefäßen vorzunehmen. Die Entscheidung des Vorgehens orientiert sich an der individuellen Pathologie. Ein akutes Geschehen unterscheidet sich wesentlich in Bezug auf die Gewebeverhältnisse und damit die mechanischen Stabilität von einem chronischen Prozess. Falls ein Ersatz des Aortenbogens notwendig ist, wird der Eingriff durch die Notwendigkeit einer möglichst optimalen Protektion des Zentralnervensystems komplexer.

Alternativ zu dem Vorgehen eines Ersatzes der Strukturen unter den Bedingungen eines hypothermen Kreislaufstillstandes wird die selektive Kanülierung der Kopf-Hals-Gefäße zur Aufrechterhaltung einer Zirkulation des Gehirns in Heidelberg schon seit vielen Jahren angewandt und heute von vielen Zentren als günstiges Verfahren zur Vermeidung neurologischer Folgeschäden verwendet.

Die Entwicklung einer Plexusprothese für den Aortenbogen, bei der im Gegensatz zu üblichen, schlicht röhrenförmigen Prothesen bereits die „Gefäßabgänge" der Kopf-Hals-Gefäße als Prothesenenden vorgesehen sind (Abb. 17), erleichtert aus technischer Sicht den kompletten Ersatz des Aortenbogens sowie der häufig mit betroffenen proximalen Anteile der supraaortalen Äste.

Der Ersatz der thorakalen Aorta nach Abgang der Kopf-Hals-Gefäße ist heute weitgehend Domäne der Endografts, d. h. entfaltbarer Gefäßprothesen, die unter Röntgenkontrolle entweder über die Arteria femoralis oder antegrad bei offener Operation des Aortenbogens in den entsprechenden Gefäßabschnitt implantiert werden. Bei ausgedehnten Befunden kann die Versorgung des ersten Aortenabschnittes einschließlich der Aortenklappe und des Aortenbogens und gleichzeitig das simultane oder zeitversetzte Einbringen von Endografts sinnvoll sein. Aortenaneurysmata, insbesondere die dissezierenden Formen, stellen keine lokalisierte „Gefäßschwäche", sondern vielmehr eine Systemerkrankung dar, weswegen nach Diagnosestellung eine möglichst definitive Versorgung angestrebt werden sollte. Da die Rekonstruktion der Gefäße aufgrund der hochgradig veränderten, ausgesprochen ausgedünnten und zerreißlichen Gefäßstruktur oft schwierig, zeitaufwendig und mit einem erheblichen Trauma für den Patienten verbunden ist, erfordert die Aneurysmachirurgie stets

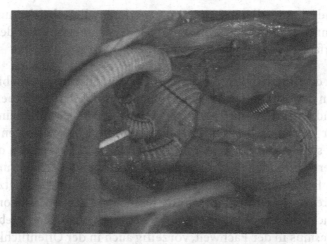

Abb. 17. Situs nach Implantation einer Plexusprothese

eine individuelle Abwägung zwischen erwünschter, möglichst kompletter Sanierung und Minimierung der Operation zur Vermeidung sekundärer Folgeschäden. Allerdings muss der scheinbare Vorteil eines minimalen Eingriffes dem erheblich höheren Risiko einer Folgeoperation zur Sanierung eines weiteren Gefäßabschnittes gegenübergestellt werden. Nicht nur im Rahmen der thorakalen Aortenchirurgie wurde aufgrund dessen in Heidelberg bereits früh das Konzept einer weitgehend kompletten Sanierung der Systemerkrankung mit Erfolg umgesetzt.

7. Neue Verfahren = Weiterentwicklung? – Kritische Betrachtung der Einführung neuer Techniken in die Klinik ohne kontrollierte Studien bzgl. Wirksamkeit und Langzeiteffekten

Zahlreiche Entwicklungen gerade auf dem Gebiet der Herzchirurgie wären ohne rasche Umsetzung experimentell gewonnener Ergebnisse in den klinischen Alltag in einer dermaßen rasanten Zeitfolge nicht möglich gewesen. Die Hochtechnologie gerade auf dem Gebiet der extrakorporalen Zirkulation, des intra- und postoperativen Managements wäre ohne die Pionierleistungen überwiegend der sechziger und siebziger Jahre sicherlich nicht auf dem heutigen Stand. Neuentwicklungen bergen jedoch nicht nur das Potential der steten Fortentwicklung, sondern auch das Risiko von Rückschlägen. Konrad Meßmer, der die frühen Entwicklungen in der Herzchirurgie bis heute überblickt, umschreibt dieses Dilemma mit folgenden Worten:

„Die Erfolge der modernen Chirurgie sind das Ergebnis einer detaillierten Standardisierung der Verfahren, deren bestmögliche Effizienz und pathophysiologische Wirkungen und Nebenwirkungen im Experiment kontrolliert und mehrfach bestätigt worden sind. Prinzipiell bedarf jedes neue Verfahren zur

Therapie und Diagnostik am Patienten experimenteller Absicherung, um Risiken zu erkennen und minimieren sowie den Gewinn gegenüber den aktuellen Standardverfahren quantifizieren zu können."

Das Umfeld der Herzchirurgie hat sich über die Jahrzehnte erheblich gewandelt. Wenn in den frühen Jahren ein Problem unmittelbar im Experiment aufgegriffen und optimiert wurde, konnte dies in der Regel durch eine enge Anbindung der herzchirurgischen Forschung an die Klinik erfolgen. Allein das Experiment stellt heute ein zeit- und kostenintensives Verfahren dar. Die immer knapper werdenden Ressourcen, die zunehmende Verlagerung der Entwicklung in Forschungsabteilungen der Industrie und nicht zuletzt der meist zeitlich begrenzte Raum für Forschung haben eine große Zahl von Verfahren hervorgebracht, die zunächst mit nicht gesicherten positiven Ergebnissen und viel Enthusiasmus in der Fachwelt, vorzeitig auch in der Öffentlichkeit präsentiert, später nach klinischer Anwendung praktisch keine Bedeutung besitzen. Als Beispiel für ein Verfahren, das unkontrolliert vor Abwarten von mittel- bis langfristigen Behandlungsergebnissen Absatz fand, ist die Laser-Myokardrevaskularisation. Eine fundierte theoretische Basis für die Induktion von Gefäßneubildungen durch Applikation von Laserstrahlen fehlte vollständig. Dennoch reichten wenige positive Kurzzeitberichte mit wenigen heterogenen Patienten aus, um die Innovation trotz erheblicher Kosten spezielle Lasergeräte in vielen Kliniken einzuführen. Erst nach und nach zeigte sich im Langzeitverlauf günstigstenfalls kein Unterschied zu der alleinigen Myokardrevaskularisation; später wurde sogar über vermehrt adverse Effekte im Sinne einer vermehrten Narbenbildung und Verlust vitalen Myokards festgestellt. Heute spielt dieses Verfahren in der Therapie der ischämischen Herzerkrankung praktisch keine Rolle mehr. Neben dem medizinischen ist der der Forschungsgemeinschaft entstandene Schaden durch nicht mehr verwendbare, spezielle Laser-Applikationssysteme erheblich.

Ähnlich verhält es sich mit dem Einsatz des „Roboters" bzw. des Telemanipulators, der heute nur noch geringe klinische Bedeutung im herzchirurgischen Bereich besitzt. Eine adäquate präklinische, vielleicht auch kontrollierte klinische Prüfung, die die Limitation der Technik aufzeigt, hätte bereits frühzeitig die enormen Kosten deutlich reduzieren können. Wie bereits unter dem Themenkomplex der chirurgischen Therapie der Herzinsuffizienz beispielhaft angesprochen, zählen auch vorschnell eingeführte innovative Verfahren wie Myosplint, das Kunststoffnetz, die Batista-Operation und die Kardiomyoplastik bzw. Aortomyoplastik zu Entwicklungen, die heute praktisch verlassen sind. Auch wenn es in den heutigen Zeiten oftmals schwierig ist, gelingt eine Weiterentwicklung am besten im Umfeld einer präzisen klinischen Anforderung mit entsprechender physiologisch, anatomisch fundierter theoretischer Grundlage; bewährt hat sich die Zusammenarbeit mit Ingenieuren aus biotechnischen Fachgebieten, um die technische Umsetzung unter optimaler

Nutzung aktueller Technologien umzusetzen. Erst wenn kontrollierte in-vitro- und in-vivo-Prüfungen an geeigneten Tiermodellen den Nachweis einer Weiterentwicklung hinsichtlich bestehender Standard-Verfahren führen, erscheint eine klinisch-experimentelle Überprüfung mit wissenschaftlich akzeptierten Protokollen gerechtfertigt. Die Einführung in die Klinik mit entsprechender industrieller Marketing-Strategie stünde somit am Ende einer langen Entwicklungsphase, was angesichts hoher Entwicklungskosten und eines hohen Misserfolgsrisikos schwer durchsetzbar ist. So wird oft letztlich dem Patienten die ihn in der Regel überfordernde Entscheidung überlassen, eine bewährte Technik oder ein neues Verfahren durchführen zu lassen. Die Objektivität bzw. das Verantwortungsbewusstsein des beratenden Arztes ist hier gefordert. Medien und Internet sind zwar diesbezüglich viel genutzt, helfen aber hinsichtlich einer objektiven Bewertung der Verfahren oft nur wenig. Nicht zuletzt aufgrund dieser Tatsache kommen vermehrt Patienten und Angehörige mit dem Wunsch nach einer zweiten Meinung, was sicherlich eine gute Möglichkeit zur Entscheidungsfindung darstellt.

8. Herausforderung Umstrukturierung

In den letzten Jahren sind zunehmend Herzzentren auch an den Universitäten entstanden, die durch auch räumliche Zusammenführung der fachlichen Expertise einen hohen Wirkungsgrad in ihrer Leistungen erreichen und durch Bündelung der Ressourcen nach allen Kalkulationen wirtschaftlich effizienter agieren können. Derartige Organisationsstrukturen bieten die Chance, Kooperation zu leben, und eröffnen zudem für die ärztlichen Mitarbeiter eine einfache, dann selbstverständliche Möglichkeit, den Blickwinkel über die Fachgrenzen hinaus zu erweitern und damit ein besseres, breiteres Grundverständnis für die Besonderheiten der benachbarten Disziplinen zu entwickeln. Eine Zentrumsbildung erleichtert die Möglichkeit der Organisation regelmäßiger Rotationen von Assistenten, was langfristig den Abbau bestehender interdisziplinärer Barrieren und Vorbehalte fördert.

In der täglichen Praxis ist die Umsetzung des Zentrumsgedankens der Universität Heidelberg bereits Realität. Die Schaffung des organisatorischen Rahmens sollte daher künftig diesen Prozess unterstützen.

Heidelberger Jahrbücher, Band 50 (2006)
C. Herfarth (Hrsg.) Gesundheit
© Springer-Verlag Berlin Heidelberg 2007

Stammzellentherapie –
Frischzellentherapie der Zukunft?

ALWIN KRÄMER UND ANTHONY D. HO

Zusammenfassung

Wunderwaffe der Medizin, Multitalente, Alleskönner – so lauten die gebräuchlichen Umschreibungen für Stammzellen. Es besteht die Hoffnung, dass künftig Volkskrankheiten wie Morbus Parkinson, Herzinfarkt, Diabetes oder gar Alzheimer mit Stammzellen geheilt werden können. Vor sieben Jahren wurden Verfahren zur Kultur von Stammzellen aus menschlichen Embryonen etabliert. Diese öffneten völlig neue Perspektiven für Gewebezucht und Organersatz. Fast gleichzeitig haben viele Forscher in Tiermodellen Hinweise dafür gefunden, dass Stammzellen, die von erwachsenen Individuen gewonnen werden, genauso leistungsfähig sind.

Inzwischen hat sich der Rummel um eine baldige klinische Anwendung von embryonalen oder adulten Stammzellen in der regenerativen Medizin gelegt. Die Verheißungen der embryonalen Stammzellforschung lassen sich nicht aufrechterhalten. Bei Wiederholung scheiterten viele der Experimente der ersten Stunde mit adulten Stammzellen. Von den grundlegenden Steuerungsmechanismen der Stammzelleigenschaften ist noch viel zu wenig bekannt. Vom Heilungsversuch im Tiermodell bis zur Anwendung beim Menschen, wie für die Blutstammzellforschung bereits umgesetzt, wird es noch viele Jahre dauern.

Einleitung

Seit 1998 sorgt die Stammzellforschung sowohl in Fachzeitschriften als auch in den Massenmedien fast wöchentlich für Schlagzeilen. „Embryonen als Ware", „Alles tun, was machbar ist", „Aufregung um Chimären" sind einige Reiz-Themen aus der jüngsten Zeit, welche die stürmische Entwicklung und Kontroverse der Stammzellforschung widerspiegeln. Streit um Stammzellforschung und ihre Folgen wurde und bleibt Wahlkampfthema sowohl in den USA als auch in Deutschland und hat unsere Gesellschaft polarisiert.

Zweifelsohne wurde die Entwicklung der Stammzellforschung durch die Entdeckung von Verfahren zur Kultur humaner Stammzellen aus menschlichen Embryonen Ende 1998 eingeleitet. Der Arbeitsgruppe um James Thomson von der University of Wisconsin, Madison/USA, war es damals gelungen, aus sieben Tage alten Embryonen Stammzellen zu isolieren und daraus mehrere Zelllinien zu etablieren. Wie sich bald herausstellen sollte, eröffnete diese Methode völlig neue Perspektiven für Gewebezucht und Organersatz [1–3]. Das anscheinend unbegrenzte Vermehrungs- und entwicklungsbiologische Potenzial embryonaler Stammzellen als Jungbrunnen für die regenerative Medizin hat Fantasie und Horrorvisionen sowohl von Wissenschaftlern als auch der breiten Öffentlichkeit entfesselt. Die Gewinnung von Stammzellen aus Embryonen, die zu diesem Zwecke geopfert werden, wirft zahlreiche ethische, moralische und rechtliche Fragen auf, die weltweit mit großer Heftigkeit diskutiert werden.

Fast zur gleichen Zeit haben Experimente mit Stammzellen aus erwachsenen Organismen (so genannte adulte oder somatische Stammzellen) ebenfalls eine beeindruckende Zahl vielversprechender Daten geliefert [Übersicht: 4]. So konnte gezeigt werden, dass sich diese nicht nur zu Zellen des Ursprungsorgansystems, sondern auch zu Zellen anderer Gewebearten entwickeln können: aus Blutstammzellen werden Knochen- und Knorpelzellen, Sehnen-, Muskel- und Leber- sowie Nervenzellen [5–9]. Diese so genannte Transdifferenzierung wurde vor allem im Tiermodell nachgewiesen. Gegenüber embryonalen Zellen haben adulte Stammzellen den Vorteil, dass sie aus ethisch unproblematischen Quellen gewonnen werden, nämlich aus dem Nabelschnurblut Neugeborener oder aus Gewebe erwachsener Menschen. Andererseits lassen sich viele der initialen Experimente, die ein „Plastizitätspotenzial" der adulten Stammzellen beweisen sollen, nicht reproduzieren.

Nach wie vor ringen biopolitische Akteure in Deutschland, Europa und weltweit um eine Neuregelung der Forschung an menschlichen embryonalen Stammzellen. Das Stammzellgesetz in Deutschland wurde im Juni 2002 im Bundestag bestätigt. Eine zentrale Ethikkommission hat vor drei Jahren ihre Tätigkeit aufgenommen. Von einem Dammbruch und einem Ansturm auf die embryonale Stammzellforschung kann jedoch bei bisher nur ca. 15 eingereichten Anträgen nicht die Rede sein. Die Expertise für sinnvolle Experimente ist limitiert, Visionen übertreffen die Realitäten bei weitem.

Was ist eine Stammzelle?

Stammzellen sind Mutterzellen oder Ursprungszellen, aus denen sich andere Zellen mit speziellen Funktionen im Organismus ableiten. Sie zeichnen sich durch ihre duale Fähigkeit zu unbegrenzter bzw. dauerhafter Selbsterneuerung einerseits und zur Produktion hochspezialisierter Nachkommenzellen andererseits aus [4].

Am Beginn der Entwicklung eines Säugerorganismus steht eine einzige totipotente, embryonale Stammzelle, die befruchtete Eizelle. Aus ihr entwickeln sich mehr als 200 unterschiedliche Zelltypen, welche beim Menschen mehr als 10^{13} einzelne Zellen bilden. Zwischen totipotenter Stammzelle und spezifi-

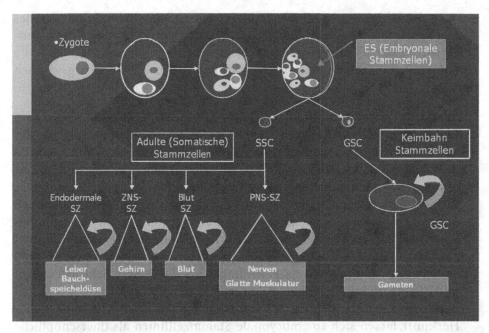

Abb. 1. Entwicklung von Stammzellen. Am Anfang aller komplexen Lebewesen steht die befruchtete Eizelle. Innerhalb von 5–7 Tagen entwickelt sich eine Zellmasse, die aus 8–16 Zellen besteht. In dieser Phase können embryonale Stammzellen aus Embryonen isoliert werden. Nach mehreren Zellteilungen entstehen verschiedene somatische Stammzelltypen, die sich auf die Entwicklung von spezifischen Organsystemen spezialisiert haben. Ebenfalls zu dieser Zeit entwickeln sich die Stammzellen der Keimbahn in der so genannten AGS-Leiste. Aus diesen Keimbahnzellen können ebenfalls pluripotente Stammzellen abgeleitet werden. Diese so genannten „germinalen Stammzellen" weisen ähnliche Potenziale auf wie embryonale Stammzellen

schem Organgewebe, d.h. der hoch differenzierten Zelle (Spezialistenzellen), gibt es eine Vielzahl von Stammzellen in unterschiedlichen Entwicklungsstadien mit beschränkter Selbsterneuerungskapazität und begrenztem Differenzierungspotenzial [Übersicht: 10, 11]. Aus totipotenten Stammzellen entwickeln sich nach unserem heutigen Wissensstand zunächst so genannte pluripotente Stammzellen und hieraus Vorläuferzellen. Diese besitzen noch die Fähigkeit, sich in verschiedene Zelltypen zu entwickeln. Erst am Ende des Entwicklungsweges finden sich terminal differenzierte Zellen, welche verschiedenste Organsysteme bilden. Zusammengefasst bedeutet dies: aus totipotenten Stammzellen kann sich ein vollständiges, lebensfähiges Individuum entwickeln. Pluripotente Stammzellen dagegen sind in ihrem Entwicklungspotenzial bereits auf spezifische Gewebe- bzw. Organsysteme beschränkt.

Embryonale Stammzellen als Ersatzteillager?

Embryonale Stammzellen haben zwei wichtige Eigenschaften, die sie gegenüber den adulten Stammzellen auszeichnen. Erstens sind sie totipotent, besitzen also die Fähigkeit, sich in alle Zelltypen einschließlich der Keimzellen des Körpers zu differenzieren. Zweitens lassen sie sich unter optimalen Bedingungen *in vitro* nahezu unbegrenzt vermehren [1, 2].

Humane embryonale Stammzellen können aus zwei Quellen gewonnen werden:

1. Aus Embryonen im Präimplantationsstadium: Dabei handelt es sich um Embryonen, die aus Kliniken zur *in-vitro*-Fertilisation stammen. Bei der *in-vitro*-Fertilisation werden in der Regel mehrere Eizellen befruchtet, da die Erfolgsaussichten nur bei etwa 50 bis 75 Prozent liegen. Überzählige Embryonen kommen daher als Quelle für embryonale Stammzellen in Frage. Vier bis fünf Tage nach der Befruchtung entstehen zwei Zellpopulationen im Embryo: die äußere Schicht bildet die Placenta, eine zweite Zellpopulation wird als innere Zellmasse bezeichnet. Diese innere Schicht besteht aus Vorläuferzellen des eigentlichen Embryos. Um aus diesen Strukturen embryonale Stammzellen zu gewinnen, wird die äußere Schicht entfernt und die innere Schicht auf eine Kulturplatte aufgebracht. Unter geeigneten Bedingungen, bislang durch Ko-Kultur mit "feeder layer"-Zellen tierischer Herkunft, lassen sich so embryonale Stammzelllinien als unerschöpfliche Quelle für Stammzellen etablieren.

2. Eine zweite Strategie ist die Gewinnung primordialer Keimzellen [12]. Dabei handelt es sich um embryonale Zellen, aus denen sich im weiteren Verlauf Eizellen und Spermien entwickeln. Um diese Zellen zu gewinnen, werden aus Embryonen in frühen Stadien Zellansammlungen, die man als Gonadalleiste bezeichnet, entnommen. Acht Wochen nach der Befruchtung sind bei weiblichen Embryonen Eierstöcke und Eileiter erkennbar. Das ist das letzte Stadium, in dem primordiale Keimzellen gewonnen werden können.

Am Anfang war die Blutstammzelle

1909, also fast vor hundert Jahren, hat Prof. Dr. Alexander Maximow den Terminus „Stammzelle" eingeführt. Im Rahmen einer Tagung der Berliner Gesellschaft für Hämatologie in Leipzig hat er am 1. Juni 1909 unter dem Titel „Der Lymphozyt als gemeinsame Stammzelle der verschiedenen Blutelemente in der embryonalen Entwicklung und im postfetalen Leben der Säugertiere" das Konzept von „Stammzellen" vorgestellt.

Es hat allerdings nochmals mehr als 50 Jahre gebraucht, bis der Beweis für die Existenz von Blutstammzellen erbracht wurde. Im Jahr 1963 konnten kanadische Wissenschaftler um James Till, Ernest McCulloch und Lou Siminovitch im Mausmodell erstmals die Existenz von so genannten multipotenten Blutstammzellen im Knochenmark nachweisen [13]. Blutstammzellen sind hauptsächlich im Knochenmark zu finden. Lebenslang sorgen sie für eine ständige Erneuerung des Blutes – unsere roten Blutzellen, die Erythrozyten zum

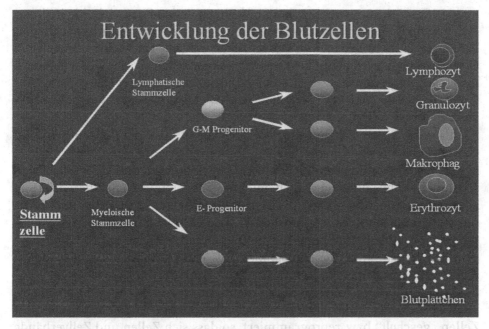

Abb. 2. Entwicklung der Blutzellen als ein Beispiel für das Potenzial von adulten, multipotenten Stammzellen. Alle unterschiedlichen Blutzelltypen wie Lymphozyten, neutrophile Granulozyten, Makrophagen, Erythrozyten und Thrombozyten leiten sich von einer gemeinsamen hämatopoetischen Stammzelle ab

Beispiel, haben eine Halbwertzeit von nur sieben Wochen. Blutstammzellen sorgen zudem für ein intaktes Immunsystem.

Schon seit Mitte der 1960er Jahre des vergangenen Jahrhunderts ist die therapeutische Potenz von Blutstammzellen aus dem erwachsenen Organismus bekannt. Die aus dem Knochenmark gewonnenen Blutstammzellen werden seitdem in der Behandlung angeborener Immundefektkrankheiten und in der Krebstherapie eingesetzt. Erst die Stammzelltransplantation ermöglicht es, bestimmte Leukämieformen radikal zu bekämpfen so dass eine dauerhafte Heilung möglich wird. Unzählige Patienten verdanken heute der Blutstammzell-Transplantation ihr Leben. Auch haben wir hierdurch gelernt, dass adulte Stammzellen die erstaunliche Fähigkeit besitzen, dorthin zu wandern, wo sie gebraucht werden. Dieses Phänomen wird als „Homing" bezeichnet. An unserer Institution in Heidelberg wird seit 1982 Blutstammzellforschung betrieben. Seit 1983 ist eine Blutstammzell-Transplantationseinheit etabliert. Jährlich profitieren 230 bis 250 Patienten mit Leukämien und Lymphomen von dieser Behandlungsform.

Reprogrammierung oder „Umschulung" der adulten Stammzellen?

In den letzten Jahren wurde von einigen Arbeitsgruppen berichtet, dass adulte Stammzellen aus Knochenmark, Leber, Gehirn, Muskel- und Fettgewebe neue Differenzierungswege „erlernen" können und äußerst vielseitig in ihrem Entwicklungspotenzial sind: Nervenzellen werden zu Blutzellen, mesenchymale Stammzellen zu Leber- und Nervenzellen – bisher sind keine prinzipiellen Grenzen der Wandelbarkeit bekannt. Von Stammzellen aus dem Knochenmark lassen sich nicht nur Blutzellen, sondern auch Zellen anderer Gewebearten ableiten: Knochen- und Knorpelzellen, Sehnen-, Muskel- und Leber- sowie Nervenzellen [5–9, 14–23].

Als Folge dieser Erkenntnisse wird behauptet, dass die für den Zell- und Gewebeersatz nötigen menschlichen Stammzellen auch aus dem erwachsenen Körper gewonnen werden können. Die Erfolgsraten dieser Vorgehensweise sind allerdings unterschiedlich gut. Eine so genannte Transdifferenzierung konnte bisher insbesondere im Tiermodell nachgewiesen werden und findet nur statt, wenn ein Regenerationsbedarf, zum Beispiel durch vorherige chemische oder Strahlenschädigung spezifischer Organe, entstanden ist [Übersicht: 4]. Nach Übertragung der Blutstammzellen eines gesunden Tieres wandern diese Zellen aus dem Spenderknochenmark dann dorthin, wo der Regenerationsbedarf (die Stammzell-Nische) besteht. Am Ort der Schädigung angekommen, werden die Stammzellen zunächst von den umgebenden organtypischen Zellen „geschult" bzw. reprogrammiert, so dass sich Zellen und Zellverbände des Zielorgans und nicht des Ursprungsorgans aus den Spenderzellen entwickeln: bei Leberschädigung eben Leberzellen und nach Herzinfarkt Herzmuskelzellen.

Im Gegensatz zur anfänglichen Euphorie sind in letzter Zeit jedoch Zweifel an der Beweisführung für das „Plastizitätspotenzial" von adulten Stammzellen geäußert worden. So konnte nachgewiesen werden, dass in regenerierenden Geweben eine Fusion der Zellen von Spender und Empfänger stattfindet, die

Tabelle 1. Erhaltung der Organfunktion durch Zellersatz unter Verwendung adulter Stammzellen

Erhaltung der Organfunktion durch Zellersatz

- Zellersatz durch fremde oder Patienten-eigene Stammzellen
- Zellersatz durch Patienten-eigene Stammzellen, die ex vivo expandiert und manipuliert werden
- Stimulation der eigenen Gewebe-Regeneration durch implantierte Stammzellen

dann zur Fehlinterpretation einer Transdifferenzierung führte [24–27]. Hinzu kommt, dass sich die Ergebnisse einiger Tierversuche mit adulten Stammzellen nicht reproduzieren ließen.

Die Anzahl pluripotenter Stammzellen im erwachsenen Organismus ist darüber hinaus äußerst gering. Zudem lassen sich adulte Stammzellen unter Laborbedingungen nur schwer vermehren. Selbst wenn eine *in-vitro*-Expansion gelingt, kann eine Veränderung der Eigenschaften so vermehrter Stammzellen inklusive maligner Transformation nicht völlig ausgeschlossen werden.

Eine mögliche Ausnahme stellen die so genannten mesenchymalen Stammzellen (MSC) dar. Diese lassen sich aus Knochenmark, Nabelschnurblut und Plazenta sowie aus Fettgewebe isolieren und *in vitro* vermehren. Mehrere Arbeitsgruppen haben in den letzten Jahren die Vermehrungsfähigkeit und Multipotenzialität der MSC nachgewiesen. Verschiedene Varianten ähnlicher MSC-Präparationen werden durch Variationen der Kultivierungsmethode gewonnen [21–23]. Möglicherweise stellen diese Zellpopulationen eine Quelle multipotenter Stammzellen für die regenerative Medizin dar. In ihrem Entwicklungspotenzial beschränken sich MSC allerdings auf eine Differenzierung in Knochen, Knorpel, Muskeln, Bindegewebe oder Fettgewebe, also die Gewebetypen mesenchymalen Ursprungs.

Stammzelltransformation

Stammzellen zeichnen sich durch ihre Selbsterneuerungskapazität einerseits und ihr Differenzierungspotenzial andererseits aus. Zahlreiche Befunde sprechen dafür, dass auch maligne Tumoren über ein Stammzellreservoir verfügen, das ein unbegrenztes Proliferationspotenzial besitzt. Solche Tumorstammzellen wurden sowohl bei der akuten myeloischen Leukämie als auch bei Brustkrebs und Hirntumoren nachgewiesen [28]. Bereits 1963 konnten Robert Bruce und Kollegen zeigen, dass weniger als 5 Prozent transplantierter Maus-Lymphomzellen zur Koloniebildung – und damit zur Proliferation – befähigt sind [29]. Dieses erstaunlich geringe Proliferationspotenzial wurde 1985 von der Arbeitsgruppe um James Griffin für Zellen der menschlichen akuten myeloischen Leukämie bestätigt. Bei soliden Tumoren liegt die experimentell ermittelte Frequenz von Tumorstammzellen mit Proliferationspotenzial sogar nur zwischen 1:1000 und 1:5000. Schon 1961 zeigten Southam und Brunschwig in Experimenten, die heute ethisch nicht mehr zu rechtfertigen sind, dass Tumorzellen, die Patienten nach Entnahme unter die Haut injiziert wurden nur selten zur Tumorbildung führten und auch nur dann anwuchsen, wenn mehr als 1 000 000 Zellen appliziert wurden. Aus diesen Befunden wurde geschlossen, dass Tumoren aus einer kleinen Population so genannter Tumorstammzellen gespeist werden, die im Gegensatz zur großen Masse der Tumorzellen zu unbegrenzter Proliferation in der Lage sind.

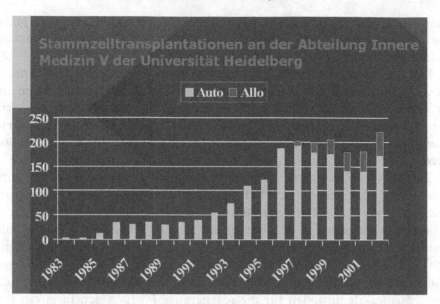

Abb. 3. Anzahl der Stammzelltransplantationen pro Jahr an der Abteilung Innere Medizin V der Universität Heidelberg seit 1983. Diese Daten verdeutlichen, dass der Weg von einer experimentellen Therapie bis zur anerkannten Routineleistung im Durchschnitt ein Jahrzehnt dauert. Bereits 1983 wurde damit begonnen, eine Transplantationseinheit aufzubauen. Erst Anfang der neunziger Jahre wurde das Verfahren als Heilversuch anerkannt. Der rasante Anstieg der Stammzelltransplantationszahlen in den Jahren 1993 bis 1997 kam dadurch zustande, dass in dieser Zeit die Hochdosistherapie mit peripherer Blutstammzelltransplantation als Therapie bei Patientinnen mit fortgeschrittenem, metastasiertem Brustkrebs angewendet wurde. Wie sich herausstellte, bietet die Hochdosistherapie mit Stammzelltransplantation keinen signifikanten Überlebensvorteil für Patientinnen mit metastasiertem Brustkrebs. Dagegen haben randomisierte Studien den Stellenwert der Stammzelltransplantation beim Multiplen Myelom im gleichen Zeitraum bewiesen

Analog zu den Eigenschaften normaler Stammzellen zeichnen sich auch Tumorstammzellen durch ihre Befähigung zur asymmetrischen Teilung aus. Während eine der Tochterzellen wieder über Tumorstammzelleigenschaften verfügt, reift die andere zur mehr oder weniger differenzierten Tumorzelle heran und trägt so zur Vergrößerung der Tumormasse bei. Im Gegensatz zur physiologischen Situation unterliegen Tumorstammzellen jedoch nicht mehr intrinsischen und extrinsischen Proliferationskontrollen. Erst 1997 gelang es, Leukämie-Stammzellen (LSC), als ersten Tumor-Stammzelltyp überhaupt, von Patienten mit akuter myeloischer Leukämie zu isolieren [30]. Experimente mit LSC zeigten, dass diese Zellen sowohl Selbsterneuerungspotenzial besitzen als auch Leukämie-Vorläuferzellen produzieren können, die zwar noch proliferieren, sich jedoch nicht mehr selbst erneuern können. Somit ist die hierarchische Organisation der akuten myeloischen Leukämie der Organisation der normalen Hämatopoese prinzipiell ähnlich. Von diesen Befunden wurde darüber hin-

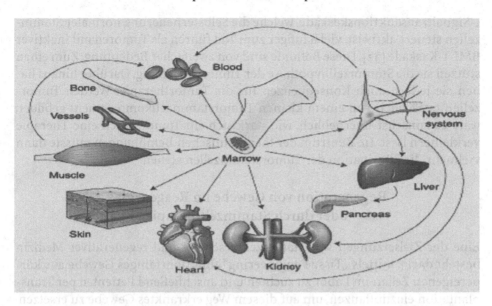

Abb. 4. Vielseitigkeit der Entwicklungspotenziale von Stammzellen aus dem Knochenmark. Zwei Typen von multipotenten Stammzellen können aus dem Knochenmark isoliert werden: Blutstammzellen und mesenchymale Stammzellen

aus abgeleitet, dass LSC mit großer Wahrscheinlichkeit durch Transformation normaler hämatopoetischer Stammzellen entstehen.

Sowohl für embryonale als auch für adulte Stammzellen konnte mittlerweile nachgewiesen werden, dass sie unter bestimmten Bedingungen zu Tumorzellen transformieren und somit Ursprung maligner Tumoren werden können. So wurde kürzlich von einer spanischen Arbeitsgruppe gezeigt, dass adulte Stammzellen aus dem Fettgewebe erwachsener Menschen dazu in der Lage sind, bösartige Tumoren zu bilden, wenn sie nach einer Kulturphase im Brutschrank in Mäuse verpflanzt werden [31]. Während Stammzellen für therapeutische Zwecke jedoch meist nur kurze Zeit außerhalb des Körpers kultiviert werden, wurden mesenchymale Stammzellen über vier Monate im Brutschrank gehalten, bevor sie Tumoren in Mäusen induzierten.

Dass Tumorzellen und Stammzellen viele Gemeinsamkeiten haben, wird immer deutlicher: Neben der frappierenden Verwandlungsfähigkeit zeichnen sich beide Zelltypen durch ihre ausgesprochene Mobilität aus. Während Stammzellen durch den Prozess des „Homings" dorthin wandern, wo sie gebraucht werden, nutzen Tumorzellen ihre Motilität für die Metastasierung, also die Absiedlung von Tochtergeschwülsten an verschiedenen Stellen im Körper, aus.

Eine weitere Beobachtung weist darauf hin, dass Stammzellen der Ausgangspunkt zahlreicher Krebsarten sind: Eine amerikanische Arbeitsgruppe um Gennadi Glinsky konnte kürzlich zeigen, dass Tumoren, in denen die BMI-

1-Signaltransduktionskaskade, welche die Selbsterneuerung normaler Stammzellen steuert, aktiv ist, viel häufiger zum Tod führen als Tumoren mit inaktiver
BMI-1-Kaskade [32]. Diese Befunde sind von zweifacher Bedeutung. Zum einen
stützen sie die Stammzellhypothese der Tumorentstehung. Darüber hinaus haben sie jedoch auch Konsequenzen für die Tumortherapie: Werden Tumorzellen tatsächlich von einem kleinen Tumorstammzellkompartment gebildet,
wäre es zunächst unerheblich, wie stark sich ein Tumor durch eine Therapie
verkleinern lässt. Im Zentrum der therapeutischen Bemühungen müsste dann
vielmehr die Elimination der Tumorstammzellen stehen.

Regeneration von Gewebe im Reagenzglas
oder durch Stammzelltherapie

Eine der Zielsetzungen von Stammzellforschung und regenerativer Medizin
besteht darin, mittels „Tissue engineering" funktionsfähiges Gewebe aus körpereigenen Zellen im Labor zu züchten und anschließend Patienten per Transplantation einzupflanzen, um auf diesem Weg erkranktes Gewebe zu ersetzen.
Dieses Verfahren kommt zum Beispiel bei der Reparatur geschädigter Herzklappen zum Einsatz. Dabei werden biologische Grundstrukturen von verstorbenen Menschen oder Tieren als Matrix mit Gefäßendothelien des Transplan-
tatempfängers besiedelt. Die Herstellung lebender Herzklappen aus körpereig-
genen Stammzellen würde die Nachteile von Herzklappen aus Kunststoffen
überwinden.

Die Besiedlung verschiedenartiger biologischer Grundstrukturen mit Emp-
fänger-eigenen Zellen ist im Tierversuch bereits gelungen. Bei degenerativen
Prozessen mit Knorpel- und Knochenschäden, Gewebs- und Gliedmaßenver-
lust nach Unfällen und Hautverlust nach Verbrennungen stellt die Übertragung
gesunder regenerierender Gewebe eine neue therapeutische Option für die Betroffenen dar. Technologien zur Züchtung von Hauttransplantaten sind bereits
seit Mitte der achtziger Jahre etabliert und werden mit Erfolg in der Klinik
eingesetzt [33].

Ein potenzielles Einsatzgebiet für die organspezifische Zelltransplantati-
on stellt auch die Verbesserung der Herzfunktion durch Kardiomyozyten dar.
Konzepte für die Behandlung des Herzversagens durch Implantation funkti-
onstüchtiger Kardiomyozyten befinden sich zurzeit in der Entwicklung und
könnten die Diskrepanz zwischen der Anzahl zur Verfügung stehender Spen-
derorgane und benötigten Herztransplantaten geringer werden lassen. So
konnte bereits gezeigt werden, dass durch Implantation von Stammzellen aus
dem Knochenmark bestimmten Patienten nach einem Herzinfarkt geholfen
werden kann [34–36].

Die Stammzelltransplantation könnte auch für die Behandlung des Leberversagens Vorteile bringen. Entsprechende klinische Studien mit allogenen
Leberzellpräparationen zur Überbrückung eines Leberversagens nach Pilz-

Tabelle 2. Voraussetzungen und Nebenwirkungen autologer bzw. allogener Transplantationen

Voraussetzungen und Nebenwirkungen	Verwandten (MSD)	Nicht-verwandt (MUD)	Autologe
Spender-Verfügbarkeit	+	++	+++
Abstoßung	+	++	--
Akute GvH	++	+++	--
Chronische GvH	++	+++	--
Rezidiv	++	+	++++
Immun-Rekonstitution	+++	+	++++
Mortalität	++	+++	+

vergiftung werden schon erfolgreich durchgeführt [37]. Gleiches trifft für die organspezifische Gewebetransplantation von Inselzell- oder Pankreasgewebe zur Behandlung des Diabetes mellitus zu [38].

Embryonale Stammzellen, adulte Stammzellen – Alternative oder Ergänzungen?

Das Entwicklungspotenzial embryonaler Stammzellen (ES-Zellen) ist weit größer als das Potenzial adulter oder post-embryonaler Stammzellen. Generell nehmen die Selbsterneuerung und das entwicklungsbiologische Potenzial mit dem ontogenetischen Alter ab. ES-Zellen eignen sich deshalb wohl vor allem für Zellersatzstrategien von Geweben, die nur ein eingeschränktes Regenerationsvermögen aufweisen. Dies trifft insbesondere für das Nervensystem zu. So konnte gezeigt werden, dass von ES-Zellen der Maus abgeleitete Zellen in einem Rattenmodell einer menschlichen Myelinmangelkrankheit den Myelinmangel wieder aufheben konnten [39]. Da auch die multiple Sklerose eine Myelinmangelkrankheit darstellt, sind analoge Therapieansätze bei dieser Krankheit vorstellbar. Darüber hinaus ist es auch gelungen, aus ES-Zellen der Maus Nervenzelltypen herzustellen, die bei der Parkinson'schen Krankheit defekt sind [40].

Ein weiterer Ansatz ist die *in-vitro*-Herstellung von Insulin-bildenden Zellen (Inselzellen der Bauchspeicheldrüse) zur Behandlung des Diabetes mellitus [41]. Transplantate von Kadaverinselzellen werden zwar schon seit Jahren zur Therapie des Diabetes mellitus klinisch eingesetzt, die Ergebnisse sind jedoch noch nicht überzeugend. Der Stellenwert dieser Therapieform wird deshalb derzeit in internationalen Studien überprüft. Es deutet sich an, dass ES-Zellen für diese Indikation besser geeignet sind.

Andererseits birgt die Verwendung von ES-Zellen außer ethischen Problemen auch einige Gefahren in sich. Im Tierversuch wurden Teratome oder Teratokarzinome nach Transplantation von embryonalen Zellen induziert [42]. Des Weiteren kann eine Transplantation von aus ES-Zellen abgeleiteten Spenderzellen in einem erwachsenen Organismus zu Abstoßungsreaktionen führen. Aus der Blutstammzellforschung haben wir gelernt, dass für ein erwachsenes Tier nur Spenderzellen ab einem bestimmten Differenzierungsstadium verwendet werden können, d. h. die ES-Zellen müssen zunächst auf einen geordneten Differenzierungsweg gebracht werden. Die Entfernung kontaminierender unreifer ES-Zellen, die für die Tumorbildung verantwortlich sind, gestaltet sich bisher äußerst schwierig.

Zwei weitere biologische Problemgebiete bei der Anwendung von ES-Zellen bleiben noch ungelöst [Übersicht: 4, 43]: Erstens müssen am Ansiedlungsort aus unspezialisierten Stammzellen die benötigten spezialisierten Zellen in größerer Menge entstehen. Sollte dies tatsächlich geschehen, so müssen zweitens die neuen Zellen mit den vor Ort vorhandenen Zellen in Kontakt treten und bei neurodegenerativen Erkrankungen ein funktionierendes Netzwerk bilden bzw. bei insulinproduzierenden Zellen in den Blutzuckerspiegel kontrollierenden Regelkreis eingebaut werden. Erste Hinweise, dass ES-Zellen diese Anforderungen erfüllen, liegen vor.

Stammzellen – Frischzellentherapie der Zukunft?

Noch weiß niemand, welche Art Stammzellen eines Tages für therapeutische Anwendungen an Patienten infrage kommen. Aus heutiger Sicht gilt als wahrscheinlich, dass es einen einzigen Stammzelltyp für die Zelltherapie aller Krankheitsformen nicht geben wird. Wegen ihrer enormen Selbsterneuerungsfähigkeit und des entwicklungsbiologischen Potenzials könnten sich embryonale Stammzellen für Zellersatzstrategien bei jenen Geweben eignen, die nur ein sehr eingeschränktes Regenerationsvermögen aufweisen. Vielleicht ist die isolierte Verwendung von Stammzellen auch nicht der einzig gangbare therapeutische Weg. Denkbar wäre zum Beispiel auch der zusätzliche Einsatz von Faktoren, die die Reprogrammierung präexistenter Körperzellen steuern. Solche Faktoren könnten beim Menschen in Form von Medikamenten zur Anwendung kommen, welche die körpereigenen Stammzellen therapeutisch nutzbar machen und Abstoßungsprobleme vermeiden.

So wurden kürzlich neurale Stammzellen aus dem Gehirn von Spendertieren älterer Mäusen mit einem künstlich hervorgerufenen Hirnschaden, der Zittern und motorische Defizite verursachte, ins Hirn implantiert [44]. Drei Wochen nach der Implantation fanden sich im Gehirn der Tiere zahlreiche neue Zellen, nicht nur direkt an der Implantationsstelle sondern auch in benachbarten Regionen. Einer Verbesserung der motorischen Fähigkeiten der Empfängertiere entsprechend waren die neuen Zellen in der gestörten Region vital. Interessanterweise stammten viele der neuen Neuronen jedoch nicht aus dem Implantat sondern entsprachen körpereigenen Zellen der Empfängermaus. Weitere Untersuchungen ergaben, dass die bereits vorher vorhandenen, nicht mehr funktionsfähigen mauseigenen Zellen durch die implantierten Stammzellen zu neuer Aktivität angeregt worden waren. Welcher Mechanismus oder welche Faktoren diese Reaktivierung in Gang gesetzt hat, bleibt unklar. Im vorhandenen Netzwerk scheint es jedoch für reaktivierte Nervenzellen einfacher zu sein als für neu implantierte Zellen, adäquate Aufgaben zu übernehmen.

Erste klinische Studien zur Behandlung von Herzinfarkt, koronarer Herzkrankheit, Leberversagen und Gelenkerkrankungen sind bereits initiiert worden. Auch neurale Stammzellen aus menschlichem Abtreibungsmaterial wurden mit unterschiedlichem Erfolg bei neurodegenerativen Erkrankungen wie dem Morbus Parkinson [40] im Rahmen von Studien eingesetzt. Offensichtlich profitieren insbesondere jüngere, nicht dagegen ältere Patienten mit M. Parkinson von einer solchen Stammzelltherapie.

Schlussfolgerung

Durch *in-vitro*-Manipulationen können aus dem „Rohstoff" Stammzelle vermutlich eines Tages Knorpel-, Knochen-, Muskel-, Herzmuskel-, Leber- und Nervenzellen gezüchtet werden. Diese könnten sich zur Transplantation bei Patienten mit Gelenkerkrankungen, Herzversagen, Leberversagen, Alzheimerkrankheit, Parkinsonkrankheit und Schlaganfall oder Querschnittslähmungen eignen. Der Weg dahin ist jedoch noch lang, und es werden Jahre, wenn nicht Jahrzehnte vergehen, bis Routineverfahren etabliert sind.

Menschliche Stammzellen können auf unterschiedlichen Wegen gewonnen werden. Wegen ihrer enormen Selbsterneuerungsfähigkeit und ihres entwicklungsbiologischen Potenzials eignen sich embryonale Stammzellen am ehesten für Zellersatzstrategien bei Geweben, die nur ein eingeschränktes Regenerationsvermögen aufweisen. Auch adulte Stammzellen können neue Differenzierungswege „erlernen" und sind in ihrem Entwicklungspotenzial vielseitig. Die Hoffnung, adulte Zellen seien ebenso wandlungsfähig wie embryonale, hat sich jedoch nicht erfüllt. Die anfängliche Euphorie in Bezug auf adulte Stammzellen lässt sich inzwischen nicht mehr aufrechterhalten.

Noch ist es ein langer Weg, bis embryonale Stammzellen klinisch eingesetzt werden können. Dennoch können Ergebnisse der Forschung mit embryonalen Stammzellen helfen, die Mechanismen der Zellumwandlung zu verstehen. Diese Kenntnisse können möglicherweise auf adulte Stammzellen übertragen werden. Sofern Tierversuche für das Verständnis der untersuchten Prozesse nicht ausreichen, besteht im Rahmen eines aktuellen Beschlusses des Bundestages die Möglichkeit, wissenschaftliche Untersuchungen auf bereits etablierte menschliche embryonale Stammzelllinien auszudehnen.

Literatur

1. Thomson JA, Itskovitz-Eldor J, Shapiro SS, Waknitz MA, Sviergiel JJ, Marshall VS, Jones JM (1998) Embryonic stem cell lines derived from human blastoysts. Science 2382:1145–1147

2. Amit M, Shariki C, Margulets V, Itskovitz-Eldor J (2004) Feeder layer- and serum-free culture of human embryonic stem cells. Biol Reprod 70:837–845

3. Weissman IL (2000) Translating stem and progenitor cell biology to the clinic: barriers and opportunities. Science 287:1442–1446

4. Ho AD, Punzel M (2003) Hematopoietic stem cells: can old cells learn new tricks? J Leukoc Biol 73:547–555

5. Ferrari G, Cusella-De Angelis G, Coletta M, Paolucci E, Stornaiuolo A, Cossu G, Mavilio F (1998) Muscle regeneration by bone marrow-derived myogenic progenitors. Science 279:1528–1530

6. Petersen BE, Bowen WC, Patrene, KD, Mars WM, Sullivan AK, Murase N, Boggs SS, Greenberger JS, Goff JP (1999) Bone marrow as a potential source of hepatic oval cells. Science 284:1168–1170

7. Wang X, Al-Dhalimy M, Lagasse E, Finegold M, Grompe M (2000) Therapeutic liver reconstitution by adult pancreatic cells and adult bone marrow derived hematopoietic stem cells. Hepatology 2:545

8. Theise ND, Badve S, Saxena R, Henegariu O, Sell S, Crawford JM, Krause DS (2000) Derivation of hepatocytes from bone marrow cells of mice after radiation-induced myeloablation. Hepatology 31:235–240

9. Mezey E, Chandross KJ, Harta G, Maki RA, McKercher SR (2000) Turning blood into brain: cells bearing neuronal antigens generated in vivo from bone marrow. Science 290:1779–1782

10. Beier HM (2003) Aktuelle Aspekte zur Forschung mit humanen embryonalen Stammzellen in Deutschland. Reproduktionsmedizin 19:282–289

11. Denker HW (2003) Totipotenz oder Pluripotenz? Embryonale Stammzellen, die Alleskönner. Deutsches Ärzteblatt 42:2728–2730

12. Shamblott MJ, Axelman J, Littlefield JW et al. (2001) Human embryonic germ cell derivatives express a broad range of developmentally distinct markers and proliferate extensively in vitro. Proc Natl Acad Sci USA 98:113–118

13. Siminovitch L, McCulloch EA, Till JE (1963) The distribution of colony-forming cells among spleen clonies. J Cell Comp Physiol 62:327–323

14. Lagasse E, Connors H, Al-Dhalimy M, Reitsma M, Dohse M, Osborne L, Wang X, Finegold M, Weissman IL, Grompe M (2000) Purified hematopoietic stem cells can differentiate into hepatocytes in vivo. Nat Med 6:1229–1234

15. Krause DS, Theise ND, Collector MI, Henegariu SH, Gardner R, Neutzel S, Sharkis SJ (2001) Multi-organ, multi-lineage engraftment by a single bone marrow-derived stem cell. Cell 105:369–377

16. Kocher AA, Schuster MD, Szabolcs MJ, Takuma S, Burkhoff D, Wang J, Homma S, Edwards NM, Itescu S (2001) Neovascularization of ischemic myocardium by human bone-marrow-derived angioblasts prevents cardiomyocyte apoptosis, reduces remodelling and improves cardiac function. Nat Med 7:430–436

17. Ikenaga S, Hamano K, Nishida M, Kobayashi T, Li TS, Kobayashi S, Matsuzaki M, Zempo N, Esato K (2001) Autologous bone marrow implantation induced angiogenesis and improved deteriorated exercise capacity in a rat ischemic hindlimb model. J Surg Res 96:277–283

18. Orlic D, Kajstura J, Chimenti S, Jakoniuk I, Anderson SM, Li BS, Picel J, McKay R, Nadal-Ginard B, Bodine DM, Leri A, Anversa P (2001) Bone marrow cells regenerate infracted myocardium. Nature 410:701–705

19. Fukuda K (2000) Generation of cardiomyocytes from mesenchymal stem cells. Tanpaku-shitsu Kakusan Koso 45:2078–2084

20. Mangi AA, Noiseux N, Kong D, He H, Rezvani M, Ingwall JS, Dzau VJ (2003) Mesenchymal stem cells modified with Akt prevent remodelling and restore performance of infracted hearts. Nat Med 9:1195–1201

21. Reyes M, Lund T, Lenvik T, Aguiar D, Koodie L, Verfaillie CM (2001) Purification and ex vivo expansion of postnatal human marrow mesodermal progenitor cells. Blood 98:2615–2625

22. Jiang Y, Jahagirdar BN, Reinhardt RL, Schwartz RE, Keene CD, Ortiz-Gonzalez XR, Reyes M, Lenvik T, Lund T, Blackstadt M, Du J, Aldrich S, Lisberg A, Low WC, Largaespada DA, Verfaillie CM (2002) Pluripotency of mesenchymal stem cells derived from adult marrow. Nature 418:41–49

23. Pittenger MF, Mackay AM, Beck SC, Jaiswal RK, Douglas R, Mosca JD, Moorman MA, Simonetti DW, Craig S, Marshak DR (1999) Multilineage potential of adult human mesenchymal stem cells. Science 284:143–147

24. Wagers AJ, Sherwood RI, Christensen JL, Weissman IL (2002) Little evidence for developmental plasticity of adult hematopoietic stem cells. Science 297:2256–2259

25. Terada N, Hamazaki T, Oka M, Hoki M, Mastalerz DM, Nakano Y, Meyer EM, Morel L, Petersen BE, Scott EW (2002) Bone marrow cells adopt the phenotype of other cells by spontaneous cell fusion. Nature 416:542–544

26. Ying QL, Nichols J, Evans EP, Smith AG (2002) Changing potency by spontaneous fusion (Letter). Nature 416:545–548

27. Morshead CM, Benveniste P, Iscove NN, van der Kooy D (2002) Hematopoietic competence is a rare property of neural stem cells that may depend on genetic and epigenetic alterations. Nat Med 8:268–273

28. Pardall R, Clarke MF, Morrison SJ (2003) Applying the principles of stem-cell biology to cancer. Nat Rev Cancer 3:895–902

29. Huntly BJP, Gilliland DG (2005) Leukaemia stem cells and the evolution of cancer-stem-cell research. Nat Rev Cancer 5:311–321

30. Bonnet D, Dick JE (1997) Human acute myeloid leukaemia is organized as a hierarchy that originates from a primitive hematopoietic cell. Nature Med 3:730–737

31. Rubio D, Garcia-Castro J, Martin MC et al. (2005) Spontaneous human adult stem cell transformation. Cancer Res 65:3035–3039

32. Glinsky GV, Berezovska O, Glinskii AB (2005) Microarray analysis identifies a death-from-cancer signature predicting therapy failure in patients with multiple types of cancer. J Clin Invest 115:1503–1521

33. Hunziker T (2004) Autologous cultured skin substitutes. Hautarzt 55(11):1077–1084

34. Stamm C, Westphal B, Kleine HD, Petzsch M, Kittner C, Schümichen C, Nienaber CA, Freund M, Steinhoff G (2003) Autologous bone marrow stem cell transplantation for myocardial regeneration after myocardial infarction. Lancet 361:45

35. Amrani DL, Port S (2003) Cardiovascular disease: potential impact of stem cell therapy. Expert Review of Cardiovascular Therapy 1(3):453–461

36. Schachinger V, Assmuss B, Britten MB, Honold J, Lehmann R, Teupe C, Abolmaali ND, Vogl TJ, Hofmann WK, Martin H, Dimmeler S, Zeiher AM (2004) Transplantation of progenitor cells and regeneration enhancement in acute myocardial infarction: final one-year results of the TOPCARE-AMI Trial. Journal of the American College of Cardiology 44(8):1690–1699

37. Ott M, Schneider A, Attaran M, Meier PN, Strassburg C, Alexandrova K, Barthold M, Becker B, Winkler M, Panning B, Arseniev L, Manns MP (2005) Hepatocyte transplantation in acute liver failure due to mushroom poisoning. (Submitted for publication)

38. Bretzel RG, Eckhard M, Brendel MD (2004) Pancreatic islet and stem cell transplantation: new strategies in cell therapy of diabetes mellitus. Panminerva Medica 46(1):25–42

39. Brüstle O, Spiro AC, Karram K, Choudhary K, Okabe S, McKay RD (1997) In vitro-generated neural precursors participate in mammalian brain development. Proc Natl Acad Sci USA 94:14.809–14.814

40. Freed CR, Greene PE, Breeze RE, Tsai WY, DuMouchel W, Kao R, Dillon S, Winfield H, Culver S, Torjanowski J, Eidelberg, D, Fahn S (2001) Transplantation of embryonic dopamine neurons for severe parkinson's disease. N Engl J Med 344(10), 710–719

41. Blyszczuk P, Czyz J, Kania G, Wagner M, Roll U, St-Onge L, Wobus A (2002) Expression of Pax4 in embryonic stem cells promotes differentiation of nestin-positive progenitor and insulin-producing cells. Communicated by Erwin Neher, Max Planck Institute for Biophysical Chemistry, Göttingen

42. Stevens LC (1983) The origin and development of testicular, ovarian, and embryo-derived teratomas. In: Teratocarcinoma Stem Cells (LM Silver, GR Martin, S Strickland, eds.), Cold Spring Harbor, NY, Cold Spring Harbor Laboratory, pp 23–36

43. Ho AD (2005) Kinetics and symmetry of divisons of hematopietic stem cells. Exper Hematol 33:1–8

44. Ourednik J, Ourednik V, Lynch WP, Schachner M, Snyder EY (2002) Neural stem cells display an inherent mechanism for rescuing dysfunctional neurons. Nature Biotechnol 20:1103–1110

Heidelberger Jahrbücher, Band 50 (2006)
C. Herfarth (Hrsg.) Gesundheit
© Springer-Verlag Berlin Heidelberg 2007

Neue Wege in der Therapie der Osteoporose

CHRISTIAN KASPERK, REINHARD ZIEGLER
UND PETER NAWROTH

I. Von der (begrenzten) orthopädischen Frakturtherapie zur Prävention der Osteoporose auf endokrinologisch-metabolischer Grundlage

Die Osteoporose gehört zu den Krankheitskomplexen, die in der Periode der letzten beiden Generationen einen Durchbruch in neue Dimensionen des Krankheitsverständnisses als Voraussetzung für eine exakte Diagnosestellung und eine pathophysiologisch begründete Therapie erzielt haben. In 4000 Jahren empirischer Medizin war der Fortschritt bescheidener als in den vergangenen vier Jahrzehnten.

1. Die „Vorzeit"

Als Phänomen ist die Osteoporose uralt: sie begleitet als „senile" Osteoporose das Greisenalter wie auch andere letztlich unausweichliche Alterspathologien den Menschen als eines seiner Signale der Endlichkeit, damit das Knochengerüst einbeziehend. Da hohes Alter selten war und dieses nur von besonders gesunden Menschen erzielt wurde, kam die Osteoporose nicht oft vor. Der krumme Rücken, die Gehhilfe (der Gehstock) begleiten Darstellungen sehr alter Menschen in der Antike – Hippokrates zählt die Kreuzschmerzen zu den Beschwerden des Alters (Appelboom/Body 1993). Bei Herodot (484–425 v. Chr.) findet sich die erste Beobachtung genetischer Unterschiede von Knochenqualität und -stabilität. Am Orte der Schlacht zwischen den Ägyptern und den Persern bei Pelusium hatte man später die Gebeine der Gefallenen getrennt aufgeschichtet: „...auf der einen Seite liegen die Gebeine der Perser, wie sie begraben worden sind, und auf der anderen Seite die der Ägypter. Nun sind aber die Perserschädel so zart, dass man mit einem einzigen Steinchen ein Loch in sie werfen kann, während die der Ägypter so fest sind, dass man sie kaum mit einem großen Stein zerschmettern kann. Als Grund dafür gaben sie an – was mir auch sehr einleuchtete –, dass die Ägypter gleich von Kindheit an ihren Kopf scheren, so dass der Schädel in der Sonne hart wird ... Die Perser tragen von Jugend auf eine Tiara aus Filz und verweichlichen dadurch ihren

Kopf. Ähnliche Unterschiede wie hier sah ich auch in Papremis, wo die Leichen der Perser liegen, die mit ihrem Führer Achaimenes, Sohn des Dareios, im Kampfe gegen den Lybier Inaros gefallen sind." Bis heute ist Herodots Neugier in Verbindung mit scharfer Beobachtungsgabe, dem Registrieren der Gleichartigkeit von Befunden und dem Fragen nach dem „warum?" zu bewundern, ohne das wir aus seiner Diskussion der Sonne als knochenstärkendem Faktor eine Vorahnung des Vitamin D konstruieren wollen.

Das Bild von Kyphose und Stock als Alterserscheinung ändert sich über Jahrhunderte kaum, bis sich im 19. Jahrhundert die pathologische Anatomie auch des Knochens annahm. So setzt Pommer (1885) die Osteoporose als senile Knochenatrophie von der klinisch viel besser bekannten Osteomalazie und Rachitis ab. Er findet bei seinen Fällen der „hochgradigsten Atrophie" nicht die von anderen zeitgenössischen Autoren beschriebenen Vermehrungen der Osteoklasten bzw. „Myelopaxen": so wurde erst ein Jahrhundert später klar, dass er die Osteoporose mit langsamem Knochenumsatz (*low turnover*) unter dem Mikroskop hatte, während beispielsweise der von ihm zitierte Birch-Hirschfeld bei der Osteoporose des senilen und präsenilen Marasmus mit abnormer Knochenbrüchigkeit den beschleunigten Knochenumsatz (*high turnover*) mit Osteoklastenvermehrung beschreibt. Die Phasenverschiebung des Knochenstoffwechsels bei den Osteoporoseformen wird hier noch nicht durchschaut. Erfolgreicher war die Analyse schon bei anderen metabolischen Osteopathien wie bei der später so benannten „Ostitis fibrosa cystica generalisata von Recklinghausen" (von Recklinghausen 1891) – der Namensgeber schreibt: „…die meisten der zu beschreibenden Krankheitsfälle … gestatteten ohne Weiteres, schon durch die gröberen Verhältnisse den Entscheid darüber zu treffen, ob der Anbau oder der Abbau das Vorwiegende, ob dem krankhaften Vorgang … ein passiver oder ein activer Charakter zuzusprechen war." Die Fälle in der Festschrift zu Virchows 71. Geburtstag hatte von Recklinghausen zum Teil 1889 bei der Versammlung der Pathologen in Heidelberg vorgetragen. Mischosteopathien wie „jugendliche Osteomalacie mit Basedow'scher Erkrankung" werden deskriptiv, jedoch noch nicht synoptisch behandelt.

Fuller Albright, ein Gründervater der metabolischen Osteologie, zeigt wesentliche Pfeiler der Osteoporoseforschung auf (1941). Der Osteoporose als einer Kategorie der reduzierten Knochenmasse schreibt er als primäre Störung die verminderte Aktivität der Osteoblasten zu, organische Matrix aufzubauen; sie sei daher primär eine Störung des Gewebsstoffwechsels und nur sekundär eine des Calciumstoffwechsels. Die Verschränkung beider ineinander zeigen die nachfolgenden Jahrzehnte auf. Unterschieden wird bereits die senile Osteoporose, die der Postmenopause und die beim Cushing-Syndrom. Die Immobilisationsatrophie wird als Sonderform genannt. Die exakte Messbarkeit aller beteiligten Hormone ab den sechziger Jahren des 20. Jahrhunderts führt dann die Vermutungen endokriner Einflüsse zu Beweisen.

2. Der Einstieg der bzw. in die Endokrinologie

Die Entdeckung des Prinzips der radioimmunologischen Hormonbestimmung (Radioimmunoassay; RIA) zunächst für Insulin durch Solomon Berson und Rosalyn Yalow war 1956 ein Quantensprung in der Exaktheit der Messung von Hormonen im Blut und anderen Körperflüssigkeiten; den Nobelpreis dafür konnte nach Bersons Tod nur noch Roslayn Yalow entgegennehmen (Yalow 1978). Als erstes calciotropes Hormon wurde das seit 1925 bekannte Parathormon (PTH) radioimmunologisch messbar (Berson/Yalow 1968): es galt zunächst nur als Stimulator des Knochenabbaus. In der Folgezeit wurde ersichtlich, dass diese Vermutung lediglich für erhöhte PTH-Spiegel, also die Situation eines krankhaften Hyperparathyreoidismus gilt, während normale PTH-Spiegel in ihren physiologischen Schwankungen den Knochenumbau anzuregen vermögen, ohne die Substanz zu schädigen. Diese Erkenntnisse führten schließlich zum steuerbaren intermittierenden Einsatz des aktiven PTH-Bruchstücks 1-34 zur Osteoporosetherapie (Neer et al. 2001).

Als zweites calciotropes Hormon wurde 1962 Calcitonin entdeckt (Copp et al. 1962). Als Hemmer der Osteoklasten und damit des Knochenabbaus wurde es etwas zu vorschnell und vereinfacht als Antagonist zum Parathormon eingeordnet, bis die Begrenzung seine Wirkung auf die Akutsituation aufschien – ein chronischer Hypercalcitoninismus (wie bei Menschen mit dem Calcitonin-produzierenden medullären Schilddrüsenkarzinom) geht ohne noch erkennbare Wirkungen des im Blute erhöhten Calcitonins einher (Ziegler et al. 1984). Die Hoffnungen, in Calcitonin ein potentes Osteoporosemedikament in Händen zu haben, erfüllten sich nur marginal: die Wirksamkeit einer eher homöopathischen Dosierung von einer Einheit pro Tag durch G. Milhaud war wohl Fiktion – die modernste Studie (PROOF) mit adäquater Dosierung erbrachte einen Effekt ohne die zu fordernde Dosis-Wirkungs-Beziehung (Chesnut et al. 2000). Daneben ist die Abhängigkeit der Wirkung des Calcitonins von der Ausgangslage des Knochenstoffwechsels zu beachten (Civitelli et al. 1988).

Das dritte calciotrope Hormon ist Calcitriol (= 1,25-Dihydroxyvitamin D), der biologisch aktive Metabolit des Präprohormons Vitamin D. Zunächst hatte man das in der Leber aus Vitamin D metabolisierte Calcidiol (= 25-Hydroxyvitamin D) für die Endstufe gehalten (Blunt et al. 1968), bis aufgeklärt wurde, dass die Niere (als auch hier endokrin aktives Organ) die endgültige Metabolisierung zum Calcitriol bedarfsgesteuert und rückgekoppelt vornimmt (Holick et al. 1971). Überraschende Interaktionen mit dem Parathormon wurden aufgedeckt: PTH (bei Calciummangel erhöht) stimuliert in der Niere die Bildung von Calcitriol; letzteres hemmt rückkoppelnd seinerseits die PTH-Sekretion. Eine stärkere D-Hypovitaminose führt am Knochen zum Krankheitsbild der Osteomalazie, ein schwächer ausgeprägter Mangel an wirksamem Vitamin D spielt bei der Osteoporoseentstehung eine Rolle. Dementsprechend begleitet eine „Basistherapie" von Vitamin D und Calcium jegliche Osteoporosebehandlung (siehe unten). Dass dabei der Einsatz der teureren D-Metaboliten, wie von der Industrie behauptet, sinnvoller wäre, ist nicht nachgewiesen (Arzneimittelkommission der Deutschen Ärzteschaft 2003).

Der Siegeszug des mit den Proteohormonen gestarteten Radioimmunoassays, den bald der Enzymimmunoassay (ELISA) ergänzte, erfasste nachfolgend nicht nur die Steroidhormone und die Aminosäurenhormone, sondern metabolische Substrate des Calciumhomöostase wie das cyclische Amino-Monophosphat, knochenspezifische Phosphatasen, Osteocalcin, Kollagen-Bruchstücke (sogenannte Crosslinks), Osteoprotegerin und seinen Rezeptor, Zytokine u. v. m., so dass es nun möglich ist, alle hormonellen Situationen und Störungen, die bei der Osteoporose eine Rolle spielen, einschließlich relevanter Signalwege zu erfassen. Der Knochen als Stoffwechselorgan ist biochemisch „durchsichtig" geworden.

3. Der Knochenstoffwechsel

Nach dem Ausgewachsensein im 3. Lebensjahrzehnt sorgt der Knochenstoffwechsel für einen ständigen Ersatz der Knochenkompartimente, angepasst an die Anforderungen des Lebens: der sogenannte (spongiöse bzw. trabekuläre) Schwammknochen, wie er im Wirbelkörper vorherrscht, baut sich in etwa 4 Jahren um – der (kompakte) Röhrenknochen (etwa der Extremitäten) benötigte etwa die doppelte Zeit. Die erklärt, warum sowohl schädliche Faktoren als auch therapeutische Substanzen an der Spongiosa raschere Effekte zeigen als an einer Kompakta.

Der Knochenumbau folgt einem von Frost seit den 60er Jahren des vergangenen Jahrhunderts entwickelten Konzept (Frost 1991): In Knochenumbaueinheiten (BMU = basic multicellular unit) bewirken hormonell (z. B. durch PTH) oder mechanisch aktivierte Osteoklasten einen lokalen Abbau, eine Howship'sche Lakune. Über Zytokine signalisieren die Osteoklasten den benachbarten Osteoblasten den entstandenen Defekt. Diese rücken nach der wenige Tage kurzen Resorptionsphase in die Höhle ein und füllen sie mit neuem, zunächst unverkalktem Knochen (Osteoid), der nachfolgend mineralisiert. Nach etwa drei Monaten ist der Defekt wieder ausgefüllt. Im Zustand der Knochengesundheit und bis Lebensmitte, ehe der Altersabbau aller Systeme langsam beginnt, ist die Bilanz dabei plus/minus Null, also neutral. Signalisierten die auslösenden physikalischen Kräfte einen anhaltenden Mehrbedarf an Knochenstabilität, kann naturgemäß die Knochenneubildung die ursprüngliche Knochenmenge übersteigen. Erfreulicherweise hält dieser Trainingseffekt auch im Alter an, allerdings bedarf der ältere Knochen einer höheren Intensität als in jüngeren Jahren. Nimmt aber die körperliche Aktivität ab, ist die Umbaubilanz negativ: der Altersabbau des Knochens zeigt die Kombination einer allmählich abnehmenden Osteoblastenleistung in Verbindung mit einer häufigen Reduktion der körperlichen Aktivität.

Besonders interessant ist, dass die Aktivierung der Osteoklasten zur Einleitung des Umbaus über die Osteoblasten abläuft, so dass diese sozusagen „vorgewarnt" sind hinsichtlich ihres anstehenden Einsatzes zur Reparatur: Mechanisch angeregte Osteoblasten (der Signalweg erfolgt über Mechanorezeptoren der als Osteozyten eingemauerten früheren Osteoblasten mittels ihrer Zellfortsetze) produzieren den Liganden für RANK = Rezeptor-Aktivator für NFkB (Aktivitätsvermittler) auf den Osteoklasten – die Anbauzelle aktiviert die Abbauzelle. Der Resorptionsreiz kann durch die Produktion von Osteoprotegerin, einem Täuschungsrezeptor für den RANK-Liganden abgefangen werden (Hofbauer et al. 2000). Da auch Osteoprotegerin von Osteoblasten produziert werden kann, erweist sich dieser Zelltyp als pluripotenter Regulator des Knochenschicksals – man könnte ihn „Osteostat" benennen.

Betrachtet man den Knochenstoffwechsel im Verlauf des Lebens, so ist das weibliche Geschlecht gegenüber dem männlichen im Nachteil. Bis zur Zeit der Menopause (im Durchschnitt um das 50. Lebensjahr herum) unterscheiden sich die Geschlechter nicht – ab der Menopause entfällt bei der Frau mit ihrem Östrogen ein Schutzfaktor für den Erhalt an Knochenmasse, während der Mann sein Testosteron normalerweise bis zum Lebensende behält. Der postmenopausale Östrogenabfall hat einen Anstieg entzündungsfördernder und osteoklastenaktivierender Zytokine (z. B. Interleukin-1, Intreleukin-6 und Tumornekrosefaktor α) im Serum zur Folge. Knochen wird vermehrt abgebaut, ohne dass der Aufbau durch die Osteoblasten in dieser Lebensphase damit Schritt halten kann. Beschleunigter Umbau bedeutet nun Knochenverlust! Calcium wird vermehrt in die Blutbahn freigesetzt und geht über die Nieren im Urin verloren. Parathormon ist eher niedrig – es wird weniger Calcitriol gebildet, ebenfalls ein Beitrag zum relativen Calciummangel. Diese Phase des *high turnover* hält knapp ein Jahrzehnt an (siehe Abb. 1), dann ist der Knochen weitgehend „östrogenentwöhnt", das Umbautempo verlangsamt sich wieder: es liegt für ein weiteres Jahrzehnt ein *low turnover* vor (Sirola et al. 2003). Durch den Östrogenverlust ist zunächst der spongiöse Knochen bedroht: die typische Fraktur der postmenopausalen Osteoporose (jetzt Typ I genannt), wie sie schon Albright absetzte, ist der Wirbelbruch. Er kann bereits früh während des *high turnover* auftreten oder später im *low turnover* (Abb. 1). Differentialtherapeutische Empfehlungen sind begründet, in ersterer Situation eher osteoklastenhemmend (= antiresorptiv) zu behandeln, im *low turnover* eher anbaustimulierend.

Wie Abb. 1 zeigt, kann der Knochenstoffwechsel im Senium, d. h. jenseits des 70. Lebensjahres, erneut beschleunigt sein (oder es seit der Menopause bleiben) – die biologischen Bedingungen sind jedoch andere. Die meisten betagten Menschen erleiden eine chronische Unterversorgung an Calcium und Vitamin D. Die Folge ist ein *high turnover* durch sekundären Hyperparathyreoidismus, der typische Knochenbruch ist die Schenkelhalsfraktur (Osteoporose Typ II, den Röhrenknochen einbeziehend). Der Unterschied zum postmenopausalen

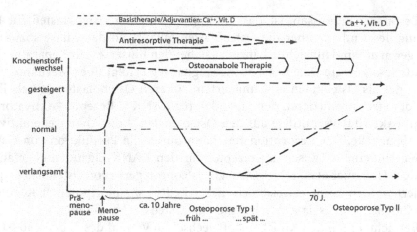

Abb. 1. Verhalten des Knochenstoffwechsels nach der Menopause als Entscheidungshilfe bei der Differentialtherapie der Osteoporose: Über etwa 1 Jahrzehnt liegt nach der Menopause eine Beschleunigung (*high turnover*) vor, der sich eine Verlangsamung über eine weitere Dekade anschließt (*low turnover*). Etwa ab dem 70. Lebensjahr führt ein zunehmender Calcium- und Vitamin-D-Mangel zum sekundären Hyperparathyreidismus, der den Knochenstoffwechsel erneut beschleunigt, therapierbar mit ausreichend Calcium und Vitamin D (nach Ziegler 2002)

high turnover ist evident: bei ihm ist Parathormon niedrig. Natürlich können Calcium- und Vitamin D-Mangel auch schon in jüngeren Jahren begleitend vorliegen – bei diesen Menschen tritt keine Zwischenphase des *low turnover* auf. Die Pathophysiologie der Typ II-Osteoporose begründet, warum eine Prophylaxe = Therapie mit Calcium und Vitamin D in diesem Alter besonders wirksam ist (Lilliu et al. 2003).

Die Diagnostik der Osteoporoseformen ist die Voraussetzung für eine erfolgversprechende pharmakologische Therapie. Sie erfordert eine gründliche Anamnese (liegt z. B. eine familiäre Belastung durch Osteoporose vor? Sind bereits Knochenbrüche ohne adäquates Trauma aufgetreten? Bestehen Magen-Darm-Erkrankungen, welche die Aufnahme von Calcium behindern?), eine körperliche Untersuchung (liegen bereits Hinweise auf Wirbelkörperfrakturen vor? Wo sind die Hauptschmerzen? Strahlen sie aus, sind also eventuell auch die Bandscheiben an dem Schmerzproblem beteiligt?), eine Knochendichtemessung mit einem röntgenologischen DXA-Verfahren, zumindest bei der allerersten Vorstellung und besonders bei Rückenschmerzen ein Röntgenbild der Brust- und Lendenwirbelsäule und einige Routine-Laborparameter, um Leber- und Nierenfunktionsstörungen und Hormonstoffwechselstörungen als Ursache für die Osteoporose ausschließen zu können. Zu beachten ist, dass vor allem das Frakturgeschehen die Aussage im Einzelfall mehrdeutig machen kann (Mehl et al. 2002). Umso bedeutsamer ist im Einzelfall für die Differentialdiagnose sowohl der Stoffwechselsituation als auch der Erkennung der zugrundeliegenden Osteopathie überhaupt die spezielle Knochenhistologie, wie sie vor allem von Delling (1975) vorangebracht wurde (Mehl et al. 2002).

4. Die Messbarkeit der Knochendichte

Um 1960 war die Beurteilung des Mineralsalzgehaltes der Knochen, der so genannten Knochendichte, nur mit einer beträchtlichen subjektiven Fehlerbreite aus dem Röntgenbild möglich. Auch der Erfahrene vermochte die Aussage eines osteoporotischen Kalksalzverlustes im Vergleich zum Röntgenbild eines Gesunden erst dann sicher zu machen, wenn bereits 30 bis 40 Prozent an Mineral verloren gegangen waren. Verlaufsvergleiche beim gleichen Patienten schränkten diese Fehlerbreite etwas ein – stattgehabte Frakturen verstärkten suggestiv den Eindruck einer Osteoporose. Röntgenologische Versuche der Erhöhung der diagnostischen Empfindlichkeit waren der Einbezug der Beurteilung von Trakelstrukturen am Schenkelhals beim so genannten Singh-Index oder die Messung der Kompaktadicke am 2. Metakarpale beim Barnett-Nordin-Index (Barnett/Nordin 1960).

Der Einsatz der Photonenabsorption durch das Knochengewebe eröffnete das Feld der direkten Knochdichtemessung. Die Technik begann mit einfachen Geräten, die eine feste Strahlenquelle z.B. am Unterarm vorbeiführten – gemessen wurde die Strahlenabschwächung mit einem Detektor (Single Photon Absorptiometry = SPA; Cameron und Sorensen 1963). Ein zweites Isotop mit anderem Spektrum erlaubte eine Differentialmessung zum Abzug des Weichteilmessfehlers, die duale Photonenabsorptiometrie (DPA) ersetzte die SPA. Der Ersatz der festen Strahlenquellen durch eine Röntgenröhre mit zwei Spektren führte zur heutigen Standardtechnik der dualen Röntgenabsorptiometrie der Knochendichte (Dual X-ray Absorptiometry = DXA) (Compston et al. 1995). Vorteile der DXA gegenüber anderen, auch aus kommerziellen Interessen überbetonten Entwicklungen wie Osteodensitometrie mittels Computertomogaphie oder Ultraschallmessungen an peripheren Knochen sind: Die empfohlenen Messareale der Lendenwirbelsäule und des Schenkelhalses spiegeln am besten das Bruchrisiko dieser typischerweise von der Osteoporose bedrohten Knochen wider; die Messempfindlichkeit mit guter Reproduzierbarkeit liegt im Bereich von 1 Prozent der Knochendichte; die meisten epidemiologischen und Therapie-Studien wurden mittels DXA kontrolliert; die WHO hat die DXA für ihre tentative osteodensitometrische Osteoporose-Graduierung ausgewählt (WHO 1994).

Trotz dieser Vorteile sind die Grenzen der Methode zu beachten: die erniedrigte Knochendichte ist nur *ein* Risikofaktor für die Osteoporose – eine um eine Standardabweichung niedrigere Knochendichte bedeutet eine Verdoppelung des Bruchrisikos. Die Nichtbeachtung relevanter klinischer Risikofaktoren (siehe unten) verschenkt ein wichtiges Potential – ein Normalbefund der Knochendichte schließt ein Risiko für osteoporotische Frakturen nie aus. Leider führte gerade in Deutschland ein ökonomischer Missbrauch von Knochendichtemessungen (z.B. empfahl eine Interessengruppe Messungen alle drei Monate anstatt frühestens nach einem Jahr; ein Kompetenznachweis für die Abrechenbarkeit von Messungen war und ist nicht erforderlich) dazu, dass heutzutage zum Nachteil der Patienten die kassenmäßige Kostenerstattung für eine Messung erst nach der ersten Fraktur erfolgt.

5. Die Risikofaktoren

Die Epidemiologie der Osteoporose hatte schon zur Zeit Albrights (1941) gewichtige Risiken für osteoporotische Knochenbrüche aufgezeigt: das Klimakterium für die postmenopausale Osteoporose und das Alter für die senile Osteoporose (bei beiden Geschlechtern). Da beide biologischen Situationen alle Menschen betreffen, blieb das Rätsel: warum betraf die Krankheit jeweils nur einen Teil von ihnen? Die Suche nach Zusatzrisiken jenseits der sozusagen automatischen Risiken begann und setzt sich bis heute fort.

Wie erwähnt stellt erwartungsgemäß eine erniedrigte Knochendichte ein Bruchrisiko dar, und so begannen zahlreiche Studien mit der Verfügbarkeit dieser Technik, insbesondere der DXA. Verdienstvoll sind Studien mit der Frage, wie eine (nicht billige) Technik die Risikoerkennung verbessert. Die prospektive Rotterdam-Studie unter Pols (Burger et al. 1999) ließ Folgendes erkennen: Mit der sorgfältigen Erhebung von Risikofaktoren wie Größe und Gewicht, stattgehabte Frakturen, körperliche Beweglichkeit, Fallneigung, Sehvermögen, Rauchen, Schlaganfall u. a. m. konnte eine Risikovorhersage für Schenkelhalsbrüche getätigt werden, die durch das zusätzliche Einbringen des Knochendichtewertes eher bescheiden gesteigert werden konnte. Jenseits des 75. Lebensjahres führte die Knochendichtemessung sogar zu einer Abschwächung der Bruchvorhersage, da sie in der Lebensphase durch scheinbar beruhigende Werte in die Irre führen kann.

Die Risikoprofile zeigen erwartungsgemäß geographische Varianten: bei gleicher Knochendichte hat eine Japanerin, die in einem westlichen Bett schläft, ein doppelt so hohes Schenkelhalsbruchrisiko wie die traditionell auf dem Futon auf dem Boden Schlafende (Suzuki et al. 1997): letztere hat ein tägliches Zusatztraining im Ausrollen und Einrollen des Futon, im Üben von Aufstehen und Hinlegen auf Fußbodenniveau – zudem ist ein eventuelles Herausrollen aus dem Bett ohne eine Fallhöhe, wie sie beim westlichen Bett unvermeidlich ist, möglich.

Die individuelle Risikofaktoranalyse, früher oft vernachlässigt und gegenüber den technischen Methoden unterschätzt, ist heutzutage zu einem „Muß" für die kunstgerechte Osteoporotikerbetreuung geworden (Arzneimittelkommission der Deutschen Ärteschaft 2003).

6. Die Quantifizierung der Verformung

Der Singh-Index (siehe Abschnitt 4) war einer der ersten Versuche der Graduierung eingetretener osteoporotischer Veränderungen auf dem Röntgenbild. Besonders die Wirbelfraktur, die leicht oder schwer sein konnte, rief nach einer objektivierbaren Quantifizierung. So wurden an mehreren Orten gleichzeitig (auch in Heidelberg; Minne et al. 1988) Messsysteme für alle Wirbel auf standardisierten Röntgenaufnahmen entwickelt, die Verformungen im Millimeterbereich an den Messstellen der Vorderkante, der Wirbelmitte und der Hinterkante erfassten und zu einem „spinalen Deformierungs-Index" (SDI) aufaddierten. Derartige Auswertungssysteme haben das Stabilitäts- bzw. Bruchverhalten z. B. während einer Therapiestudie besser erkennbar und vergleichbar gemacht (Ziegler et al. 1996).

7. Die Genetik

Offensichtliche rassische Unterschiede für die Knochenstabilität, wie aus Herodots Anekdote (siehe Abschnitt 1) ersichtlich, wurden vor allem in Ländern mit gemischten Populationen ersichtlich: in den USA sind die Weißen deutlich stärker von der Osteoporose bedroht als die Schwarzen, die offenbar einen stabileren Körperbau und günstiger ausgelegten Calciumstoffwechsel haben, unabhängig von der Lebensweise (Meier et al. 1992).

Innerhalb einer homogeneren Population hebt das Vorhandensein einer Osteoporose bei der Mutter das künftige Bruchrisiko bei der Tochter um etwa den Faktor 2 an. Hierin sind zahlreiche Variable des Körperbaus und des Knochenstoffwechsels eingeschlossen. Die Forschungsrichtung begann intensiv nach 1984, als Morrison beschrieb, dass Allele für das Vitamin D-Rezeptor-Gen die Knochendichte unterschiedlich beeinflussen (Morrison et al. 1994). Nachfolgend wurden mehr und mehr unterschiedlich wirksame Gen-Allele und Polymorphismen für zahlreiche Meßgrößen des Körperbaus, der Knochenqualität und des Knochenstoffwechsels hin bis zu Verhaltensweisen beschrieben, die in das Osteoporoserisiko eingehen:

- Körperbau: Körpergröße und -gewicht sind relevant, desgleichen Konstitutionstypen (Astheniker versus Athletiker). Eine anatomische Größe wie die Schenkelhalslänge ist bruchrisikomitbestimmend.
- Knochenmatrix: Einflüsse haben Allele der Gene des Kollagen Typ 1 (man denke auch an die Osteogenesis imperfecta) und Polymorphismen des transformierenden Wachstumsfaktors beta (TGF β).
- Ernährung: Erwähnt wurden die Allele des Gens für den Vitamin D-Rezeptor, es gibt Varianten des Calcium-sensorischen Rezeptors, Enzymmängel wie bei der Laktase etc.
- Hormoneinflüsse: Die Zeitpunkte für Menarche und Menopause variieren erblich; Allele des Östrogen-Rezeptor-Gens (VNTR-Polymorphismus) variieren die Östrogenaktivität, Entsprechendes gilt vermutlich für den Androgen-Rezeptor; Allele des Gens für Interleukin 6 modifizieren dessen knochenresorptive Potenz in der Menopause nach dem Östrogenabfall u. a.
- Mechanische Einflüsse: Genetische Varianten bestimmen das endogene Bewegungsprogramm (Sedentarität versus Mobilität), die Einstellung des Mechanostaten in den Knochenzellen.

Zwar schätzt man heute, dass 50 bis 85 Prozent der Knochenmasse je nach Region genetisch bestimmt sind (Ralston 2002) – die Unzahl der Stellgrößen, die in Betracht zu ziehen sind, macht jedoch einen diagnostischen Ansatz von Genanalysen bei der „polygenen Erkrankung Osteoporose" außerhalb von wissenschaftlichen Studien bis auf Weiteres sinnlos, obwohl solche Messungen aus kommerziellem Interesse angeboten werden.

8. Der pharmazeutische Fortschritt

Denken wir uns 40 Jahre zurück, so konnte der Arzt, der eine Osteoporose knochenverstärkend behandeln wollte, neben dem Calcium nur auf zwei medikamentöse Prinzipien zurückgreifen: auf die Östrogene als ein Antiresorptivum oder auf die Fluoride (Natriumfluorid, NaF) als Stimulatoren der Osteoblasten (Arras et al. 2004). Die *Östrogene* dienten mehr der Prophylaxe, da retrospektive Studien bei östrogensubstituierten Frauen niedrigere Frakturraten ergeben hatten (Gordan et al. 1973). Der Optimismus der vermuteten globalen Vorteile der „hormone replacement therapy" (HRT) bei zu vernachlässigenden Risiken veranlasste nicht wenige Ärzte, nach der Menopause prinzipiell einen Östrogenersatz zu empfehlen. Kritischere Stimmen auch aus Heidelberg (Ziegler 1987) behielten hinsichtlich der möglichen Risiken leider recht: In prospektiven Studien wurde eine Zunahme des Brustkrebsrisikos unter der Therapie belegt, das es bei der Östrogensubstitution zu bedenken gilt (Arneimittelkommission der Deutschen Ärzteschaft 2003).

Die ebenfalls den Steroidhormonen zuzuordnenden *Anabolika* (im engeren Sinne) mit einem theoretischen Nutzen bei Osteoporose wurden bedauerlicherweise nicht entsprechend systematisch untersucht, wohl nicht zuletzt infolge des Missbrauchs zum Doping im Sport.

Fluoride zur Stimulation des Knochenanbaus wurden bei der Osteoporose vor 40 Jahren zunächst in den USA (Rich et al. 1964), dann in der Schweiz (Reutter et al. 1970) und auch in Deutschland eingesetzt (Schäfer et al. 1978). Die begrenzte Methodologie zum Erfolgsnachweis zeigt Abb. 2 auf: klinisch beurteilt wurde die Abnahme der subjektiven Beschwerden der Patienten (oberer Abbildungsteil; das Kreuz (+) im Balken zeigt auf, wann die Besserung des Parameters beim einzelnen Patienten registrier wird) – dies dauerte bis zu 2 Jahren und mehr. Das Röntgenbild (unten) zeigt erst ab 2 Jahren erkennbare Besserungen; zu erinnern ist dabei an die relative Unempfindlichkeit der Röntgentechnik für die Beurteilung der Knochendichte. Am wertvollsten war die Knochenhistologie als objektiver Parameter (Zunahme des trabekulären Volumens), wobei die Patienten mit der Zustimmung zu halb- bis jährlichen Beckenkammknochenbiopsien tapfer kooperierten (Schäfer et al. 1987). Als patentrechtlich nicht geschützte Therapie niedriger Kosten (= geringe Gewinnspanne) erfuhr die Fluoridtherapie später nie eine Auslotung in Studien, die denen mit Bisphosphonaten u. a. vergleichbar wären.

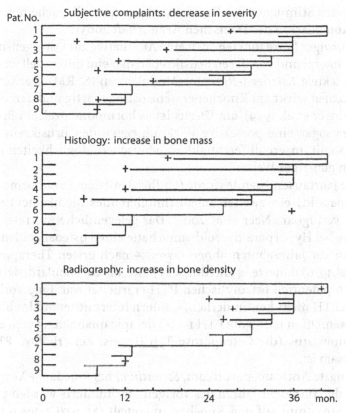

Abb. 2. Osteoporosestudie anno 1977: Unter Fluoridbehandlung besserten sich die subjektiven Beschwerden (oben) zögerlich während ein bis zwei Jahren, im Röntgenbild ließ eine erkennbare Besserung (unten) etwa zwei Jahre auf sich warten. Der objektive histologische Nachweis einer Zunahme der Knochenmasse (Mitte) gelang ab sechs Monaten bis zwei Jahre und darüber (nach Schäfer et al. 1978)

Um 1980 legten mehrere Arbeitsgruppen Resultate einer *Calcitonin*behandlung der Osteoporose vor (Pecile 1980). Zuvor hatte sich Calcitonin durchaus beim Morbus Paget des Skelettes für die Beruhigung des Knochenstoffwechsels bewährt – die Osteoporose weist aber nur phasenweise den beschleunigten *Turnover* auf, der durch eine antiresorptive Behandlung günstig zu beeinflussen ist. Die bereits in Abschnitt 2 angesprochenen Besonderheiten der Calcitoninwirkung limitieren seinen Einsatz bis heute (vor allem in Verbindung mit einem nicht unerheblichen Preis).

Um 1990 beginnt der „Siegeszug" der *Bisphosphonate* für die Osteoporosetherapie. Sie sind die potentesten Hemmer der Osteoklasten und übersteigen in ihrer antiresorptiven Wirksamkeit bei weitem das Calcitonin, aber auch durchaus die „physiologischeren" Östrogene. Die Erfolgsdaten sind günstig – leider fehlen weiterhin Differenzierungsdaten, wie effizient die Bisphosphonatbehandlung beim verlangsamten Knochenstoffwechsel (*low turnover*) ist, der eher einen Stimulator des Knochenanbaus sinnvoll erscheinen lässt (Arzneimittelkommission der Deutschen Ärzteschaft 2003).

Die neunziger Jahre führten auch eine Alternative zur Östrogensubstitution vor dem Hintergrund von deren Brustkrebsrisiko ein: Entwickelt wurden sogenannte „selektive Estrogen-Rezeptor-Modulatoren (SERM). Der Gruppenvertreter Raloxifen wirkt am Knochengewebe östrogenartig und damit osteoprotektiv (Ettinger et al. 1999), am Uterus ist es hormonneutral, am Brustgewebe entfaltet es sogar eine protektive Wirkung gegen den Brustkrebs. Raloxifen erweitert somit unsere differentialtherapeutischen Möglichkeiten für Antiresorptiva in günstiger Weise.

Um die Jahrtausendwende wurde (endlich) mit dem Parathormonfragment 1-34 (Teriparatid) ein zweites anbaustimulierendes Medikament neben den Fluoriden verfügbar (Neer et al. 2001). Das gelegentliche Auftreten einer Osteosklerose bei Hyperparathyreoidismus hatte einen osteoanabolen Effekt des PTH schon vor Jahrzehnten ahnen lassen – nach ersten Therapieversuchen (Reeve et al. 1976) dauerte es allerdings 25 Jahre, bis ein standardisierter Einsatz des ja auch potentiell osteolytischen PTH erarbeitet war. Eine Vorbedingung dabei war, PTH nicht kontinuierlich, sondern intermittierend im Blute ansteigen zu lassen. Offen ist, ob die PTH 1-34-Therapie unabhängig vom endogenen Parathormonstatus (die Osteoporose Typ II weist ein erhöhtes PTH-Niveau auf!) wirksam ist.

Das jüngste Antiosteoporotikum, Strontium, hat eine lange Vorgeschichte: bereits in den fünfziger Jahren des vorigen Jahrhunderts wurden positive Effekte von Strontium auf den Knochen mitgeteilt (Shorr/Carter 1952). Jedoch war das therapeutische Fenster für das damals verwendete Strontium-Laktat oder -Carbonat schwer zu definieren, Nebenwirkungen limitierten den Einsatz. Erst die Kopplung des Strontium an Ranelat löste solche Probleme, und die Substanz stellt ein therapeutisches Novum dar: sie entfaltet sowohl eine antiresorptive als auch eine anbaustimulierende Wirkung (Meunier et al. 2004). Damit könnte sich Strontium-Ranelat als das universelle Osteoporosemedikament erweisen, bei dem der Therapeut die differentialdiagnostischen Überlegungen zur Stoffwechselsituation (high oder low turnover?) nicht mehr anstellen muß. Der Beweis hierfür steht noch aus.

9. Der „mechanische" Fortschritt

Neben das erfreuliche Arsenal der Modulatoren des Knochenstoffwechsels sind auch physikalische Fortschritte getreten. Als bekannt war, dass „molligere" Frauen mit einem etwas dickeren Haut- bzw. Fettpolster über der Hüfte bei einem Sturz nur etwa halb so oft den Schenkelhals brechen wie die Schlankeren (wohlgemerkt, bei gleicher Knochendichte), lag ein mechanischer Hüftschutz nahe. Der so genannte „Hüftprotektor" besteht aus einer entsprechenden Plastikpelotte, eingepasst in eine spezielle Unterhose. Das Tragen der Hüftprotektoren stellt eine wirksame Prophylaxe gegen Brüche beim seitlichen Hinfallen dar. Limitiert wird die Effizienz durch die eingeschränkte Bereitschaft der alten Menschen, die Spezialhose regelmäßig zu tragen (Meyer et al. 2003).

Mit der *Kyphoplastie* als einer minimal invasiven Methode gelingt es erstmals ohne großen operativen Aufwand, eingebrochene Wirbel teilweise oder ganz aufzurichten (Kasperk et al. 2003). Über einen Ballonkatheter wird in der Wirbelläsion ein Hohlraum geschaffen, der anschließend mit einem Knochenzement gefüllt wird. Interdisziplinäres Vorgehen garantiert dabei, dass die wichtige medikamentöse Weiterbehandlung nicht unterbleibt.

II. Vom molekularen Verständnis des Knochenumbaus zur Frakturprävention durch Bewegung

1. Molekulare Grundlagen

Der zentrale Prozess des Knochenstoffwechsels, die Interaktion zwischen Osteoblasten und Osteoklasten, den für den Knochenan- bzw. -abbau verantwortlichen Zelltypen, ist die Koppelung der Knochenzellstoffwechselleistungen Knochenresorption und Knochenbildung, deren Gleichgewicht die Festigkeit und Integrität des Skelettsystems eingedenk des permanenten Knochenumbaus gewährleistet.

In den letzten Jahren des 20. Jahrhunderts wurde ein detailliertes Verständnis der zellulären Interaktionen zwischen den am Knochenauf- und -abbau beteiligten Zellsystemen erarbeitet. Die Osteoklastenvorläufer differenzieren sich aus der monozytär/phagozytären Zelllinie unter dem Einfluss der Transkriptionsfaktoren PU-1 und MiTf, wonach die parakrinen Peptide M-CSF (zur Expression des RANK-Rezeptors) und RANKL erforderlich sind, um die osteoklastäre Ausreifung zu bewirken. RANK-Aktivierung stimuliert die Expression von TRAF6, NFkB und c-Fos in den sich zu Osteoklasten ausdifferenzierenden Zellen (Baron 2003, Theill et al. 2002, Fuller et al. 1998).

Während Osteoklasten als mono/phagozytäre Zellen keine Fc und C3 Rezeptoren exprimieren, besitzen sie, wie viele mononukleäre Phagozyten, unspezifische Esterasen, Lysozym und exprimieren den CSF-1-Rezeptor. Daneben werden in Osteoklasten Calcitonin-, RANK- und Vitronektin(Integrin alpha $v\beta3$)-rezeptoren millionenfach exprimiert. Die etwa 14-tägige aktive (resorptive) Lebensphase eines reifen Osteoklasten wird beendet durch die apoptotische Degeneration dieser Zellen, die von Östrogenen, im Wesentlichen über TGFβ vermittelt, begünstigt wird (Teitelbaum 2000).

Die Aktivierung, Ausreifung und resorptive Tätigkeit der Osteoklasten, insbesondere an der endostalen Knochenoberfläche, ist kein zufälliger Prozeß. Die osteoklastäre Knochenresorption erfolgt im Rahmen der Knochenentwicklung, des Knochenwachstums oder im Rahmen des permanenten Knochenumbaus (*bone remodeling*), wobei altes gegen neues Knochengewebe ausgetauscht wird. „Altes" Knochengewebe ist gekennzeichnet durch eine hochgradige Mineralisierung und eine fortgeschrittene Vernetzung u. a. über Desoxyperidinoline der ganz überwiegend aus Kollagenfasern bestehenden organischen Grundsubstanz des Knochengewebes. Zudem akkumulieren Mikrotraumatisierungen, die im trabekulären Knochen zu Mikrokallusbildungen und im kortikalen Knochen zu vermehrt mikroskopisch nachweisbaren Mikrosprüngen (microcracks) führen (Schaffler et al. 1995, Donahue et al. 2000). Eine zunehmende Steifigkeit der organischen Knochenmatrix gepaart mit einer mechanisch in seiner Festigkeit geschwächten Knochenstruktur ist eine wichtige Ursache für das mit dem Alter erheblich steigende Frakturrisiko (Zioupos et al. 1998). Dieser Mechanismus der qualitativen Verschlechterung der Knochenmatrix gewinnt besondere Bedeutung, wenn die permanente Erneuerung der Knochensubstanz durch das remodeling langsamer oder unvollständig erfolgt. Eine wesentliche Voraussetzung für die Steuerung des permanenten Erneuerungsprozesses der Knochensubstanz ist die Wahrnehmung einer mechanischen Belastung bzw. die Wahrnehmung einer Mikrofraktur. Eine stark beanspruchte Skelettregion bedarf der Verstärkung der knöchernen Strukturen, eine unbelastete oder fehlbelastete Region kann bis zu einem gewissen Grad „rückgebaut" bzw. muss entsprechend den Hauptbeanspruchungen umgebaut werden. Der Mechanismus der Mechanoperzeption des Knochengewebes ist in den letzten 10 Jahren deutlicher geworden. Einen entscheidenden Beitrag für die Mechanoperzeption leisten die Osteozyten, die mit den osteozytären Ausläufern in den Canaliculi untereinander kommunizieren. Die Wahrnehmung einer Belastung des Knochengewebes erfolgt dabei durch die Verformung des Knochengewebes. Durch die auf der Knochenoberfläche sitzenden osteoblastären Zellen wird die Verformung des Knochengewebes durch mechanische Kraft einerseits direkt wahrgenommen. Es gibt aber noch einen weiteren Verstärkermechanismus, durch den auch kleinste Verformungen der dreidimensionalen Knochenmatrix noch wahrgenommen werden können – nämlich von den Osteozyten und deren Zellausläufern. Durch eine Verformung des Knochengewebes erfolgt intraossär eine Flüssigkeitsverschiebung innerhalb der Canaliculi. In den Canaliculi sind die osteozytären Zellausläufer über Mikrofilamente an den Wänden dieser Kanälchen aufgehängt. Einer intrakanalikulären Flüssigkeitsverschiebung stehen die radial ausgerichteten Mikrofilamente entgegen, so dass einerseits eine Auslenkung dieser an der Osteozytenausläufer-Membran und an der Kanälchenwand befestigten Filamente erfolgt und gleichzeitig Scherkräfte an der ostezytären Zellmembran durch den Flüssigkeitsstrom auftreten. Zugbelastungen an den Adhäsionsmolekülen (Integrinen), über die die Mikrofilamente mit dem Zytoskelett in direktem Kontakt stehen, induzieren eine Fülle von Signaltransduktionskaskaden innerhalb der osteozytären Zellen, wodurch Zellproliferation, -differenzierung und -migration ebenso beeinflusst werden wie die Verhinderung des Zelltodes:

Fehlende Zugbelastungen an den osteoblastären oder osteozytären Integrinen leiten den programmierten Zelltod ein, was in diesem speziellen Fall als Anoikis (eine Form der Apoptose) bezeichnet wird. Die osteoanabole Wirkung von mechanischer Belastung wird nun verständlich.

Mechanische Entlastung führt zu einer Abnahme der Zahl der Verankerungen der Knochenzellen in der Knochenmatrix, und andererseits wurde gezeigt, dass mechanische Beanspruchung die Verankerung der osteoblastären/-zytären Zellen in der Knochenmatrix verbessert (Liegibel et al. 2002, 2004). Neben der Wirkung einer mechanischen Belastung auf die Integrinexpression wird die Verankerung osteoblastärer Zellen auch durch androgene Steroide reguliert. Daher begünstigt nicht nur körperliches Training mit gegen die Schwerkraft gerichteten Belastungskomponenten die Mechanoperzeption des Knochengewebes und dadurch die osteoanabole Wirkung von körperlichem Training, sondern auch androgene Steroide sensibilieren über die verbesserte Verankerung der Knochenzellen in der Knochenmatrix das Knochengewebe gegenüber dem körperlichen Training. Die bei Männern durchschnittlich etwas größere Knochenmasse lässt sich teilweise auch auf diesen Mechanismus der Mechanosensibilisierung des Knochengewebes durch die bei Männern höheren Androgenserumspiegel zurückführen (Kasperk et al. 1992, 1995, 1996, 1997a, 1997b, Nieves et al. 2005).

2. Frakturprävention durch Bewegung

Ein besseres Verständnis der Rolle des körperlichen Trainings für die Aufrechterhaltung eines ausgeglichenen Knochenstoffwechsels und insbesondere für den Erhalt eines belastbaren Skelettsystems unterstreicht die Forderung jeder modernen Osteoporosetherapie nach der unverzichtbaren täglichen körperlichen Bewegung eines jeden Patienten mit einer Osteoporose.

Das körperliche Training kräftigt neben dem Knochengewebe auch die Muskulatur und verbessert die Koordination; wobei die Summe dieser Trainingseffekte Stürze bei älteren Menschen und dadurch insbesondere periphere Knochenbrüche verhindern. Eine tägliche körperliche Bewegung setzt die Beweglichkeit des Patienten voraus. Schmerzen schränken die Beweglichkeit eines Patienten stark ein, vor allem dann, wenn sie direkt am Bewegungsapparat ausgelöst werden.

3. Wirbelkörperfrakturen – Bekanntes und Neues

Eine häufige Komplikation einer Osteoporose sind Wirbelkörperbrüche, die vor allem in den ersten Wochen starke und stärkste Schmerzen verursachen können. Auch unter den wirksamsten, evidenz-basierten Konzepten einer medikamentösen Osteoporosetherapie treten weiterhin Wirbelkörperbrüche auf (wenn auch weniger häufig als in den Placebogruppen). In vielen Fällen chronifizieren die Rückenschmerzen durch Wirbelbrüche. Rückenschmerzen und die durch die Wirbelkörperbrüche eingetretene Verformung des Rückens (Kyphose) schränken die Beweglichkeit stark ein und erhöhen zudem das Risiko für weitere Frakturen (Ettinger et al. 1992, Kasperk 2002, EPOS group 2002). Ein invasiver chirurgischer Eingriff mit Einbringung von stützenden Stahlkonstruktionen zur Wiederaufrichtung der Wirbelsäule verbietet sich bei den häufig alten und multimorbiden Patienten bzw. ist wegen des osteoporosebedingt „weichen" Knochens nicht möglich. Daher ist die medikamentöse Schmerztherapie eine weitere unentbehrliche Facette im Arsenal der Medikamente, die bei Patienten mit einer Osteoporose häufig erforderlich sind. Je länger Analgetika eingesetzt werden müssen, um dem Patienten eine erträgliche Lebensqualität zu geben, um so mehr müssen die Nebenwirkungen der potenten Schmerzmedikamente (Magenschmerzen, Nierenschäden, Verstopfung, Müdigkeit etc.) bedacht und unter Umständen zusätzlich therapiert werden. Da die Ursache des Rückenschmerzes im Zusammenhang mit schmerzhaften Wirbelkörperfrakturen unklar ist, bleibt die schmerztherapeutische Behandlung eine symptomatische und keine ursächliche Therapie.

Sofern die Schmerzen bei einer osteoporotischen Sinterungsfraktur durch die Irritation des Periostes auf der Wirbelkörperoberfläche in Folge des permanenten Sinterungsvorganges ausgelöst werden (Abb. 3), ist es möglich, diese Schmerzen durch eine interne Stabilisierung eines solchen Wirbels zu beseitigen (Kasperk et al. 2003 und 2005). Im Rahmen des minimal-invasiven Verfahrens der Kyphoplastie wird dies erzielt: Bei dem in Hyperlordose auf dem Bauch liegenden Patienten wird in ITN-Narkose eine Arbeitskanüle transpedikulär in den eingebrochenen Wirbelkörper vorgeschoben. Durch die Arbeitskanüle wird ein mit einer röntgendichten Flüssigkeit aufblasbarer Ballonkatheter in den eingebrochenen Wirbelkörper eingelegt (Abb. 4). Durch das Aufblasen des Ballonkatheters innerhalb des eingebrochenen Wirbelkörpers wird einerseits der Wirbelkörper wieder aufgerichtet, wenn es sich um eine frischere Fraktur handelt, in jedem Fall wird aber innerhalb des eingebrochenen Wirbelkörpers ein definierter Hohlraum geschaffen. Dann wird der Ballonkatheter abgelassen und aus dem Wirbelkörper entfernt. Der geschaffene Hohlraum bleibt erhalten, da der Patient in Hyperlordose auf dem OP-Tisch liegt und somit der aufgerichtete Wirbelkörper entlastet ist. Durch die liegengebliebene Arbeitskanüle wird dann ein definiertes Volumen eines hochviskösen Kunststoffes (= Polymethylmethacrylat = PMMA) oder ein Calciumphosphatzement (= Biozement) in den Hohlraum eingespritzt (Abb. 3); beide Zemente härten innerhalb weniger Minuten aus und erreichen nach einigen Stunden ihre Endhärte. Der Patient kann in jedem Fall am nächsten Morgen aufstehen und entlassen werden.

Die Schmerzen durch den eingebrochenen Wirbelkörper sind signifikant reduziert oder verschwunden. Die gewonnene Schmerzreduktion führt zu einer signifikanten Verbesserung der Mobilität des Patienten. Reduzierter Schmerz, verbesserte Mobilität und eine, wenn auch häufig nur geringe Aufrichtung der kyphosierten Wirbelsäule mögen die Hauptursachen sein für die

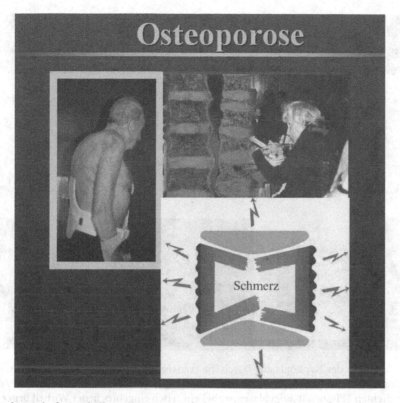

Abb. 3. Schmerzhafte Wirbelkörpersinterungsfrakturen treten gleichermaßen bei Männern und Frauen mit einer Osteoporose gelegentlich auch unter einer modernen medikamentösen Therapie der Osteoporose auf. Eine Hypothese für die Entstehung des Schmerzes ist die permanente Irritation der Knochenhaut (Periost) durch den Sinterungsvorgang bei dem fortschreitenden Zusammensintern des betreffenden Wirbelkörpers

verringerte Häufigkeit neuer Wirbelfrakturen bei den Patienten nach einer Kyphoplastie im Vergleich zu Patienten mit ähnlichen Wirbelkörperfrakturen und unter konservativer Therapie, wobei sowohl die kyphoplastierten als auch die Kontrollpatienten eine moderne, evidenzbasierte medikamentöse Osteoporosetherapie erhielten.

Voraussetzung für den Erfolg einer Kyphoplastie ist stets die interdisziplinäre Indikationsstellung unter Beteiligung eines Endokrinologen und Knochenstoffwechselspezialisten, eines Unfallchirurgen oder Orthopäden und eines Radiologen, da einerseits die der Osteoporose zu Grunde liegende Knochenstoffwechselstörung diagnostiziert und langfristig therapiert werden muss und andererseits radiologischer- und chirurgischerseits die technische Machbarkeit, aber auch eventuell mögliche Alternativverfahren hinsichtlich ihrer Anwendbarkeit beurteilt werden müssen. Mit einem solchen interdisziplinären Kyphoplastieteam ist es dann möglich, die etwa 20 Prozent der Patienten mit Rückenschmerzen zu selektieren, die auch tatsächlich von die-

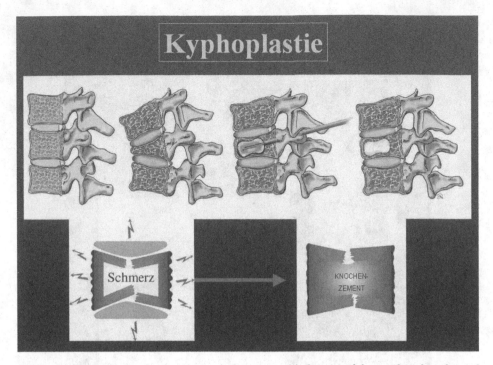

Abb. 4. Verfahren der Kyphoplastie. Durch die transpedikulär eingeführte Arbeitskanüle wird ein Ballonkatheter in den eingebrochenen Wirbelkörper geschoben. Der Ballon wird mit einer röntgendichten Flüssigkeit aufgeblasen, wobei ein frisch eingebrochener Wirbelkörper wieder etwas angehoben werden kann, vor allem aber innerhalb des Wirbelkörpers ein definierter Hohlraum geschaffen wird. Nach Entfernung des abgelassenen Ballonkatheters wird dann in den erhalten bleibenden Hohlraum (die Hyperlordosierung des auf dem Bauch gelagerten Patienten verhindert ein Wiedereinsinken des geschaffenen Hohlraumes) ein sehr visköses Zementmaterial ohne Druck eingefüllt. Dafür kann entweder ein Kunststoffmaterial (PMMA = Polymethylmetacrylat) oder ein Calciumphosphatzement (ein so genannter Biozement) verwendet werden. Sobald der Zement innerhalb weniger Minuten erhärtet ist, kann die Arbeitskanüle entfernt werden und der behandelte Wirbelkörper ist intern stabilisiert und kann sicher nicht weiter einbrechen und dadurch Schmerzen verursachen. Die Schmerzen in dem kyphoplastierten Wirbelkörper sind nach der Kyphoplastie verschwunden oder deutlich verringert, wenn der Schmerz tatsächlich von der osteoporotischen Wirbelkörperfraktur verursacht wurde

sem Verfahren profitieren werden, da es derzeit noch keine gesicherte Evidenz für alle denkbaren Anwendungen (z. B. traumatische Wirbelkörperfrakturen, Wirbelkörpermetastasen, Myelom, Hämagiom etc.) für die Kyphoplastie gibt.

III. Volkskrankheiten Osteoporose und Arteriosklerose – gemeinsame Pathophysiologie – gleiche therapeutische Prinzipien?

In den letzten Jahren sind zahlreiche epidemiologische, genetische, klinischen und therapeutische Parallelen zwischen den beiden Volkskrankheiten Osteoporose und Arteriosklerose beschrieben worden (Nawroth et al. 2003). Beide

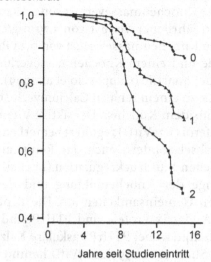

Abb. 5. Erhöhte kardiovasculäre Mortalität (= verkürztes Überleben) bei postmenopausalen Frauen in Abhängigkeit von der Zahl der osteoporotischen Wirbelkörperfrakturen. Die Kollektive sind korrigiert für den Gesundheitszustand und hinsichtlich der Medikation (aus: von der Recke et al. 1999): Frauen mit einer bzw. mit zwei und mehr Wirbelkörperfrakturen haben ein signifikant kürzeres Überleben in Folge von Myokardinfarkten als Frauen ohne eine osteoporotische Wirbelkörperdeformierung

Erkrankungen weisen eine deutlich zunehmende Häufigkeit in den westlichen Industrieländern auf, und ein osteoporotischer Knochenmasseverlust ist mit einer signifikant erhöhten kardiovaskulären Mortalität verknüpft, wobei sich dieser Zusammenhang besonders eindrücklich für osteoporotische Wirbelkörper- und Schenkelhalsfrakturen in den Altersgruppen der 50- bis 60-Jährigen, der 60- bis 70-Jährigen, aber auch bei den über 70-Jährigen nachweisen lässt (Abb. 5) (Center et al. 1999, von der Recke et al. 1999, Jalava et al. 2003). Das altersstandardisierte Mortalitätsrisiko beträgt bei Frauen 2,18 für vertebrale und 1,92 für Schenkelhalsfrakturen, während bei Männern dieses Risiko mit 3,17 bei Schenkelhalsfrakturen angegeben wird. Eine SD Knochenmasseverlust am Schenkelhals ist einer anderen Studie zufolge mit einem 1,3-fachen Todesrisiko verknüpft (Browner et al. 1991).

Auch Schlaganfälle als zerebrovaskuläre Komplikation einer Arteriosklerose sind 1,2-fach bzw. 1,3-fach häufiger pro Abfall der radialen Knochendichte bzw. Calcaneusdichte um 1 SD (Browner et al. 1993). Auch bei der Dynamik der Verläufe einer Osteoporose und der Arteriosklerose lassen sich Assoziationen beobachten, wobei die Progression der Aortenverkalkung signifikant mit dem Knochenmasseverlust korreliert (Hak et al. 2000).

Bluthochdruck ist ein bekannter Risikofaktor der Arteriosklerose. Interessant ist die Assoziation zwischen Blutdruck und Knochenmasseverlust. Bei über 3000 postmenopausalen Frauen zeigte sich in der untersten Blutdruck-Quartile ein jährlicher Knochenmasseverlust von 2,26 mg/cm², während in der obersten Quartile ein jährlicher Verlust von 3,79 mg/cm² beobachtet wurde. Dies entspricht einem Knochenmasseverlust von 0,34 Prozent in der niedrigsten Blutdruckquartile und einem Knochenmasseverlust von 0,59 Prozent in der höchsten Blutdruckquartile (Cappuccio et al. 1999). Möglicherweise führt der erhöhte Blutdruck zu einem renalen Calciumverlust mit einem konsekutiven Calciumverlust aus dem Knochen. Der aktive Vitamin-D3-Metabolit 1,25-Dihydroxycholecalciferol (1,25VitD) reguliert bemerkenswerterweise nicht nur den Calciumstoffwechsel sondern auch das Renin als wichtiges Glied der Angiotensin-vermittelten Blutdruckregulation (Li et al. 2002).

Auch die Vorgänge der Knochenbildung und der arteriosklerotischen Plaquebildung weisen Gemeinsamkeiten auf. Die Peptide BMP2, Osteopontin, Osteokalzin, GLA-Matrix-Protein und PTHrP sind bei beiden Prozessen nachweisbar und beteiligt, wobei PTHrP vaskuläre Kalzifikationen verhindert (Doherty et al. 1994, Shioi et al. 1995). 1,25VitD hemmt die PTHrP-Bildung in glatten Gefäßmuskelzellen und stimuliert die Bildung von alkalischer Phosphatase und Osteopontin und kann so möglicherweise die Gefäßverkalkung initiieren (Jono et al. 1997).

Eine Reihe von Knock-out Tiermodellen belegt weiterhin die metabolischen Zusammenhänge zwischen der Osteoporose und der Arteriosklerose. Mäuse, denen das Matrix-GLA-Protein (MGP) oder das klotho-Gen oder das Gen für Osteoprotegerin fehlt, entwickeln ausgeprägte vaskuläre Kalzifikationen und eine Osteopenie (Luo et al. 1997). Eine seltene Mutation im MGP-Gen führt beim Menschen zum Keutel-Syndrom, bei dem der Knorpel mineralisiert. Osteoprotegerin verhindert in Ratten eine durch hohe Dosen von Vitamin D auslösbare arterielle Kalzifikation (Munroe et al. 1999).

Eine große Zahl von Genpolymorphismen weisen auf den klinisch gut belegten und bekannten polygenetischen Zusammenhang beider Erkrankungen hin, wobei gleiche Gene bei beiden Erkrankungen eine wichtige Rolle haben. So werden Osteoporose und Arteriosklerose durch folgende Kandidatengene gleichzeitig beeinflusst: Polymorphismen in den Genen für den Östrogenrezeptor, das Interleukin-6, das Apolipoprotein E, den Calcium-Sensing-Rezeptor, den Glukokortikoidrezeptor, das TGFβ1 und den IL-1-RezeptorAntagonisten sind bei beiden Krankheiten nachweisbar (Nawroth et al. 2003).

Es ist sicher derzeit noch nicht möglich, mit einer Substanz beide Erkrankungen erfolgreich zu verhindern oder zu behandeln. Allerdings belegt eine Fülle von Daten, dass gleiche Pharmaka beide Krankheitsentitäten gleichermaßen gravierend beeinflussen (Van der Schouw et al. 1996, Ravn et al. 1994). Die osteoprotektive Wirkung einer peri/postmenopausalen Östrogenbehandlung ist lange bekannt und gut belegt; auch in der Women's Health Initiative (WHI) Studie wurde die eindeutig frakturpräventive Wirkung einer Östrogen/Gestagen-Kombinationstherapie gezeigt (Fletcher/Colditz 2002, Turgeon et al.

2004). Allerdings wurde auch deutlich, dass, teilweise abweichend von den bis dahin gültigen Meinungen, die Inzidenz von Brustkrebs, Herzinfarkten, Schlaganfällen und auch des M. Alzheimer eher erhöht ist bei Frauen mit einer Östrogenersatztherapie, ein Ergebnis welches hinsichtlich der erhöhten Herzinfarktinzidenz sich bereits 2002 in der HERS-Studie abzeichnete (Grady et al. 2002).

Ein weiteres Beispiel für die Möglichkeit, mit einem einzigen Pharmakon die Pathogenese der Osteoporose und gleichzeitig auch der Arteriosklerose zu beeinflussen, bieten die Statine. In mehreren retrospektiven Fallkontrollstudien ist beobachtet worden, dass die Einnahme von Statinen zur Korrektur einer Hypercholesterinämie mit einem verminderten Frakturrisiko verbunden ist, dass Statine also offenbar eine osteoprotektive Wirkung haben (Wang et al. 2000, Edwards et al. 2000, Meier et al. 2000, Chan et al. 2000). Andere Studien bei anderen Patientenkollektiven mit anderen Statinen behandelt, konnten diese Beobachtung nicht bestätigen. Es ist allerdings gut vorstellbar, dass sich einerseits verschiedene Statine hinsichtlich ihrer pharmakokinetischen Eigenschaften gravierend voneinander unterscheiden und dass zudem durch die Statin-bedingte Verhinderung der Prenylierung insbesondere kleiner G-Proteine wie von Ras und Rho-GTPasen eine Fülle von Signaltransduktionskaskaden nicht nur in Knochenzellen beeinflusst und wodurch pleiotrope Statineffekte verständlich werden.

Synthese des Erkenntnisgewinns in der Osteoporosetherapie – das Heidelberger Konzept

Die Vielfalt der heute vorliegenden evidenzbasierten Behandlungsalternativen zur Vorbeugung eines weiteren Knochenmasse- und -strukturverlustes und damit zur Verbesserung der Knochenfestigkeit und zur Frakturprävention erlauben für jeden Patienten eine individuell angepasste und wirksame Therapie der Knochenstoffwechselerkrankung Osteoporose.

Besondere Bedeutung hat die endokrinologisch-internistische Evaluation jedes Patienten mit einer Osteoporose hinsichtlich der möglicherweise bereits manifesten kardiovaskulären Begleiterkrankungen, hinsichtlich vorliegender weiterer Risiken wie Bluthochdruck und Hyperlipidämie aber auch hinsichtlich der der Osteoporose möglicherweise zugrunde liegenden Erkrankung (z.B. Myelom, Lymphom, Mastozytose, Hyperparathyreoidismus oder Hypogonadismus). Diese Erkrankungen müssen unter Umständen zunächst gezielt behandelt werden, bevor man sich dann auf die Behandlung des Knochenstoffwechselproblems Osteoporose konzentriert.

Unentbehrlich in dem ganzheitlichen Therapiekonzept der Osteoporose ist eine wirksame Schmerztherapie bis hin zum minimal-invasiven Verfahren der Kyphoplastie. Die Kyphoplastie ermöglicht bei exakt lokalisierbaren, schmerzhaften osteoporotischen Wirbelkörperfrakturen eine durchgreifende Beschwerdebesserung, wie unsere klinische Studie belegt (Kasperk et al. 2005).

Allerdings ist eine interdisziplinäre Einzelfalldiskussion gemeinsam mit Endokrinologen, Unfallchirurgen/Orthopäden und Radiologen eine unabdingbare Voraussetzung für die Selektion derjenigen Patienten, die für eine Kyphoplastie aussichtsreich in Frage kommen.

Das Heidelberger Konzept der ganzheitlichen Osteoporosetherapie basiert auf einer zielführenden Differentialdiagnostik, einer evidenzbasierten medikamentösen Steigerung der Knochenfestigkeit und dem selektiven Einsatz medikamentöser und interventioneller Verfahren zur Schmerzlinderung, Mobilitätssteigerung und somit zur Besserung von Lebensqualität und -länge.

Konsequenterweise ist die Abteilung Innere Medizin I die einzige deutsche Abteilung einer Medizinischen Universitätsklinik mit einer Sektion, die sich als Sektion Osteologie (Leiter: Prof. Kasperk) speziell dem Thema Osteoporose und den Knochenstoffwechselerkrankungen widmet.

Literatur

Albright F, Burnett CH, Cope O, Parson W (1941) Acute atrophy of bone (osteoporosis) simulating hyperparathyroidism. J Clin Endocrin 9:711–716

Appelboom T, Body J-J (1993) The antiquity of osteoporosis: more questions than answers. Calcif Tissue Int 53:367–369

Arzneimittelkommission der Deutschen Ärzteschaft (2003) Empfehlungen zur Therapie und Prophylaxe der Osteoporose. 1. Auflage (2. Auflage 2005 in Vorbereitung). Arzneiverordnung in der Praxis 30(Sonderheft):1–30

Arras D, Ziegler R, Sommer U, Multerer A, Nawroth P, Kasperk C (2004) Knochendichteveränderung unter Fluoridtherapie der Osteoporose in Abhängigkeit von Fluoriddosis, Fluoridpräparat und Geschlecht. Osteologie 13:31–41

Barnett E, Nordin BEC (1960) The radiological diagnosis of osteoporosis: a new approach. Cin Radiol 11:166–174

Baron R (2003) General principles of bone biology. In: Favus M (ed.) Primer on the metabolic bone diseases and disorders of mineral metabolism. American Society for Bone and Mineral Research, Kelseyville/CA, 1–8

Berson SA, Yalow RS (1968) Immunochemical heterogeneity of parathyroid hormone in plasma. J Clin Endocrinol Metab 28:1037–1047

Berson SA, Yalow RS, Bauman A, Rothschild MA, Nuverly K (1956) Insulin-I 131 metabolism in human subjects: demonstration of insulin binding globulin in the circulation of insulin treated subjects. J Clin Invest 35:170–190

Blunt JW, DeLuca HF, Schnoes HK (1968) 25-Hydroxycholecalciferol: a biologically active metabolite of vitamin D 3. Biochemistry 7:3317–3322

Browner W, Seeley D, Vogt T (1991) Non-trauma-mortality in elderly women with low bone mineral density. Lancet 338:355–358

Browner W, Pressman A, Nevitt M (1993) Association between low bone density and stroke in elderly women. Stroke 24:940–946

Burger H, de Laet CEDH, Weel AEAM et al. (1999) Added value of bone mineral density in hip fracture risk scores. Bone 25:369–374

Cameron JR, Sorensen JA (1963) Measurement of bone mineral in vivo: an improved method. Science 142:230–232

Cappuccio F, Meilahn E, Zmuda J (1999) High blood pressure and bone mineral loss in elderly women. Lancet 354:971–975

Center J, Nguyen T, Schneider D, Sambrook P, Eisman J (1999) Mortality after all major types of osteoporotic fracture in men and women: an observational study. Lancet 353:878–882

Chan K, Andrade S, Boles M (2000) Inhibitors of HMG-CoAReductase and the risk of fracture among older women. Lancet 355:2185–2188

Chesnut CH, Silverman S, Andriano K et al. for the PROOF Study Group (2000) A randomized trial of nasal spray salmon calcitonin in postmenopausal women with established osteoporosis: the prevent recurrence of osteoporotic fractures study. Am J Med 109:267–276

Civitelli R, Gonnelli S, Zacchei F et al. (1988) Bone turnover in postmenopausal osteoporosis. Effect of calcitonin treatment. J Clin Invest 82:1268–1274

Compston JE, Cooper C, Kanis JA (1995) Bone densitometry in clinical practice. Brit Med J 310:1507–1510

Copp DH, Cameron EC, Cheney B et al. (1962) Evidence for calcitonin – a new hormone from the parathyroid that lowers blood calcium. Endocrinology 70:638 649

Delling G (1975) Endokrine Osteopathien. Stuttgart: Gustav Fischer, 1–111

Doherty T, Detrano R (1994) Coronary arterial calcification as an active process: a new perspective on an old problem. Calcif Tissue Int 54:224–230

Donahue S, Sharkey N, Modamlou K, Sequeira L, Martin R (2000) Bone strain and microcracks at stress fracture sites in human metzatarsals. Bone 27:827–833

Edwards C, Hart D, Spector T (2000) Oral statins and increased bone mineral density in post-menopausal women. Lancet 355:2218–2219

EPOS (European Prospective Osteoporosis Study group) (2002) Incidence of vertebral fracture in Europe: results from the European prospective osteoporosis study (EPOS). J Bone Min Res 17:716–724

Ettinger B, Black D, Nevitt M, Rundle A, Cauley J, Cummings S, Genant H (1992) Contribution of vertebral deformities to chronic back pain and disability. J Bone Min Res 7:449–456

Ettinger B, Black DM, Mitlak BH et al. (1999) Reduction of vertebral fracture risk in postmeno-pausal women with osteoporosis treated with raloxifene. Results from a 3-year randomized clinical trial. JAMA 282:637–645

Fletcher S, Colditz G (2002) Failure of estrogen plus progestin therapy for prevention. JAMA 288:366–367 and 321–333

Frost H (1991) A new direction for osteoporosis research: a review and proposal. Bone 12: 429–437

Fuller K, Wong B, Fox S, Choi Y, Chambers TJ (1998) TRANCE is necessary and sufficient for osteoblast-mediated activation of bone resorption in osteoclasts. J Exp Med 188:997–1001

Gordan GS, Picchi J, Roof BS (1973) Antfracture efficacy of long-term estrogens for osteoporosis. Trans Ass Amer Physicians 86:326–332

Grady D, Herrington D, Bittner V (2002) Cardiovascular disease outcomes during 6.8 years of hormone therapy: Heart and Estrogen/progestin Replacement Study follow up (HERS II). JAMA 288:49–57

Hak A, Pohls H, VanHemert A (2000) Progression of aortic calcification is associated with metacarpal bone loss during menopause. Arterioscler Thromb Vasc Biol 20:1926–1931

Hofbauer LC, Khosla S, Dunstan CR et al. (2000) The roles of osteoprotegerin and osteoprote-gerin ligand in the paracrine regulation of bone resorption. J Bone Miner Res 15:2–12

Holick MF, Schnoes HK, DeLuca HF et al. (1971) Isolation and identification of 1,25-dihydroxy-cholecalciferol. A metabolite of vitamin D active in intestine. Biochemistry 10:2799–2804

Jalava T, Sarna S, Pylkkänen Liisa, Mawer B, Kanis J, Selby P, Davies M, Adams J, Francis R, Robinson J, McCloskey E (2003) Association between vertebral fracture and increased mortality in osteoporotic patients. J Bone Min Res 18:1254–1260

Jono S, Nishizawa Y, Shioi A, Morii H (1997) Parathyroid hormone related peptide as a local regulator of vascular calcification: its inhibitory action on in vitro calcification by bovine vascular smooth muscle cells. Arterioscler Thromb Vasc Biol 17:1135–1142

Kasperk C, Wergedal J, Farley J, Linkhart T, Turner R, Baylink D (1989) Androgens directly stimulate proliferation of bone cells in vitro. Endocrinology 124:1576–1578

Kasperk C, Ziegler R (1992) Androgens and bone metabolism. Significance in osteoporosis in men and women. Dtsch Med Wschr 117:990–996

Kasperk C, Wergedal J, Strong D, Farley J, Wangerin K, Gropp H, Ziegler R, Baylink D (1995) Human bone cell phenotypes differ depending on their skeletal site of origin. J Clin Endocrinol Metab 80:2511–2517

Kasperk C, Fehling K, Borcsok I, Ziegler R (1996) Effects of androgens on subpopulations of the human osteosarcoma cell line SaOS2. Calcif Tissue Int 58:376–382

Kasperk C, Helmboldt A, Borcsok I, Heuthe S, Cloos O, Niethard F, Ziegler R (1997a) Skeletal site dependent expression of the androgen receptor in human osteoblastic cell populations. Calcif Tissue Int 61:464–473

Kasperk C, Wakley G, Hierl T, Ziegler R (1997b) Gonadal and adrenal androgens are potent regulators of human bone cell metabolism in vitro. J Bone Min Res 12:464–471

Kasperk C (2002) New therapy for painful vertebral fractures: filling with cement instead of analgesics. MMW Fortschr Med 144:12–15

Kasperk C, Hillmeier J, Nöldge G et al.(2003) Kyphoplastie – Konzept zur Behandlung schmerzhafter Wirbelkörperbrüche. Dtsch Ärzteblatt 100:C 1363–1366

Kasperk C, Hillmeier J, Nöldge G, Grafe I, DaFonseca K, Raupp D, Bardenheuer H, Libicher M, Liegibel U, Sommer U, Hilscher U, Pyerin W, Vetter M, Meinzer H, Meeder P, Nawroth P (2005) Tretament of painful vertebral fractures by kyphoplasty in patients with primary osteoporosis: a prospective nonrandomized controlled study. J Bone Min Res 20:604–612

Li Y, Kong J, Wie M (2002) 1,25 dihydroxyvitamin D3 is a negative endocrine regulator of the renin angiotemsin system. J Clin Invest 110:229–238

Liegibel U, Sommer U, Tomakidi P, Hilscher U, vandenHeuvel L, Pirzer R, Hillmeier J, Nawroth P, Kasperk C (2002) Concerted action of androgens and mechanical strain shifts bone metabolism from high turnover into an osteoanabolic mode. J Exp Med 196:1387–1392

Liegibel U, Sommer U, Bundschuh B, Schweizer B, Hilscher U, Lieder A, Nawroth P, Kasperk C (2004) Fluid shear of low magnitude increases growth and expression of TGFß1 and adhesion molecules in human bone cells in vitro. Exp Clin Endocrinol Diabetes 112:356–363

Lilliu H, Pamphile R, Chapuy MC et al. (2003) Calcium-vitamin D 3 supplementation is cost-effective in hip fractures prevention. Maturitas 44:299–305

Luo G, Ducy P, McKee M (1997) Spontaneous calcification of arteries and cartilage in mice lacking matric GLA protein. Nature 386:78–81

Mehl B, Delling G, Schlindwein I et al. (2002) Korrelieren Knochenstoffwechselmarker mit einer histologisch gesicherten High- bzw. Low-Turnover-Osteoporose? Med Klein 97:588–594

Meier DE, Luckey MM, Wallenstein S et al. (1992) Racial differences in pre- and postmenopausal bone homeostasis: association with bone density. J Bone Miner Res 7: 1181–1189

Meier C, Schlienger R, Kraenzlin M (2000) HMG-CoAReductase inhibitors and the risk of fractures. JAMA 283:3205–3210

Meunier PJ, Roux C, Seeman E et al. (2004) The effects of strontium ranelate on the risk of vertebral fracture in women with postmenopausal osteoporosis. N Engl J Med 350:459–486

Meyer G, Warnke A, Bender R, Mühlhauser I (2003) Effect on hip fractures of increased use of hip protectors in nursing homes: cluster randomised controlled trial. Brit Med J 326:76–81

Minne HW, Leidig G, Wüster C et al. (1988) A newly developed spinal deformity index (SDI) to quantitate v ertebral crush fractures in patients with osteoporosis. Bone Miner 3:335–349

Morrison NA, Qi JC, Tokita A et al. (1994) Prediction of bone density from vitamin D receptor alleles. Nature 367: 284–287

Munroe P, Olgunturk R, Fryns J (1999) Mutations in the gene encoding the human matrix GLA protein cause Keutel syndrome. Nat Genetics 21:142–144

Nawroth P, Pirzer R, Fohr B, Schilling T, Ziegler R, Bierhaus A, Kasperk C (2003) Osteoporose und koronare Herzkrankheit – zwei Seiten der gleichen Münze? Med Klein 98:437–446

Neer RM, Arnaud CZ, Zanchetta JR et al. (2001) Effect of parathyroid hormone (1-34) on fractures and bone mineral density in postmenopausal women with osteoporosis. N Engl J Med 344:1434–1441

Nieves J, Formica C, Ruffing J, Zion M, Garrett P, Lindsay R, Cosman F (2005) Males have larger skeletal size and bone mass than females, despite comparable body size. J Bone Min Res 20:529–538

Pecile A (ed.) (1980) Calcitonin 1980. ICS Nr 540. Amsterdam: Excerpta Medica

Pommer G (1885) Untersuchungen über Osteomalacie und Rachitis. Leipzig: FCW Vogel

Ralston SH (2002) Genetic susceptibility to osteoporopsis. J Clin Endocrinol Metab 87:2460–2466

Ravn P, Hetland M, Overgaard K (1994) Pre- and postmenopausal changes in bone mineral density of the proximal femur measured by dual-energy X-ray absorptiometry. J Bone Min Res 9:1975–1980

Recklinghausen F von (1891) Die fibröse oder deformirende Ostitis, die Osteomalacie und die osteoplastische Carcinose in ihren gegenseitigen Beziehungen. In: Festschrift Rudolf Virchow zu seinem 71. Geburtstage. Berlin: Verlag G Reimer

Reeve J, Hesp R, Williams P et al. (1976) Anabolic effect of low doses of a fragment of human parathyroid hormone on the skeleton in postmenopausal osteoporosis. Lancet 1:1035–1038

Reutter FW, Siebenmann R (1965) Die Wirkung von Natriumfluorid bei metabolischen Knochenerkrankungen. Helv Med Acta 32:493–497

Rich C, Ensinck J, Ivanovich P (1964) The effects of sodium-fluoride on calcium metabolism of subjects with metabolic bone diseases. J Clin Invest 43:545–552

Schäfer A, Ziegler R, Minne H, Delling G (1978) Combined therapy with NaF, calcium and vitamin D in idiopathic osteoporosis. In: Courvoisier B, Donath A, Baud CA (eds.) Fluoride and Bone, II Symp CEMO 1977 Genève: Editions Médecine et Hygiène, 233–237

Schaffler M, Choi K, Milgrom C (1995) Aging and matrix microdamage accumulation in human compact bone. Bone 17:521–525

Shioi A, Nishizawa Y, Jono S (1995) β-glycerophosphate accelerates calcification in cultured bovine vascular smooth muscle cells. Arterioscler Throm Vasc Biol 15:2003–2009

Shorr E, Carter AC (1952) The usefulness of strontium as an adjuvant to calcium in the remineralization on skeleton in man. Bull Hosp Jt Dis Orthop Inst 13:59–66

Sirola J, Kröger H, Honkanen R et al. (2003) Factors affecting bone loss around the menopause in women without HRT: a prospective study. Maturitas 45: 159–167

Suzuki T, Yoshida H, Hashimoto T et al. (1997) Case-control study of risk factors for hip fractures in the Japanese elderly by a mediterranean osteoporosis study (MEDOS) questionnaire. Bone 21:461–467

Teitelbaum S (2000) Bone resorption by osteoclasts. Science 289:1504–1508

Theill L, Boyle W, Penninger J (2002) RANKL and RANK: T cells, bone loss, and mammalian evolution. Ann Rev Immunol 20:795–823

Turgeon J, McDonnell D, Martin K, Wise P (2004) Hormone therapy: physiological complexity belies therapeutic simplicity. Science 304:1269–1273

Van der Schouw Y, van der Graaf Y, Steyerberg E (1996) Age at menopause as a risk factor for cardiovascular mortality. Lancet 347:714–718

Von der Recke P, Hansen M, Hassager C (1999) The association between low bone mass at the menopausee and cardiovascular mortality. Am J Med 106:273–278

Wang P, Solomon D, Mogun H (2000) HMG-CoA-Reduktase inhibitors and the risk of hip fractures in elderly patients. JAMA 283:3211–3216

World Health Organization (1994) Assessment of fracture risk and its application to screening for postmenopausal osteoporosis. Technical report series 843, Geneva.

Yalow RS (1978) Radioimmunoassay: a probe for the fine structure of biological systems. Science 200:1236–1245

Ziegler R (1987) Zur Frage einer allgemeinen undifferenzierten Östrogen-(Progestagen-)Substitution als Osteoporoseprophylaxe: Kontra. Med Klinik 82:241–244

Ziegler R (2002) Osteoporose: aktuelle Diagnostik und Therapie. Orthopädische Praxis 38:570–577

Ziegler R, Deutschle U, Raue F (1984) Calcitonin in human pathophysiology. Hormone Res 20:65–73

Ziegler R, Scheidt-Nave C, Leidig-Bruckner G (1996) What is a vertebral fracture? Bone 18:169S–177S

Zioupos P, Currey J (1998) Changes in the stiffness, strength, and toughness of human cortical bone with age. Bone 22:57–66

Heidelberger Jahrbücher, Band 50 (2006)
C. Herfarth (Hrsg.) Gesundheit
© Springer-Verlag Berlin Heidelberg 2007

Die Wiederentdeckung
und fruchtbare Nutzung der Biomechanik

VOLKER EWERBECK UND MARC THOMSEN

Die orthopädische Grundlagenforschung hat in den vergangenen zehn Jahren einen bedeutenden Richtungswechsel erfahren. Während sie früher überwiegend biomechanisch und/oder morphologisch ausgerichtet war, sind heute auf breiter Front die Werkzeuge der Biotechnologie auf dem Vormarsch. In Kooperation zwischen Biologen, Chemikern, Medizinern, Ingenieuren und Materialwissenschaftlern soll dem nach wie vor ungelösten Problem von Gewebsverlusten im Bereich der Knochen, der Gelenke sowie von Muskulatur und Sehnen mittels Tissue Engineering, Zelltherapie, Stammzelltechnologie und schließlich Gentherapie zu Leibe gerückt werden. Hierbei sind vor allen Dingen durch die Kombination der genannten Methoden neue Konzepte der Geweberegeneration bereits viel versprechend getestet worden. Die großen Hoffnungen, die man in die Methoden der Biotechnologie gesetzt hat, haben dazu geführt, dass Fragestellungen mit mechanischem oder biomechanischem Hintergrund für wenig bedeutsam, zum Teil sogar für antiquiert gehalten wurden. Zumindest schien eine finanzielle Förderung derartiger Forschungsansätze kaum noch zu rechtfertigen. Inzwischen ist die Euphorie zu den kurzfristigen Erfolgsmöglichkeiten der Biotechnologie einer gewissen Ernüchterung gewichen. Offensichtlich und von Experten lange vorhergesehen, benötigt man auch auf diesem Forschungsgebiet einen extrem langen Atem. Und schließlich kehrt die Erkenntnis zurück, dass Forschung auf dem Gebiet der Erkrankungen und Verletzungen der Haltungs- und Bewegungsorgane ohne Beantwortung biomechanischer Fragen nicht denkbar ist. Sowohl der stabile Stand als auch komplexe Bewegungen sind ohne Kenntnis der Wirkung mechanischer Kräfte auf lebendes Gewebe nicht erklärbar. Dies ist die Definition von Biomechanik: Es ist die Lehre von den Wirkungen mechanischer Kräfte auf biologische Systeme.

Doch nicht nur der langwierige und mühsame Weg der molekularbiologischen Methodik zur klinischen Anwendbarkeit hat die Renaissance der biomechanischen Forschung in der Orthopädie gebahnt. Unter dem Einfluss von weltweit unter der Regie der „Bone and Joint Decade" erhobenen Daten zur Erkrankungslast der Haltungs- und Bewegungsorgane wurde deutlich, dass die Erkrankungen des menschlichen „Mechanosystems" auch in den Industrieländern sowohl medizinisch als auch ökonomisch eine gewaltige Rolle spielen. In Deutschland sind mehr als 50 Prozent aller Bürger, die älter als 50 Jahre sind, von mindestens einer Erkrankung der Haltungs- und Bewegungsorgane betroffen. Jeder zweite Mensch über 60 Jahre ist von Arthrose betroffen. Verletzungen und Erkrankungen der Haltungs- und Bewegungsorgane verursachen mit 42 Prozent den größten Anteil der Arbeitsunfähigkeitstage in Deutschland. In der Europäischen Union verursachen 3,5 Millionen Verletzte jährliche Gesamtkosten in Höhe von 166 Milliarden Euro. In Deutschland werden ca. 20 Prozent aller direkten Krankheitskosten durch Erkrankungen und Verletzungen der Bewegungsorgane verursacht. 42 Prozent aller Arbeitsunfähigkeiten, 42 Prozent aller Rehabilitationsleistungen und 30 Prozent aller Frühberentungen erfolgen wegen Funktionsstörungen unseres biomechanischen Grundgerüstes.

Eine sehr enge Beziehung besteht zwischen der Häufigkeit von Verschleißerkrankungen der Bewegungsorgane und der demographischen Entwicklung in den Industrieländern. Als Beispiel möge der behandlungspflichtige Gelenkverschleiß dienen: Einer der Hauptrisikofaktoren, eine Arthrose zu entwickeln, ist das Alter. Zurzeit erhalten ca. 5 von 1000 Bürgern im Alter zwischen 75 und 84 Jahren ein künstliches Hüftgelenk. Gegenwärtig leben etwa 3,2 Millionen 80-jährige Bürger in Deutschland. Im Jahre 2050 werden es 9,1 Millionen sein. Wenn bis dahin keine anderen Wege gefunden worden sind, eine Arthrose zu heilen, ist davon auszugehen, dass dann nicht 180 000 künstliche Hüftgelenke, wie bisher, in Deutschland benötigt werden, sondern etwa 300 000. Wir haben also ein medizinisches Mengenproblem und darüber hinaus einen bedeutenden Wirtschaftsfaktor vor uns. Und dies als Folge eines unerwünscht schlechten Zusammenspiels von Biologie und Mechanik. Und ob im Jahre 2050 die dann implantierten 300 000 künstlichen Hüftgelenke für den Rest des Lebens ihrer Träger das tun, was sie sollen, ist wiederum eine Frage des differenzierten biomechanischen Erkenntniszuwachses.

Alles geklärt auf dem Gebiet der Gelenkendoprothetik?

Die Geschichte des Gelenkersatzes begann vor 116 Jahren mit Themistokles Gluck, der einen Ersatz aus Elfenbein für tuberkulös zerstörte Hüft- und Kniegelenke entwickelte. Der Versuch scheiterte. Es dauerte fast fünfzig Jahre bis 1938 Philip Wiles eine von ihm entworfene Hüfttotalendoprothese aus Metall implantierte.

Anfang der fünfziger Jahre wurde die Entwicklung der Hüftendoprothetik kontinuierlich vorangetrieben. Sir Lord Charnley führte 1956 erstmals Polymethylmetacrylat (PMMA) als „Knochenzement" ein, wodurch eine stabile Verankerung von Schaft und Pfanne erreicht werden konnte. 1962 beschrieb er das Prinzip der "low friction", bei dem ein harter Metallkopf mit einer weichen Polyäthylenpfanne artikulierte. Beide Verfahren werden seitdem weltweit angewandt und gelten als „Meilensteine" in der Endoprothetik.

Diesem ersten Durchbruch des künstlichen Gelenkersatzes folgte eine Phase der ständigen Weiterentwicklung unterschiedlicher Formen und Verankerungsprinzipien von Hüftgelenksendoprothesen. Alle Neuerungen auf diesem Gebiet wurden mit dem Ziel verfolgt, optimale Implantate mit einer langen „Standzeit" herzustellen.

An diesem Ziel hat sich bis zum heutigen Tage nichts geändert. Seit wir wissen, dass mikroskopisch kleine Abriebpartikel, die auch nach künstlichem Gelenkersatz aus den Implantaten frei werden, zu einem großen Anteil verantwortlich sind für unerwünschte Lockerungen, spielen Materialfragen der Gleitpartner des Kunstgelenkes eine bedeutende Rolle. Gleichfalls ist zwischenzeitlich bekannt, dass neben der zementierten Verankerungstechnik auch zementfreie Verankerungen möglich sind, sofern ein geeignetes Implantatdesign, ein geeignetes Material und eine geeignete Oberfläche gewählt werden. Ungeachtet dessen ist es bis heute nicht gelungen, verschleißfreie Implantate mit unbegrenzter Standzeit zu entwickeln. Diese Tatsache und die Beobachtung, dass als Folge des weltweiten Bedarfs der internationale Wettbewerb den Markt mit unzureichend geprüften Neuentwicklungen geradezu überschwemmt, führt folgerichtig zur Forderung nach einer unabhängigen biomechanischen Prüf- und Forschungseinrichtung, wie sie an der Orthopädischen Universitätsklinik Heidelberg etabliert ist. In enger Kooperation zwischen orthopädischen Chirurgen, Ingenieuren, Physikern, Biochemikern und Biologen werden hier zahlreiche Untersuchungen durchgeführt, die der Analyse des Versagens von gelockerten Implantaten und andererseits der Neuentwicklung optimierter Kunstgelenke dienen. So werden in diesem Labor alle in der Orthopädischen Universitätsklinik Heidelberg im Rahmen eines notwendigen Implantatwechsels ausgebauten Kunstgelenke auf ihre Abriebmuster untersucht. Diese „tribologischen" Messungen erfassen hochpräzise Abriebmuster, die Aufschluss über ungünstige Konstruktionsmerkmale vermitteln. Sie erfolgen mittels einer 3-D-Koordinaten-Messmaschine (Abb. 1) unter Verwendung eines Multisensor-Prinzips. Diese Methode verbindet die Technologie für taktile und kontaktfreie Messungen. Mit dieser Technologie wird jede Messaufgabe mit dem jeweils optimalen Sensor gelöst. Die zur Verfügung stehenden optischen Taster, Lasertaster und taktilen Taster lassen sich während der Messung kombinieren. Der optische Taster besteht in einer CCD-Kamera mit stufenlos einstellbarem Motorzoom bei hoch auflösender Bildverarbeitung. Bei diesem berührungslosen Messprinzip kann es zu keiner Verbiegung, Verschiebung oder Beschädigung empfindlicher Objekte kommen. Das optische Antasten ist um den Faktor 50 schneller als herkömmliche Verfahren.

Der Lasertaster besteht in einem nachführenden Autofokuslaser mit einem sehr kleinen Messfleck (bis ⌀ 20 μm, abhängig vom Objektiv) und einem schnellen Laser-Autofokus (0,2 s). Er weist eine hohe Sampling-Rate von 350

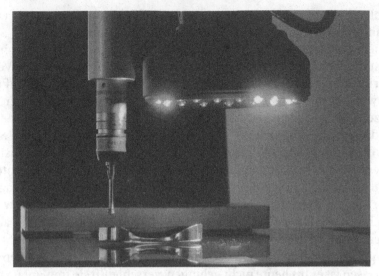

Abb. 1. 3D-Koordinaten-Messmaschine mit „Metallmeniskus"

Punkten/s im Scanning-Betrieb auf und eignet sich somit hervorragend für die dynamische Messpunktaufnahme – zum Beispiel das Scannen von Freiformflächen.

Der taktile Taster ermöglicht unter anderem die Messung komplexer Geometrien mit Hinterschneidungen. Bei derart komplexen Aufgaben stößt jedes optische Messverfahren an seine Grenzen. Hier rundet der berührende Taster die Grundausstattung eines modernen Multisensor-Koordinatenmessgerätes ab.

Geometrische Änderungen können mit der Koordinaten-Messmaschine gemessen werden und ermöglichen Rückschlüsse auf den Verschleiß und seinen Entstehungsort.

Ein Beispiel einer solchen sehr effektiven Schadensanalyse ist die Untersuchung von über 50 gelockerten Hüftpfannen eines definierten Typs nach ihrer Explantation. Bei diesem inzwischen vom Markt genommenen Implantat wurde eine Polyethylenpfanne mit einem Schraubring im Becken verankert. Als bisher bekannte Ursache für die Lockerung wurden eine ungünstige Oberfläche und der offene Polyäthylen-Knochenkontakt angenommen. Es konnte nun gezeigt werden, dass es bei Belastung zu einer Verminderung des Innendurchmessers im Bereich des Pfannenrandes kam. Wird jedoch der Hüftkopf auf diese Weise gefasst, so kann er sich nicht mehr frei drehen, und die Folge ist die Übertragung von gefährlichen Scherkräften auf die Pfanne. Auf Grund dieses Mechanismus („Bremsstrommeleffekt") entstand bei diesem Pfannentyp zu hoher Stress auf die Verankerung mit der Folge einer Frühlockerung.

Ein weiteres Schwerpunktthema der biomechanischen und tribologischen Forschung in Heidelberg ist die 1988 von Müller und Weber wieder eingeführte

Metall-Metall-Gleitpaarung. Die frühen und mittelfristigen Ergebnisse mit dieser Materialpaarung waren ermutigend, so dass sie in der Folgezeit und bis
heute vermehrt eingesetzt wurden.

Nach wie vor werden Diskussionen geführt zur Verwendung von Metall-
Metall-Paarungen. So besteht kein durchgehender Konsens zu der Frage, welche Wertigkeit mögliche Metallallergien für die Verwendung dieser Gleitpaa-
rungen haben. Ebensowenig ist die klinische Bedeutung von *in-vitro*-Studien
klar, die gezeigt haben, dass Metallpartikel und Metallionen biologisch toxische
Eigenschaften besitzen können. Eine kanzerogene Wirkung erhöhter Serum-
konzentrationen von Metallionen wurde zwar für denkbar gehalten, konnte
jedoch in diversen, auch großen epidemiologischen Studien nie belegt werden.
Fakt ist, dass sich auch mit Metall-Metall-Gleitpaarungen exzellente Langzeitergebnisse abzeichnen.

Bei Patienten mit einem künstlichen Gelenkersatz ist die Höhe der Ionenkonzentration eine Funktion aus der Partikelproduktion, der Partikelver-
teilung im Körper (abhängig von Größe und Gewicht) und der Ausscheidung
(= Nierenfunktion). Das Ausmaß der Partikelproduktion ist abhängig vom Abrieb der Gelenkpaarung, der Korrosion und von Relativbewegungen von nicht
gelenkbildenden Oberflächen (zum Beispiel Implantat-Knochen-Grenze).

Erhöhte Metallionenkonzentrationen können im Blut und Urin von Patienten mit künstlichen Hüftgelenken nachgewiesen werden (Heisel et al. 2005). Es
konnten einige Faktoren identifiziert werden, welche die Ionenkonzentration
beeinflussen. So haben Patienten mit MM-Gelenkpaarungen höhere Werte als
Patienten mit Metall-Polyethylen-Gelenkpaarungen, und gelockerte Prothesen
sind mit höheren Konzentrationen assoziiert als stabile Implantate.

Hüftsimulatortests von MM-Paarungen haben gezeigt, dass durch ein „Ein-
laufen" der Gelenkpaarung in den ersten 200 000 bis 2 Millionen Zyklen ein
erhöhter Abrieb festzustellen ist. Die Verschleißrate der Gelenkpaarung und die
Einlaufphase werden durch Implantatdesign, Legierung, Oberflächenbeschaffenheit und Fertigungstoleranzen bestimmt.

Nach der Einlaufphase erreicht die Konzentration der Ionen im Blut ein
„steady state" und jeder Patient hat eine individuelle, konstante Ionenkonzentration im Blut . Daraus resultiert die Hypothese, dass die Ionenkonzentration
im Blut maßgeblich durch die Einlaufphase bestimmt wird. Diese unterscheidet
sich bei den Produkten verschiedener Hersteller womöglich deutlich. Vergleichende Untersuchungen hierzu existieren bisher nicht.

Mit Simulatoren werden verschiedene Prothesen im Hinblick auf ihre Einlaufphase untersucht. Durch Ionenbestimmung mittels hr-ICPMS (high resolu-
tion inductively coupled plasma mass spectrometer) kann in einer Kooperation
mit dem Institut für Umwelt-Geochemie der Abrieb bestimmt werden. Diese
Ergebnisse werden dann mit *in-vivo*-Untersuchungen an Patienten korreliert.
Durch diese Untersuchungen erhofft man sich einen Einblick in die Funktion
und das Abriebsverhalten von Metall-Metall-Hüfttotalendoprothesen.

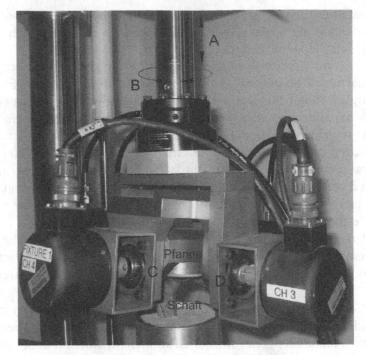

Abb. 2. Single-Station-Hüftsimulator

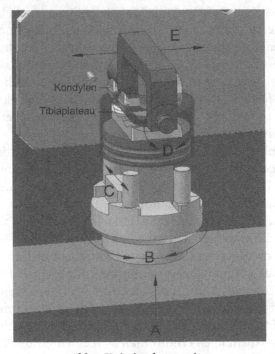

Abb. 3. Kniesimulatorstation

Simulatoren können physiologisch auftretenden Kräfte und Bewegungen in einem Gelenk nachbilden. Diese können über einen langen Zeitraum beobachtet werden.

Das Labor für Biomechanik und Implantatforschung der Orthopädischen Universitätsklinik Heidelberg verfügt über zwei Hüftgelenksimulatoren (Abb. 2) und einen Sechs-Stationen Kniegelenkssimulator (Abb. 3).

Bei den Hüftgelenkssimulatoren handelt es sich um servohydraulische Systeme mit vier Freiheitsgraden. Die Pfanne wird um den einzementierten Schaft artikuliert. Dabei kann eine Extension/Flexion von bis zu 120° (D), eine Abduktion/Adduktion von bis zu 60° (C), eine Innen-/Außenrotation größer als 200° (B) und eine axiale Last von bis zu 25 kN bei einem Hub von 100 mm (A) simuliert werden. Mit diesen Parametern lassen sich Bewegungs- und Lastmuster, wie Laufen in der Ebene, Stufen Auf- und Absteigen und sich auf einen Stuhl Setzen bzw. von einem Stuhl aufstehen realistisch nachbilden.

Der servohydraulische Kniegelenksimulator verfügt über zwei Bänke mit je drei Stationen (Abb. 4). Jede Bank kann einzeln angesteuert und mit unterschiedlichen Parametern betrieben werden. Dabei verfügt jede Bank über vier kontrollierte Freiheitsgrade. Die Kondylen und das Tibiaplateau mit PE-Inlay werden relativ zueinander bewegt. Das System ermöglicht eine a-p-Translation von ±25 mm (A), eine Innen-/Außenrotation von ±20° (B), eine Extension/Flexion von +100° (D) und eine axiale Last von bis zu 4,5 kN bei einem Hub von 38 mm (A). Das System kann bis zu einer Frequenz von 2 Hz „gefahren" werden.

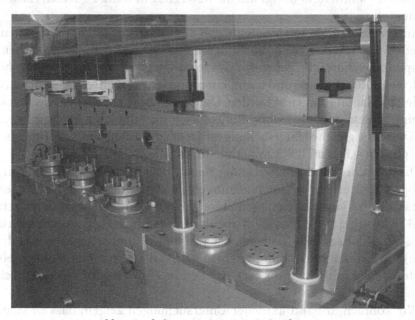

Abb. 4. Bank des 6-Stationen-Kniesimulators

Während der Simulation und nach Abschluss werden die artikulierenden Komponenten aus den Simulatoren ausgebaut und vermessen. Auf diese Art und Weise wird der Abrieb ermittelt, der während der Simulation im künstlichen Gelenk entsteht.

Bei allen Simulatoren besteht die Möglichkeit, die Untersuchung in einer geschlossenen Kammer durchzuführen. In dieser Kammer zirkuliert Serum, welches kontinuierlich auf 37° C gehalten wird und so eine möglichst reale und physiologische Umgebung simuliert.

Als aktuelles Forschungsprojekt wurde eine Studie begonnen, die sich mit dem Einfluss von Ruhepausen während der Simulation beschäftigt: Simulatorstudien an Knieprothesen orientieren sich an Bewegungsuntersuchungen, die aus der Ganganalyse stammen. Aus diesen Studien wurde eine ISO-Norm etabliert welche als Grundlage für viele Simulatoruntersuchungen dient. Bei Simulatorstudien wird in der Regel über einen Zeitraum von 5 Millionen Lastzyklen (entspricht etwa drei Jahren Gebrauch durch mobile Patienten) getestet. Dabei werden die Bewegungen kontinuierlich, also ohne Pause, durchgeführt.

Diese Methode entspricht nicht der Situation, wie wir sie im Kniegelenk vorfinden. Das Knie wird nicht ununterbrochen bewegt. Vielmehr gibt es Ruhephasen und aktive Phasen. So treten während der Standphasen zwar Kräfte auf, es findet aber keine Relativbewegung zwischen den Gleitpartnern statt.

Die Ruhephasen wurden ermittelt, indem Patienten mit Schrittzählern nach einer Hüftoperation ausgestattet wurden (Heisel et al. 2005). Werden zwei Gleitpartner, die in Ruhe zueinander stehen, in Bewegung versetzt, so wird zunächst ein höheres Moment benötigt um die Bewegung in Gang zu setzen (Losbrechmomente).

Aufgrund der höheren Momente und der Adhäsion (Aneinanderhaften verschiedener Stoffe aufgrund molekularer Anziehungskraft), die zwischen den Komponenten herrscht, gehen wir davon aus, dass sich die Abriebrate erhöhen wird, wenn Ruhephasen und damit ein immer wiederkehrendes „Losbrechen" in die Simulation integriert werden. Um diese These zu belegen, werden sechs Knieimplantate zunächst ohne Ruhephasen im Simulator bewegt. Anschließend wird die gleiche Untersuchung an sechs Implantaten mit Einführung von Ruhephasen während der Simulation durchgeführt.

Die fortschreitende Entwicklung neuer, hochwertiger Materialien in der Endoprothetik erfordert Untersuchungen zur statischen und dynamischen Belastbarkeit der verwendeten Komponenten. Die Hüftgelenkssimulatoren der Fa. MTS lassen sich zu Axial- Torsionalprüfmaschinen (sog. Pulser) umrüsten (Abb. 5). Die Pulser beaufschlagen das Prüfobjekt (in der Regel eine Endoprothese) mit Kräften und Drehmomenten. Die Verläufe der Kräfte und Drehmomente können frei programmiert und den *in-vivo*-Belastungen entsprechend erzeugt werden.

Wir konnten anhand aktueller Untersuchungen zeigen, dass *in vivo* aufgetretene Versagensmechanismen auch durch eine drastische Erhöhung der

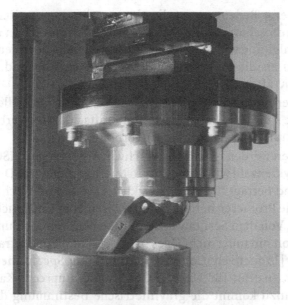

Abb. 5. Werkstoffprüfung mit Hüftprothese

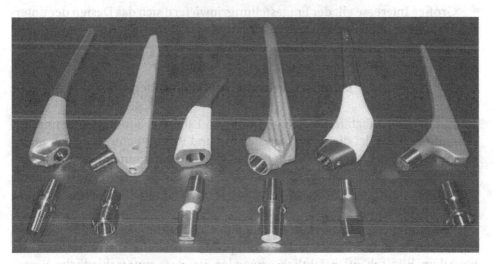

Abb. 6. Modulare Prothesen mit verschiedenen „Steckverbindungen"

Anforderungen der ISO-Normbedingungen (Prothesenhalsbruch) nicht vorhersehbar sind.

Ein weiteres aktuelles Forschungsprojekt ist die Untersuchung von modularen Primärprothesen. Im Rahmen der Studie werden Hüftendoprothesen mit modularen Schenkelhälsen auf Fretting (Reibkorrosion) und ihre mechanische Ermüdung untersucht, da diese Systeme zurzeit wegen größerer Variabilität vermehrt zum Einsatz kommen. Implantate von fünf verschiedenen Herstellern werden miteinander verglichen (Abb. 6).

Von besonderer Bedeutung ist die Konusverbindung zwischen Implantat-hals und Implantatschaft, da diese Verbindung unter stärkerem mechanischem Stress steht (Einleitung von Biege- und Drehmomenten über den Hebelarm des Schenkelhalses) als die Konusverbindung zwischen Hals und Kopf (zentrale Einleitung der Kräfte).

Die Konusverbindungen werden von Hersteller zu Hersteller unterschied-lich ausgeführt. Auf dem Markt existieren kraftschlüssige Verbindungen und kombinierte (Kraft- und Formschluss) Verbindungen.

Die Prothesen werden einem Dauerschwingversuch nach ISO 7206-4/6 un-terzogen. Die Zyklenzahl wird dabei auf 10 Mio. heraufgesetzt. Die Prüffrequenz wird variiert und beträgt für 100 000 Zyklen 3 Hz und im Wechsel für 900 000 Zyklen 15 Hz. Die Prothesen befinden sich während der Untersuchung in tempe-riertem Serum. Von dem Serum werden Proben entnommen und auf ihre Me-tallkonzentration hin untersucht (Messung der Metallkonzentration im Serum mittels ICPMS [Inductively Coupled Plasma Mass Spectrometer] in Koope-ration mit dem Institut für Umwelt-Geochemie, Ruprecht-Karls-Universität Heidelberg). Hinzu kommt die gravimetrische Bestimmung des Abriebs am Schenkelhals.

Großes Interesse gilt der Fragestellung, inwiefern sich das Design der unter-schiedlichen Hersteller und auch die Fertigungstoleranz der Konusverbindung auf die Menge des Materialabtrages auswirken.

Primärstabilitätsuntersuchungen

Der am längsten etablierten Schwerpunkt im Labor für Biomechanik und Im-plantatforschung ist die Charakterisierung und Prototypentestung von femo-ralen Hüftendoprothesen (Thomsen et al. 2001). Nach nunmehr 11 Jahren wur-de jetzt die 2. Generation der kinetischen 6-DOF-Messeinheit Typ Heidelberg-Göttingen (DOF = Degrees of freedom [Freiheitsgrade]) entwickelt und in Betrieb genommen.

Das komplexe Messverfahren dient der Charakterisierung des Veranke-rungsortes unterschiedlicher Hüftendoprothesenschäfte im Femurknochen, nachdem klinisch offensichtlich geworden ist, dass unterschiedliche Veran-kerungslokalisationen verbunden sind mit durchaus differenten Lockerungs-raten.

Es gibt hunderte verschiedene Hüftendoprothesendesigns. Sie lassen sich in zementierte und zementfreie Systeme unterteilen. Durch das Zementieren von Hüftschäften wird der Raum zwischen Implantat und der Knocheninnen-fläche durch einen Zementköcher „ausgefüllt". Diese „perfekte" Verbindung bezeichnet man als kraft- und formschlüssig. Spätere Wechseloperationen (Re-visionen), wie sie nach 15 bis 20 Jahren notwendig werden können, sind jedoch im Vergleich zu zementfreien Systemen schwieriger und gehen mit größeren

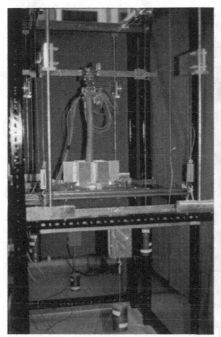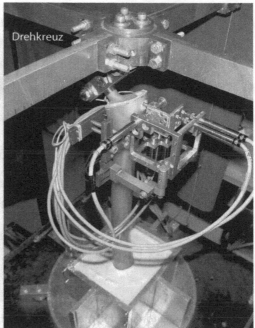

Abb. 7. Rotationsmesseinheit mit Messkopf

Defekten im Knochen einher, da der stark mit dem Knochen verbundene Zementköcher komplett ausgeräumt werden muss.

Zementfreie Hüftschäfte besitzen in der Regel primär keinen nahezu perfekten Formschluss, sondern verkeilen sich über einige Punkte kraftschlüssig. Erhält dadurch das Implantat die nötige Ruhe, damit der Knochen langsam an die Oberflächenstruktur der Prothese heranwachsen kann, entsteht so eine formschlüssige Verbindung. Für diesen sekundären Vorgang ist also die Primärstabilität von besonderer Bedeutung.

Mit den Messmaschinen kann die Qualität und das Maß des Kraftschlusses von Prothesen charakterisiert werden. Dies geschieht durch Vergleich der „komplex räumlichen Bewegung" (6 Freiheitsgraden [DOF], bestehend aus 3 Koordinaten für die Position im Raum und drei Winkelangaben für die Orientierung) von insgesamt vier Knochenpunkten und zwei Prothesenpunkten. Mit Induktionstastern wird die Reaktion des Implantates auf einen Drehimpuls an der Schulter (# 1) und der Spitze (# 2) im Vergleich zur Reaktion des Knochens auf den identischen Impuls an unterschiedlichen Höhen (# 3, 4 und 5 sowie Trochanter-minor-Ebene) gemessen.

Die Charakterisierung der Primärstabilität von Hüftendoprothesen mit Hilfe der kinetischen 6DOF-Messeinheit Typ Heidelberg-Göttingen erlaubt eine Einteilung in Verankerungsmuster, welche von proximal zu distal verankernden Prothesenimplantaten reichen.

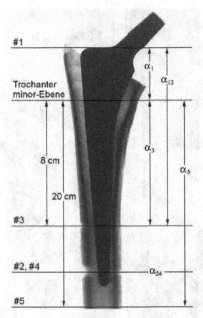

Abb. 8. Messanordnung und Messpunkte zur Charakterisierung der Primärstabilität von Hüftschaftimplantaten

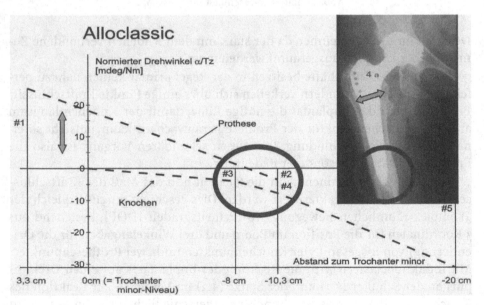

Abb. 9. Distal verankertes Implantat

Die folgenden Abbildungen sind typische Beispiele zementfreier Hüftschäfte (jeweils obere Kurve in einem Graphen) bei Applikation eines axialen Drehmoments. Die unteren Kurven stellen die Reaktionen des Implantlagers dar.

Abbildung 9 zeigt das Messergebnis einer distal (im unteren Bereich) ver-ankernden Prothese (Alloclassic). Die Ordinate ist die Höhenangabe, die Ab-szisse gibt das Ausmaß der Bewegung wieder. Man kann sich im Graphen die Prothese als um 90° gegen den Uhrzeigersinn gekippt vorstellen. Distal (blau eingekreist) laufen die Kurven der Prothese und des Knochenlagers sehr eng beieinander. Als mechanische Antwort kann im Röntgenbild die sklerotische Reaktion des Knochens betrachtet werden. Proximal bei 0 cm ist die Relativ-bewegung zwischen Prothese und Knochen hingegen größer (grüner Pfeil). In der Röntgenaufnahme ist hier bei genauer Betrachtung ein Schwingungs-saum zu beobachten. Klinisch darf dies nicht mit einer Lockerung verwechselt werden.

Abbildung 10 zeigt eine proximal *und* distal verankerte Prothese (S-ROM), denn ihre Kurve läuft sehr dicht der des Knochens über den gesamten Bereich.

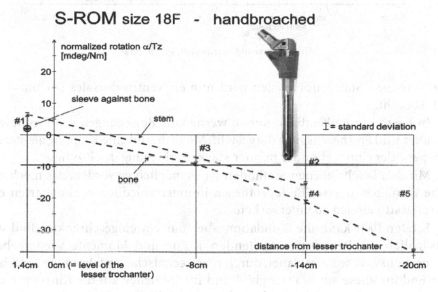

Abb. 10. Distal und proximal verankertes Implantat

Abbildung 11 zeigt schließlich das Beispiel einer proximal (im oberen Be-reich) verankernden Prothese. Sie geht proximal einen sehr engen Verbund mit dem Knochen ein. Eine geringe Bewegung der modularen Schraubhelix ist hier zusätzlich erfassbar. Die Prothesenspitze ist distal deutlich freier.

Neben einer großen Anzahl (> 50) bereits gemessener Prothesensysteme mit normaler Standardschaftlänge, werden seit 2002 auch zunehmend so ge-nannte Kurzschaftprothesen untersucht. Diese sollen eine gute Verankerung im oberen Anteil des Oberschenkelknochens erreichen und dabei „knochenscho-nend" eingesetzt werden. Gerade bei Kurzschäften ist neben der Erfassung der Verankerungsmuster bei axialer Torsionsbelastung auch deren Kippverhalten

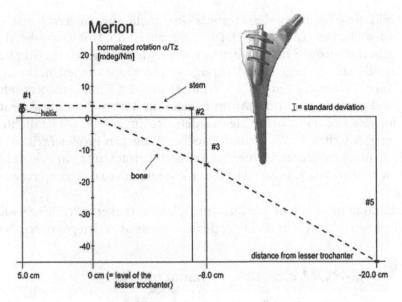

Abb. 11. Proximal verankertes Implantat

von Interesse. Statt eines axialen wird nun ein ventro-dorsales Drehmoment aufgebracht.

In Form von Balkendiagrammen werden die Bewegungen von Prothesenschulter und Prothesenspitze dargestellt. Möglich sind eine Kippung als starrer Körper oder eine mehr oder minder starke Verbiegung der Prothese.

Mit den beschriebenen Methoden ist es möglich geworden, das mechanische Verhalten diverser Endoprothesen in unterschiedlichen, simulierten Belastungssituationen zu untersuchen.

Letztendlich kann die Simulation aber nur ein eingeschränktes Bild der tatsächlich am Patienten auftretenden Kräfte und Momente wiedergeben. Wünschenswert wäre es daher, durch messtechnische Verfahren die Einflüsse der Endoprothese auf das Gangbild und im Speziellen auf die Kinematik des betroffenen Gelenkes zu quantifizieren und mit dem Normverhalten eines gesunden Gelenkes zu vergleichen. Dieses Ziel wird in enger Kooperation mit einem weiteren Bereich der Biomechanik-Forschung, dem Laufbandganganalyselabor, erreicht.

Das Labor verfügt über sämtliche, für die *in-vivo*-Diagnostik des Gangbildes notwendige Ausrüstungen. Ausgehend von den Bedürfnissen der Ganganalyse inkomplett querschnittgelähmter Patienten, welche in der Regel nur unter Gewichtsentlastung mobilisiert werden können, wurden in den letzten zehn Jahren umfangreiche Geräte und Softwarekomponenten entwickelt, die eine präzise, kontinuierliche Erfassung der Gelenkwinkel und Gelenkmomente erlauben. Herzstück des Labors ist ein selbst entwickeltes Laufband, mit der Möglichkeit zur dreidimensionalen Messung der Bodenreaktionskräfte.

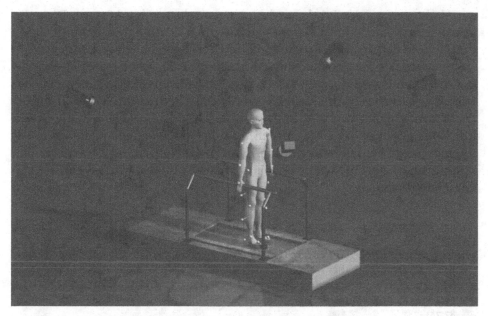

Abb. 12. Laufband-Ganganalyse, Messanordnung

Durch die Kopplung mit einem markerbasierten Echtzeit-Bewegungsanalysesystem EVaRT der Firma Motion Analysis Corp. ist die Erhebung der Gelenkbewegungen auf dem Laufband möglich. Durch Einsatz vorhandener Softwaremodule lassen sich aus den Bodenreaktionskräften und den Kinematikdaten dann die Gelenkkräfte und momente berechnen. Diese Daten bilden die Grundlagen, um Abschätzungen hinsichtlich Gelenkbelastungen und Abweichungen gegenüber dem physiologischen Fall zu ermöglichen.

Der Vorteil des Laufbandsystems gegenüber der Erfassung der Bewegungsparameter auf ebenem Boden besteht in der absoluten Gleichmäßigkeit und Wiederholbarkeit des Gehens: Aufgrund der konstanten Gehgeschwindigkeit auf dem Laufband ist es möglich, die Schwankungen zwischen den Schritten so gering zu halten, dass ein typischer Schrittzyklus mit geringsten Schwankungen und einer hohen Aussagekraft erhoben werden kann. Dies bildet die Voraussetzung, um die nach Endoprothesenimplantation typischerweise kleinen Veränderungen gegenüber der Norm überhaupt auflösen zu können.

In den letzten Jahren wurde das Laufbandganganalysesystem schrittweise erweitert und so ausgebaut, dass mittlerweile auch die kontinuierliche Erhebung der Fußdruckverteilung während des Gehens und eine Objektivierung der Muskelaktivierung über die Vielkanalmessung des Elektromyogramms möglich ist.

In ersten Untersuchungen mit Tumorknieendoprothesen konnte nicht nur gezeigt werden, dass ein gangmusterkorrelierter Ausfallmechanismus der Endoprothese existiert, sondern dass darüber hinaus auch konkrete Vorschläge zur Verbesserung des Prothesendesigns gemacht werden können. Diese Ergebnisse aus einer klinischen Pilotstudie geben Hoffung, in Zukunft tiefere Einblicke in die tatsächliche Situation im Patienten erhalten zu können.

Biomechanische Untersuchungen sind notwendig, um neben vielem anderen die Wechselwirkungen zwischen den Implantaten und dem menschlichen Körper besser zu verstehen und langfristig einen Beitrag zur Verbesserung der Prothesendesigns zu erbringen. Die große Anzahl von Patienten, die bereits mit Kunstgelenken versorgt wurden und die vielen Patienten, die zukünftig noch versorgt werden müssen untermauern die Notwendigkeit weiterer Forschung und belegen Nutzen und Fruchtbarkeit dieses „wieder entdeckten" Forschungsbereiches.

Literatur

Görtz W, Nägerl UV, Nägerl H, Thomsen M (2002) Spartial micromovements of uncemented femoral components after torsional loads. J Biomech Eng (ASME) 124:706–713

Heisel C, Silva M, Skipor A, Jacobs JJ, Schmalzried TP (2005) The relationship between activity and ions in patients with metal-on-metal bearing hip prostheses. J Bone Joint Surg Am 87:781–787

Thomsen M, Aldinger P, Görtz W, Lukoschek M, Lahmer A, Honl M, Birke A, Nägerl H, Ewerbeck V (2001) Bedeutung der Fräsbahngenerierung für die roboterassistierte Implantation von Hüftendoprothesenschäften. Der Unfallchirurg 104:692–699

Thomsen M, Burandt C, Goötz A, Dathe H, Kubein-Meesenburg D, Spiering S, Görtz W, Nägerl H (1999) Ein optisches Verfahren zur Bestimmung des Abriebs und der Gestaltsänderung der Polyäthylenoberfläche explantierter Pfannen von Hüftendoprothesen. Biomed Tech (Berl) 44(9):247–254

Heidelberger Jahrbücher, Band 50 (2006)
C. Herfarth (Hrsg.) Gesundheit
© Springer-Verlag Berlin Heidelberg 2007

Molekularbiologische Revolution in der Orthopädie

WILTRUD RICHTER

Die vollständige Sequenzierung des menschlichen Genoms ist eine herausragende Errungenschaft in der Geschichte der Menschheit. In Verbindung mit zahlreichen weiteren innovativen Entwicklungen in der Gentechnologie hat sie den Weg zu einer neuen Ära der biomedizinischen Forschung geebnet. Inzwischen ist nahezu der komplette Bauplan des etwa 3 Millionen Basen-Paare umfassenden Humangenoms verfügbar, und seine genaue Untersuchung auf Gene, die zu Krankheiten beitragen, prägt bereits jetzt nachhaltig unser Verständnis verschiedenster Krankheitsbilder. Die Einflüsse der Molekularbiologie reichen dabei vom besseren Verständnis grundlegender Prozesse über verbesserte Risikovorhersagen, differenziertere Diagnosen, bessere Zuordnung klinischer Heterogenität und die Identifikation neuer Zielstrukturen für pharmakologische Interventionen bis hin zur Entwicklung völlig neuer Therapiemöglichkeiten.

Unter dem Stichwort „individualisierte Therapie" soll durch pharmakogenetische Profilbildung eines Patienten der Verlauf und Schweregrad seiner Erkrankung vorhergesagt und eine maßgeschneiderte Therapie speziell auf ihn zugeschnitten werden. Alle klinischen Disziplinen werden bereits nachhaltig durch diese Entwicklungen beeinflusst. Speziell in der Orthopädie haben sie Auswirkungen auf die Ursachenforschung skelettaler Missbildungen und degenerativer Erkrankungen wie Osteoarthrose und Bandscheibenleiden, die molekulare Diagnostik sowie die Entwicklung von Biotherapeutika zur Behandlung unterschiedlichster orthopädischer Krankheitsbilder. Dieser Beitrag soll aufzeigen, dass die molekularbiologische Revolution in der Medizin ganz maßgeblich zum Verständnis orthopädischer Erkrankungen beiträgt und erste praktische Auswirkungen für Patienten mit orthopädischen Problemen vorweisen kann.

Ursachenforschung und Risikovorhersage

Von den etwa 6000 menschlichen Erkrankungen, die einen einfachen Vererbungsgang nach den Mendel'schen Regeln zeigen, betreffen zahlreiche das Bindegewebs- und Skelettsystem. Dank molekularbiologischer Forschungsansätze gelang es in den zurückliegenden Jahren die Ursache für verschiedenste angeborene Missbildungen dingfest zu machen und mit Genen der normalen Skelettentwicklung in Verbindung zu bringen. Die genaue Charakterisierung dieser Gene, der vorhandenen Schäden und die Aufklärung der Funktion des zugehörigen Proteins hat uns neue Einblicke in die molekularen Aspekte der Skelettentwicklung gegeben und wird neue Wege aufzeigen, wie die Behandlung orthopädischer Erkrankungen verbessert werden kann. Mit 33 betroffenen Fällen pro 100 000 Einwohner kommen Missbildungen des Skeletts häufiger vor als bösartige Knochentumoren. Viele betroffene Kinder überleben ihre schweren Missbildungen jedoch nicht, und unter den Überlebenden stellen Knochendysplasien die größte Gruppe der Betroffenen.

Seit 1969 wurden zahlreiche internationale Konferenzen organisiert, um angeborene Skelettdeformitäten sinnvoll zu klassifizieren und eine allgemein akzeptierte Nomenklatur zu entwickeln. Für Knochendysplasien wurden Klassifikationen vorgeschlagen, die ausschließlich auf radiologischen Kriterien beruhten und etwa 175 verschiedene Erkrankungen unterschieden. Andere Klassifikationen bezogen Alter, Gesichtsanatomie, Skelettmissbildungen und nichtskelettale Veränderungen als Parameter ein oder stützten sich auf embryologisch relevante Fehlentwicklungen [23]. Verkürzte Röhrenknochen, Beteiligung der Wirbelsäule und der Rippen sowie Schädeldeformitäten sind häufige Ausprägungen vieler skelettaler Missbildungen. Daneben kann es aber auch zu Veränderungen in der Anzahl von Fingern und Zehen oder einer allgemeinen Erhöhung oder starken Erniedrigung der Gesamt-Knochenmasse kommen (Tabelle 1). Die Anwendung von Klassifikationen auf Basis des klinischen Erscheinungsbildes und von röntgenologischen Untersuchungen wird dadurch kompliziert, dass große Variationen in der Ausprägung von Symptomen und eine beträchtliche Überlappung zwischen scheinbar unterschiedlichen Missbildungssyndromen existieren.

Die Fortschritte in der Molekularbiologie haben dazu geführt, dass für eine Vielzahl der Erkrankungen Fehler in bestimmten Genen und damit Veränderungen wichtiger Stoffwechselwege aufgedeckt werden konnten, die nun die Basis für ein völlig neues Klassifikationssystem bilden können. Dieses bietet die Chance, den genetischen Defekt unmittelbar mit dem klinischen Erscheinungsbild zu korrelieren. Dabei wurde überraschend deutlich, dass bisher klinisch und radiologisch völlig unterschiedlich eingestufte Erkrankungen auf Mutationen in ein und demselben Gen beruhen können und somit, vom molekularen Standpunkt gesehen, in eine einzige Kategorie fallen. Oft ist es jedoch möglich, Mutationen in einem bestimmten Gen einem bestimmten Phänotyp zuzuordnen. Durch anhaltende Fortschritte in der Molekularbiologie und Humangenetik konnte inzwischen ein sehr breites Spektrum an betroffenen Genen identifiziert und angeborenen Missbildungen zugeordnet werden, wobei die Geschwindigkeit, mit der neue Assoziationen bekannt wurden, in den letzten Jahren stetig zugenommen hat. Häufig sind es Moleküle der extrazellulären Matrix, welche die Zellen des Körpers umgibt, die durch ge-

Tabelle 1

Gen	Erkrankung	Symptome (u. a.)
Extrazelluläre Matrix		
COL1A1-COL1A2	Osteogenesis Imperfecta Typ I–IV	Reduzierte Knochenmasse
COL2A1	Achondrogenesis Typ II	Dysproportionierter Zwergwuchs
COL5A1-COL5A2	Ehlers-Danlos Syndrom	Bindegewebserkrankung
COL10A1	Metaphyseale Chondrodysplasie Typ Schmid	Diaphysenverbiegung; Minderwuchs; O-Beine
Fibrillin I	Marfan Syndrom	Hochwuchs; Augensymptome
Fibulin I	Synpolydactylie	Anomalie der Mittelhand; Überzählige Finger und Zehen
COMP	Multiple epiphysäre Dysplasie	Anomalien der Knochenenden
Transkriptionsfaktor		
SOX9	Kampomele Dysplasie	Anomalie der Luftröhre; Klumpfuß/Knickfuß; Minderwuchs
RUNX2	Kleidocraniale Dysostose	Anomalie des Beckens; schmale Schultern; Gebissanomalie
Wachstumsfaktor		
BMP-13	Akromesomele Dysplasie Typ Grebe	Deformation der Arme und Beine
Wachstumsfaktor Rezeptor		
FGFR3	Achondrodysplasie	Dysproportionierter Zwergwuchs
Wachstumsfaktor Inhibitor		
Noggin	Syndrom der multiplen Synostosen	Fusion der Fuß- und Handwurzelknochen

netische Mutationen nachhaltig verändert oder ausgeschaltet werden. Hierzu zählen vor allem die Kollagene I, II, V, X und XI. Allein Mutationen im Kollagen 2A1 Gen (Abb. 1) konnten 11 phänotypisch verschiedenen Krankheitsbildern zugeordnet werden; Mutationen im Kollagen 1A1 Gen sind die Ursache für Osteogenesis imperfecta, dem häufigsten angeborenen orthopädischen Krankheitsbild. Bei Osteogenesis imperfecta ist die Knochenmasse Betroffener stark vermindert, weil durch Fehler im Kollagen 1A1 Gen die Menge an produziertem Typ I Kollagen reduziert ist und/oder die Struktur des Moleküls auf molekularer Ebene verändert ist. Reduzierte Synthese allein führt in der Regel zu milden Phänotypen, während abnormale Kollagentypen mit schwereren Phänotypen assoziiert sein können. Weiter sind Mutationen in Fibulin, Fibrillin oder im Proteoglykanmolekül COMP bekannt und können den in Tabelle 1 aufgeführten Erkrankungen zugeordnet werden. Mutationen kommen auch in zentralen Steuermolekülen von Stoffwechselwegen vor, wie Transkriptionsfakto-

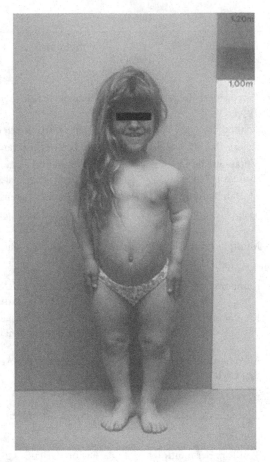

Abb. 1. Patientin mit Achondroplasie (dysproportionierter Zwergwuchs). Charakteristisch sind die O-förmigen Deformitäten der unteren Extremitäten sowie die verkürzten Arme und Beine. Insgesamt ist die Körpergröße deutlich reduziert

ren und Rezeptoren von Wachstumsfaktoren, oder es sind die Wachstumsfaktoren selbst bzw. ihre Inhibitoren, die durch Veränderungen betroffen sind. Die induzierten körperlichen Schäden können sich auf die Extremitäten beschränken, Rippen und Wirbelkörper beeinflussen, die Bildung und das Wachstum von Knorpel und Knochen verändern oder zur Ausbildung eines abnormalen Matrixstoffwechselgleichgewichts führen.

Die erfolgreiche molekularbiologische Ursachenforschung hat die Diagnosestellung bei angeborenen Missbildungen nachhaltig verbessert, die Überprüfung oder Feststellung des Vererbungsganges erleichtert und die Identifikation und nachhaltige Beratung von Risikopersonen ermöglicht. Wie weiter unten ausgeführt wird, kommen darüber hinaus molekularbiologisch basierte Therapieansätze wie die Gentherapie als Behandlungsansatz in Frage, um einen weiteren Nutzen für Patienten in Aussicht zu stellen.

Ursachenforschung bei degenerativen Erkrankungen

Genetische Veränderungen reichen in ihren Auswirkungen weit über die Ausprägung angeborener Missbildungen hinaus, und es wird greifbar, dass man mit dem neuen molekularbiologischen Methodenrepertoire auch genetische Korrelate für bisher als komplex begriffene Erkrankungen wie Osteoporose, degenerative Bandscheibenerkrankungen oder Osteoarthrose, aufdecken können wird. Der Einstieg in die molekularen Ursachen degenerativer Krankheitsbilder wie der Osteoarthrose ist das Erstellen von Genexpressionsprofilen von erkranktem Knorpelgewebe in unmittelbarem Vergleich zu gesunden Knorpelproben. Hier stellt die Molekularbiologie inzwischen Hochdurchsatztechnologien zur Verfügung, die es erlauben, in einem einzigen Experiment die Nutzung sämtlicher Gene des Humangenoms in einer Zell- oder Gewebeprobe zu quantifizieren. Durch diese chip-basierten Analysemethoden, die oft auch Array-Analysen genannt werden, ist es also möglich, sich einen umfassenden Überblick über Veränderungen zu verschaffen, die ein Gewebe durchläuft, wenn es sich vom gesunden zum kranken Zustand entwickelt. Speziell für die Analyse von Knorpelgewebe wurde bei uns aus Arrays, die 30 000 Genfragmente umfassen, ein maßgeschneiderter Diagnostik-Array entwickelt, der über 200 der wichtigsten knorplerelevanten Gene zusammenstellt und mit reduziertem Arbeits- und Kostenaufwand die Analyse einer beliebigen Zahl von Patientenproben erlaubt (Abb. 2). Durch Vergleich von gesundem Knorpel mit osteoarthrotischem Gewebe konnten wir aufzeigen, dass erkrankter Knorpel auf

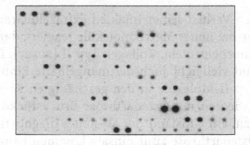

Abb. 2. DNA-Array-Analyse der Genexpression in erkranktem Knorpelgewebe. Mit Hilfe der chip-basierten DNA-Array-Technologie kann gleichzeitig die Aktivität einer großen Anzahl von Genen in einem bestimmten Gewebe untersucht werden. Bei dieser Methode wurden in diesem Fall Genfragmente von über 200 knorpelrelevanten Genen auf einer Membran fixiert und mit radioaktiv markierter cDNA von Knorpelproben zur Reaktion gebracht. Die Stärke der Signale ist dabei umso höher, je häufiger das Gen abgeschrieben, d.h. benutzt wird. Mit Hilfe dieser Analysemethode ist es möglich, sich einen schnellen und umfassenden Überblick über Veränderungen der Genaktivität von gesundem zu krankem Gewebe zu verschaffen, um somit Schlüsselgene für krankhafte Veränderungen von gesundem Knorpel zu osteoarthrotischem Gewebe zu finden

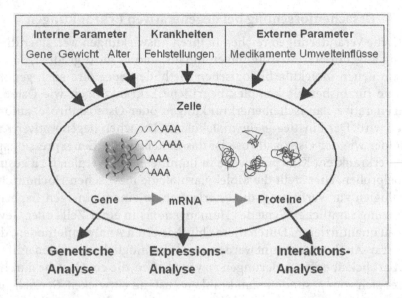

Abb. 3. Aufklärung des Zusammenhangs zwischen Einflüssen und ihren biologischen Folgen auf verschiedenen molekularen Ebenen. Interne Parameter wie Alter, Gewicht oder die genetische Prädisposition führen ebenso zu biologischen Folgen in der Knorpelzelle, wie Begleiterkrankungen, Gelenkfehlstellung, die Einnahme von Medikamenten oder Umwelteinflüsse. Mit Hilfe molekularer und zellbiologischer Analysemethoden ist es möglich, Einflüsse, die zu krankhaften Veränderungen von Knorpel führen, zu identifizieren, und von der ursächlichen Veränderung bis zur molekularen Wirkung zu untersuchen. Der Vergleich verschiedener Ursache/Wirkungs-Wege, die zur Osteoarthrose führen, kann wichtige Gemeinsamkeiten und Unterschiede aufdecken, deren Kenntnis eine optimierte individuelle Behandlung, sowie eine bessere Vorhersage des weiteren Krankheitsverlaufs erlaubt

den Verlust seiner intakten extrazellulären Matrix mit nachhaltiger Nachlieferung neuer Matrixmoleküle reagiert, darunter vor allem auch das häufigste Knorpelprotein, Kollagen Typ II [20, 27]. Der erhöhte Abbau dieses Moleküls und vielleicht auch der mangelhafte Einbau nachgelieferter neuer Kollagen-Typ-II-Moleküle in den geschädigten Knorpel führt dazu, dass im Urin von Patienten mit Osteoarthrose Bruchstücke dieses Moleküls nachweisbar werden, ein Umstand der als neues diagnostisches Hilfsmittel bei Patienten mit Osteoarthrose zum Einsatz kommen kann [14]. DNA-Arrays sind aber auch ausgezeichnete Werkzeuge, um molekulare Veränderungen bei degenerativen Bandscheibenleiden zu ermitteln, die Herstellung von Knorpelzellen [35] und Bandscheibenzellen [26] aus Stammzellen von Knochenmark oder Fettgewebe von Patienten zu beschreiben und zu kontrollieren oder die molekularen Auswirkungen einer mechanischen Überbelastung von Knorpelgewebe genau zu charakterisieren [7].

Letztlich wird es damit auch möglich werden festzustellen, ob sich eine Degeneration des Gelenkknorpels infolge mechanischer Fehlbelastung durch Übergewicht des Patienten oder durch Gelenkfehlstellungen auf Basis der gleichen molekularen Mechanismen entwickelt, wie eine altersbedingte oder familiär bedingte Osteoarthrose (Abb 3). Weiter könnte die Kenntnis genetischer und umweltbedingter Einflussfaktoren Vorhersagen darüber erlauben, welche Patienten mit Knie- oder Hüftarthrose eine Endoprothese benötigen werden und welche dieser Patienten ein erhöhtes Risiko für Endoprothesenlockerungen haben.

Um aus molekularbiologischen Erkenntnissen resultierende neue diagnostische und therapeutische Applikationen möglichst ohne Verzögerung zum Nutzen der Patienten in die Klinik hineinzutragen, ist eine gute und ausgeprägte Kommunikation zwischen Molekularbiologen und orthopädischen Chirurgen von essentieller Bedeutung.

Molekulare Diagnostik

Eine ernsthafte Komplikation bei der Endoprothesenimplantation stellt die postoperative Infektion des behandelten Gelenks dar. Gegenwärtig nimmt man an, dass 1–5 Prozent der behandelten Gelenke von Protheseninfektionen betroffen sind, wobei etwas höhere Zahlen für Revisionsoperationen berichtet werden [11, 29]. In Deutschland werden pro Jahr etwa 300 000 Kunstgelenke eingebaut; daher ist trotz dieser auf den ersten Blick niedrigen Frequenz eine hohe Zahl von Patienten von dieser Komplikation betroffen. Wie bei vielen Infektionen kann eine frühe Erkennung den natürlichen Verlauf der Erkrankung abmildern und letztendlich zu besseren Langzeitergebnissen für die Patienten führen [1, 10].

In gesunden Personen werden eindringende Bakterien gewöhnlich durch die angeborene Immunantwort eliminiert. Schlägt diese fehl, kommt es jedoch zur typischen Entzündungsreaktion, die klinisch von fast asymptomatisch bis zur akuten Sepsis mit Erythem, Ödem, Schmerzen, lokaler Erwärmung und Fieber führen kann. Die Infektion kann als erfolgreiche Überlebensstrategie von Mikroorganismen im Gelenkmilieu des Wirts, auf der Implantatoberfläche oder im Inneren von Zellen begriffen werden. Dabei könnte die Fähigkeit von Bakterien zur Besiedlung von Implantatmaterialien zum Teil mit dem Implantatdesign korreliert werden, das die Entwicklung einer Infektion erleichtern kann. Als häufigste Erreger werden Staphylokokken, gefolgt von Streptokokken und gram-negativen Bazillen gefunden. Klassischerweise werden sie nach Probennahme vom Ort der Entzündung durch traditionelle mikrobiologische Methoden nachgewiesen. Dazu werden entsprechende Kulturmedien mit den Proben angeimpft und eine Reihe von spezies-spezifischen Tests und Untersuchungen zur Empfindlichkeit auf verschiedene Antibiotika durchgeführt. Dieses Vorgehen ist mit möglichen Fehlern bei der Probennahme, dem Transport und der Wahl des Anzüchtungsmediums verbunden, so dass, unter anderem durch die ungenügende Anzahl entnommener Keime, in bis zu 20 Prozent der Fälle negative Ergebnisse auftreten.

Eine weitere Schwierigkeit ist, dass Methoden fehlen, die eine Erhöhung der Bakterienausbeute aus den vorwiegend in Form von Biofilmen abgelagerten Keimen erlauben. In dieser Situation liefert die Molekularbiologie hervorragende neue Möglichkeiten zum kulturunabhängigen und hochsensitiven Nachweis von Erregernukleinsäuren in den Patientenproben. Während die herkömmlichen Methoden mindestens 2–3 Tage bis zur Auswertung benötigten, können molekularbiologische Ergebnisse innerhalb weniger Stunden erzielt werden. Durch die Wahl der Polymerasekettenreaktion, einer exponentiellen zyklischen Reaktion zur Vermehrung spezifischer Nukleinsäureabschnitte, kann mit einer ausgesprochen kleinen Ausgangsprobe gearbeitet werden, weil es die Reaktionskaskade ermöglicht, zum Beispiel bei der Wahl von 20 Amplifikationszyklen eine 2^{20}-fache Vermehrung des gesuchten Ausgangsmoleküls zu erhalten. Damit kann theoretisch ein einzelnes DNA-Molekül ausreichend vermehrt werden, um es anschließend ausführlich weiter zu charakterisieren (Abb. 4). Dies wird zum Beispiel durch spezifische Spaltmoleküle, so genannte Restriktionsendonukleasen, erzielt, die spezies-spezifische Unterschiede zwischen verschiedenen Erregern aufdecken können. Auf diese Weise erhält man Aufschluss darüber, mit welchem Erreger die Patientenprobe infiziert war. Außer dem genauen Erregernachweis ist es darüber hinaus möglich, auch das Vorliegen von Genen zu überprüfen, die eine Resistenz gegenüber spezifischen Antibiotika vermitteln können. Natürlich sind auch bei dieser Methode Fehler nicht ausgeschlossen, wobei insbesondere die Gefahr für falsch-positive Ergebnisse besteht, weil bereits leichte genetische Kontaminationen bei Entnahme, Transport oder Amplifikation deutlich nachweisbar sind. Nach Einführung der molekularbiologischen Techniken in die Diagnostik von Gelenksinfektionen vor etwa 10 Jahren [19, 21], wurde in mehreren Studien die erhöhte Sensitivität, verbesserte Genauigkeit, hohe Geschwindigkeit und der geringe Aufwand herausgestellt, die eine Verwendung PCR-basierter Techniken empfehlen. In zahlreichen Studien wurden positive prädiktive Werte von 100 Prozent erzielt, d. h. alle mit herkömmlichen Techniken erfassten Proben waren positiv, darüber hinaus wurden weitere korrekt beurteilt, und es wurden keine falsch-positiven Werte erzielt. Aus diesem Grund werden PCR-basierte Techniken inzwischen routinemäßig zur Diagnose von Gelenksinfektionen bei Prothesenimplantationen eingesetzt.

Ursprüngliche Hürden wie die erforderliche sehr gute Laborausstattung und das Vorhandensein von technisch exzellent ausgebildetem Personal stellen heute im Diagnostiklabor kein Hindernis mehr für den Einsatz dieser Techniken dar. Zahlreiche Studien legten eine deutliche Heterogenität bezüglich der genauen Methodenparameter und Standardbedingungen offen, die nachhaltig die Nachweisgrenze und die Qualität der Detektion beeinflussen. Hier wird der Ruf nach internationalen Standardisierungsprogrammen laut, der zu einer sinnvollen Vereinheitlichung führen und die PCR-basierten Methoden als wichtiges Standbein in der orthopädischen Praxis weiter festigen könnte.

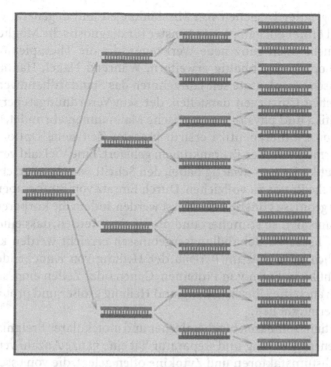

Abb. 4. Erregernachweis durch Polymerase-Kettenreaktion (polymerase chain reaction, PCR): Bei dieser Methode bedient man sich für die exponentielle Vervielfachung eines DNA-Moleküls des natürlichen, bei der Zellteilung ablaufenden Mechanismus der DNA-Replikation durch die DNA-Polymerase. Durch die Wahl bestimmter Startermoleküle wird jedoch statt der gesamten DNA der Zelle nur ein kleines, genau definiertes Fragment verdoppelt. Diese Verdoppelung kann in kurz aufeinander folgenden Schritten 30- bis 40-mal hintereinander wiederholt werden und erlaubt somit eine exponentielle Vermehrung des ursprünglichen DNA-Fragments. In der mikrobiologischen Analytik kann dadurch der schwierige und mehrere Tage dauernde Nachweis weniger Bakterienzellen durch den Nachweis der mittels PCR millionenfach vermehrten spezies-spezifischen DNA-Fragmente innerhalb weniger Stunden wesentlich verbessert werden. Hierdurch ist es möglich, auch geringste Spuren von DNA aus wenigen Erregerzellen nachzuweisen und den Erreger zu bestimmen

Als Arbeitspferd der Forschung sind PCR-basierte Techniken aus den molekularbiologischen Labors nicht mehr wegzudenken. Sie helfen uns bei der Identifikation bisher unbekannter Moleküle, zum Beispiel im Knorpel [25] und bei der Beurteilung der Qualität von Knorpelreparaturgewebe [15] und werden in Zukunft bei Qualitätskontrollen für Zelltherapie [3, 4] und *tissue engineering* von Knorpel und Knochengewebe [16] immer stärkere Bedeutung erlangen.

Biotherapeutika

Der Innovationsschub durch molekularbiologische Methoden vertieft jedoch nicht nur unser Verständnis grundlegender molekularer Mechanismen der

Skelettbiologie, der Ursachen von Missbildungen und degenerativen Erkrankungen und öffnet ein ganz neues Fenster für diagnostische Möglichkeiten. Er liefert vielmehr auch ganz neue Werkzeuge, die die Therapiemöglichkeiten in der Orthopädie nachhaltig erweitern. Während Nagel, Hammer, Platten und metallische Implantate seit Jahrzehnten das Standardhandwerkszeug des orthopädischen Chirurgen darstellen, der sein Verordnungsrepertoire durch Pharmazeutika und physiotherapeutische Maßnahmen abrundet, hat die Entwicklung von Biotherapeutika erst in jüngster Zeit neue Optionen zur Behandlung orthopädischer Erkrankungen geliefert. Eine Vielzahl verschiedener Biotherapeutika ist gegenwärtig dabei, den Schritt von den Forschungslabors in die klinische Praxis zu vollziehen. Durch Einsatz von Biotherapeutika sollen klinische Ergebnisse günstig beeinflusst werden, indem die körpereigenen Heilungsmechanismen so stimuliert und modifiziert werden, dass eine schnellere Heilung bei besseren Behandlungsergebnissen erreicht werden kann. Nachhaltig deutlich wird dies im Bereich der Heilung von Knochendefekten, wo Biotherapeutika in Form von Proteinen, Genen oder Zellen eingesetzt werden können, um auch die Überbrückung und Heilung großer und problematischer Defekte zu ermöglichen.

Das Studium zellulärer, biochemischer und molekularer Ereignisse während der Knochenentwicklung und -reparatur hat eine ganze Anzahl verschiedener Zellen, Wachstumsfaktoren und Zytokine offen gelegt, die von essentieller Bedeutung sind. Die Fortschritte in der Biotechnologie ermöglichen uns heute, diese Komponenten zur nachhaltigen Verbesserung von Therapieergebnissen einzusetzen. Glücklicherweise besitzt Knochen eine bemerkenswerte Fähigkeit zur Selbstregeneration und heilt in der Regel so, dass das Ersatzgewebe vom ursprünglichen Gewebe nicht unterscheidbar ist. Unglücklicherweise führen jedoch mehrere Faktoren, darunter mangelnde Durchblutung, Instabilität, Infektion, ausgedehnter Verlust von Knochen- und Weichgewebe sowie ein allgemein schlechter Gesundheitszustand zur Beeinträchtigung dieses Heilungsprozesses in etwa 5–10 Prozent aller Frakturen [5]. Verzögerte Heilung und mangelnde knöcherne Überbrückung von Defekten führt zur Pseudarthrose, die ein Gehen nur unter Schmerzen ermöglicht oder eine Gewichtsbelastung schließlich ganz unmöglich macht.

Die Behandlung von Pseudarthrosen erfordert sekundäre Interventionen, die häufig in vielfachen operativen Eingriffen über eine Reihe von Jahren hinaus bestehen können und mit erheblicher Belastung und reduzierter Lebensqualität einhergehen. Kann die knöcherne Überbrückung nicht erreicht werden, so bleibt am Ende, in Abhängigkeit von der Lokalisation des Defektes, nur noch die Möglichkeit zur Gelenksversteifung oder gar zur Amputation. Idealerweise könnte eine verbesserte initiale Behandlung eine knöcherne Überbrückung sicherstellen und damit die Notwendigkeit für sekundäre Eingriffe eliminieren.

Wachstumsfaktoren zur Stimulation der Knochenheilung

Knochen selbst ist ein großes Reservoir für viele Biomoleküle, die den Stoffwechsel von mineralisiertem Gewebe regulieren. Er wird produziert von mesenchymalen Zellen wie Osteoblasten und ihren Vorläufern, die in ihrem lokalen Knochenbett auch Knochenwachstumsfaktoren produzieren. Nach Verletzungen tragen Blutplättchen und Makrophagen zur Produktion solcher Stoffe bei. Entzündliche Prozesse und zirkulierende Faktoren greifen in den Prozess ein, in dem sie eine Vielzahl von Effekten vermitteln können. Diese reichen von der Stimulation der Zellvermehrung bis zur Erhöhung der Aktivität von Knochenzellen und initiieren so die Neubildung von Knochengewebe. Einzelne Wachstumsfaktoren können dabei multiple Effekte auslösen: Während einige Faktoren stimulatorische Effekte auf bestimmte Zelltypen haben, können sie gegenteilige Effekte auf andere Zellen ausüben. Dosis- und zeitabhängige Wirkungen können zu biphasischen Antworten führen, so dass je nach Konzentration oder Zeitpunkt der Anwendung positive oder negative Effekte beobachtet werden.

Insgesamt wird die Knochenheilung durch ein komplexes System von Wachstumsfaktoren und regulatorischen Molekülen kontrolliert, die mindestens fünf unterschiedlichen Familien zugeordnet werden können. Die Familie der Bone Morphogenetic Proteins (BMP) umfasst Moleküle, die ursprünglich

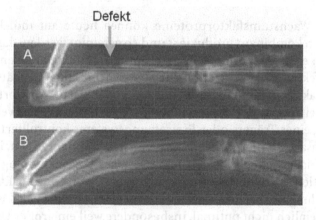

Defekt

Abb. 5. Heilung eines Knochendefekts ohne (A) und mit (B) Behandlung durch einen Wachstumsfaktor. Die molekulare und zellbiologische Untersuchung der Vorgänge bei der Heilung von Knochendefekten hat die Beteiligung verschiedener Zellen, Wachstumsfaktoren und Cytokine nachgewiesen. Mit Hilfe der rekombinanten Produktion von Proteinen in der Biotechnologie können humane Proteine von Produktionsorganismen wie z. B. *E. coli* oder der Hefe in großen Mengen produziert werden. Die Zugabe von knochenspezifischen Wachstumsfaktoren als Biotherapeutika kann bei Knochendefekten die Knochenneubildung unterstützen, in dem z. B. wachstumsstimulierende, knochenbildende und durchblutungsfördernde Effekte verstärkt induziert werden. Im vorliegenden Fall konnte im Tierversuch mit Kaninchen gezeigt werden, dass nur durch die zusätzliche Zugabe eines Wachstumsfaktors eine Überbrückung des Knochens bei einem größeren Knochendefekt induziert werden konnte

aus demineralisiertem Knochen isoliert wurden und die Fähigkeit besitzen, an knochenfernen Stellen, wie in Muskeln oder in der Haut, neue Knochenbildung auszulösen [30, 31]. Die molekulare Klonierung dieser Faktoren hat schließlich zur Identifikation einer Gruppe von mindestens 15 BMPs geführt, die zur noch größeren Familie der Transforming Growth Faktor β-Superfamilie gehören, die über 40 Mitglieder hat. Von allen Knochenwachstumsfaktoren haben BMPs die größte Aufmerksamkeit auf sich gezogen, weil sie osteoinduktiv wirken. Während andere Faktoren eher das Wachstum und die Aktivität der Zellen beeinflussen, können BMPs die Osteoblastendifferenzierung induzieren. Weitere wichtige Wachstumsfaktoren gehören zur Familie der Fibroblasten-Wachstumsfaktoren (FGF), der Insulin-ähnlichen Wachstumsfaktoren (IGF) und der aus Blutplättchen isolierten Platelet Derived Growth Factors (PDGF). Insgesamt vermitteln diese Faktoren so verschiedene Effekte wie die Anlockung von Zellen (Chemotaxis), das Wachstum von Vorläuferzellen, die Differenzierung zu Knochenzellen, die Steuerung von Enzymaktivität zur Ablagerung von Kalk, die Synthese von Kollagenmolekülen und die Stimulation von anderen Komponenten des Knochens. Essentiell ist schließlich, dass mit der Knochenbildung eine nachhaltige Neubildung von Gefäßen einhergeht, ohne die eine erfolgreiche Heilung von Defekten nicht möglich ist (Abb. 5).

Proteine als Biotherapeutika

Viele dieser Wachstumsfaktorproteine können heute auf molekularbiologischem Wege rekombinant produziert und so gereinigt werden, dass sie als Biotherapeutika einsetzbar sind. Will man optimale Effekte erzielen, müssen die Zellen in effektiver Konzentration für ausreichend lange Zeiträume mit dem Wachstumsfaktor in Kontakt sein, um eine biologische Antwort auszulösen. Dosis und Zeitverlauf der Verabreichung sollten daher idealerweise durch die Verwendung eines Trägers oder Freisetzungssystems kontrolliert werden. Der häufigste Ansatz bei der Verwendung von rekombinanten Wachstumsfaktoren war es bisher jedoch, die Proteine in einer superphysiologischen Dosis durch Injektion einzelner Faktoren zu verabreichen. Obwohl Effekte auf die Knochenbildung beobachtet werden konnten, waren die ausgelösten Antworten wahrscheinlich nicht optimal, insbesondere weil ein großer Überschuss an Wachstumsfaktoren benötigt wurde, um die erwünschten Ergebnisse zu erhalten [33, 34]. Die natürlicherweise vorkommende komplexe Sequenz multipler Wachstumsfaktoren mit überlappendem Expressionsprofil legt nahe, dass die Behandlung mit einer Kombination von Wachstumsfaktoren die Ergebnisse nachhaltig verbessern kann. In der Tat konnten Kombinationen von Wachstumsfaktoren mit komplementärer Wirkung oder mit synergistischen Effekten die Knochenbildung besser stimulieren als Einzelfaktoren [13, 28], weil sowohl wachstumsstimulierende, knochenbildende und durchblutungsinduzierende Effekte gleichzeitig erzielt werden konnten.

Unter den BMPs sind vor allem BMP-2 und BMP-7 bereits für die klinische Anwendung freigegeben und sowohl als injizierbare Lösung, als auch gekoppelt auf verschiedene Trägermaterialien verfügbar. Sie werden vorwiegend eingesetzt bei der Versteifung benachbarter Wirbelkörper oder bei der Behandlung offener Schienbeinfrakturen, wo sie eine schnellere Frakturheilung und eine geringere Frequenz sekundärer Eingriffe bewirken konnten. Im Vergleich zu BMPs sind andere Biotherapeutika in früheren Stadien der Entwicklung angesiedelt und befinden sich zwischen experimenteller und klinischer Erprobungsphase, darunter der Einsatz von PDGF, IGF, FGF und dem Parathormon. Nach wie vor ist ungeklärt, warum rekombinante BMPs, die im Knochen natürlicherweise in Nanogramm-Mengen vorkommen, für therapeutische Zwecke im Milligramm-Maßstab als rekombinantes Protein eingesetzt werden müssen. Mögliche Erklärungen sind, dass die Herstellung und Isolierung des rekombinanten Proteins seine Aktivität verändert und dass ein individueller Wachstumsfaktor bei weitem nicht die Aktivität entfalten kann wie Kombinationen von Biomolekülen. Deutlich ist schließlich auch, dass die Wahl des Trägermaterials nachhaltige Auswirkungen auf die beobachteten Ergebnisse hat [24].

Gene als Biotherapeutika

Eine attraktive Alternative zur Behandlung von Knochendefekten mit exogenen Wachstumsfaktoren ist die genetische Beeinflussung von Zellen in der Verletzungsregion. Gentherapieansätze wurden ursprünglich entwickelt, um genetische Erkrankungen, wie zystische Fibrose, zu behandeln und ein durch Mutationen funktionsunfähig gewordenes Molekül durch eine korrekte Kopie zu ersetzen [2]. Sie kann jedoch auch dazu eingesetzt werden, um lokale Probleme wie Knochenbrüche zu behandeln, indem Proteine überexprimiert werden, welche die Wundheilung regulieren.

Um DNA für osteotope Biomoleküle in Zellen einzuschleusen, wurden sowohl virale als auch nicht-virale „Vektoren" eingesetzt. Nicht-virale Vektoren können leichter produziert werden und vermeiden die Auslösung einer Immunantwort. Sie sind jedoch relativ ineffizient in der Einschleusung der gewünschten DNA in Zielzellen. Durch ihre natürliche Fähigkeit, Zellen zu infizieren, sind virale Vektoren sehr viel effizienter, aber selbst nach Entfernung viraler DNA-Abschnitte, die für die Pathogenität der Viren verantwortlich ist, bleiben zelltoxische und immunologische Nebenwirkungen bestehen. Ein neuer Ansatz zur Verbesserung der nicht-viralen Gentherapie ist die Immobilisierung relativ großer Mengen von DNA auf einem Trägermaterial wie z. B. einer Kollagen-Matrix. Durch diese Immobilisierung in so genannten "Smart Biomaterials" bleibt die DNA im Wundbett relativ lange Zeit vor Ort und wird nach und nach von Umgebungszellen aufgenommen, die daraufhin das gewünschte Protein produzieren und sezernieren. Durch diese Sekretion kann es auch all jene Zellen im Defekt erreichen, die die DNA nicht selbst aufgenommen haben, und unsere Arbeiten zeigen, dass der Wachstumsfaktor VEGF auf diesem Wege effizient die Knochenheilung stimuliert, indem er die Durchblutung des Defekts nachhaltig fördert [8].

Vorteil der Gentherapie ist also, dass die lokalen Zellen das gewünschte Protein selbst auf natürlichem Wege produzieren und in die Umgebung freisetzen. Die oft beobachtete vorübergehende Produktion spiegelt sehr gut die natürliche Situation wider, mit der Wachstumsfaktoren und Zytokine während der Knochenheilung produziert werden. Darüber hinaus ermöglicht die Entwicklung von Genschaltern inzwischen, dass die Produktion der gewünschten Proteine auch von extern noch reguliert werden kann [9]. So kann in Mäusen durch Zugabe von Substanzen zum Trinkwasser die Produktion eines Gens angeschaltet oder gezielt wieder abgeschaltet werden. Vielfach wurden Adenoviren dazu eingesetzt, verschiedene BMPs im Rahmen der Knochenheilung in Zellen einzuschleusen, und es konnte eine Expression der dazugehörigen Proteine zwischen ein und sechs Wochen erzielt werden. Im Tierversuch wurde dabei sowohl für BMP-2 als auch für den Wachstumsfaktor TGF-β eine verbesserte Reparatur großer Knochendefekte in Kaninchen beobachtet [22, 8]. Trotz zahlreicher ermutigender Ergebnisse in experimentellen Systemen haben Sicherheitsbedenken die Auflage klinischer Gentherapie-Studien limitiert und viele Ansätze haben allenfalls die präklinische Testphase, zum Beispiel bei der Behandlung von rheumatoiden Gelenken mit einem Interleukin-1-Rezeptor-Antagonisten [6], erreicht.

Zellen als Biotherapeutika

Der Einsatz von primären Zellen oder adulten Stammzellen als aussichtsreiche Biotherapeutika soll hier nicht unerwähnt bleiben. Klinisch wurden Knochenmarksstammzellen bereits dazu eingesetzt, das Wachstum von Kindern mit Osteogenesis imperfecta zu verbessern [12], die Dystrophie-Genexpression in Patienten mit Muskeldystrophie zu erhöhen und die Durchblutung in Patienten mit Durchblutungsstörungen zu verbessern [17]. Jüngste Fortschritte in der Stammzelltherapie haben zahlreiche klinische Anwendungsmöglichkeiten in Aussicht gestellt, die von der Zelltherapie bis zum stammzell-basierten *tissue engineering* reichen. Weil Stammzellen die Eigenschaft haben, sich von Natur aus in verletztem oder beschädigtem Gewebe anzureichern, werden sie gerne als attraktive Vehikel für den Gentransfer betrachtet. Dabei können neue Gentransfervektoren so konstruiert werden, dass sie Regulationsbereiche enthalten, die eine Genexpression zum Beispiel nur in Knochengewebe (Osteokalzinpromotor) oder bei Vorliegen einer Entzündung (IL-1/IL-6 Promotor/Enhancer) ermöglichen oder die nur unter erwünschten Umständen aktiviert werden [18, 32].

Schlussfolgerung

Die Stimulation körpereigener Heilungsprozesse durch Biotherapeutika, sei es in Form von Proteinen, Genen oder Zellen, haben ein großes Potential, neue regenerative Therapieoptionen in die Orthopädische Medizin einzuführen. An der Entwicklung von Protein-Biotherapeutika wie BMPs wird ersichtlich, dass der Weg von der Forschung in die klinische Anwendung sehr lang ist, betrachtet man, dass Urists erste Beobachtung der Osteoinduktion bereits 1965 stattfand, erste Berichte zur molekularbiologischen Klonierung von BMPs ab 1988 erschienen und die kommerzielle Freigabe BMP-basierter Therapeutika für BMP-7 im Jahre 2001 und BMP-2 im Jahre 2002 erreicht wurde. Gen- und Zelltherapie-basierte Ansätze sind dagegen in vergleichsweise frühen Stadien ihrer Entwicklung angesiedelt. Obwohl der Fortschritt zur Entwicklung solcher Behandlungsmethoden schneller sein könnte als der für die BMPs, liegt ihr weit verbreiteter Einsatz wahrscheinlich noch Jahre entfernt.

Neben dem Nachweis der Sicherheit und Effizienz müssen zunehmend auch Kosten eine nachhaltige Rolle bei der Verwendung von Biotherapeutika spielen. Durch ihr hohes Potential wird die erfolgreiche Entwicklung von Biotherapeutika einen Paradigmenwechsel in der orthopädischen Medizin auslösen. Die neuen Möglichkeiten zur Ausnutzung der körpereigenen Mechanismen zur Verbesserung und Beschleunigung natürlicher Heilungsprozesse haben wir nachhaltig der Entwicklung molekular- und zellbiologischer Methoden zu verdanken, so dass, ohne Zweifel, Wachstumsfaktoren, Gene und Zellen gute Aussichten haben zum Standardwerkzeug des „orthopädischen Biochirurgen" zu werden.

Literatur

1. Bach CM, Sturmer R, Nogler M, Wimmer C, Biedermann R, Krismer M (2002) Total knee arthroplasty infection: significance of delayed aspiration. J Arthroplasty 17:615–618
2. Beardsley T (1990) Clearing the airways. Cystic fibrosis may be treated with gene therapy. Sci Am 263:28, 30, 33
3. Behrens P, Bosch U, Bruns J, Erggelet C, Esenwein SA, Gaissmaier C, Krackhardt T, Lohnert J, Marlovits S, Meenen NM, Mollenhauer J, Nehrer S, Niethard FU, Noth U, Perka C, Richter W, Schafer D, Schneider U, Steinwachs M, Weise K (2004) Indications and implementation of recommendations of the working group "Tissue Regeneration and Tissue Substitutes" for autologous chondrocyte transplantation (ACT). Z Orthop ihre Grenzgeb 142:529–539
4. Benz K, Breit S, Lukoschek M, Mau H, Richter W (2002) Molecular analysis of expansion, differentiation, and growth factor treatment of human chondrocytes identifies differentiation markers and growth-related genes. Biochem Biophys Res Commun 293:284–292
5. Einhorn TA (1995) Enhancement of fracture-healing. J Bone Joint. Surg Am. 77:940–956
6. Evans CH, Ghivizzani SC, Herndon JH, Wasko MC, Reinecke J, Wehling P, Robbins PD (2000) Clinical trials in the gene therapy of arthritis. Clin Orthop Relat Res S300–S307
7. Fehrenbacher A, Steck E, Rickert M, Roth W, Richter W (2003) Rapid regulation of collagen but not metalloproteinase 1, 3, 13, 14 and tissue inhibitor of metalloproteinase 1, 2, 3 expression in response to mechanical loading of cartilage explants in vitro. Arch Biochem Biophys 410:39–47

8. Geiger F, Bertram H, Berger I, Lorenz H, Wall O, Eckhardt C, Simank HG, Richter W (2005) A vascular endothelial growth factor gene activated matrix (VEGF 165-GAM) enhances osteogenesis and angiogenesis in large segmental bone defects. J Bone Miner Res 20:2928–2935

9. Gossen M, Freundlieb S, Bender G, Muller G, Hillen W, Bujard H (1995) Transcriptional activation by tetracyclines in mammalian cells. Science 268:1766–1769

10. Gusenoff JA, Hungerford DS, Orlando JC, Nahabedian MY (2002) Outcome and management of infected wounds after total hip arthroplasty. Ann Plast Surg 49:587–592

11. Hanssen AD, Spangehl MJ (2004) Treatment of the infected hip replacement. Clin Orthop Relat Res 63–71

12. Horwitz EM, Gordon PL, Koo WK, Marx JC, Neel MD, McNall RY, Muul L, Hofmann T (2002) Isolated allogeneic bone marrow-derived mesenchymal cells engraft and stimulate growth in children with osteogenesis imperfecta: Implications for cell therapy of bone. Proc Natl Acad Sci USA 99:8932–8937

13. Howell TH, Fiorellini JP, Paquette DW, Offenbacher S, Giannobile WV, Lynch SE (1997) A phase I/II clinical trial to evaluate a combination of recombinant human platelet-derived growth factor-BB and recombinant human insulin-like growth factor-I in patients with periodontal disease. J Periodontol 68:1186–1193

14. Jung M, Christgau S, Lukoschek M, Henriksen D, Richter W (2004) Increased urinary concentration of collagen type II C-telopeptide fragments in patients with osteoarthritis. Pathobiology 71:70–76

15. Jung M, Gotterbarm T, Gruettgen A, Vilei EM, Breusch SJ, Richter W. (2005) Molecular characterization of spontaneous and growth factor augmented chondrogenesis in periosteum-bone tissue transferred into a joint. Histochem Cell Biol 123:447–456

16. Kasten P, Vogel J, Luginbuehl R, Niemeyer P, Tonak M, Lorenz H, Helbig L, Weiss S, Fellenberg J, Leo A, Simank HG, Richter W (2005). Ectopic Bone Formatation associated with Mesenchymal Stem Cells in a resorbagle Calcium deficient Hydroxypatite Carrier. Biomaterials 26(29):5879–5889

17. Korbling M, Estrov Z (2003) Adult stem cells for tissue repair – a new therapeutic concept? N Engl J Med 349:570–582

18. Kubo H, Gardner TA, Wada Y, Koeneman KS, Gotoh A, Yang L, Kao C, Lim SD, Amin MB, Yang H, Black ME, Matsubara S, Nakagawa M, Gillenwater JY, Zhau HE, Chung LW (2003) Phase I dose escalation clinical trial of adenovirus vector carrying osteocalcin promoter-driven herpes simplex virus thymidine kinase in localized and metastatic hormone-refractory prostate cancer. Hum Gene Ther 14:227–241

19. Levine MJ, Mariani BA, Tuan RS, Booth RE, Jr. (1995) Molecular genetic diagnosis of infected total joint arthroplasty. J Arthroplasty 10:93–94

20. Lorenz H, Wenz W, Ivancic M, Steck E, Richter W (2005) Early and stable upregulation of collagen type II, collagen type I and YKL40 expression levels in cartilage during early experimental osteoarthritis occurs independent of joint location and histological grading. Arthritis Res Ther 7:R156–R165

21. Mariani BD, Levine MJ, Booth RE jr, Tuan RS (1995) Development of a novel, rapid processing protocol for polymerase chain reaction-based detection of bacterial infections in synovial fluids. Mol Biotechnol 4:227–237

22. Niyibizi C, Baltzer A, Lattermann C, Oyama M, Whalen JD, Robbins PD, Evans CH (1998) Potential role for gene therapy in the enhancement of fracture healing. Clin Orthop Relat Res S148–S153

23. Rodan GA, Martin TJ (2000) Therapeutic approaches to bone diseases. Science 289: 1508–1514

24. Simank HG, Manggold J, Sebald W, Ries R, Richter W, Ewerbeck V, Sergi C (2001) Bone morphogenetic protein-2 and growth and differentiation factor-5 enhance the healing of necrotic bone in a sheep model. Growth Factors 19:247–257

25. Steck E, Benz K, Lorenz H, Loew M, Gress T, Richter W (2001) Chondrocyte expressed protein-68 (CEP-68), a novel human marker gene for cultured chondrocytes. Biochem J 353:169–174

26. Steck E, Bertram H, Abel R, Chen B, Winter A, Richter W (2005) Induction of intervertebral disc-like cells from adult mesenchymal stem cells. Stem Cells 23:403–411

27. Steck E, Breit S, Breusch SJ, Axt M, Richter W (2002) Enhanced expression of the human chitinase 3-like 2 gene (YKL-39) but not chitinase 3-like 1 gene (YKL-40) in osteoarthritic cartilage. Biochem Biophys Res Commun 299:109–115

28. Takita H, Tsuruga E, Ono I, Kuboki Y (1997) Enhancement by bFGF of osteogenesis induced by rhBMP-2 in rats. Eur J Oral Sci 105:588–592

29. Trampuz A, Osmon DR, Hanssen AD, Steckelberg JM, Patel R (2003) Molecular and antibio-film approaches to prosthetic joint infection. Clin Orthop Relat. Res 69–88

30. Urist MR (1965) Bone: formation by autoinduction. Science 150:893–899

31. Urist MR, Strates BS (1971) Bone morphogenetic protein. J Dent. Res 50:1392–1406

32. van de Loo FA, de Hooge AS, Smeets RL, Bakker AC, Bennink MB, Arntz OJ, Joosten LA, van Beuningen HM, van der Kraan PK, Varley AW, van den Berg WB (2004) An inflammation-inducible adenoviral expression system for local treatment of the arthritic joint. Gene Ther 11:581–590

33. Wang EA, Rosen V, Cordes P, Hewick RM, Kriz MJ, Luxenberg DP, Sibley BS, Wozney JM (1988) Purification and characterization of other distinct bone-inducing factors. Proc Natl Acad Sci USA 85:9484–9488

34. Wang EA, Rosen V, D'Alessandro JS, Bauduy M, Cordes P, Harada T, Israel DI, Hewick RM, Kerns KM, LaPan P (1990) Recombinant human bone morphogenetic protein induces bone formation. Proc Natl Acad Sci USA 87:2220–2224

35. Winter A, Breit S, Parsch D, Benz K, Steck E, Hauner H, Weber RM, Ewerbeck V, Richter W (2003) Cartilage-like gene expression in differentiated human stem cell spheroids: a comparison of bone marrow-derived and adipose tissue-derived stromal cells. Arthritis Rheum 48:418–429

Heidelberger Jahrbücher, Band 50 (2006)
C. Herfarth (Hrsg.) Gesundheit
© Springer-Verlag Berlin Heidelberg 2007

„Operationen im zerbrechlichen Haus der Seele"
Möglichkeiten und Grenzen der Neurochirurgie

ANDREAS W. UNTERBERG UND CHRISTIAN R. WIRTZ

Die Neurochirurgie ist ein sehr junges Fach der Medizin. Erst vor etwas mehr als 100 Jahren wurde der erste erfolgreiche geplante Eingriff am Gehirn durchgeführt. Innerhalb eines guten Jahrhunderts haben sich in der Neurochirurgie mehrere Revolutionen ereignet. So ist heute ein operativer Eingriff am Gehirn aufgrund subtiler Diagnostik ein genauestens kalkulierbares Risiko, exakt planbar, bestens zu überwachen und oft mit sehr hoher Erfolgsaussicht verbunden. Dennoch bedeutet Chirurgie an und im Gehirn auch stets ein Risiko, dabei das Wesen, den Geist und die Seele des Individuums zu beeinträchtigen, zu beschädigen. Die Vorstellung, dass das Gehirn Sitz der menschlichen Seele ist – die für viele Neurochirurgen die Faszination ihres Berufes ausmacht –, ist keineswegs so alt, wie man denken möchte, aber auch keine moderne Hypothese oder Erkenntnis. So lässt bereits William Shakespeare in seinem Königsdrama „King John" im fünften Akt und in der neunten Szene den Prinzen Heinrich sagen: „... Sein reines Gehirn, welches einige für das zerbrechliche Haus der Seele halten ...".

Die *Geschichte* der modernen Neurochirurgie – rituelle Trepanationen der Vor- und Frühzeit beiseite gelassen – ist nirgends anschaulicher beschrieben als in dem Buch Jürgen Thorwalds „Im zerbrechlichen Haus der Seele". Ende des 19. Jahrhunderts sind drei wesentliche Voraussetzungen für geplante und erfolgreiche Eingriffe am Gehirn geschaffen: Grundvorstellungen funktioneller Neuroanatomie, die Ausschaltung des Operationsschmerzes, sowie die Asepsis und Antisepsis. Erste erfolgreiche Operationen am Gehirn werden in Großbritannien durchgeführt: 1875 operiert Victor Horseley in London einen Patienten wegen einer Glianarbe – vermutet wurde ein Hirntumor. Der Patient überlebt; dies bedeutete damals „erfolgreich" operieren.

Die Neurochirurgie entwickelt sich rasant weiter, vornehmlich in Großbritannien und den USA. So operiert H. Cushing 1909 in Boston zum ersten Mal erfolgreich ein Meningeom. Er wird auch 1912 der erste Ordinarius für Neurochirurgie in Harvard. Zwar gibt es auch in Deutschland namhafte Pioniere der Neurochirurgie, wie Otfried Förster in Breslau und Fedor Krause in Hamburg, doch dauert es bis 1936, als Wilhelm Tönnis in Berlin – nicht an der Charité, sondern in einer eigens für ihn eingerichteten Klinik in der Hansastraße – das erste Extraordinariat für Neurochirurgie in Deutschland und die erste eigenständige Neurochirurgische Klinik Deutschlands erhält.

In *Deutschland* entwickelte sich die Neurochirurgie bedächtig. Die ersten Gehirnoperationen in *Heidelberg* wurden von Vincenz von Czerny (1891) durchgeführt. Die zwei Patienten wurden ihm von dem Internisten und Neurologen Wilhelm Erb zugewiesen. In Heidelberg wurde durch Professor Karl-Heinrich Bauer im Oktober 1947 eine Neurochirurgische Abteilung errichtet, die von Professor Ernst Klar aufgebaut wurde. Er war Schüler von Ottfried Förster in Breslau gewesen. Ernst Klar leitete die Heidelberger Neurochirurgie von 1947 bis 1967. Der erste Heidelberger Lehrstuhl für Neurochirurgie (als Extraordinariat) wurde im Jahr 1965 für ihn geschaffen.

Sein Nachfolger wurde 1968 Helmut Penzholz, nunmehr als Ordinarius. Er war zuvor an der Neurochirurgischen Klinik der Freien Universität Berlin (Berlin-Westend) bei Professor Arist Stender ausgebildet worden. Helmut Penzholz leitete die Neurochirurgische Klinik der Universität Heidelberg von 1968 bis 1982, danach wurde die Klinik von Stefan Kunze bis 2003 geführt, der aus der Neurochirurgischen Universitätsklinik Erlangen berufen wurde.

Wissenschaftliche Schwerpunkte der Heidelberger Neurochirurgie waren bisher die neurochirurgische Schmerztherapie, besonders die operative Behandlung der Trigeminusneuralgie, die Funktionelle Neurochirurgie, die Neuroonkologie, die Behandlung des Hydrocephalus und der Syringomyelie, die neurochirurgische Intensivmedizin sowie schließlich Neuronavigation und intraoperative Bildgebung mittels Kernspintomographie und Ultraschall[1].

Begriffsdefinition „Neurochirurgie": Nach der Definition der Bundesärztekammer (1992) umfasst die Neurochirurgie die Erkennung und die operative Behandlung von Erkrankungen, Verletzungen und Fehlbildungen des zentralen Nervensystems und seiner Hüllen, des peripheren und vegetativen Nervensystems sowie entsprechende Voruntersuchungen, konservative Behandlungsverfahren und die Rehabilitation. (Die Weiterbildungszeit beträgt mindestens sechs Jahre.) Diese Definition ist zwar sehr umfassend, bedarf aber der Konkretisierung, um verständlich zu werden: Neurochirurgen entfernen zum Beispiel hirneigene Tumore, Tumore, die auf das Gehirn Druck ausüben, Gefäßmissbildungen (Angiome, Aneurysmen). All dies lässt sich unter den Begriff „zerebrale Neurochirurgie" zusammenfassen. Diese Arbeitsfelder sind naheliegend und werden der Neurochirurgie leicht zugeordnet.

Die weitaus überwiegende Zahl neurochirurgischer Operationen findet sich aber in anderen Teilgebieten, wie der spinalen Neurochirurgie (Bandscheibenoperationen zervikal und lumbal), der Neurochirurgie peripherer Nerven (Carpaltunnel-Syndrom) usw. (siehe Tabelle 1).

---

[1] Siehe die Literaturtitel [1–5] und [7–13].

Tabelle 1

Teilgebiete der Neurochirurgie

- Zerebrale Neurochirurgie
- Spinale Neurochirurgie
- Neurochirurgie peripherer Nerven
- Neurotraumatologie
- Pädiatrische Neurochirurgie
- Stereotaktische und Funktionelle Neurochirurgie
- Neurochirurgische Intensivmedizin
- Neurochirurgische Schmerztherapie
- Neurochirurgische Rehabilitation

Der vorliegende Beitrag konzentriert sich auf die moderne Hirntumorchirurgie und greift damit einen besonders prominenten Aspekt der Neurochirurgie heraus.

Wurzeln und Emanzipation der Neurochirurgie – Operative Ziele und Strategien

Wie der Begriff Neurochirurgie vermuten lässt, hat das Fach zwei Wurzeln: die Chirurgie und die Neurologie, zwei Elternteile, zu denen das Kind bis heute ein gespaltenes Verhältnis hat, obwohl in den meisten Ländern die Neurochirurgie mittlerweile eine eigenständige Disziplin darstellt.

Selbstverständlich waren die ersten Neurochirurgen des 20. Jahrhunderts primär Chirurgen. Stets bedurfte es aber der engsten Zusammenarbeit mit Neurologen. So kamen und kommen operationsbedürftige Patienten mit ihren neurologischen Symptomen (Lähmungen, Sprachstörungen, Schmerzen etc.) oft zuerst zu einem Neurologen, und dieser vermittelt Patienten nur zu Neurochirurgen, denen er eine erfolgreiche operative Behandlung zutraut. Auf breiter Front war es erst dann möglich, Neurologen zu überzeugen, als sich ursprüngliche Allgemeinchirurgen gänzlich der chirurgischen Behandlung des Gehirns und Rückenmarks verschrieben hatten, dies allerdings gegen den Widerstand ihrer allgemein-chirurgischen Väter.

So verhinderte Sauerbruch noch im Berlin der dreißiger Jahre, dass an seiner Chirurgischen Klinik der Charité ein selbständiger Neurochirurg neben ihm tätig werden durfte – was letztlich zur Ausgründung einer eigenen Klinik und einem ersten Lehrstuhl für Neurochirurgie für Wilhelm Tönnis 1936 führte. Diese Episode der Medizingeschichte ist nur ein Schlaglicht des emanzipatorischen Weges eines spezialchirurgischen Fachgebiets.

Mittlerweile sind die *operativen Ziele*, die *Strategien* und die *Techniken* von (Allgemein-) Chirurgen und Neurochirurgen sehr unterschiedlich geworden.

Ein Beispiel aus der Tumorchirurgie mag dies illustrieren: Während in der Allgemeinchirurgie versucht wird, den malignen Tumor möglichst wenig zu bewegen, um ihn herum zu präparieren und ihn im Gesunden zu exzidieren, wird der Neurochirurg einen Tumor von innen aushöhlen, ihn entlasten, das vitale Hirngewebe möglichst nicht bewegen oder traumatisieren und aus dem Tumor heraus bis an die Ränder des gesunden Gewebes präparieren.

Denn hirneigene Tumore lassen sich in den allerseltensten Fällen radikal chirurgisch exstirpieren. Bei der neurochirurgischen Vorgehens- und Operationsweise sind Funktionserhalt sowie Erhalt der Lebensqualität stets die übergeordneten Operationsziele, während die Radikalität einer Tumorentfernung zwar wünschenswert ist, aber ein nachgeordnetes Operationsziel darstellt.

Diejenigen Meilensteine der Hirntumorchirurgie, auf deren Grundlage zum Ende des vergangenen Jahrhunderts weitere markante Innovationen eingeführt wurden, sind in Tabelle 2 gelistet.

Tabelle 2

Meilensteine der Hirntumorchirurgie (bis 1980)	
• Zerebrale Angiographie	seit 1930
• Neurochirurgische Intensivmedizin	seit 1955
• Operationsmikroskop/mikrochirurgische Operationstechnik	seit 1965
• Steroide zur Ödemtherapie	seit 1970
• Computertomographie (CT)	seit 1975
• Magnetresonanztomographie (MRT)	seit 1980

Aktuelle Entwicklungen
in der Hirntumorchirurgie

Auch angesichts operationstechnischer Weiterentwicklungen wie dem Operationsmikroskop, das Anfang der siebziger Jahre in die allgemeine Neurochirurgie eingeführt wird, bleibt die Grundlage einer jeden operativen Therapie die genaue Kenntnis sowohl der normalen Anatomie als auch der individuellen Pathoanatomie des Operationsgebietes. Durch die hohe Komplexität der Neuroanatomie und der anatomischen Strukturen im Schädel und Gehirn werden an den Operateur in dieser Hinsicht besondere Anforderungen gestellt. Erschwerend kommt hinzu, dass die anatomischen Strukturen infolge von Tumoren oder Anomalien verändert sein können. Im Zentrum der Entwicklungen einer modernen neurochirurgischen Operationstechnik steht die Optimierung der Sicherheit und Effektivität der Eingriffe mit Hilfe verschiedener Techniken.

Navigation
(bildunterstützte Neurochirurgie, Planung und Resektion)

Bei der Operation eine kaum zu überschätzende Hilfe sind die modernen bildgebenden Verfahren der Magnet-Resonanz-Tomographie (MRT) und der Computertomographie (CT), welche die neurochirurgische Diagnostik revolutio-
niert haben und mit hoher Auflösung die individuelle Anatomie abbilden. Das
gedankliche Zusammensetzen der zweidimensionalen Einzelschichten, durch
das sich ein dreidimensionaler Eindruck gewinnen lässt, setzt räumliches Vor-
stellungsvermögen voraus und ist mit Ungenauigkeiten behaftet. Noch größer
kann für den Operateur das Problem sein, die bei der Planung erhaltenen Informationen und Erkenntnisse auf die intraoperative Situation zu übertragen,
wo doch die Anatomie nur noch in Form des Operationsfeldes sichtbar und
der Patient ansonsten abgedeckt ist.

Die schnell fortschreitende Entwicklung der Computertechnologie hat die
Voraussetzungen für die Lösung dieser Probleme geschaffen. So wird durch
ein rechnerisches Zusammensetzen der Schichtbilder zu plastischen dreidimensionalen (3-D) Rekonstruktionen, die auf dem Monitor aus jedem Be-
trachtungswinkel dargestellt werden können, die Möglichkeit einer computerassistierten Operationsplanung in dreidimensionaler Form geschaffen (Abb. 1).
Dies erleichtert es, Zugangswege und Freilegungen exakt zu planen, und dies
mit möglichst geringer Traumatisierung der gesunden Strukturen.

Es bleibt für den Operateur die Schwierigkeit, diese genauen und komplexen Planungsdaten der präoperativen Bildgebung während der Operation
gedanklich auf das Operationsfeld zu übertragen. Dabei sind Körper und Kopf
des Patienten weitgehend abgedeckt und der Kopf ist in einer für die Operation
vorteilhaften, selten achsengerechten oder geraden Position fixiert, was diese
Aufgabe zusätzlich erschwert. Eine Hilfe konnte hier bisher nur das in der Neurochirurgie bereits seit langem etablierte Verfahren der *Stereotaxie* anbieten.
Dabei wird mit Hilfe eines bereits vor der CT- oder MRT-Untersuchung bis
nach der Operation fest am Schädel des Patienten angeschraubten Lokalisati-
onsrahmens ein punktgenaues Anzielen zum Beispiel eines tiefliegenden kleinen Tumors anhand der Bilddaten möglich. Die Applikation dieses Rahmens
ist aber umständlich, für den Patienten belastend und intraoperativ hinder-
lich, was die Anwendung bei mikrochirurgischen Operationen auf Einzelfälle
beschränkt hat.

Hier hat sich innerhalb des letzten Jahrzehnts das Verfahren der *Neuronavigation* – lediglich dem Siegeszug des Operationsmikroskops vergleichbar
– zur Standardmethode der intraoperativen Orientierung und Lokalisation
entwickelt. Dabei handelt es sich um ein Verfahren der computerassistierten
Chirurgie, das es dem Operateur ermöglicht, seine Position im Operationssitus
auf dem dreidimensional rekonstruierten Bilddatensatz des jeweils operier-

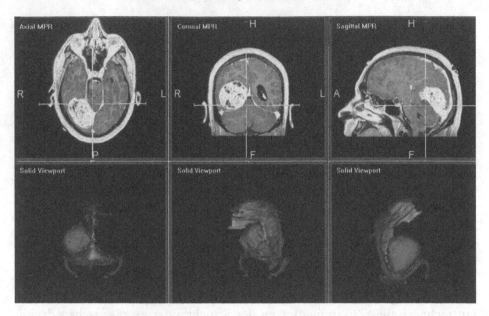

Abb. 1. Darstellung eines großen Meningeoms rechts occipital und computerunterstützte Aufbereitung der Bilddaten. Mit Hilfe der Computertechnologie lassen sich aus den axialen Einzelschichten (obere Reihe links) die anderen Bildebenen rekonstruieren (coronar und sagittal, obere Reihe Mitte und rechts). So lässt sich die Position eines Punktes (*Fadenkreuz*) kongruent auf allen drei Schnittebenen darstellen. Die räumliche Vorstellung kann durch die dreidimensionale Rekonstruktion anatomischer Strukturen weiter verbessert werden. So wird in der unteren Bildreihe die komplexe Beziehung der Geschwulst (*rot*) zu den venösen Blutleitern (Sinus und innere Hirnvenen, *blau*) des Gehirnes, der Hirnsichel und dem Kleinhirnzelt (*grau*) aus verschiedenen, frei wählbaren Blickwinkeln deutlich

ten Patienten darzustellen, ohne dass ein stereotaktischer Rahmen angebracht werden müsste.

Damit war der Schritt von der reinen Darstellung von Bilddaten zur interaktiven, bildgeführten Operation („Computer Assisted Surgery") getan. Mit diesen Navigationsverfahren ist es möglich, die Lage einer auf den Bildern dargestellten pathologischen oder anatomischen Struktur in der individuellen Anatomie des Patienten im Operationssitus festzulegen und somit computerunterstützt zu operieren. Zur Korrelation zwischen Bilddatensatz bzw. dreidimensionalen anatomischen Rekonstruktionen und der räumlichen Lage der Patientenanatomie bedient man sich mathematischer und messtechnischer Methoden, die den nötigen Abgleich der Koordinatensysteme der Bilddaten und der Patientenanatomie über Markierungen herstellen, die sich auf den Bildern darstellen und im OP am Patienten eindeutig identifizieren und zuordnen lassen.

Zum besseren Verständnis soll das praktische Vorgehen bei der Vorbereitung und Durchführung einer Navigationsoperation kurz beschrieben werden (siehe Abb. 2).

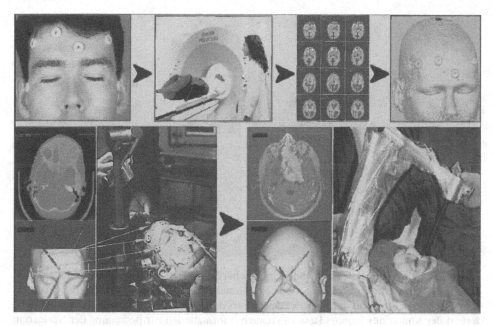

Abb. 2. Ablaufdiagramm einer Operation mit Neuronavigation (aus [11]). Obere Reihe: Zur Vorbereitung der Operation werden dem Patienten Markierungen (Fiducial-Marker) aufgeklebt und im CT oder MRT ein 3D-Datensatz angefertigt. Die Daten werden zur Navigationsworkstation übertragen, wo die präoperative Aufbereitung des Datensatzes mit Erstellung eines 3D-Modells und weiteren Planungen wie Tumorgrenzen und Zugangswegen erfolgt. Untere Reihe: Vor der Operation erfolgt die Übertragung der Planungs- und Bilddaten auf den Navigationscomputer im OP, der gemeinsam mit der Digitalisierungskomponente positioniert wird. Sobald der Patient mit fixiertem Kopf gelagert ist, kann die sogenannte Registrierung erfolgen, indem gleiche Markierungen der Reihe nach auf dem Datensatz und am Kopf definiert werden (*linkes Bildpaar*). Ist die Registrierung einmal erfolgt, so kann intraoperativ jederzeit die aktuelle Position der Spitze des Navigations-Instrumentes auf dem Datensatz lokalisiert werden (*rechts*). Zur besseren Anschaulichkeit ist hier ein positionsfühlender Gelenkarm dargestellt, der allerdings heute durch Infrarot-Kamerasysteme zur Lokalisation (Digitalisierung von Raumkoordinaten) ersetzt worden ist

In der Regel werden am Tag vor der Operation die CT- oder MRT-Untersuchungen für die Planung und intraoperative Navigation durchgeführt. Dazu werden Markierungen am Kopf des Patienten aufgeklebt, die sich auf den Bildern genau erkennen lassen. Eine Verschiebung der Markierungen bis zum Zeitpunkt der Operation muss dabei ausgeschlossen werden. Die Tomographiedaten des Patienten werden über das Kliniknetzwerk oder Magnetband auf die Workstation übertragen. Hier erfolgt die Vorbereitung der Daten für die Planung und die Anwendung bei der Operation. Je nach Anforderungen des Operateurs und Programmierung des Navigationssystems können dann die Grenzen interessierender Objekte (zum Beispiel Haut- und Knochenoberfläche, Hirnoberfläche mit Windungsrelief, Gefäße oder Tumorgrenzen) in den

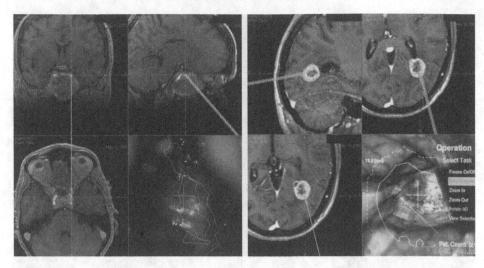

Abb. 3. Darstellung des Navigationsbildschirmes bei der Operation einer links occipitalen Hirnmetastase (*rechtes* Bild) und eines Schädelbasistumors im Clivus (*rechts*). Im unteren Quadranten *rechts unten* ist jeweils der Blick des Operateurs durch das Operationsmikroskop dargestellt. Neben der Kontur des Tumors lassen sich auch Informationen zur Bedienung der Navigation (*rechtes* Bild) bzw. auch andere Konturen wie die des Sehnerven oder der A. carotis interna (*linkes* Bild) einblenden

einzelnen CT- oder MRT-Schichten markiert werden. Daraus werden dreidimensionale Oberflächendarstellungen berechnet.

Diese Darstellungen können gedreht und gekippt, mit Farben versehen und auch transparent dargestellt werden. Zusätzlich werden die Markierungen auf den Bildern gesucht und als Referenzpunkte definiert.

Nachdem der Kopf des Patienten zur Operation in der Kopfstütze immobilisiert ist, wird nun das Navigationssystem synchronisiert. Man spricht bei diesem Vorgang auch von Registrierung oder Referenzierung.

Dazu werden die zuvor bestimmten Referenzpunkte (aufgeklebte Markierungen) der Reihe nach mit dem Navigationsgerät am Patientenkopf lokalisiert und mit den entsprechenden Punkten auf den Bildern korreliert. Ist dieser Vorgang beendet, kann der Chirurg die aktuelle räumliche Position und Richtung der von ihm am Patientenkopf geführten Instrumente in Relation zu den Computertomographie- und/oder Magnetresonanztomographiedaten des Patienten auf dem Monitor verfolgen (Abb. 2). Die Berechnung einer „Ultraschallansicht" in der jeweils aktuellen Position und Orientierung der Sondenspitze ermöglicht ein „Vorausschauen" in das OP-Gebiet (Abb. 3). Das sterilisierte oder steril bezogene Navigationsinstrument kann dann während der weiteren Operation zur Orientierung und Lokalisierung wichtiger Strukturen jederzeit herangezogen werden. Bei den modernen Navigationssystemen ist eine Einbindung des Operationsmikroskops in die Navigation möglich. Dabei wird die Position des Mikroskops jederzeit durch das Kamerasystem verfolgt,

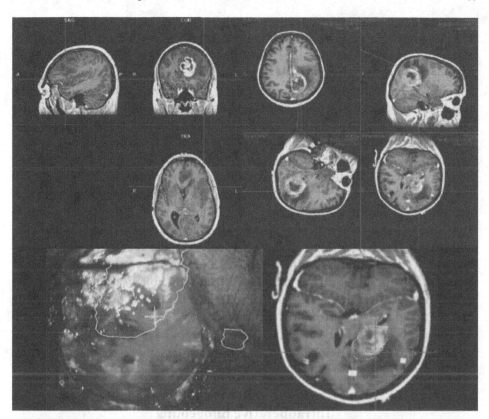

Abb. 4. Funktionelle MRT mit Darstellung des motorischen Sprachareals (*orange* eingefärbtes Areal neben dem Fadenkreuz). Mitte: Bei Verwendung der Datensätze für die Navigation können intraoperativ funktionell wichtige Areale im Operationsfeld dargestellt werden. Außer der Tumorkontur, an deren Rand das Mikroskop fokussiert ist (*Fadenkreuz*), wird die Kontur des funktionellen Areals am rechten Bildrand sichtbar. Rechts: Passende Darstellung auf dem Navigationsbildschirm mit Tumor (*gelbe* Kontur) und funktionellem Areal (*lila* Kontur)

und der Fokuspunkt entspricht der aktuellen Position auf dem Bilddatensatz. Entsprechend können vorausgeplante Objekte als Konturen in das Okular des Operateurs eingeblendet und dem Operationssitus ortsgerecht überlagert werden (Abb. 3).

Bereits 1993 ist es gelungen, in Heidelberg das erste kommerziell verfügbare Navigationssystem zu installieren und in der Folge wurden zahlreiche grundlegende Arbeiten zur klinischen Anwendung und Weiterentwicklung der Neuronavigation durchgeführt. Navigationssysteme sind inzwischen an vielen Zentren vorhanden und in die operative Routine integriert. Die derzeitigen Entwicklungen zielen vor allem auf die Integration multimodaler Planungsdaten wie funktionelle MRT, PET, SPECT oder MEG in die Navigation und eine bessere und ergonomischere Unterstützung des Operateurs mit Verfahren der erweiterten Realität.

Trotz der technischen Weiterentwicklungen, welche die Genauigkeit und den Umgang mit Navigationssystemen wesentlich verbessert haben, bleibt ein grundsätzliches Problem bestehen, das für alle bildgesteuerten Verfahren gilt, die mit präoperativen Datensätzen arbeiten: Jegliche intraoperative Verschiebung der anatomischen Verhältnisse kann nicht in den präoperativen Bilddaten dargestellt werden. Dies bedingt zwangsläufig eine mangelhafte Übereinstimmung bzw. Abweichungen zwischen dem aktuellen Operationssitus und den präoperativ gewonnenen Bildern. Die Ursachen für solche Verschiebungen sind vielfältig und treten in Abhängigkeit von den anatomischen Gegebenheiten besonders bei Operationen von Hirntumoren auf. So sind zum Beispiel die Strukturen der Schädelbasis kaum verschieblich, da knöchern eingebettet. Ursachen des *Brain Shifts* sind: Liquorverlust, Hirnschwellung, Retraktion des Gehirnes mit Hirnspateln und Veränderungen durch die fortschreitende Resektion des Tumors selbst. Die daraus resultierenden Abweichungen können unter Umständen im Verlauf einer Operation ein erhebliches Ausmaß annehmen. In einem solchen Fall sind die Lokalisationsangaben des Navigationsgerätes, die ja auf den präoperativen Bildern beruhen, am Ende einer Operation, wenn die Radikalität der Tumorresektion überprüft werden soll, möglicherweise nur noch höchst eingeschränkt verwertbar.

Dies führte zur Entwicklung und Erprobung verschiedener Methoden, um dem Phänomen des *Brain Shift* zu entkommen.

Intraoperative Bildgebung
(CT, MRT, Ultraschall, Fluoreszenz)

Letztlich stellt nur die intraoperative Akquisition von neuen Bilddaten die Übereinstimmung mit dem Operationsgebiet und damit die Genauigkeit der Lokalisation auf verlässliche Weise wieder her. Auf diesem Gebiet wurde in der Heidelberger Klinik Pionierarbeit geleistet.

Es wurde eine Methode zur intraoperativen MRT entwickelt und umgesetzt, so dass im Dezember 1995 weltweit zum ersten Mal ein intraoperatives MRT bei einer mikrochirurgischen Hirntumoroperation durchgeführt werden konnte. Wenig später gelang es dann erstmals, die Neuronavigation mit Hilfe der intraoperativen Bilddaten zu aktualisieren.

Die Anwendung und die Indikationen zur intraoperativen MRT (ioMRT) werden seitdem kritisch hinterfragt, zumal dieses Verfahren sehr kostenintensiv ist. Grundsätzlich sind die Indikationen denen der Neuronavigation ähnlich, wobei besonders Eingriffe in Frage kommen, bei denen mit einer großen Abweichung der Navigation durch intraoperative Gewebeverschiebungen gerechnet werden muss. Dies sind in erster Linie Hirntumore, bei deren Operation dann mit der ioMRT ein Ausgleich des *Brain Shift* und eine Radikalitätskontrolle durchgeführt werden kann.

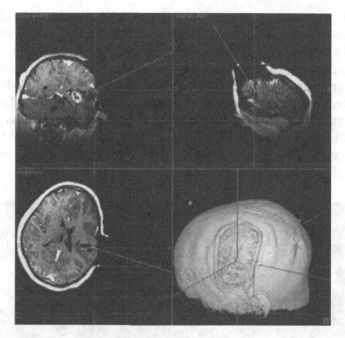

Abb. 5. Intraoperative MRT: Nach der Referenzierung der Navigation mit den intraoperativen Daten können mögliche Tumorreste, hier im *linken oberen* Quadranten als *gelbe* Kontur eingezeichnet, gezielt aufgesucht und resiziert werden. In der 3-D-Rekonstruktion *rechts unten* ist der operative Zugang mit gespreizter Haut sowie die Kraniotomie zu erkennen

Mit den intraoperativen Bilddaten kann eine erneute Referenzierung der Neuronavigation erfolgen und so eine gezielte Resektion des Resttumors (Abb. 5). Inzwischen wurde die Methode in Heidelberg über 500 mal intraoperativ angewendet. Es konnte gezeigt werden, dass durch die intraoperative MRT eine signifikante Steigerung der Operationsradikalität erzielt werden kann, die wiederum bei Patienten mit malignen Gliomen zu einer signifikanten Verlängerung der Überlebenszeit führt.[2] Operationsbedingte Artefakte in der Bildgebung, wie zum Beispiel das Phänomen des chirurgisch induzierten Enhancements erschweren jedoch die Beurteilbarkeit der ioMRT. Daher und auch wegen des nicht unerheblichen Aufwandes, der damit verbunden ist, kann die ioMRT zum jetzigen Zeitpunkt nicht als Standardverfahren angesehen werden.

Auch die Bildgebung mit *Ultraschall (ioUS)* findet bei neurochirurgischen Operationen bereits seit längerer Zeit Anwendung. Die Interpretation der Daten und deren räumliche Zuordnung im Operationssitus ist allerdings in hohem Maß vom Anwender abhängig. Erst die Verbindung mit Navigationsverfahren erlaubt die Erhebung eines dreidimensionalen Datensatzes und achsengerechte Darstellung der Bilder in den Koordinaten eines präoperativ an

---

[2] Siehe die Literaturtitel [11–13].

gefertigten MRT-Bildes und somit eine gute Korrelation der Befunde (Abb. 6). Zur intraoperativen Bildgebung muss dann lediglich die Ultraschall-Sonde im OP-Feld mit Kontakt zum Gewebe aufgelegt und geschwenkt werden. So lassen sich mit vergleichsweise geringem Aufwand intraoperativ aktualisierte Bilddaten erheben (Bonsanto et al. 2001). Aber auch bei der ioUS können mit fortschreitender Operation durch chirurgische Manipulationen des Gewebes Artefakte auftreten, die eine Interpretation der Befunde erschweren. Ob die Bildqualität ausreicht, um die ioUS zu ersetzen, ist Gegenstand aktueller Untersuchungen, die im direkten Vergleich beider Methoden der Heidelberger Klinik durchgeführt werden.

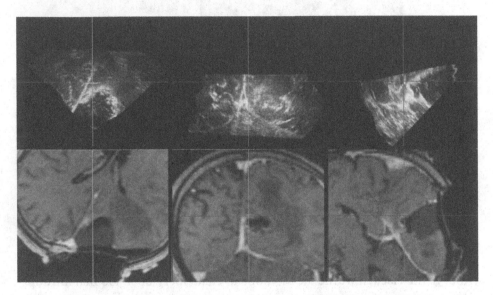

Abb. 6. Intraoperativer Ultraschall, Glioblastom: Ultraschall nach Resektion und korrespondierendes ioMRT

Die *intraoperative Computertomographie (ioCT)* ist keine echte Alternative zur ioMRT. Dies liegt in erster Linie daran, dass verschiedene operativ bedingte Veränderungen zu starken Artefakten führen. So entsteht durch das Operationstrauma sofort eine Blut-Hirn-Schrankenstörung, die computertomographisch schneller als kernspintomographisch erkenntlich ist und somit in verstärktem Maße Tumorreste suggeriert. Ähnlich verhält es sich mit dem durch die Operation ausgelösten Gewebsödem, das im Computertomogramm einen niedriggradigen Tumorrest suggeriert. Hinzu kommen Artefakte durch Blutauflagerungen, Luft etc. Wenn überhaupt, ist die intraoperative Computertomographie nur für bestimmte stereotaktisch geführte Eingriffe sinnvoll oder zur Kontrolle der Schraubenpositionierung in der Wirbelsäulenchirurgie.

Eine gänzlich andere Methode der intraoperativen Bildgebung stellt die *intraoperative Fluoreszenz* dar. Bei diesem Verfahren werden dem Patienten auf dem Blutwege entweder präoperativ oder intraoperativ Fluoreszenz-Farbstoffe appliziert, die im Tumorgewebe akkumulieren.

Unter Fluoreszenz-Anregung und Betrachtung des Gewebes mit zwischengeschalteten Filtern ist somit die Identifikation von Tumorgewebe möglich. Kürzlich wurde eine Phase-III-Studie mit 5-Aminolävulinsäure (ALA) abgeschlossen, die zeigen konnte, dass die einen Tag vor der Operation verabreichte Substanz, die dann in malignem Tumorgewebe akkumuliert und ihn so „anfärbt", dazu führt, dass eine radikalere Tumorresektion möglich wird und zu einer verlängerten Überlebenszeit für Patienten mit Glioblastomen führt. Die zusätzlich gewonnene Überlebenszeit liegt allerdings nur in dem bescheidenen Bereich von etwa zwei Monaten.

Ein etwas anderes Verfahren ist die Markierung von Albumin mit Fluorescein, das intravenös verabreicht wird und in Bezirken mit defekter Blut-Hirn-Schranke in den Tumor penetriert und anschließend von den Tumorzellen aufgenommen wird. Auch mit dieser Fluoreszenz-Markierung ist eine radikalere Tumorexstirpation möglich. Allerdings ist dieses Verfahren noch nicht auf gleichem Niveau entwickelt. Erste Ergebnisse aus der eigenen Klinik belegen, dass bei Patienten mit Glioblastomen, denen gesamte fluoreszierende Tumorgewebe entfernt wurde, auch in der intraoperativen Kernspintomographie „tumorfrei" sind.

Zusammenfassend lässt sich konstatieren, dass durch intraoperativ durchgeführte Resektionskontrolle (mit Kernspintomographie oder Fluoreszenz) ein radikaleres Operieren von hochmalignen Gliomen möglich ist und auch das Überleben verlängert wird. Ob der dadurch gewonnene Überlebenszeitgewinn allerdings für die Patienten bedeutsam ist, wird derzeit intensiv diskutiert.

Intraoperatives Monitoring
(Doppler, evozierte Potentiale, Wachkraniotomie)

Weil sich mit den derzeitig verfügbaren bildgebenden Verfahren die Funktion des Gehirns intraoperativ nicht darstellen lässt, werden zu ihrer Überwachung verschiedene intraoperative Verfahren eingesetzt. Dabei handelt es sich einerseits um die Dopplersonographie von Gefäßen, mit der die Durchblutung der Hirnarterien, zum Beispiel bei Aneurysma-Clipping, untersucht wird, andererseits um elektrophysiologische Methoden, mit denen sich motorische und sensorische Funktionen, wie die des Gesichtsnerven, des Hörnerven, der Sehnerven und anderer während einer Operation kontinuierlich prüfen lassen. Bei Anzeichen für eine Verschlechterung der Funktion wird dann das operative Vorgehen modifiziert.

Sollen höhere Gehirnfunktionen intraoperativ geprüft werden, kann eine sogenannte „Wachkraniotomie" durchgeführt werden. Dabei wird der Patient zunächst in tiefer Sedierung und Lokalanästhesie operiert. Der Patient erhält nur kurzwirksame sedierende Medikamente, deren Wirkung aufgehoben werden kann, um intraoperativ die Prüfung der Sprachfunktion oder der Motorik durchzuführen.

Dieses Vorgehen ist möglich, weil das Gehirn selbst nicht schmerzempfindlich ist und eine Operation ohne Narkose ermöglicht. Solche Operationen werden aber selten durchgeführt, da die psychische Belastung für den Patienten hoch ist.

Adjuvante onkologische Therapieverfahren
(ASI, convection enhanced delivery)

Einen ähnlich hohen Stellenwert wie die Weiterentwicklung operativer Verfahren könnten adjuvante Therapieverfahren in der Behandlung neuroonkologischer Krankheitsbilder in Zukunft einnehmen. Sie stehen heute neben der seit langem etablierten Strahlentherapie, deren Verfahren mittlerweile auch weniger belastend, aber gleichzeitig effektiver geworden sind.

Alternative Verfahren sind zum Beispiel die *autologe spezifische Immunisierung* (ASI), bei der eine Impfung des Patienten mit inaktivierten Zellen des eigenen Tumors erfolgt, wodurch dem Immunsystem eine zellvermittelte Abwehr gegen den Tumor ermöglicht wird. Erste Ergebnisse, die mit dieser Methode in Heidelberg erzielt werden konnten, haben bemerkenswerte internationale Anerkennung gefunden (Steiner et al. 2004).

Eine weitere Methode befindet sich derzeit in verschiedenen Anwendungen in klinischer Erprobung: *Convection Enhanced Delivery* hat die Umgehung der Blut-Hirn-Schranke zum Ziel. Diese stellt bei vielen adjuvanten Verfahren wie der Chemotherapie ein erhebliches Hindernis dar. Dabei werden mit

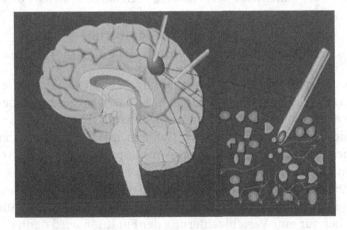

Abb. 7. Beim Verfahren der Konvektions-unterstützten Applikation (Convection enhanced Delivery, CED) werden Wirkstoffe unter Umgehung der Blut-Hirn-Schranke mit Mikrokathetern ins Hirnparenchym eingebracht. Diese verteilen sich mit dem vergleichsweise großen Infusionsvolumen in den Zellzwischenräumen und entlang der Nervenbahnen, um so direkt an den Wirkort gelangen zu können. So können Zytostatika, Apoptose-induzierte Toxine, onkologische Viren oder Ähnliches infundiert werden

Mikrokathetern Wirkstoffe kontinuierlich über einen Zeitraum von 48 bis 92 Stunden direkt ins Hirnparenchym in die Umgebung der Läsion appliziert, um sich dann vom Ort der Applikation aus zu verteilen (Abb. 7). Gegenstand der Forschung ist vor allem noch die Vorhersage der Verteilung der Substanzen im Gehirn, um so die optimale Anzahl und Lokalisation der Mikrokatheter zu berechnen.

Aktuelle intensivmedizinische Fortschritte in der Neurochirurgie

In den letzten zwei Jahrzehnten sind insbesondere in der Überwachung und in der Therapie akuter zerebraler Schädigungen, wie zum Beispiel nach schwerem Schädel-Hirn-Trauma oder der schweren Subarachnoidalblutung, erhebliche Fortschritte gemacht worden. So wurden zum Beispiel durch die Einführung der Überwachung der Sauerstoffsättigung (ptiO2) oder die Etablierung und Validierung des Monitorings des Hirnparenchyms mittels Mikrodialyse wesentliche neue Erkenntnisse gewonnen, die selbstverständlich auch zur postoperativen Behandlung von Patienten mit schwierigen Hirntumoroperationen eingesetzt werden (Kiening et al. 1997; Unterberg et al. 2001). In diesem Zusammenhang sei der amerikanische Mikroneurochirurg Al-Mefty aus seinem Standardwerk über die neurochirurgische Behandlung von Meningeomen zitiert: "Postoperative care is part of the operation and is equal to fine surgical technique".

Nach wie vor ist es neurochirurgischer Standard, Patienten, die an intrakraniellen Tumoren operiert wurden, postoperativ mindestens 12 Stunden auf einer speziell dafür eingerichteten Intensivstation zu überwachen und zu therapieren.

Möglichkeiten und Grenzen der Hirntumorchirurgie heute

Wie eingangs erwähnt, wurde vor 130 Jahren in London die erste erfolgreiche Hirntumoroperation durchgeführt. Wie erfolgreich dieser Eingriff tatsächlich war und ob der Patient davon profitierte, sei dahin gestellt. Vor der Wende zum 20. Jahrhundert war in jedem Falle das Überleben einer Hirntumoroperation berichtenswert.

In den fünfziger Jahren des 20. Jahrhunderts ist zwar die Mortalität nach Hirntumoroperationen deutlich geringer, aber immer noch in einem Bereich von 20 bis 40 Prozent. Jede Tumoroperation am Gehirn war damals ein Eingriff auf Leben und Tod, ganz abgesehen davon, dass nach Hirntumoroperationen zusätzliche Schäden, wie Lähmungen, Sprachstörungen etc., sehr häufig waren und von Neurochirurgen und Patienten hingenommen werden mussten. Damals jedenfalls stellte die Neurochirurgie sicherlich ein Spezialgebiet der Medizin dar, das nur von besonders unerschütterlichen Ärzten ergriffen wurde.

Dies ist heute, im Jahr 2006, glücklicherweise ganz anders: Nach Einführung des Operationsmikroskops als Routine, der Gabe von prä- und postoperativen Steroiden, einer subtilen präoperativen Bildgebung durch Computertomographie, Kernspintomographie (evtl. funktioneller Kernspintomographie) und Angiographie, durch die Entwicklung von Beatmung und moderner neurochirurgischer Intensivmedizin, ist die Mortalität bei elektiven hirnchirurgischen Eingriffen mittlerweile unter 1 Prozent. Darüber hinaus ist die Morbidität, d. h. das Auftreten zuvor nicht vorhandener funktioneller Defizite, zwischen 5 und 10 Prozent und damit in einem Bereich, der von allen Patienten als akzeptabel angesehen wird.

Durch die Etablierung der Neuronavigation ist heutzutage eine maßgeschneiderte Trepanation möglich, die so klein wie möglich gehalten werden kann. Selbstverständlich wird die Tumorresektion in mikrochirurgischer Technik durchgeführt. In der Regel wird auch die Tumorresektion navigiert bzw. konturgeführt. Dies bedeutet, dass im Operationsmikroskop die virtuellen Tumorgrenzen eingezeichnet und dargestellt werden. Wenn nötig, wird die Sicherheit der Operation durch ein intraoperatives elektrophysiologisches Monitoring ergänzt oder gar in einer so genannten „Wachkraniotomie" durchgeführt.

Durch die intraoperative Überprüfung der Radikalität der Resektion ist es darüber hinaus möglich geworden, intrazerebrale Tumore radikal zu entfernen. Verfahren, die dies ermöglichen, sind die fluoreszenz-gesteuerte Resektion, der intraoperative Ultraschall und, als derzeit beste Möglichkeit, die intraoperative offene Kernspintomographie.

Tabelle 3

Hirntumorchirurgie im 21. Jahrhundert
• Subtile präoperative Bildgebung (MRT, evt. fMRT, evt. Angio)
• Neuronavigation
• „Maßgeschneiderte" Trepanation (minimal-invasiv)
• Tumorresektion: in mikrochirurgischer Technik, konturgeführt/navigiert
• Monitoring: elektrophysiologisch, „Wachkraniotomie"
• Resektionskontrolle durch Fluoreszenz, Ultraschall, intraoperatives MRT

Dennoch können auch heute nach wie vor viele intrazerebrale Tumore nicht gänzlich chirurgisch entfernt werden, denn eine Resektion im Gesunden ist im Gehirn aufgrund der Bedeutung jeder intakten Nervenzelle nun einmal nur selten möglich. Tumorresektion im Gehirn bedeutet daher stets eine Gratwanderung zwischen dem eben noch Resektablen ohne den Verlust von Funktion.

Zweifellos sind in der Vergangenheit auch Irrwege und Sackgassen beschritten worden, wie zum Beispiel der Versuch der radikalen Entfernung von bösartigen Schädelbasistumoren.

Heute ist klar, dass solche invasiv und destruktiv wachsenden Tumore nur teilweise chirurgisch entfernt werden können, der Rest muss einer fokussierten, schonenden, aber hoch effizienten Strahlentherapie zugeführt werden, wie zum Beispiel der Schwerionentherapie.

Die chirurgische Behandlung von Hirntumoren wird auch in Zukunft die Unterstützung adjuvanter Therapieverfahren benötigen, um Tumorzellen am Resektionsrand zu beseitigen. Hierfür gibt es inzwischen vielversprechende neue Ansätze, wie zum Beispiel die *Convection Enhanced Delivery*.

Die Zukunft hat bereits begonnen: Die Neurochirurgie hat sich in den letzten Jahrzehnten bis auf den heutigen Tag rasant und dramatisch verändert. Eine Vielzahl leiser Revolutionen hat stattgefunden, zum Beispiel die Einführung der mikrochirurgischen Technik oder der Neuronavigation. Die Neurochirurgie kann heute Leistungen erbringen, von denen sie vor zwanzig Jahren nur träumte.

Literatur

An dieser Stelle sei nur auf die wichtigsten und wesentlichen Arbeiten der Heidelberger Neurochirurgischen Klinik und ihrer leitenden Mitarbeiter aus den letzten 10 Jahren verwiesen.

1. Aschoff A, Kremer P (1998) Determining the best cerebrospinal fluid shunt valve design: the pediatric valve design trial. Neurosurgery 42:949–951
2. Bonsanto MM, Staubert A, Wirtz CR, Tronnier V, Kunze S (2001) Initial experience with an ultrasound-integrated single-RACK neuronavigation system. Acta Neurochir 143:1127–1132
3. Kiening KL, Hartl R, Unterberg AW, Schneider GH, Bardt T, Lanksch WR (1997) Brain tissue pO2-monitoring in comatose patients: implications for therapy. Neurol Res 19:233–240
4. Kremer P, Wunder A, Sinn H, Haase T, Rheinwald M, Zillmann U, Albert FK, Kunze S (2000) Laser-induced fluorescence detection of malignant gliomas using fluorescein-labeled serum albumin: experimental and preliminary clinical results. Neurol Res 22:481–489
5. Steiner HH, Bonsanto MM, Beckhove P, Brysch M, Geletneky K, Ahmadi R, Schuele-Freyer R, Kremer P, Ranaie G, Matejic D, Bauer H, Kiessling M, Kunze S, Schirrmacher V, and Herold-Mende C (2004) Antitumor vaccination of patients with glioblastoma multiforme: a pilot study to assess feasibility, safety, and clinical benefit. J Clin Oncol 22:4272–4281
6. Thorwald J (1996) Im zerbrechlichen Haus der Seele. In: Ein Jahrhundert der Gehirnchirurgen, der Gehirnforscher, der Seelenforscher. München: Droemer
7. Tronnier VM, Wirtz CR, Knauth M, Lenz G, Pastyr O, Bonsanto MM, Albert FK, Kuth R, Staubert A, Schlegel W, Sartor K, Kunze S (1997) Intraoperative diagnostic and interventional magnetic resonance imaging in neurosurgery. Neurosurgery 40:891–900
8. Tronnier VM, Rasche D, Hamer J, Kienle AL, and Kunze S (2001) Treatment of idiopathic trigeminal neuralgia: comparison of long-term outcome after radiofrequency rhizotomy and microvascular decompression. Neurosurgery 48:1261–1267
9. Unterberg AW, Sakowitz OW, Sarrafzadeh AS, Benndorf G, Lanksch WR (2001) Role of bedside microdialysis in the diagnosis of cerebral vasospasm following aneurysmal subarachnoid hemorrhage. J Neurosurg 94:740–749
10. Unterberg AW, Stover J, Kress B, Kiening KL (2004) Edema and brain trauma. Neuroscience 129:1021–1029

11. Wirtz CR, Kunze S (1998) Neuronavigation: Computerassistierte Neurochirurgie. Dt Ärztebl 95:A2384–2390
12. Wirtz CR, Knauth M, Staubert A, Bonsanto MM, Sartor K, Kunze S, Tronnier VM (2000) Clinical evaluation and follow-up results for intraoperative magnetic resonance imaging in neurosurgery. Neurosurgery 46:1112–1120
13. Wirtz CR, Albert FK, Schwaderer M, Heuer C, Staubert A, Tronnier VM, Knauth M, Kunze S (2000) The benefit of neuronavigation for neurosurgery analyzed by its impact on glioblastoma surgery. Neurol Res 22:354–360

Heidelberger Jahrbücher, Band 50 (2006)
C. Herfarth (Hrsg.) Gesundheit
© Springer-Verlag Berlin Heidelberg 2007

Neue Techniken und Strategien
gegen die Schwerhörigkeit

PETER K. PLINKERT

Der Gehörsinn erlaubt es uns, Informationen aus der unmittelbaren Umgebung sowie aus weiterer Entfernung wahrzunehmen. Dem auditiven System werden im Wesentlichen vier Hauptfunktionen zugeordnet:

(1.) die Alarmierung,

(2.) die Orientierung,

(3.) die emotional-ästhetische Funktion und

(4.) die Kommunikation [15].

Der Gehörsinn alarmiert uns frühzeitig mit verschiedenen Tönen und Geräuschen über Gefahren oder sonstige Ereignisse aus unserer Umwelt, die wir noch nicht sehen können. Aus der Sicht der Evolution betrachtet, könnte dieses als Beitrag zum Überleben einer Spezies interpretiert werden. In der modernen Umwelt übernimmt das Gehör eine Alarmierungsfunktion. Es warnt uns im Straßenverkehr vor einem sich annähernden Auto oder Fahrrad. Hinsichtlich der Orientierung liefert uns das Gehör wesentliche Informationen über die räumliche Umwelt. Selbst mit geschlossenen Augen können wir unterscheiden, ob die Musik in einem großen hallenden Raum, z.B. einer Kirche oder einem Konzertsaal oder einem kleinen Raum erklingt. Darüber hinaus sind wir in der Lage, durch beidohriges Hören eine Geräuschquelle präzise zu lokalisieren. Durch Intensitäts- und Lautheitsunterschiede kann differenziert werden, ob sich eine Geräuschquelle rechts oder links, bzw. vor oder hinter uns befindet. Das Gehör übernimmt auch eine emotional-ästhetische Aufgabe. Geräusche und Klänge können positive und negative Emotionen in uns auslösen. Wir können zudem aus den gesprochenen Worten emotionale Zwischentöne heraushören. Die wohl wichtigste Funktion des Gehörs ist aber die zwischenmenschliche Kommunikation. Die Lautsprache erlaubt es den Menschen, auf vielfältige Weise Informationen auszutauschen, Bitten und Appelle zu äußern und die eigenen Befindlichkeiten bekannt zu geben [3]. Das Gehör ist also das Sinnesorgan, das für die Beziehung zu anderen Menschen von zentraler Bedeutung ist.

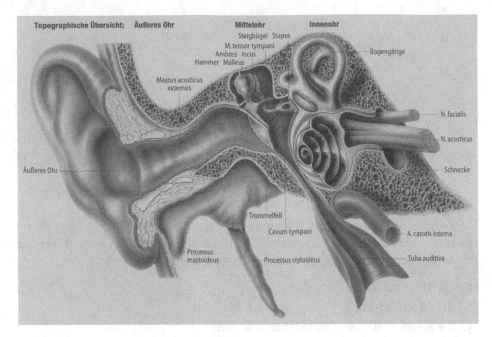

Abb. 1. Schematische Darstellung des peripheren Hörorgans (Rüdiger Anatomie GmbH)

Hörstörungen gehören weltweit zu den häufigsten chronischen Erkrankungen. Alleine in der Bundesrepublik Deutschland sind mehr als 10 Millionen Bürger betroffen. Normalhörenden mag auf den ersten Blick eine Schwerhörigkeit weniger dramatisch erscheinen, aber für den Betroffenen droht eine soziale Isolation, da durch die Kommunikationsstörung Kontakte erschwert und häufig aufgegeben werden. Immanuel Kant (1724–1808) schreibt hierzu: „Nicht sehen können, trennt den Menschen von den Dingen – nicht hören können, trennt den Menschen von den Menschen".

Grundsätzlich können Schädigungen des peripheren Hörorgans im Mittel- oder Innenohr (syn.: Hörschnecke, Kochlea) lokalisiert sein (Abb. 1).

Mittelohrschwerhörigkeit

Eine Beeinträchtigung der Schallübertragung im Mittelohr wird meist durch chronische Mittelohrentzündungen verursacht. Es handelt sich hierbei um einen Oberbegriff für verschiedene Erkrankungen der Mittelohrräume, die als ein gemeinsames Kriterium lang andauernde, jedoch unterschiedlich ausgeprägte Entzündungen mit irreversiblen Gewebezerstörungen und Neubildungen haben. Sie sind klinisch gekennzeichnet durch ein Nachlassen des Gehörs und wiederholtes Ohrenlaufen. Zwei pathogenetisch, prognostisch und therapeutisch unterschiedliche Hauptformen sind zu unterscheiden: die chronische Schleimhauteiterung und die chronische Knocheneiterung (Cholesteatom). Bei ersterem spielt sich die Entzündung nur auf dem Niveau der Schleimhaut und der Gehörknöchelchenkette ab. Hingegen kommt es beim Cholesteatom zu tiefgreifenden Zerstörungen des umgebenden Knochens und potentiell gravierenden Komplikationen (z. B. Gesichtslähmung, Hirnhautentzündung). Die mikroskopische Untersuchung des Trommelfells zeigt einen zentralen oder randständigen Defekt (Abb. 2). Bereits dieses Loch im Trommelfell kann die Schallübertragung im Mittelohr beeinträchtigen. Es kommt jedoch erschwerend hinzu, dass vielfach durch den jahrelangen Krankheitsverlauf bei beiden Krankheitsbildern auch die Gehörknöchelchenkette mit betroffen ist. Meist liegt eine Arrosion des langen Ambossfortsatzes und folglich eine Unterbrechung im Amboss-Steigbügel-Gelenk vor.

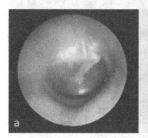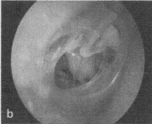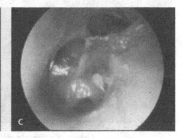

Abb. 2a–c. Mikroskopie des Trommelfells. (a) Normalbefund, (b) zentral gelegene Trommelfellperforation, (c) randständiger Trommelfelldefekt mit partieller Zerstörung der knöchernen Gehörgangswand

Für den mikrochirugisch tätigen HNO-Arzt stellt sich die Frage nach den operativen Möglichkeiten, um eine gestörte Schallübertragung im Mittelohr zu beheben. Neben dem mikrochirurgischen Verschluss des Trommelfells kann bei zerstörter Gehörknöchelchenkette durch den Wiederaufbau derselben eine Normalisierung des Hörvermögens erreicht werden. Die Rekonstruktion von Trommelfell und gegebenenfalls der Gehörknöchelchenkette bezeichnet man auch als Tympanoplastik.

Rekonstruktion des Trommelfells

Das Trommelfell nimmt in der mikrochirurgischen Wiederherstellung des Gehörs eine Schlüsselstellung ein. Ohne eine intakte, schwingungsfähige Membran bleibt eine Gehörknöchelchenrekonstruktion und damit ein Höraufbau erfolglos. Bei der Rekonstruktion des Trommelfells werden drei Ziele verfolgt:

1. sicherer Verschluss des Defektes,
2. Schaffen einer ausreichenden Stabilität des Trommelfells gegenüber Ventilationsstörungen,
3. Herstellung akustischer Eigenschaften, die mit denen eines gesunden Trommelfells vergleichbar sind [17].

Die Geschichte der Tympanoplastik ist durch zahlreiche Vorschläge zum Verschluss des Trommelfells charakterisiert. Aufgrund histologischer Untersu-

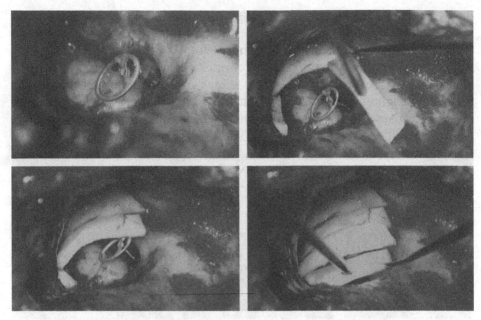

Abb. 3. Knorpelpallisaden zur Rekonstruktion des Trommelfells.
Die Gehörknöchelchenkette wird mit einer Titanprothese komplett wiederaufgebaut

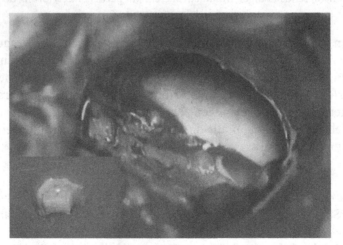

Abb. 4. Doppeltransplantat aus Knorpel und Perichondrium
zum Verschluß eines Trommelfelldefektes

chungen über freie Hauttransplantate schlug Kley bereits 1959 vor, die Defekte des Trommelfells mit Faszie (= Muskelhaut) vom Temporalismuskel zu unterfüttern [11]. Neben der Faszie kommt heute auch Perichondrium (= Knorpelhaut) vom knorpeligen Ohrmuschelgerüst zur Anwendung. Das membranöse Material wird hierbei unter den Defekt an die Trommelfellinnenseite geheftet. Sofern der Trommelfellrand breit genug ist, „klebt" das Transplantat durch Adhäsionskräfte am Trommelfell. Nach einer Einheilungsphase von ca. drei Wochen ist der Defekt zuverlässig verschlossen. Als Transplantatmaterial kommt alternativ Knorpel in Betracht. Dieser kann isoliert oder als so genanntes *Composite Graft* (Knorpel plus Perichondrium) eingesetzt werden. Heermann führte bereits 1962 die Trommelfellrekonstruktion mit 3–6 Knorpelpallisaden ein (Abb. 3) [10]. Die akustischen Eigenschaften einer Rekonstruktion mit Ohrmuschelknorpel sind häufig wesentlich günstiger als man vom optischen Aspekt vermutet. Selbstverständlich spielt die Schichtdicke des transplatierten Knorpels bei der Schallübertragung eine wichtige Rolle. Grundsätzlich gilt, dass die Schallübertragung umso besser ist, je dünner der Knorpel ist. Aus diesem Grunde empfiehlt es sich, den Knorpel auf ca. 0,5 mm Dicke zu reduzieren. Heute setzen wir in Abhängigkeit von der intraoperativen pathologisch-anatomischen Situation (Ausmaß der Trommelfell-Retraktion, Belüftung über die Eustachische Röhre, Größe des Defektes) Faszie vom Musculus temporalis, Knorpelhaut (= Perichondrium) von der Ohrmuschel oder ein Doppeltransplantat aus Knorpel und anheftendem Perichondrium ein (Abb. 4).

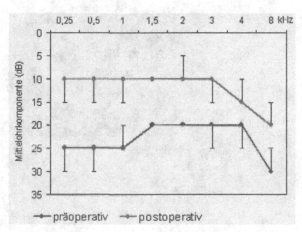

Abb. 5. Prä- und postoperatives Hörvermögen bei Patienten mit Typ-I-Tympanoplastik bei chronischer Schleimhauteiterung (Baumann et al. 1997)

Wie sehen die Ergebnisse hinsichtlich der Hörverbesserung aus? Unsere Behandlungsergebnisse nach einer Tympanoplastik zeigen eine deutliche Verbesserung des Gehörs. Die gestörte Schallübertragung im Mittelohr wurde signifikant reduziert. Der Vergleich der Mediane vor und nach Verschluss des Trommelfells (Tympanoplastik Typ 1 = isolierte Deckung eines Trommelfelldefektes) ist in Abb. 5 dargestellt (aus [1]).

Rekonstruktion der Gehörknöchelchenkette

Der Schall wird vom Trommelfell in mikromechanische Vibrationen der Gehörknöchelchenkette umgewandelt, verstärkt und löst über Bewegungen der

Steigbügelfußplatte Volumenverschiebungen der Innenohrflüssigkeiten aus. Für den Ersatz eines Gehörknöchelchens (= Ossikels) ist aus biologischer Sicht das körpereigene Material nicht zu übertreffen. Als Goldstandard für die Rekonstruktion gilt bis heute die Verwendung des patienteneigenen Amboss oder Hammerkopfes. Diese Anteile der Gehörknöchelchenkette können während eines mikrochirurgischen Eingriffes zur Hörverbesserung zurecht geschliffen und zur Überbrückung eines Kettendefektes eingesetzt werden. Stehen aufgrund der chronischen Mittelohrentzündung keine patienteneigenen Gehörknöchelchen mehr zur Verfügung, wurden seit den 70er Jahren konservierte, homologe Ossikel eingesetzt. Durch das nicht vollständig auszuschließende Risiko einer Infektion durch HIV- und die Creutzfeld-Jakob-Erkrankung wurde diese Rekonstruktionsmöglichkeit in den letzten Jahren vollständig verlassen. Im Gegenzug wurden in zunehmendem Maße Implantate aus Keramiken und Kunststoffen sowie Metalle eingesetzt. Bei letzteren handelt es sich überwiegend um Gold, Platin und Titan.

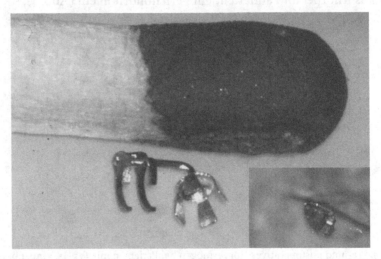

Abb. 6. „Plester"-Prothese zur Überbrückung einer unterbrochenen Gehörknöchelkette im Bereich des Amboss-Steigbügelgelenkes. Insert: intraoperative Situation nach Rekonstruktion der Kette

Für die Schallübertragung entscheidende Materialeigenschaften sind die Steifigkeit und das Gewicht des Implantates. Untersuchungen zur Prothesenmasse zeigten, dass diese 15 mg nicht überschreiten sollte, um Übertragungsverluste besonders in den hohen Frequenzen zu vermeiden (aus [17]). Aus diesem Grunde wurden Goldimplantate in letzter Zeit zunehmend von Titanimplantaten verdrängt. Neben der hohen Biokompatibilität zeichnet sich Titan gegenüber Gold durch seine hohe Steifigkeit und sein niedriges Gewicht aus [17]. Beide Faktoren tragen zu einer besseren Schallübertragung im Mittelohr bei.

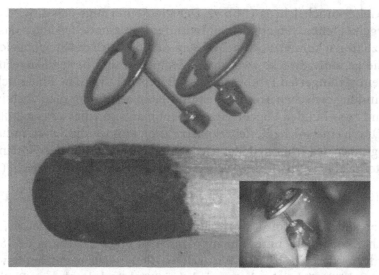

Abb. 7. Titan-Prothesen zum partiellen bzw. kompletten Ersatz
der Gehörknöchelchenkette

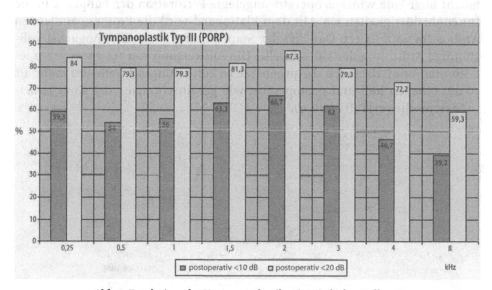

Abb. 8. Ergebnisse der Tympanoplastik mit Wiederherstellung
der Gehörknöchelchenkette

Liegt eine isolierte Zerstörung des langen Ambossfortsatzes vor, kann der
Defekt mit einer Winkelprothese nach Plester überbrückt werden. Sie erlaubt
eine weitestgehend physiologische Rekonstruktion der Gehörknöchelchenkette (Abb. 6).

Bei ausgedehnteren Defekten der Ossikelkette erfolgt die Ankopplung zwischen Trommelfell und Steigbügel durch Interposition eines kleinen künst-

lichen Gehörknöchelchens (Abb. 7). Der glockenförmige Schaft wird auf das Steigbügelköpfchen aufgestellt, während der Implantatteller unter das Trommelfell zu liegen kommt. Fehlt neben dem Amboss auch der Steigbügeloberbau muss die gesamte Strecke zwischen Trommelfell und beweglicher Fußplatte mit einem verlängerten Prothesenschaft überbrückt werden. Eine solche starre Verbindung zwischen Trommelfell und Fußplatte findet man auch im Tierreich und zwar bei den Vögeln. Hier spricht man von einer so genannte Kolumella. Durch eine solche Kettenrekonstruktion können die Schall-induzierten Schwingungen des Trommelfelles wieder zum Innenohr und den Hörsinneszellen weitergeleitet werden. Eine Verbesserung des Gehörs wird erreicht (Abb. 8).

Otosklerose

Bei einer anderen Form der Mittelohrerkrankung, der Otosklerose, kommt es durch Knochenab- und Umbauprozesse zu einer Fixierung des Steigbügels in der ovalen Nische. Zur Wiederherstellung einer normalen Beweglichkeit der Gehörknöchelchenkette wird der Steigbügel durch eine Platinband-Teflonprothese (Länge ca. 4,5 mm; Durchmesser ca. 0,6 mm) ersetzt. Diese taucht über eine winzige, operativ angelegte Perforation der Fußplatte in die Innenohrflüssigkeiten ein. Mit dem Platinband wird die Prothese am langen Ambossfortsatz fixiert. Das Ziel der Stapes-Chirurgie ist die möglichst vollständige Anhebung der Hörschwelle. Die Auswertung von 114 eigenen Stapedotomien zeigt, dass sich die präoperative Luftleitungsschwelle um mehr als 30 dB anheben ließ und postoperativ, wie gewünscht, nahe der Knochenleitungsschwelle verläuft (Abb. 9).

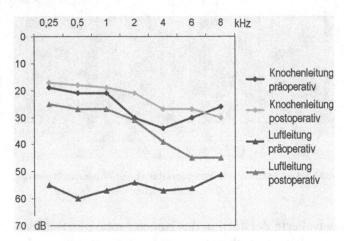

Abb. 9. Ergebnisse der Stapeschirurgie ($n = 114$)

Nicht immer lässt sich eine Mittelohrschwerhörigkeit mikrochirurgisch beheben. Für diese Situationen kann ein knochenverankertes Hörgerät eingesetzt werden.

Das knochenverankerte Hörgerät
(Bone Anchored Hearing Aid, BAHA)

Wir nehmen unsere eigene Stimme etwa zu gleichen Anteilen über die Luftleitung und die Knochenleitung wahr. Das bedeutet, die Schallwellen erreichen unser Ohr zum einen von außen über die Luft, zum anderen aber auch von innen, indem die im Kehlkopf erzeugten Vibrationen den gesamten Kopf in Schwingungen versetzen und über den Knochenschall zum Innenohr gelangen. Unser Gegenüber dagegen hört lediglich den Anteil, der über die Luft übertragen wird. Das ist der Grund für die eindrückliche Erfahrung, dass wir unsere eigene Stimme, wenn sie vom Tonband abgespielt wird, kaum erkennen: hier die Knochenleitung fehlt [5]. Diese Knochenleitung ist also eine ganz natürliche Form des Hörens, die wir auch therapeutisch in Form von Knochenleitungshörgeräte nutzen können.

Nachteile herkömmlicher Knochenleitungshörgeräte

Herkömmliche Knochenleitungshörgeräte funktionieren indem ein hinter der Ohrmuschel getragener, mechanischer Schwinger die Schallwellen durch die Haut hindurch auf den Knochen überträgt. Um eine ausreichende Ankopplung zu erhalten, muss der Wandler durch ein Stirnband, einen Bügel oder ein spezielles Brillengestell relativ fest auf die Haut gepresst werden. Genau darin liegt das Problem der herkömmlichen Knochenleitungshörgeräte: wird zu wenig angedrückt, ist die Dämpfung durch die Haut so hoch, dass der Höreindruck entsprechend schwach ist; wird dagegen so stark angedrückt, dass die Hörwahrnehmung gut ist, so können leicht Druckstellen und zum Teil erhebliche Schmerzen auftreten, die den Tragekomfort und die Tragezeit deutlich einschränken. Im Säuglings- und Kleinkindesalter funktionieren die konventionellen Knochenleitungshörgeräte gut, weil die Haut noch relativ dünn ist. Da auch die Haut mit dem Alter an Dicke zunimmt, werden dementsprechend die Dämpfung und der kompensatorische Anpressdruck höher.

Was ist ein knochenverankertes Hörgerät?

Bei einem knochenverankerten Hörgerät wird die Schallenergie direkt über eine implantierte Titanschraube an den Knochen abgegeben (Abb. 10). Man spricht dann auch von „direkter Knochenleitung". Die Schallenergie umgeht das Mittelohr und fließt über die Knochenleitung direkt in das Innenohr. Das Hörgerät selbst ist an dieser Verankerung – der Titanschraube – über einen durch die Haut nach außen ragenden Aufbau mit Schnappverschluss befestigt. Damit ist ein schmerzfreies Tragen des Hörgerätes mit perfekter Übertragung möglich. Das BAHA wurde in der Arbeitsgruppe um Tjellström, Håkansson und Carlsson in Göteborg (Schweden) entwickelt [16]. Der erste schwerhörige Patient wurde dort 1977 mit einem Prototyp versorgt. Damit war für eine bisher

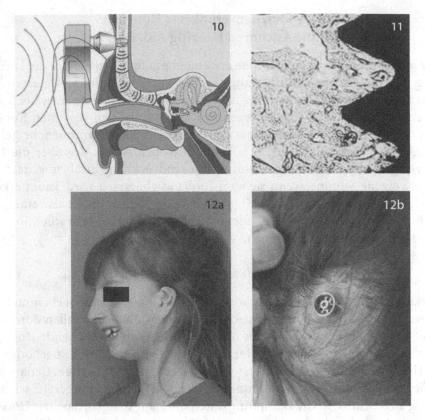

Abb. 10. Schematische Darstellung der Funktionsweise eines knochenverankerten Hörgerätes BAHA. Die Schallwellen werden vom Mikrofon aufgenommen und in Vibrationen übersetzt, die über die Titanfixtur direkt auf den Knochen und damit das Innenohr übertragen werden

Abb. 11. Osseointegration

Abb. 12a, b. 6-jähriges Mädchen mit Franceschetti-Syndrom und beidseitiger Mikrotie/Gehörgangsatresie. Beidseitige Versorgung mit einem knochenverankerten Hörgerät (BAHA)

nur ungenügend versorgte Patientengruppe ein wahrer Durchbruch geschaffen.

Die Knochenverankerung – Osseointegration

Vater und Wegbereiter dieser Methode war der Schwede Per-Ingvar Brånemark, der die hervorragende Biokompatibilität von Titan bei direktem Kontakt mit vitalem Knochen entdeckte und dafür den Begriff der „Osseointegration" prägte. Lichtmikroskopisch lässt sich zeigen, dass an 60 bis 80 Prozent der Implantatoberfläche ein solcher direkter Kontakt besteht. Elektronenmikroskopisch findet man jedoch auch an diesen direkten Kontaktstellen eine 100 bis 400 nm dünne amorphe Schicht, die aus Proteoglykanen besteht (Abb. 11). Aufgrund dieser Erkenntnisse empfahl Albrektsson folgende Definition für die

Osseointegration: „Die Osseointegration ist ein Prozess, bei dem eine klinisch-asymptomatische, rigide Verbindung eines alloplastischen Implantats im vitalen Knochen erreicht wird und unter funktioneller Belastung erhalten werden kann".

Die Methode wurde 1965 erstmals beim Menschen zur Stabilisierung eines implantatgestützten Zahnersatzes angewandt. 1977 erfolgte erstmalig durch Tjellström eine Implantation im extraoralen Bereich, und zwar für ein knochenverankertes Hörgerät. Ab 1979 wurden auch kraniofaziale Defekte mit knochenverankerten Epithesen versorgt [4, 6, 9].

Gründe für die Implantation eines BAHA

- Große Ohrfehlbildung

Unter einer „großen Ohrfehlbildung" versteht man eine Fehlbildung, bei der sowohl das Mittelohr als auch das äußere Ohr mit der Ohrmuschel (Mikrotie) und einem verschlossenen (atretischen) äußeren Gehörgang betroffen sind. Das hat einen kompletten Schallleitungsblock zur Folge. Wenn das Innenohr, das sich in der Embryogenese getrennt davon entwickelt, normal ist, resultiert eine reine Schallleitungsschwerhörigkeit von rund 50 dB HL. Es muss zwischen ein- und beiderseitigen Fehlbildungen unterschieden werden. Bei beiderseitigen großen Ohrfehlbildungen besteht unmittelbarer Handlungsbedarf. Innerhalb des ersten Lebenshalbjahres erfolgt die Versorgung mit konventionellen Knochenleitungshörgeräten. Im Alter von fünf Jahren kann in geeigneten Fällen (durch eine hochauflösende Computertomografie des Felsenbeins kann das Ausmaß der Fehlbildung bestimmt werden) eine mikrochirurgische Ohroperation durchgeführt werden. Wenn gewünscht, sollte dabei allerdings stets ein plastischer Ohrmuschelaufbau vorausgehen. Alternativ kann im Alter von drei bis fünf Jahren auf eine Versorgung mit dem knochenverankerten Hörgerät BAHA ein- oder beiderseitig gewechselt werden [5, 8]. Bei einseitigen großen Ohrfehlbildungen wartet man mit einer mikrochirurgischen Ohroperation auch in geeigneten Fällen in der Regel bis zum Erwachsenenalter. Obwohl bei Normalhörigkeit auf der Gegenseite eine normale Sprachentwicklung zu erwarten ist, geht der Trend heute dahin, auch diese Kinder schon früh mit Knochenleitungshörgeräten und dann wie bei den beiderseitigen Ohrfehlbildungen auch mit einem BAHA zu versorgen.

- Chronische Ohrsekretion (z. B. chronische Otitis externa, drainierende Radikalhöhle)

Nach mikrochirurgischer Sanierung einer chronischen Knocheneiterung des Ohres (Cholesteatom) muss des Öfteren eine so genannte „Radikalhöhle" angelegt werden. Dabei werden die pneumatisierten Zellen des Warzenfortsatzes hinter der Ohrmuschel ausgebohrt und in den äußeren Gehörgang

abgeleitet. Durch Okklusion des äußeren Gehörgangs mit einem Luftlei-
tungshörgerät kann aus einer bis dahin trockenen, weil gut belüfteten Radikalhöhle eine feuchte Kammer werden. Andere Patienten vertragen auch
ohne vorangegangene Operationen solche „normalen" Hörgeräte nicht. Die
dabei auftretende Sekretion macht das Tragen des Hörgerätes unmöglich.
Durch die Versorgung mit dem BAHA kann der Gehörgang dagegen offen
bleiben und eine Hörverbesserung erreicht werden.

- Sonstige Schallleitungsschwerhörigkeit ohne Möglichkeit der operativen
  Hörverbesserung (z. B. auch „das letzte hörende Ohr")

  In manchen Fällen besteht auch mit Hilfe der modernen Mikrochirurgie
  des Ohres keine Möglichkeit der Hörverbesserung mehr. Mit dem BAHA
  kann dann eine voraussagbare Hörverbesserung für den Patienten erreicht
  werden.

- Anpassung eines Luftleitungshörgerätes unmöglich (z. B. akustische Rückkopplung)

- CROS-Versorgung

  Unter CROS (Akronym für Contralateral Routing of Signals) versteht man
  das Überleiten von Schallinformation von einer Kopfseite auf die Gegenseite. Dies wird in der Regel bei einseitig tauben Patienten durchgeführt um
  den Kopfschatteneffekt zu beseitigen. Klassischerweise erfolgt die Überlei-
  tung von einem am tauben Ohr getragenen Mikrofon über ein elektrisches
  Kabel auf ein am gesunden Ohr getragenen „Lautsprecher" (= Hörgerät).
  Diese Versorgungsmöglichkeit ist für Patienten problematisch, die auf dem
  gesunden Ohr normalhörig sind, weil sie dort eigentlich gar kein Hörgerät
  tragen müssten. Neu ist jetzt die Übertragung der Schallinformation über
  die Knochenleitung mit einem auf der tauben Seite angebrachtem BAHA.
  Die subjektive Einschätzung durch die Patienten ist überwältigend [7].

Gegenanzeigen

Für das BAHA Compact darf die mittlere Knochenleitungsschwelle bei 500,
1000, 2000 und 3000 Hz nicht schlechter als 45 dB HL sein. Sollte die mittlere
Knochenleitungsschwelle bei den genannten Frequenzen dennoch schlechter
als 45 dB HL sein, kann bis 70 dB HL das am Körper getragene Taschengerät
BAHA Cordelle eingesetzt werden. Für die knochenverankerten Hörgeräte
muss in allen Fällen eine Sprachdiskrimination von mindestens 60 Prozent
erreicht werden. Eine große Hilfe in der präoperativen Beratung und Indikationsstellung ist die Testung eines BAHA-Gerätes über einen speziellen Kunst-
stoffstab, der auf den Warzenfortsatz angedrückt oder zwischen die Zähne
genommen werden kann. In Zweifelsfällen kann es ratsam sein, ein konventio-
nelles Knochenleitungshörgerät zunächst einige Wochen probeweise zu tragen.
Darüber hinaus gilt es, die allgemeinen Kontraindikationen der Knochenverankerung zu beachten, wie beispielsweise psychiatrische Erkrankungen und

Demenz, sowie Suchtkrankheiten. Bis auf die Demenz sind dies nur relative Kontraindikationen: Nach individueller Beurteilung mit Einschluss des sozialen Umfeldes kann auch in diesen Fällen eine Knochenverankerung möglich sein. Diabetes, Psoriasis, Sklerodermie oder Osteoporose stellen keine Kontraindikationen dar.

Operativer Eingriff

Die Implantation erfolgt in zwei Schritten: Schritt 1 ist die eigentliche Implantation einer Titanfixtur. Seit 2004 stehen hier selbstschneidende Schrauben des Brånemark-Systems zur Verfügung. Schritt 2 ist die Freilegung mit Hautausdünnung und Enthaarung (um Gewebereaktionen um das Implantat durch zu starke Verschieblichkeit zu vermeiden) und Durchführung durch die Haut mit einer Distanzhülse. Klassischerweise wird zwischen diesen beiden Schritten eine belastungsfreie Einheilungszeit von drei Monaten abgewartet. Bei Kindern oder bestrahlten Patienten sollte man sich sogar sechs Monate gedulden. Anderseits kann man heute bei Erwachsenen mit gutem Knochenangebot von mindestens 3 mm Knochendicke beide Schritte einzeitig, also in einem einzigen Eingriff durchführen. Bei der Implantation müssen strenge Regeln zur Vermeidung von Hitzeschäden im Knochen beachtet werden. Der Eingriff an sich ist jedoch äußerst komplikationsarm.

Wir überblicken 253 Patienten mit Titanimplantaten zur kraniofazialen Rehabilitation seit 1989. Darunter befinden sich 112 BAHA-Patienten im Alter von 2–81 Jahren (Abb. 12). 44 Patienten wurden bilateral behandelt (damit insgesamt 156 BAHAs). 27 waren Kinder bis 16 Jahre. Die Erfolgsrate bezüglich einer beständigen Osseointegration beträgt im Erwachsenalter 99 Prozent, im Kleinkindesalter allerdings nur 90 Prozent. Eine Verbesserung wurde hier durch die Konzeption eine Titanminiplatte des Epiplating-Systems für Fälle mit geringem Knochenangebot erzielt. Gegenüber den zuvor getragenen Knochenleitungshörgeräten ließ sich audiometrisch eine signifikante Verbesserung der Ankopplung nachweisen. Bei beiderseitiger Versorgung wurde der Signal-Rausch-Abstand um −4,2 dB verbessert (95 Prozent; Konfidenzintervall −6,0 bis −2,5 dB). Außerdem konnte das Richtungsgehör auf der jeweils unversorgten Seite signifikant verbessert werden. Bester Indikator für den tatsächlichen Nutzen ist aber die subjektive Akzeptanz, die bei dem knochenverankerten Hörgerät – die richtige Indikation und korrekte präoperative Testung vorausgesetzt – außerordentlich hoch ist [5, 6, 8].

Innenohrschwerhörigkeiten

Die überwiegende Zahl der Schwerhörigkeiten wird nicht durch Erkrankungen des Mittelohres, vielmehr des Innenohres oder der Hörschnecke verursacht. Mehr als 10 Millionen Menschen in der Bundesrepublik sind hiervon betroffen. Das Innenohr oder die Hörschnecke zieht in mehreren Windungen um den zentral gelegenen Hörnerv. Jedem Punkt der Spirale ist, wie den Saiten

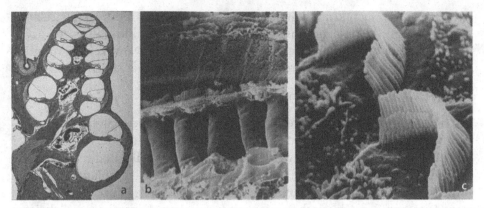

Abb. 13a–c. Histologischer Schnitt durch die Hörschnecke (= Cochlea). (a) Dargestellt ist der spiralförmige Verlauf des Cortischen Organs um den zentral gelegenen Hörnerven. (b) Elektronenmikroskopie einer äußeren Haarzelle (Hörsinneszelle), (c) die Hörsinneszelle trägt an ihrem freien Ende feine Sinneshaare, die die schallinduzierten Flüssigkeitsströmungen im Innenohr aufnehmen und in ein elektrisches Signal umwandeln

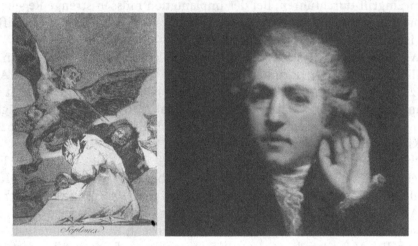

Abb. 14 (*links*). Francisco José des Goya (1746–1828), Soplones.
Abb. 15 (*rechts*). Hörminderung: Joshua Reynolds (1723–1792), Selbstporträt

eines Klaviers, eine bestimmte Tonhöhe zugeordnet. Die Hörschnecke besteht aus drei flüssigkeitsgefüllten Kompartimenten. Im mittleren Flüssigkeitsraum, der so genannten Scala media, sitzt auf der Basilarmembran das eigentliche Sinnesorgan. Es wird nach seinem Entdecker als auch Cortisches Organ bezeichnet. Es besteht aus den Hörsinneszellen, die an ihrem freien Ende feine Sinneshaare tragen, woraus sich auch ihr Name ableitet. Die Sinneshaare sind feine Ausstülpungen der Zellmembran, die quasi wie eine Antenne in die Innenohrflüssigkeit eintauchen und die Schall-induzierten Flüssigkeitsströmungen aufnehmen. Lärm und innenohrschädigende Medikamente, wie beispielsweise

Acetylsalicylsäure oder Cisplatin, können die hochpräzise und parallele Anordnung der Sinneshaare zerstören und folglich zu einer Schwerhörigkeit führen (Abb. 13a–b).

Die Folge ist eine Innenohrschädigung, die sich durch eine Hörminderung, Ohrgeräusche oder die Kombination der beiden Symptome äußern kann. In dem Kupferstich „Soplones" stellt Goya fantastisch und allegorisch seine eigenen Ohrgeräusche dar. Er zeigt drei Personen gequält vom Lärmen der Hexen und Tiere. Mit Schmerz verzerrtem Gesicht versuchen sie die Qualen zu mindern, indem sie sich die Ohren fest zuhalten (Abb. 14). Auch aus der Musik liegt eine genaue Beschreibung von Ohrgeräuschen vor. In seinem Streichquartett in e-moll schildert Smetana 2 Jahre vor seiner Ertaubung musikalisch sein verhängnisvolles und quälendes Ohrgeräusch. Er gab diesem Streichquartett den Titel „Aus meinem Leben" und kommentiert dies in einem Brief an den Violinisten August Krömpel: „...Ich wurde vor Eintritt der völligen Ertaubung viele Wochen lang zuvor durch den starken Pfiff verfolgt, eine halbe, oft eine ganze Stundelang ununterbrochen, ohne dass ich mich davon in irgendeiner Weise hätte befreien können. Dies geschah regelmäßig täglich, gleichsam als warnender Mahnruf für die Zukunft. Ich habe daher versucht, die schreckliche Katastrophe in meinem Schicksal mit dem hell pfeifenden E im Finale zu schildern...".

Das zweite Symptom der Innenohrschädigung ist die Hörminderung (Abb. 15). Die Komplexität lässt sich an einem Zitat von Beethoven einige Jahre vor dessen Ertaubung verdeutlichen: „Die hohen Töne von Instrumenten und Singstimmen, wenn ich weit weg bin, höre ich nicht". Dieser Satz drückt die Anhebung der Hörschwelle aus, ist aber nur ein Teilaspekt der Schwerhörigkeit.

„Manchmal hör' ich den Redenden, der leise spricht, kaum, ja die Töne wohl, aber die Worte nicht". Dies weist auf das Problem hin, dass die Betroffenen hören, aber trotzdem nicht verstehen. Die Beeinträchtigung des Sprachverständnisses wird besonders offensichtlich bei lauten Umgebungsgeräuschen. Im Zitat heißt es weiter: „...und doch sobald jemand schreit, ist es mir unausstehlich...". Die Schädigung des Innenohres ist nicht nur durch eine Anhebung der Hörschwelle, sondern gleichzeitig eine Absenkung der Unbehaglichkeitsschwelle oder Schmerzschwelle verbunden. Der Dynamikbereich des Hörens wird eingeschränkt.

Hörgeräte

Hörgeräte führen unter den medizinischen Hilfsmitteln ein ungewöhnliches Dasein. Der Bedarf an ihnen überschreitet bei weitem ihre tatsächliche Nutzung. Wissenschaft, Ärzteschaft und Industrie unternehmen große Anstrengungen, um den Grund für diese Diskrepanz in Erfahrung zu bringen. Das Problem ist so vielschichtig, dass es auch sehr intensiven Lösungsversuchen hartnäckig standhält. Ein großer Teil der Schwierigkeiten liegt in der besonderen Rolle begründet, die das Gehör unter unseren Sinnesorganen einnimmt.

Anders als bei der Versorgung mit Sehhilfen besteht bei den Betroffenen selten Einsicht in die Notwendigkeit, ein sensorisches Defizit mit apparativer Hilfe auszugleichen. Die Sorge, der Umwelt und sich selbst durch die Inanspruchnahme von Hilfe eine Einbuße der Kommunikationsfähigkeit einzugestehen, führt zu dem irrationalen Lösungsversuch, die Bedürftigkeit und damit die Behinderung durch Ablehnung des Hilfsangebots zu verdrängen.

Es ist nicht auszuschließen – wenngleich aber eher unwahrscheinlich, da der psychische Widerstand oft bereits vor der Erprobung vorliegt –, dass auch die Unvollkommenheit der technischen Korrektur zu ihrer Ablehnung beiträgt. Hieran hat bisher auch die Digitaltechnik als die entscheidende Entwicklung der letzten Jahre nicht viel ändern können. Digitale Hörgeräte unterscheiden sich von konventionellen Analoggeräten dadurch, dass die Verstärkung und Aufbereitung des akustischen Signals mit Hilfe von Signalprozessoren erfolgt. Dies erweitert ganz erheblich die Möglichkeiten, den individuellen Bedürfnissen des geschädigten Gehörs gerecht zu werden. Die wenigsten Hörstörungen können durch eine einfache Verstärkung des Schalls ausgeglichen werden. In den meisten Fällen hängt der Hörverlust von der Frequenz ab: Hohe und tiefe Töne werden nicht genauso gut gehört und bedürfen daher unterschiedlicher Verstärkung. Mit analogen, auf dem Prinzip des Transistors beruhenden Signalverstärkern sind der Umsetzung dieser Forderung sehr enge Grenzen gesetzt. Die digitale Signalverarbeitung hingegen ermöglicht eine nahezu beliebige Gestaltung sowohl des Frequenzganges als auch der dynamischen Eigenschaften eines Hörgerätes [2].

Nichtlinearität

Eine wichtige Rolle spielt vor allem bei der Korrektur von Innenohrschwerhörigkeiten die nichtlineare Verstärkung. Sie ist ein Erfordernis der verloren gegangenen natürlichen Kompression des Schallsignals durch das Innenohr bzw. die Kochlea. Mit Hilfe der zu aktiven Kontraktionen und Elongationen fähigen äußeren Hörsinneszellen vergrößert der kochleäre Verstärker die Amplitude von Schwingungen geringer Intensität. Der Verlust dieser Fähigkeit muss vom Hörgerät kompensiert werden. Vereinfacht ausgedrückt besteht das Merkmal einer nichtlinearen Signalverarbeitung darin, dass mit dem akustischen Eingangssignal nicht bei allen Intensitäten dasselbe geschieht: Der Verstärkungsfaktor ist vom Signalpegel abhängig, er nimmt mit steigendem Pegel kontinuierlich oder sprunghaft ab, der Dynamikbereich wird komprimiert. Für die Wahl des jeweils angemessenen Verstärkungsfaktors muss das Gerät zunächst den Schallpegel ermitteln. Da dies nicht unendlich schnell geschehen kann, befindet sich das Hörgerät erst nach einer endlichen Zeit, der Einschwingzeit, im gewünschten Zustand. Die Folge sind kurzzeitige und für den Hörgeräteträger lästige Über- oder Unterschreitungen des Sollwertes sowie Signalverzerrungen. Eine vollständige Vermeidung dieser Nebenwirkungen ist bei komprimierenden Hörgeräten nicht möglich. Hersteller und Akustiker müssen Kompromisse schließen, um dem Bedarf des zu versorgenden Ohres im Rahmen der Möglichkeiten optimal gerecht zu werden.

Mehrkanalsysteme

Der Frequenzabhängigkeit des Hörverlustes wird mit Hilfe von Mehrkanalsystemen Rechnung getragen. Sie zerlegen das akustische Eingangssignal in die Beiträge aus mehreren (3 bis 24) Frequenzbändern und verwenden für die Verarbeitung eines jeden Beitrages einen eigenen Satz von Parametern (Verstärkungsfaktor, Kompressionsverhältnis, Einsatzpunkt, Begrenzungspegel). Die ersten, in den neunziger Jahren des zwanzigsten Jahrhunderts auf den Markt gekommenen Hörgeräte mit mehreren Frequenzkanälen arbeiteten noch mit digital programmierbaren Analogschaltkreisen. Deren Parameter konnten nur wesentlich weniger flexibel gewählt und angepasst werden als dies bei den heutigen volldigitalen Hörsystemen der Fall ist. Mit den Verarbeitungsalgorithmen digitaler Signalprozessoren können gegenüber der Analogtechnik nicht nur quantitative Fortschritte erzielt, sondern auch qualitativ neue Wege beschritten werden, wie z. B. die Realisierung von Filtern mit geringer Restwelligkeit, verschwindenden Phasenfehlern und extrem steilen Flanken. In einem speziellen Sektor, nämlich bei den implantierbaren Hörsystemen, beruht die Signalverarbeitung ausschließlich auf digitaler Technik. Bei den konventionellen schallverstärkenden Hörgeräten hingegen hat die Digitaltechnik den Markt schrittweise erobert und ist zunehmend auch im unteren Preissegment dominierend.

Speicherbereiche

Viele Hörgeräte – sowohl digital programmierbare Analoggeräte als auch volldigitale Systeme – verfügen über mehrere Speicherbereiche. In ihnen können verschiedene Hörprogramme abgelegt werden, so dass der Hörgeräteträger je nach akustischer Situation eine unter mehreren vom Akustiker programmierten Einstellungen aktivieren kann. Die Umschaltung erfolgt durch Betätigung einer Taste am Hörgerät oder mit Hilfe einer Fernbedienung. In jüngster Zeit werden zunehmend lernfähige Hörsysteme eingeführt, die mit Hilfe neuronaler Netze eine Mustererkennung durchführen und das der Hörsituation am ehesten entsprechende Programm anwählen. Mit dieser Option wird dem Umstand Rechnung getragen, dass eine optimale und allen Hörsituationen gerecht werdende Einstellung des Hörgerätes nur sehr selten gefunden wird. Die unterschiedlichen Ansprüche des Versorgungsbedürftigen müssen abgewogen und Prioritäten gesetzt werden. Häufig treten schönes Klangbild und gute Sprachverständlichkeit als Konkurrenten gegeneinander auf. In Bezug auf das Sprachverstehen ist wiederum zwischen dem ungestörten Zwiegespräch, der Besprechungssituation mit mehreren Partnern, dem Sprachverstehen im Störgeräusch oder in halliger Umgebung und schließlich, als größter Herausforderung, der Diskrimination eines Sprechers im Stimmengewirr zu unterscheiden. Liegen zudem noch gehobene Ansprüche an den Musikgenuss vor, dann ist die Bereitstellung mehrerer Hörprogramme unumgänglich [14].

Verbesserung des Sprachverständnisses

Das geschädigte Innenohr weist weit mehr Funktionsdefizite auf als nur eine eingeschränkte Empfindlichkeit bzw. angehobene Hörschwelle. Neben der bereits erwähnten pathologischen Veränderung in der überschwelligen Intensitätsverarbeitung sind vor allem das Frequenzselektionsvermögen und die Trennung zeitlich aufeinander folgender Signale beeinträchtigt. Mit technischen Mitteln ist eine Kompensation dieser Defizite nicht möglich – was übrigens auch der Grund dafür ist, dass es zur Erfassung dieser Einschränkungen keine klinischen Tests gibt. Die einzige derzeit mögliche Lösung besteht im Versuch einer Substitution der verloren gegangenen natürlichen Funktion des Gehörs. Die zwei gängigsten Ansätze dazu bestehen in der Unterdrückung von Störgeräuschen und in der Erkennung und Hervorhebung der für Sprache typischen Merkmale des akustischen Signals. Letzteres beruht beispielsweise auf der Suche nach Signalanteilen, die mit der für Sprachsignale typischen Silbenfrequenz von ca. 4 Hz moduliert sind.

Als vorteilhaft bei der Diskrimination eines Sprechers im Stimmengewirr erweisen sich neben den genannten Signalverarbeitungsverfahren auch Richtmikrophone, die entweder manuell als Alternative zum omnidirektionalen Mikrofon aktiviert werden können oder adaptiv geregelt werden. Sie unterstützen den Hörgeräteträger dabei, seinen „akustischen Fokus" auf eine frontale Schallquelle zu richten, stellen aber keinen Ersatz für die beidohrige Versorgung als wirkungsvolle Hilfe bei der Lokalisation von Schallquellen und der Sprachdiskrimination im Störgeräusch dar. Die beidohrige oder binaurale Versorgung erfolgte bisher mit zwei unabhängigen Hörgeräten, in jüngster Zeit aber ist ein erstes binaurales Hörsystem auf den Markt gekommen, bei dem zwei Hörgeräte über eine Funkverbindung miteinander kommunizieren. Aufgrund der ausgetauschten Information werden der Modus des Mikrofonsystems und das Sprach- und Geräuschmanagement für die jeweilige Hörsituation eingestellt. Neben akustischen und audiologischen Vorteilen kommt für den Nutzer auch der verbesserte Bedienungskomfort vorteilhaft zum Tragen. Die bei weitem noch nicht abgeschlossenen Bemühungen um die Realisierung binauraler Hörgeräteversorgungen versuchen dem Umstand Rechnung zu tragen, dass das Hören mit beiden Ohren neben den erwähnten positiven Auswirkungen auf das Sprachverstehen und die Lokalisation der Schallquelle mit weiteren Vorteilen verbunden ist: der Reduktion der Beschallungsstärke, der Vermeidung einer einseitigen auditiven Deprivation, der Verringerung des Risikos zur Entstehung von Tinnitus und der Verbesserung der Klangqualität. Zur optimalen Nutzung der Vorteile einer binauralen Versorgung besteht aber noch großer Handlungsbedarf in der Entwicklung von Anpassverfahren [13].

Der Einsatz von Funkverbindungen hat nicht nur beim binauralen Hörsystem, sondern auch bei der CROS-Versorgung zu aktuellen technischen Neuerungen beigetragen. Die CROS-Versorgung (Contralateral Routing of Signals) wird bei einseitiger Taubheit eingesetzt, um das Signal von der tauben auf die hörende Seite überzuleiten. Während die Übertragung bisher mit Hilfe eines Verbindungskabels am Hinterkopf erfolgte, nutzt ein kürzlich vorgestelltes System hierfür die schon in vielen anderen Bereichen bewährte FM-Technik und schafft damit eine hinsichtlich Kosmetik und Komfort sehr vorteilhafte Lösung.

Rückkopplung

Ein weiterer, in den letzten Jahren mit Hilfe der Digitaltechnik erzielter Fortschritt betrifft die Unterdrückung der akustischen Rückkopplung. Das Problem besteht darin, dass ein Teil des in den Gehörgang abgegebenen Ausgangssignals des Hörgerätes wieder in den Mikrofoneingang gelangt und erneut verstärkt wird. Diese Ringverstärkung führt zu einer Übersteuerung des Verstärkers, und sie wird als lautes Rückkopplungspfeifen hoher Frequenz hörbar. Der konventionelle Weg zur Vermeidung dieser lästigen Nebenwirkung besteht in der akustischen Isolation von Eingangs- und Ausgangssignal durch Abdichtung des Gehörganges mit einem individuell gefertigten Ohrpassstück. Bei hohem Verstärkungsbedarf ist diese Gegenmaßnahme häufig nicht ausreichend. Viele digitale Hörgeräte verfügen über weitergehende aktive Rückkopplungsunterdrückungssysteme, welche die Gefahr der Rückkopplung im Ausgangssignal detektieren und ihr entgegenwirken. Im Wesentlichen werden hierbei zwei Algorithmen unterschieden: Das Ausblenden des Rückkopplungspfeifens mit Hilfe eines Kerbfilters und die Kompensation durch Addition eines gegenphasigen Signals der charakteristischen Rückkopplungsfrequenz. Die Wirkung ist zufriedenstellend, und sie eröffnet besonders bei leichten und hochfrequenten Hörverlusten in zunehmendem Maße die Möglichkeit der offenen Anpassung mit einer großzügig belüfteten Otoplastik oder ganz ohne Ohrpassstück. Für den Hörgeräteträger hat dies die angenehme Folge, dass das lästige Verschlussgefühl (Gehörgangsokklusion) wegfällt und dass körpereigene Geräusche, wie sie beispielsweise durch die eigene Stimme und beim Kauen entstehen, weniger dominant und unnatürlich klingen. Ungelöst ist hierbei bislang allerdings das Problem der gerätebedingten Signalverzögerung: Digitale Hörgeräte weisen insbesondere bei niedrigen Frequenzen lange Verarbeitungszeiten auf, die bei paralleler Darbietung des unverarbeiteten Signals zu unerwünschten Überlagerungen führen.

Grenzen

Leider sind der effektiven Nutzung der Digitaltechnik trotz vieler überzeugender Vorteile enge Grenzen gesetzt. Den kritischen Engpass stellen die elektroakustischen Wandler und die Schallzuführung dar. Mikrofon und Hörer müssen unter dem Zwang zur Miniaturisierung konstruiert werden, und dies

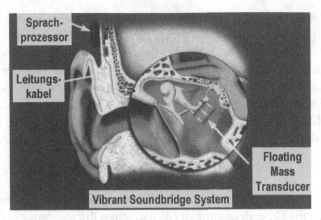

Abb. 16. Symphonik MedEl: Teilimplantierbares Hörgerät

wirkt sich insbesondere bei niedrigen Frequenzen nachteilig auf die Wiedergabequalität aus. Noch schwerer wiegt der Verlust der hohen Frequenzen in
dem als Tiefpass wirkenden Schallschlauch, weil er dem natürlichen, vollen
und transparenten Klangbild abträglich ist. Die in der Produktwerbung gerne
verwendete Gleichsetzung von digitaler Hörgerätetechnik mit „Hören in CD-
Qualität" ist somit leider nicht zulässig. Digitale Signalverarbeitung ist zwar
mit den heutigen technischen Standards sehr wohl in der Lage, höchsten Ansprüchen an die Wiedergabequalität gerecht zu werden, die mühsam erreichte
Qualität verliert aber viel von ihrem Wert, wenn sie sich durch das „Nadelöhr"
eines Hörgerätehörers hindurchzwängen muss. Dieses Dilemma ist eines der
Motive für die aufwendigen Bemühungen um die Entwicklung implantierba-
rer Hörgeräte, bei denen die verlustreiche elektroakustische Wandlung des
Ausgangssignals entfällt [12, 17] (Abb. 16).

Die Hörgerätetechnik hat in den letzten Jahren beeindruckende Fortschritte erzielt. Sie wurden begünstigt durch die Verfügbarkeit und Miniaturisierung
elektronischer Schaltkreise und digitaler Signalprozessoren – und sie wurden
und werden erschwert durch die sehr hohen Entwicklungskosten für hochspezialisierte Halbleiterchips, die in relativ kleinen Stückzahlen und mit kurzen
Produktzyklen gefertigt werden müssen: Im „digitalen Zeitalter" haben sich
die Entwicklungskosten verzehnfacht, die Produktzyklen sind von 10 auf 2 Jahre gesunken. Das ist einer der Gründe dafür, dass leistungsfähige Hörgeräte
zum Leidwesen der Betroffenen heute sehr teuer sein können. Die Versorgungskosten werden im Rahmen der Festbetragsregelung nur zum Teil von
den gesetzlichen Krankenversicherungen übernommen. Viele Menschen sind
bereit, für die Verbesserung ihres Hörvermögens große Opfer zu bringen. Dies
hebt die Bedeutung des Gehörs für das Leben des Menschen als soziales Wesen
hervor. Andererseits verdeutlicht es, dass gutes Hören und uneingeschränkte
sprachliche Kommunikation zu einem Stück Lebensqualität geworden sind,
das leider nicht mehr für jedermann erschwinglich ist.

Literatur

1. Baumann I, Diedrichs HW, Plinkert PK, Zenner HP (1997) Autologes Gewebe bei Typ-I- und Typ-III-Tympanoplastik – Erstoperationen bei der chronischen Schleimhauteiterung. HNO 45:990–996

2. Bekeredjian W (2004) Realisierung digital programmierbarer und volldigitaler Hörgeräte – ein Überblick. Hörakustik 5/2004:10–13

3. Bühler K (1934) Sprachtheorie. Jena: Fischer

4. Federspil P, Bull HG, Federspil PA (1998) Epithetische Wiederherstellung im Gesicht. Dt Ärztebl 95(5):A-214–219

5. Federspil P, Federspil PA (2000) Knochenverankerte aktive Hörimplantate. Dt Ärztebl 97: A-609–614 (Heft 10)

6. Federspil PA, Delb W, Federspil P, Plinkert PK (2001) Untersuchungen zum Richtungsgehör bei 30 beiderseitig mit knochenverankerten Hörgeräten versorgten Patienten und bei 6 einseitig tauben Patienten. HNO Informationen 25(2):83

7. Federspil PA, Federspil P, Delb W, Plinkert PK (2001) Erfahrungen mit der CROS-Versorgung von einseitig tauben Patienten über die Knochenleitung mit dem knochenverankerten Hörgerät. Z Audiol Suppl IV:179–182

8. Federspil PA, Plinkert PK (2002) Knochenverankerte Hörgeräte immer beidseitig! HNO 50:405–409

9. Granström G, Bergström K, Tjellström A (1993) The bone anchored hearing aid and bone-anchored epithesis for congenital ear malformations. Otolaryngol Head Neck Surg 109(1):46–53

10. Heermann J (1962) Erfahrungen mit frei transplantiertem Faszien-Bindegewebe des Musculus temporalis bei Tympanoplastiken und Verkleinerung der Radikalhöhle. Knorpelbrücke zum unteren Trommelfellrand. Z Laryn Rhinol 41:141–155

11. Kley W (1959) Das freie Hauttransplantat in der Mittelohrchirurgie. Arch Ohr Nas Kehlkopfheilk 174:375–399

12. Plinkert PK, Baumann IW, Lenarz T, Keiner S, Leysieffer H, Zenner HP (1997) In-vivo-Untersuchungen eines piezoelektrischen implantierbaren Hörgerätewandlers an der Katze. HNO 45:828–839

13. Seifert-Kraft U (2005) Das weltweit erste binaurale Hörsystem. Hörakustik 2/2005:64–65

14. Steffens T (2004) Sinnvoller Einsatz moderner Hörgeräte – Technik, Nutzen und Begrenzungen. Laryngo-Rhino-Otol 83:754–756

15. Tesch-Römer C, Wahl HW (1996) Seh- und Höreinbussen älterer Menschen. Darmstadt: Steinkopf

16. Tjellström A, Hakansson B (1995) The bone-anchored hearing aid. Design principles, indications, and long-term clinical results. Otolaryngol Clin North Am 28(1):53–72

17. Zahnert T (2005) Gestörtes Hören – Chirurgische Verfahren. Laryngo-Rhino-Otol 84 Suppl 1:37–50

18. Zenner HP, Maaßen MM, Plinkert PK, Zimmermann R, Baumann JW, Reischl G, Leysieffer H (1998) Erste Implantation eines vollständig implantierbaren elektronischen Hörsystems bei Patienten mit Innenohrschwerhörigkeit. HNO 46:844–852

Heidelberger Jahrbücher, Band 50 (2006)
C. Herfarth (Hrsg.) Gesundheit
© Springer-Verlag Berlin Heidelberg 2007

Plastische Chirurgie auf neuen Wegen

GÜNTER GERMANN UND CHRISTINA LUTHER

Die Plastische Chirurgie in ihrem konstanten Streben nach Evolution und Optimierung ihrer eingesetzten Verfahren war zu den verschiedensten Epochen der Schrittmacher für viele Bereiche der rekonstruktiven Medizin, die für die betroffenen Patienten sicht- und fühlbar waren. Dies zieht sich von der ersten Beschreibung des sog. Indischen Stirnlappens (600 n. Chr.), der noch heute in fast unveränderter Form zur Nasenrekonstruktion Anwendung findet, über die aus dem Mittelalter stammenden Nasenrekonstruktionstechniken von Tagliacozzi, Baranca und Feinbein bis zu den genialen Konzepten zur Rekonstruktion von Gesichtern, vor allem von Soldaten aus dem Ersten Weltkrieg, von Esser und Joseph, deren Techniken auch heute, über 80 Jahre später, noch nicht aus dem Repertoire des rekonstruktiv-plastischen Chirurgen wegzudenken sind [11, 26, 36, 45].

Schon früh träumte man von der Möglichkeit, verloren gegangene Extremitäten zu ersetzen. Die berühmteste Darstellung dieses Traums findet sich in einem spätgotischen Tafelbild aus Ditzingen, das die Heiligen Cosmas und Damian bei der Transplantation eines Mohrenbeins auf einen weißen Patienten darstellt. Dies zeigt schon damals die Vision der Transplantation fremder Gliedmaßen und Organe und hat die Plastischen Chirurgen seitdem nie mehr ruhen lassen (Abb. 1).

Einen vorläufigen Höhepunkt stellte dabei die erste humane Nierentransplantation 1954 durch den Plastischen Chirurgen Joseph Murray in Boston dar, der für sein Lebenswerk als bisher einziger Plastischer Chirurg den Nobelpreis erhielt. Mit der Entwicklung der Mikrogefäßchirurgie gelang es, abgetrennte Hände, Füße oder Finger wieder anzunähen und damit vielen Patienten eine funktionsfähige Extremität zu erhalten. Auf die Transplantation allogener Extremitäten als derzeit letzter Meilenstein dieser Entwicklung wird an anderer Stelle eingegangen.

Die späten siebziger und frühen achtziger Jahre waren geprägt von der Einführung mikrochirurgischer Transplantationstechniken in die klinische Routine. Damit war es zum ersten Mal möglich, auch komplexe drei-dimensionale Defekte nach Unfall- oder Tumorresektionen in einer einzeitigen („One-Stage") Transplantation zu rekonstruieren. Es konnten Extremitäten erhalten

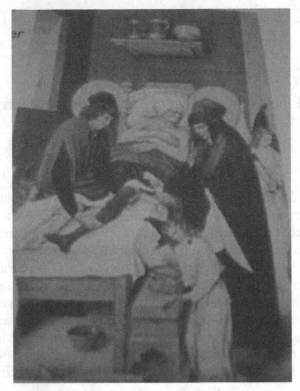

Abb. 1. Die Überpflanzung eines Mohrenbeins durch die Heiligen Cosmas und Damian, dargestellt auf einem spätgotischen Tafelbild aus Ditzingen

werden, die bis dahin mit Sicherheit eine Indikation zur Amputation dargestellt hätten, Behandlungsabläufe konnten stark verkürzt, so die Kosten deutlich gesenkt und die Morbidität für den Patienten signifikant reduziert werden [10, 17, 21, 22, 23, 38, 46, 50].

Neben dieser Entwicklung waren die Einführung von Gewebeexpandern, doppelwandigen texturierten Silikonimplantaten oder der modifizierten Liposuction ebenfalls wichtige, aber gegenüber der Mikrochirurgie weniger spektakuläre und weniger bedeutsame Meilensteine in der Entwicklung [15, 33, 48].

In der vergangenen Dekade wurden die Weichen für verschiedene Entwicklungen gestellt, die zum einen schon Eingang in die klinische Routine der Gegenwart gefunden haben, zum anderen die Brücken in die Zukunft schlagen. Dies sind:

A. Weiterentwicklung mikrochirurgischer Lappentransplantate (Senkung der Co-Morbidität, Verbesserung des ästhetischen Ergebnisses)
B. Ganzheitlicher, biologisch orientierter Behandlungsansatz
C. Tissue Engineering
D. Allogene Transplantation

A. Weiterentwicklung mikrochirurgischer Lappentransplantate

War die Frühzeit der mikrochirurgischen Lappentransplantate (1970–1980) bestimmt durch das Ausloten des technisch Machbaren und die darauf folgende Periode (1980–1990) vor allem von der zunehmenden Entdeckung neuer Lappenplastiken geprägt, so ist die Mikrochirurgie mit ihrer letzten Entwicklungsperiode in eine neue Dimension eingetreten. Hierzu gehören drei wesentliche Faktoren:

1. Die Entdeckung der Perforatorlappen
2. Ein höherer Anspruch an das ästhetische Ergebnis der Rekonstruktion
3. Reduktionen sekundärer Morbidität bei der Entnahme von Transplantaten

Perforatorlappen

Mit den Perforatorlappen ist eine völlig neue Generation von Lappenplastiken entwickelt worden. Hierbei mach man sich die anatomischen Eigenschaften der Hautperfusion definierter Areale zunutze und verfolgt, teils epi- teils subfaszial, die Faszie durchbohrenden („Perforator"-) Gefäße zurück zu den versorgenden Stammgefäßen, bis sie einen anastomosenfähigen Durchmesser erreichen. Hiermit können z. B. bei der Brustrekonsruktion reine Hautfettlappen ohne Beeinträchtigung der Bauchwand gehoben werden [1, 2, 12, 29]. Werden diese Lappenplastiken als gestielte Lappenplastiken gehoben, so haben sie einen extrem großen Rotationsradius und ermöglichen dadurch eine sehr variable Planung. Gleichzeitig ist die Mitnahme funktionierender Muskeln nicht mehr nötig. Die bekanntesten Vertreter der Gattung Perforator-Lappenplastiken sind der so genannten ALT-Lappen vom Oberschenkel, der DIEP-Lappen vom Bauch und der S-GAP-Lappen aus der Gesäßregion (Abb. 2a–d und 3a–f).

Diese Perforator-Lappenplastiken stellen eine wichtige Komponente bei den beiden anderen, mehr in den Vordergrund getretenen Aspekten der re

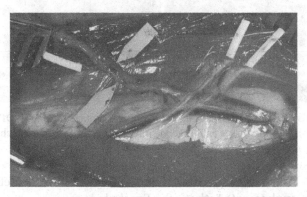

Abb. 2a. Nerven und Gefäße bei der Präparation des DIEP-Lappens (Deep Inferior Epigastric Perforator). Die Perforatorgefäße gehen mit minimalem Durchmesser aus der A. und V. epigastrica inferior zur Haut und arborisieren dort

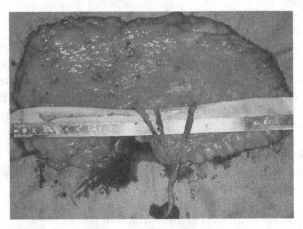

Abb. 2b. Der Lappen ist ohne jeglichen Muskelanteil gehoben und wird nur durch die Perforatorgefäße versorgt. Die Bauchdecke ist völlig intakt

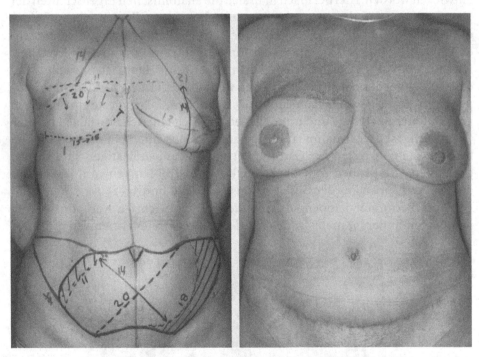

Abb. 2c (*links*). Präoperative Planung bei Mamma-Rekonstruktion mit DIEP-Lappen
Abb. 2d (*rechts*). Postoperatives Frühergebnis mit exzellenter Symmetrie schon frühzeitig postoperativ

konstruktiven Mikrochirurgie dar, nämlich die verminderte Hebedefektmorbidität und das verbesserte ästhetische Ergebnis.

Für den Bereich der rekonstruktiven Chirurgie haben diese Weiterentwicklungen zu einem Quantensprung geführt. Seitdem sich gezeigt hat, dass auch in

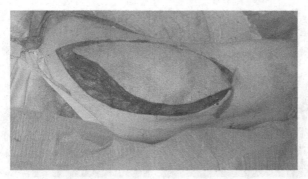

Abb. 3a. Freier ALT-Lappen (Antero-Lateral-Thigh-Flap): lokaler Situs nach Umschneidung des Lappens am rechten Oberschenkel

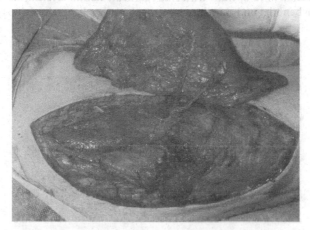

Abb. 3b. Freipräparierte Perforatorgefäße des ALT-Lappens

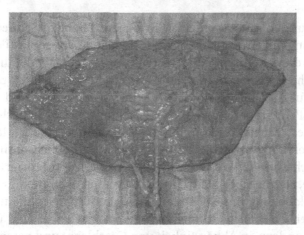

Abb. 3c. Der fasziokutane ALT-Lappen ist gehoben und die septokutanen Perforatoren vom Hauptgefäß abgetrennt. Die Perforatorgefäße entstammen dem absteigenden oder transversalen Ast der Arteria circumflexa femoris lateralis

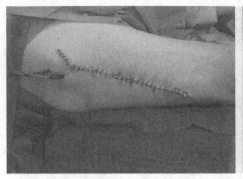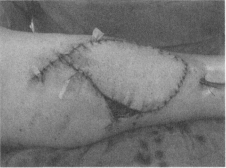

Abb. 3d (*links*). Die Hebestelle des ALT-Lappens ist spannungsfrei verschlossen

Abb. 3e (*rechts*). Schon intra-operativ wird eine exzellente Kontur erreicht, die keine Sekundär-korrekturen benötigt und ein sehr schönes ästhetisches Langzeitergebnis garantiert

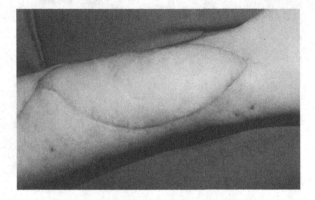

Abb. 3f. Ergebnis kurze Zeit nach der Operation

komplexen Wunden mit exponierten Knochen/Gelenken/Sehnen eine dauer-hafte Ausheilung mit einer cutanen/faszio-cutanen Lappenplastik zu erreichen ist, haben sich die ästhetischen Rekonstruktionsergebnisse deutlich verbessert [8, 31]. Viel mehr als früher, als noch die technische Machbarkeit und der Erfolg der mikrochirurgischen Lappenplastiken im Vordergrund standen, wird heute schon bei der Primäroperation auf die Erzielung eines ästhetisch ansprechen-den Ergebnisses geachtet. So konnten die Kontur, das „Colour-Match", und die Einpassung der Lappenplastiken in den Defekt erheblich optimiert werden [18]. Im Bereich der oberen Extremität haben sich vaskularisierte Faszienlap-pen als dünne, stabile, aber gleitfähige Lappenplastiken bewährt [20, 41]. Die für die Epitheldeckung dieser Lappenplastiken nötige Spalthaut wird aber in entsprechenden Zentren nicht mehr in stereotyper Form vom Oberschenkel entnommen, sondern, in Abhängigkeit von Geschlecht und persönlichem Pro-fil des Patienten, vom Kopf, Mons pubis oder anderen nicht primär ins Auge fallenden Köperarealen.

Dies führt nicht nur zu einer höheren Patientenzufriedenheit, sondern zu deutlich weniger sekundären Korrektureingriffen und damit zu einer signifikanten Senkung der Gesamtbehandlungskosten. Hier ist also die Synthese aus weiterentwickelten Lappenplastiken, ästhetischen Rekonstruktionsergebnisen und verbesserter Ökonomie gelungen.

B. Ganzheitlicher, biologisch orientierter Behandlungsansatz

Das mehrere Jahrzehnte alte Prinzip, das von einem der Pioniere der Plastischen Chirurgie, Sir Herold Gilles, geprägt wurde – replace like with like – hat in den letzten Jahren eine erweiterte Interpretation der ursprünglichen Bedeutung gefunden. Diese ist am ehesten mit einem mehr ganzheitlichen, biologischen Ansatz im Bereich der plastisch-rekonstruktiven, aber auch der ästhetischen Chirurgie zu umschreiben [19].

In der ästhetischen Chirurgie drückt sich dies darin aus, dass die Zielsetzung der Operationen nicht mehr darin liegt, bei den Patienten abstrakte Schönheitsbegriffe umzusetzen, sondern es wird eher versucht, bei den individuellen Voraussetzungen der Patienten die subjektiv empfundenen Mängel im Rahmen dieser Voraussetzungen zu optimieren [7]. Bei der ästhetischen Gesichtschirurgie ist dies besonders augenfällig. Hier ist die Ära der unnatürlich veränderten, zu stark gestrafften, fast maskenhafter Gesichter vorbei. Angestrebt wird heute die Verjüngung des Gesichtes mit dem Erhalten der natürlichen Gesichtsmerkmale, so dass für die Umwelt eher der Eindruck eines entspannten, gut erholten Patienten entsteht, als dass ein verbessertes Aussehen auf einen operativen Eingriff zurückgeführt wird.

Die Implantatsicherheit wurde weiter verbessert, so dass heute z. B. für den Bereich der ästhetischen Brustchirurgie mit doppelwandigen texturierten mit kohäsivem Silikongel gefüllten Implantaten die wohl sichersten Implantate zur Verfügung stehen, die bis jetzt verfügbar waren [48]. Durch Anpassungen der Implantatformen an die natürlichen Vorbilder werden auch langfristig natürlichere Ergebnisse erzielt.

Im Bereich der Handchirurgie hat sich das Prinzip der möglichst biologischen Operationsverfahren vor allem in zwei Entwicklungen niedergeschlagen.

So ist etwa eine Vielzahl von Eingriffen entwickelt worden, die bei Arthrosen, vor allem des Handgelenkes, aber auch der Fingergelenke, bewegungserhaltende Eingriffe erlauben und so die früher üblichen Handgelenks- oder Fingergelenksarthrodesen fast komplett abgelöst haben [4]. Und an die Stelle großer Zugänge zur Versorgung von Frakturen im Bereich des Unterarms und der Hand sind perkutane, minimal-invasive Verfahren mit biologischen Osteosyntheseverfahren getreten, die eine geringere Morbidität, kürzere Immobilisierung und bessere Ästhetik garantieren (Abb. 4a–e und 5a–c).

Auch die Implantation von Hautexpandern wird heute nach minimalinvasiven Prinzipien durchgeführt. Über kleinste Zugänge werden, aus der Vis-

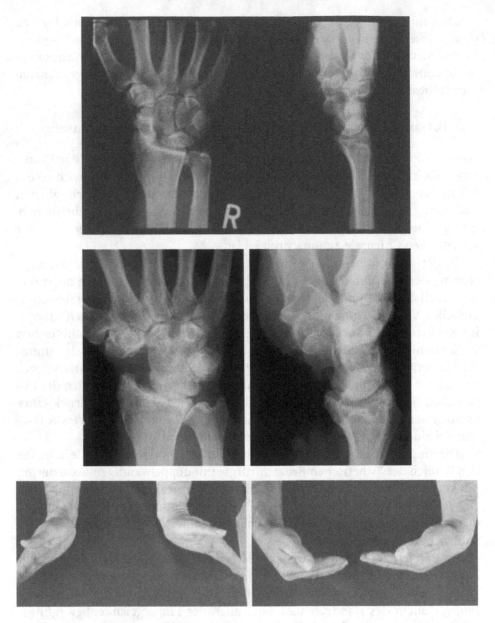

Abb. 4. *Oben:* Fortgeschrittener karpaler Kollaps bei Scaphoidpseudarthrose (SNAC-Wrist, Stadium III). *Mitte, links:* Teilversteifung mit Bewegungserhalt des Handgelenkes (Four corner-Fusion, mediokarpale Teilarthrodese) drei Monate postoperativ, knöchern durchbaut in der p. a.-Röntgenaufnahme. *Mitte, rechts:* Teilversteifung des Handgelenkes (Four-corner-Fusion, mediokarpale Teilarthrodese) drei Monate postoperativ, seitliche Röntgenaufnahme des Handgelenks. *Unten links:* Maximale Handgelenksextension drei Monate nach mediokarpaler Teilarthrodese rechts mit sehr guter Beweglichkeit im Vergleich zur gesunden Seite. *Unten rechts:* Maximale Handgelenksflexion drei Monate nach mediokarpaler Teilarthrodese rechts mit sehr guter Beugung im Vergleich zur linken Seite

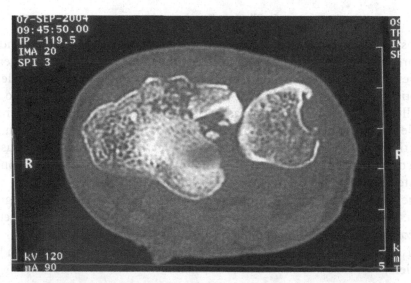

Abb. 5a. Arthrose des Distalen Radio-Ulnar-Gelenkes (DRUG) in Kombination mit einer distalen Radiusfraktur loco typico, dargestellt im Computertomogramm des rechten Handgelenkes

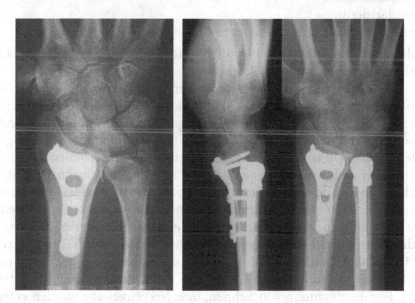

Abb. 5b (*links*). Arthrose des Distalen Radio-Ulnar-Gelenkes (DRUG) in Kombination mit einer distalen Radiusfraktur loco typico, dargestellt im Röntgenbild des rechten Handgelenks p. a.

Abb. 5c (*rechts*). Implantation einer Ulnakopfprothese bei Arthrose des distalen Radio-Ulnar-Gelenkes, sowie Plattenosteosynthese bei distaler Radiusfraktur

zeralchirurgie entlehnte, Ballons eingeführt, um ein Expanderlager zu schaffen und so schnellere Auffüllzeiten, größere primäre Füllvolumina und mehr Patientenkomfort zu erreichen [44, 47].

C. Tissue Engineering

Seit es Rheinwald und Green gelungen ist Keratinozyten zu züchten und auf entsprechenden Trägermedien konfluieren zu lassen, um so große kongenitale Naevi bei Kindern zu behandeln, ohne große Spalthautentnahmestellen zu benötigen, wurde der Begriff des Tissue-Engineering geboren [3, 25, 40, 49]. Die Illusion, in wenigen Jahren passende Ersatzteile für abgenutzte oder ausgefallene Organe herstellen zu können, bzw. traumatische oder durch Tumorresektion entstandene Defekte mit gezüchteter Haut, Sehnen oder Muskeln ohne den Preis einer zusätzlichen Entnahmestelle rekonstruieren zu können, musste allerdings bald aufgegeben werden, da zunächst vor allem die technische Machbarkeit zur Züchtung unterschiedlicher Zellen im Vordergrund stand. Viele Jahre der Grundlagenforschung waren erforderlich, bis es gelang, nahezu jede beliebige Körperzelle in Kultur zu vermehren [14, 28, 34].

Tissue Engineering sieht sich heute mit vier wesentlichen Problemen konfrontiert:

1. Ausreichende Zell- und Gewebevolumina
2. Applikationsform
3. Vaskularisierung
4. dreidimensionale Konstrukte

Alle genannten Punkte sind letztlich miteinander verbunden, so dass sich hier eine komprehensive Betrachtung anbietet.

Durch Verfeinerung der Kulturtechniken gelingt es heute, auch größere Zellvolumina zu züchten, und die Passagefähigkeit zu erhalten [35]. Dies führt im Bereich der Keratinozyten zu mehrlagigen Konstrukten, die aufgrund einer dadurch erhöhten mechanischen Stabilität auch im klinischen Alltag verwendet werden. Diese speziellen Eigenschaften der epidermalen Zellen sind allerdings bei anderen Zellformen nur mit Hilfe dreidimensionaler Matrices erreichbar. So formieren sich gezüchtete Myozyten nicht selbständig zu dreidimensionalen Gebilden, das gleiche gilt für Osteoblasten oder Inselzellen.

Da aber nur ein ausreichend großes, zusammenhängendes Zellvolumen den klinischen Einsatz sinnvoll erscheinen lässt, bestand der nächste Schritt in einer Besiedlung dreidimensionaler, teils resorbierbarer, teils nicht resorbierbarer Matrices mit kultivierten Zellen, um eine Organstruktur zu imitieren [13, 27]. Für die Züchtung von Sehnen, bzw. Nervengewebe wurden entsprechende biodegradierbare Leitschienen eingesetzt [34]. Bei der Züchtung von Muskelgewebe gelingt es zwar mittlerweile, in vitro im Zellverband elektrische Aktionen auszulösen. Zur Konstruktion myosomaler Einheiten ist es allerdings noch ein weiter Weg.

Wie eingangs erwähnt, sind die Forschungsarbeiten im Bereich der Haut am weitesten fortgeschritten. Hier richtet sich die Forschung derzeit gezielt auf die Entwicklung so genannter „Composite Grafts", d.h. die Kombination von Dermisäquivalenten und kultivierten Epithelzellen. Die Vorteile solcher innovativer Konstrukte liegen in einer größeren mechanischen Stabilität sowie einer verbesserten Elastizität, die zu einer signifikanten Reduktion der bisherigen Rate an Kontrakturen nach Epitheltransplantationen führt. Eine Transplantation kultivierter Epithelzellen ist nach den bisher gemachten Erfahrungen nur als lebensrettende Maßnahme anzusehen, die aber keine dauerhafte mechanische Stabilität besitzt, vor allem wenn die Verbrennungstiefe eine epifasziale Nekrosenentfernung verlangte. Am Beispiel dieser *Composite Grafts* zeigt sich auch die Komplexität des zweiten wichtigen Problems – der Vaskularisierung der transplantierten Zellen. Die Epithelzellen werden schnell vom Wundbett revaskularisiert, wenn dies eine entsprechende Blutversorgung aufweist. Auch als Suspension applizierte Volumina von Leberzellen, Inselzellen oder Myozyten werden unter entsprechenden Voraussetzungen mit einem Prozentsatz zwischen 40 und 60 Prozent überleben [14]. Zusammenhängende Zellverbände haben immer das Problem, dass periphere Zellen revaskularisiert werden, zentral liegende Zellen aber das Risiko der Nekrose tragen, wie sich am Beispiel der autologen Fetttransplantation zeigt. Obwohl diese Zellverbände in mikroskopischen Dimensionen transplantiert werden, liegt die permante „take rate" nicht über 50 Prozent [35]. Unterschiedliche Ansätze werden derzeit zur Lösung des Problems der Vaskularisation verfolgt. Für kleinere Gewebekonstrukte ist die Beifügung von angiogenetisch wirksamen Zytokinen (z. B. VGEF) ein erfolgversprechendes Konzept. Hierbei wird die Neokapillarisierung beschleunigt und ein deutlich höherer Prozentsatz überlebender Zellen erzielt. Ungeachtet der Natur der angiogenetischen Faktoren ist dieses Modell für größere Zellvolumina nicht geeignet [35, 39].

Für die klinische Applikation vielversprechender ist die Kombination von mikrochirurgischen Techniken und *Tissue Engineering*. Hier sind unterschiedliche Modifikationen möglich:

Implantation zellbesiedelter Matrizes in gefäßgestielte Lappentransplantate, vorzugsweise Faszienlappen. Nach Einheilung der biokompatiblen Matrizes kann das gesamte Konstrukt am Gefäßstiel mikrochirurgisch transplantiert werden. Im experimentellen Bereich wurde dies für die Rekonstruktion von Ohrgerüsten und ganzer Ohren schon erfolgreich eingesetzt [43]. Der Vorteil ist hier, dass die Knorpelzellen vom Metabolismus her im ausdifferenzierten Stadium nicht die Ansprüche an die Sauerstoffversorgung haben, wie z. B. Leberzellen. Bei diesem Konzept besteht die Möglichkeit, in das bereits vaskularisierte Konstrukt noch einmal gezüchtete Zellen einzubringen, um die Zahl der transplantierten spezifischen Zellen zu erhöhen. Dies würde sich theoretisch, z. B. bei Inselzellen anbieten. Konstrukte wie „Neo"-Sehnen oder -Nerven überleben nach den derzeitigen Erkenntnissen allein durch die Umhüllung mit gut vaskularisiertem Gewebe bei größtmöglicher Kontaktfläche.

Ein neuer, revolutionärer Weg wurde an der Universität von Melbourne, unter anderem auch von einem Mitarbeiter unserer Arbeitsgruppe, begangen;

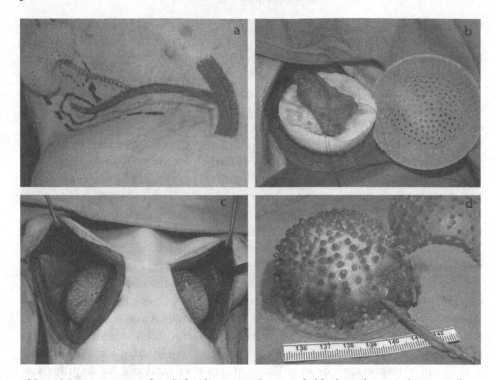

Abb. 6. (a) „De-novo-Synthese" dreidimensionaler Gewebeblöcke. Schematische Darstellung mit Einbettung ligierter Gefäßstiele in sphärische Kammern mit einer biodegradierbaren Matrix. Durch die Kapillaraussprossung wird undifferenziertes Granulationsgewebe gebildet und die Matrix somit vaskularisiert. (b) „De-novo-Synthese" dreidimensionaler Gewebeblöcke. Arterio-venöse Fisteln bzw. ligierte Gefäßstiele erfahren hierbei eine enorme Stimulation zur Kapillaraussprossung. (c) Wird ein vaskularisierter Fettlappen in eine solche sphärische Kammer eingebracht, so erfährt auch dieses Gewebe einen Wachstumsschub, der abhängig ist von der Blutversorgung und der Größe der Kammer. (d) Im Großtiermodell (Schwein) wurden Gewebeblöcke bis zu 70 Gramm Gewicht gezüchtet, die zu 85 Prozent aus reifem differenziertem Fettgewebe und nur noch zu 15 Prozent aus Granulationsgewebe bestehen.

Die Abb. 6a–d stammen aus der experimentellen Arbeit von Herrn Dr. Jürgen Dolderer

die *„De-novo-Synthese"* dreidimensionaler Gewebeblöcke (Abb. 6a–e). Dieses Konzept macht sich die Tatsache zunutze, dass arterio-venöse Fisteln bzw. ligierte Gefäßstiele eine enorme Stimulation zur Kapillaraussprossung erfahren. Diese Kapillaren bilden dann undifferenziertes Granulationsgewebe aus. Werden solche Gefäßstrukturen in sphärische Kammern mit einer biodegradierbaren Matrix eingebettet, so wird diese Matrix vaskularisiert, das Gewebe besteht auch in diesem Fall primär aus Granulationsgewebe. Dieses Granulationsgewebe kann dann mit den unterschiedlichen Zellpopulationen besiedelt werden. Wird allerdings nicht ein „nackter" Gefäßstiel in eine solche Kammer eingebracht, sondern ein vaskularisierter Fettlappen, so erfährt auch dieses Gewebe einen Wachstumsschub, der abhängig ist von der Blutversorgung und

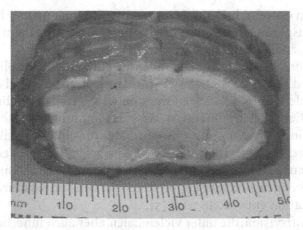

Abb. 6e. „De-novo-Synthese" eines dreidimensionalen Gewebeblockes, hier im Querschnitt dargestellt. In den nächsten Jahren wird so der Schritt vom dreidimensionalen Fettgewebe zum „tissue engineered organ" gelingen

der Größe der Kammer. Im Großtiermodell (Schwein) wurden so schon Gewebeblöcke bis zu 70 Gramm Gewicht gezüchtet, die zu 85 Prozent aus reifem differenziertem Fettgewebe und nur noch zu 15 Prozent aus Granulationsgewebe bestehen. Diese Gewebeblöcke können ohne weiteres an ihrem mikrochirurgischen Gefäßstiel transponiert oder transplantiert werden und kommen so der Idealvorstellung des *Tissue Engineering* als Kombination von de novo generiertem Gewebe und differenzierten Zellen sehr nahe. Diese Entwicklung steht noch am Anfang, aber es besteht berechtigte Hoffnung, dass wir hier in den nächsten Jahren den Schritt vom dreidimensionalen Fettgewebe zum „tissue engineered organ" machen können [50a].

D. Allogene Transplantationen

Avaskuläre allogene oder xenogene Transplantate werden in der plastischen Chirurgie schon viele Jahre benutzt, vor allem zur temporären Deckung großflächiger Wunden, z.B. nach Exzision von verbranntem Gewebe oder nach Weichteildebridement nach Trauma. Zwar spielten plastische Chirurgen bei der Etablierung allogener Organtransplantationen eine Pionierrolle (s.o.), aber erst in den letzten zehn Jahren wurden weitere Indikationen diskutiert.

Auf der Basis zahlreicher experimenteller Studien (Hovius, Lee, Breidenbach etc.) wurde 1998 in Frankreich die erste, 1999 in Louisville die zweite allogene Handtransplantation durchgeführt [6, 30]. Die Technik orientiert sich weitgehend an der Replantation, so dass dieser Aspekt eher eine untergeordnete Rolle spielt.

Immunologisch zeigte sich, dass die benötigte Dosis an Immunsuppressiva ungefähr der bei Nierentransplantationen entspricht, also relativ niedrig liegt. Dies war insofern überraschend, als man bei der Vielzahl der unterschiedlichen

inkorporierten Gewebe, inkl. des Hautorgans mit seiner primär hohen Antigenität, davon ausgegangen war, dass hier höhere Dosen mit einem entsprechend
höheren Tumorrisiko eingesetzt werden müssen.

Strittig ist unter Experten noch immer die Indikation. Eine bilaterale Transplantation wird von 85 Prozent der Handchirurgien für sinnvoll erachtet, während unilaterale Transplantationen nur von wenigen für gerechtfertigt gehalten werden. Hier wird argumentiert, dass das immunologische Risiko durch
lebenslange Einnahme von Immunsuppressiva für einen einseitigen Handersatz nicht zu rechtfertigen ist. Die Zukunft wird zeigen, ob mit der Entwicklung
neuer Immunsuppressiva und einem dadurch verringertem Risiko sekundärer
Tumorerkrankungen sich hier ein breiterer Konsens und dadurch eine weiter
gestellte Indikation entwickeln wird [5].

Eine Zukunftsvision, die unter vielen Laien, aber auch innerhalb der Experten extrem emotionelle Diskussionen auslöst, ist die Frage der Gesichtstransplantation [42], die durch die Teiltransplantation eines Gesichts in Frankreich
zum Teil schon Realität geworden ist. Selbst die differenziertesten mikrochirurgischen Rekonstruktions- und Transplantationsverfahren ergeben bei
der Rekonstruktion verbrannter, oder durch ausgedehnte Tumorresektion entstellter Gesichter, nur befriedigende Resultate [16]. Dies liegt an der Vielzahl
ästhetischer Einheiten im Bereich des Gesichts, der Mimik, die durch Narbenkontrakturen nach Transplantationen erheblich beeinträchtigt wird und der
Bedeutung des Gesichts als wesentlichstes Ausdrucksmerkmal des Menschen.
Aus der forensischen Pathologie haben wir gelernt, dass das Aussehen eines
Menschen nicht durch den Hautmantel bestimmt wird, sondern durch das
darunter liegende Skelett und die Ausprägung der Gesichtsmuskulatur. Es liegt
also nahe, nur den Hautmantel eines Spenders bei entsprechender Indikation
zu transplantieren. Die experimentellen und anatomischen Grundlagenstudien zeigen, dass dies möglich ist [37]. Bei bilateralem Anschluß über die Vena
Jugularis Externa, die Vena Facialis und die Arteria Facialis kann die Perfusion
des Transplantates sichergestellt werden.

Es verbleiben vor allem ethische Probleme, wie die Frage, was passiert,
wenn die Transplantation misslingt, oder wie lange dauert es, bis der Empfänger die eigenen Gesichtszüge wieder erkennt und sich die Mimik im Gesicht
widerspiegelt? [9]. Daneben ist noch ein wichtiger immunologischer Aspekt
zu bedenken. Auch bei erfolgreicher Immunsuppression ist nach ca. 12–18 Jahren mit einer chronischen Abstoßungsreaktion und dem daraus resultierenden
möglichen Transplantatverlust zu rechnen [32]. Dieses Phänomen ist aus den
vorliegenden Daten der Organtransplantation bekannt. Inwieweit dies auch
bei der Gesichtstransplantation eintrifft, ist unklar, weil die Kontaktfläche des
Gewebes mit dem Empfängerareal so groß ist, dass sich innerhalb kürzester
Zeit kapilläre Verbindungen ausbilden und das Transplantat nicht mehr, wie
z. B. Niere oder Herz, von der Blutversorgung über die anastomosierten Gefäße
abhängig ist.

Aufgrund der experimentellen Ergebnisse wurde vor einigen Monaten in der Cleveland Clinic ein Antrag an die Ethikkommission der Klinik gestellt, mit der Vorbereitung der Gesichtstransplantation beginnen zu können, und es kann davon ausgegangen werden, dass wir die Durchführung dieses Eingriffs spätestens 2006/2007 erleben. Auch eine englische Gruppe um Peter Butler bereitet sich auf den Eingriff vor. Hier ist die Patientenselektion sogar noch weiter vorangeschritten, so dass diese Gruppe möglicherweise im „Rennen" sogar leicht vorne liegt.

Die bisher vorliegenden Ergebnisse der Transplantation in Frankreich und einer, weniger beachteten Operation in China, zeigen durchaus befriedigende Kurzzeitergebnisse. Hier muss allerdings abgewartet werden, wie sich die Rückkehr der muskulären Funktion des Teiltransplantats entwickelt.

Eine revolutionäre Neuerung im Bereich der allogenen Transplantate wird derzeit in unserer eigenen Arbeitsgruppe vorangetrieben. Hierbei handelt es sich um die Kombination eines vaskularisierten allogenen Knochentransplantates mit einer Revaskularisation durch autologe Gefäße des Empfängers [24]. Dieses Verfahren macht sich das Prinzip der „Creeping Substitution" von Knochentransplantaten durch körpereigene Osteozyten zunutze, die in die Matrix einwandern und Fremdosteozyten ersetzen.

Das gleiche Prinzip benutzt der Körper auch, um größere avaskuläre Transplantate aus dem Blut heraus mit Osteozyten zu bevölkern. Dieses Konzept würde es ermöglichen, größere Knochendefekte, die bisher mit mikrochirurgischen Fibulatransplantationen von der Wade des Patienten oder langwierigen Osteodistraktionsverfahren behandelt wurde, durch exakt zugeschnittene, identische Segmente von Spendern zu ersetzen und diese durch zusätzliche intramedulläre autologe Gefäßversorgung innerhalb weniger Monate zu revaskularisieren. Die Immunsuppression würde vom Patienten nur für ca. drei, maximal vier Monate benötigt, was die Rate von unerwünschten sekundären Tumorkomplikationen signifikant reduziert. Dieses Modell ist bis jetzt im Kleintier sehr erfolgreich erprobt und befindet sich im Moment im Großtierversuch. Mit einem klinischen Einsatz ist nach der bisherigen Datenlage bis spätestens 2007/2008 zu rechnen.

Fazit

Die Plastische Chirurgie ist ein Fach der permanenten Innovation. Es versteht sich, gerade im Bereich der großen Rekonstruktionen, ausdrücklich als kompetenter Partner in interdisziplinären Therapiestrategien. Nicht zuletzt aus diesen Kooperationen stammen viele Denkanstöße zur Weiterentwicklung. Im Bereich der ästhetischen Chirurgie werden mit der Facharztbezeichnung Plastische und Ästhetische Chirurgie neue Wege beschritten, um die Qualität des Angebots für den Patienten hoch zu halten und für eine klare Distanz zu dem verwirrenden Angebot vieler Kollegen zu schaffen, die ohne entsprechende chirurgische Qualifikation in dieses Segment drängen.

Aus den Gebieten *Tissue Engineering* und Allogene Transplantationen sind auf der Basis intensiver Grundlagenforschung und der Translation in die klinische Routine zukünftig umwälzende Neuerungen bei den Themen Strukturersatz und Defektrekonstruktion zu erwarten, die eine neue Dimension der rekonstruktiven Chirurgie eröffnen.

Literatur

1. Allen RJ, Treece P (1994) Deep inferior epigastric perforator flap for breast reconstruction. Ann Plast Surg 32:32–38
2. Allen RJ, Tucker C (1995) Superior gluteal artery perforator free flap for breast reconstruction. Plast Reconstr Surg 95:1207–1212
3. Bannasch H, Föhn M, Unterberg T, Knam F, Weyand B, Stark GB (2003) Gewebeersatz (tissue engineering) von Dermis und Epidermis. Chirurg 74:802–807
4. Baumeister S, Tränkle M, Germann G, Sauerbier M (2002) Aktuelles Therapiekonzept zur Behandlung des fortgeschrittenen karpalen Kollapses nach Skaphoidpseudarthrose (SNAC-Wrist). Akt Traumatol 32:270–77
5. Baumeister S, Kleist C, Dohler B, Bickert B, Germann G, Opelz G (2004) Risks of allogeneic hand transplantation. Microsurgery 24(2):98–103
6. Breidenbach WC et al. (2002) A position statement in support of hand transplantation. J Hand Surg (Am) 27(5):760–70
7. Brüner S, Deb R, Germann G (2003) Konservative Faltenbehandlung in der Hand des Plastischen Chirurgen. Chirurg 74:815–820
8. Burd A, Pang P (2003) The antero-lateral thigh (ALT) flap: a pragmatic approach. Br J Plast Surg.56(8):837–839
9. Clark PA (2005) Face transplantation: Part II- an ethical perspective. Med Sci Monit 11(2):RA41–47
10. Erdmann D, Küntscher M, Petracic A, Sauerbier M, Menke H, Schirren J, Dienemann H, Germann G (2000) Die plastisch-chirurgische Deckung osteocutaner Defekte der Sternumregion mit dem Vertikalen und Transversalen Rectus Abdominis Muskel (VRAM/TRAM)-Lappen. Chirurg 71:1156–1160
11. Esser JFS (1917) Studies in plastic surgery of the face. Ann Surg 65:297
12. Feller AM, Galla TJ (1998) The deep inferior epigastric artery perforator flap. Clin Plast Surg 25:197–206
13. Fischbach C, Spruss T, Weiser B, Neubauer M, Becker C, Hacker M, Gopferich A, Blunk T (2004) Generation of mature fat pads in vitro and in vivo utilizing 3-D long-term culture of 3T3-L1 preadipocytes. Exp Cell Res 15;300(1):54–64
14. Fukuda J, Mizumoto H, Nakazawa K, Kajiwara T, Funatsu K (2004) Hepatocyte organoid culture in elliptic hollow fibers to develop a hybrid artificial liver. Int J Artif Organs 27(12):1091–9
15. Germann G, Pelzer M, Sauerbier M (1998) Vorfabrizierte Lappenplastiken („Prefabricated flaps") Ein neues rekonstruktives Konzept. Orthopäde 27:451–456
16. Germann G, Busching K, Wittemann M (1999) Two modifications of the radial forearm flap for reconstruction of complex facial defects. J Reconstr Microsurg 15:489–493
17. Germann G, Brüner S (2001) Plastisch-chirurgische Rekonstruktion der Stammregion nach Resektion maligner Tumoren und deren Therapieerfolge. Chirurg 73:514–522
18. Germann G, A. Flügel (2003) Prinzipien und Möglichkeiten der Rekonstruktion mit mikrochirurgischen Lappenplastiken. Chirurg 74:790–801
19. Gilles HD (1920) Plastic surgery of the face. London: Oxford University Press

20. Giunta R, Geisweid A, Lukas B, Feller AM (2000) Über die Perforans-Lappenplastik und ihre Anwendung in der Handchirurgie. Handchir Mikrochir Plast Chir 32:399–403
21. Godina M (1986) Early microsurgical reconstruction of complex trauma of the extremities. Plast Reconstr Surg 78:285–92
22. Harrison DH (1986) The osteocutaneuos free fibular graft. J Bone Joint Surg 68B:804
23. Heitmann C, Pelzer M, Menke H, Germann G (2000) The free musculocutaneous tensor fascia lata flap as a backup procedure in tumor surgery. Ann Plast Surg 45:399–404
24. Hofmann GO, Kirschner MH (2000) Clinical experience in allogenetic vascularized bone and joint allografting. Microsurg 20(8):375–383
25. Horch RE, Bannasch H, Kopp J, Andree C, Stark GB (1998) Sinlge-cell suspension of cultured human keratinocytes in fibrin-glue reconstitue the epidermis. Cell Transplant 7(3): 309–317
26. Joseph J (1931) Nasenplastik und sonstige Gesichtsplastik nebst einem Anhang über Mammachirurgie. Leipzig: C. Kabitzsch/J.A. Barth
27. Kang X, Xie Y, Kniss DA (2005) Adipose tissue model using three-dimensional cultivation of preadipocytes seeded onto fibrous polymer scaffolds. Tissue Eng 11(3–4):458–68
28. Kopp J, Bannasch H, Andree C, Stark GB (1996) Kultivierte Keratinozyten auf einem Silikon-Kollagen-Matrix-Träger zur Deckung von Vollhautdefekten. Langenbecks Arch Chir (Suppl I) 299
29. Koshima I, Inagawa K, Yamamoto M, Moriguchi T (2000) New microsurgical breast reconstruction using free paraumbilical perforator adiposal flaps. Plast Reconstr Surg 106:61–65
30. Lanzetta M, Petruzzo P, Margreiter R, Dubernard JM et al. (2005) The International Registry on hand and Composite Tissue Transplantation. Transplantation 79(9): 1210–1214
31. Lutz BS (2002) Aesthetic and functional advantages of the anterolateral thigh flap in reconstruction of tumor-related scalp defects. Microsurgery 22(6):258–264
32. Lattmann T, Hein M, Horber S, et al (2005) Activation of pro-inflammatory and anti-inflammatory cytokines in host organs during chronic allograft rejection: role of endothelin receptor signalling. Am J Transplant 5(5):1042–1049
33. Lehnhard M, Homann HH, Druecke D, Steinstraesser L, Steinau HU (2003) Liposuktion – kein Problem? Chirurg 74:808–814
34. Majima T, Funakosi T, Iwasaki N et al. (2005) Alginate and chitosan polyion complex hybrid fibers for scaffolds in ligament and tendon tissue engineering. J Orthop Sci 10(3):302–307
35. Masuda T, Furure M, Matsuda T (2004) Novel strategy for soft tissue augmentation based on transplantation of fragmentes omentum and preadipocytes. Tissue Eng 10(11–12):1672–1683
36. Mazzola RF (1987) History of Nasal Reconstruction. A Brief Survey. Handchir Mikrochir Plast Chir 19(1):4–6
37. Miyamoto T, Kaneko T, Yamashita M et al (2005) Prolonged skin allograft survival by IL-10 gene-introduced CD4 T cell administration. Int Immunol 17(in press)
38. Olivari N (1976) The latissimus dorsi flap. Br J Plast Surg 29:126
39. Presta M, Dell'era P, Mitola S, Moroni E, Ronca R, Rusnati M (2005) Fibroblast growth factor/fibroblast growth factor receptor system in angiogenesis. Cytokine Growth Factor Rev 16(2):159–78
40. Rheinwald JG and Green H (1975) Serial cultivation of strains of human epidermal keratinocytes: the formation of keratinizing colonies from single cells. Cell 6:331–344
41. Sauerbier M, Erdmann D, Bickert B, Wittemann M, Germann G (2001) Die Defektdeckung an Hand und Unterarm mit dem freien Skapula-Parascapularlappen. Handchir Microchir Plast Chir 33:20–25
42. Siemionow MZ, Demir Y, Sari A, Klimczak A (2005) Facial tissue allograft transplantation. Transplant Proc 37(1):201–204
43. Shieh SJ, Terada S, Vacanti JP (2004) Tissue engineering auricular reconstruction: in vitro and in vivo studies. Biomaterials 25(9):1545–1557

44. Shor G, Regev D, Amir A, Halperin M, Giler S, Hauben DJ (2004) Balloon expansion of the pectoralis major muscle flap in sternoplasty: a biomechanical and histologic study in a rat model. Plast Reconstr Surg 113(3):942–948

45. Tagliacozzi G (1597) De curtorum chirurgia per insitionem. Venedig: Gaspare Bindoni

46. Taylor GI, Miller GD, Ham FJ (1975) The free vascularised bone graft – a clinical extension of microvascular techniques. Plast Reconstr Surg 55:533–544

47. The Hoang N, Kloeppel M, Staudenmaier R, Schweinbeck S, Biemer E (2005) Neovascularization in prefabricated flaps using a tissue expander and an implanted arteriovenous pedicle. Microsurg 25(3):213–9

48. Tindholdt TT, Mesic H, Tonseth KA, Harbo SO (2005) 40 years of silicone breast implants. Tidsskr Nor Laegeforen 125(6):739–41

49. Wood F (2001) The first 7 years of the west australian skin culture laboratory. In: Horch RE, Munster AM, Achauer BM (eds.) Cultured human keratinocytes and tissue engineered skin substitutes. Stuttgart: Thieme, 275–283

50. Yajima H, Tamai S, Kobata Y, Murata K, Fukui A, Takakura Y (2002) Vascularized composite tissue transfers for open fractures with massive soft-tissue defects in the lower extremities. Microsurg 22:114–119

50a. Dolderer JH, Findlay MW, Cooper-White J, Thompson EW, Trost N, Penington A, Morrison WA, Germann G (2005) In-vivo-Tissue-Engineering von Fettgewebe zur Brustrekonstruktion. 122. Kongress der Deutschen Gesellschaft für Chirurgie, München, April 2005

Heidelberger Jahrbücher, Band 50 (2006)
C. Herfarth (Hrsg.) Gesundheit
© Springer-Verlag Berlin Heidelberg 2007

Die neuen Aufgaben der Psychosomatischen Medizin

WOLFGANG HERZOG

> „... der, der Verständnis hat, nicht in einem unbetroffenen Gegenüber
> (sich) stehend weiß und urteilt,
> sondern aus einer spezifischen Zugehörigkeit mitdenkt,
> die ihn mit dem anderen verbindet,
> als wäre man mitbetroffen."
>
> Hans-Georg Gadamer (1960) *Wahrheit und Methode*

1 Historische Entwicklung

Die Psychosomatische Medizin entwickelte sich im Wesentlichen aus zwei
Quellen:[1] der Inneren Medizin und der Psychoanalyse. Insbesondere aus dem
deutschsprachigen Kulturraum erhielten beide Hauptentwicklungslinien nachhaltige Anstöße. Die Initiativen der Heidelberger Universität und ihrer Medizinischen Fakultät – die Gründung einer ersten psychosomatisch-psychothe-
rapeutischen Station an einer Universitätsklinik (in der Inneren Medizin) 1929
durch Viktor v. Weizsäcker und die Gründung einer ersten Psychosomatischen
Universitätsklinik 1950 durch Alexander Mitscherlich – waren Pionierleistungen bei der Etablierung der Psychosomatischen Medizin als universitäres Fach.

1.1 Die Entstehung der Psychosomatischen Medizin
als Querschnittsfach aus der Inneren Medizin

Seit den Anfängen der Medizin waren psychosomatische Aspekte ein integra-
ler Teil der Heilkunde.[2] Ziel der Medizin war die Erhaltung und Wiederherstellung der Gesundheit, und dieser Begriff bezog sich immer auf die ganze
Person: Soma und Psyche. Ideengeschichtlich begann mit der Aufklärung eine
konsequente Trennung von Körper und Seele. Die Werke von Rene Descartes
(1596–1650), z. B. seine aus Angst vor der Inquisition erst postum veröffentlich-
te Arbeit „De homine" (1662), dokumentieren diese Sichtweise eindrücklich:
Der Körper wird dargestellt als eine hydraulische Maschine, deren mechanische Funktionalität eindrücklich beschrieben wird. Völlig getrennt vom Körper

---

[1] Hoffmann et al. 1990, 3.
[2] Schipperges 1985, 42.

wurde der materiell unendlich kleinen Seele ein Ort im Bereich der Hypophyse zugewiesen. Der freie Wille fand hier eine Zugangsmöglichkeit zum und eine Einflussmöglichkeit auf den Körper. Dem vollständig determinierten, allein den Gesetzen der Physik folgenden Körper wurde so eine völlig freie, göttlichen Einflüssen offene Seele gegenüber gestellt. Descartes' Philosophie zeigt einerseits einen klaren Bezug zur mittelalterlichen Scholastik – andererseits beginnt hier ein neuzeitliches Kapitel westlicher Denkweise. Letztlich kreierte Descartes eine konsequent dualistische Sichtweise, die zum Kern westlicher Anschauung wurde: Die Welt des Geistes und die Welt der Materie wurden als Parallelwelten, die unabhängig voneinander studiert werden können, gedacht und beschrieben.

Die Folgen dieses Denkens für die Medizin waren weitreichend: Empirisches Denken und Forschen wurden möglich und ermutigt: Naturwissenschaftliches Denken und Experimentieren konnten Einzug auch in die Medizin halten. Physiologie, Pathologie, Zellularpathologie, die Entdeckung von Krankheitserregern und ihre Bekämpfung, die Differenzierung der medizinischen Fachdisziplinen erlaubten wertvollen Erkenntnisgewinn: Die mittelalterliche, scholastische Medizin wurde abgelöst von einer Medizin, die das empirischen Paradigma konsequent nutzte und so viele neue diagnostische Möglichkeiten und therapeutische Strategien erarbeitete. In Deutschland fällt dieser dramatische Wandel der Medizin in die Lebensspanne Rudolf Virchows (1821–1902). Begeistert nahmen junge Ärzte wie Virchow die neuen Forschungsmöglichkeiten auf und wandten das empirische Denken und naturwissenschaftliche Methoden in der Medizin an. Die methodische Vorbereitung angehender Ärzte im Medizinstudium wurde bis 1861 durch eine Zwischenprüfung, das „Philosophicum", geprüft. Seitdem heißt diese Zwischenprüfung bis heute „Physicum". Bei aller Begeisterung über die neuen Werkzeuge und Möglichkeiten der Naturwissenschaften in der Medizin waren Virchow und viele seiner Zeitgenossen nichtsdestoweniger überzeugt, dass auch die soziale (und psychische) Sphäre hochbedeutsam für eine Lehre vom Menschen sind: Virchow ließ sich ins Parlament wählen und sprach von der Politik als Medizin im Großen. Letztlich war sein implizites Axiom[3] ein bio-psycho-soziales.

Im Vergleich zu England nach Bacon und Locke entwickelte sich die empirische Methode in Deutschland später und teilweise radikaler. Eventuell trug auch die politisch bedingte Isolation Deutschlands, die den internationalen Austausch erheblich einschränkte, dazu bei, dass in der deutschen Medizin zu Beginn des 20. Jahrhunderts ein krudes, mechanistisches Menschenbild vorherrschte.[4] Die „Heidelberger Schule" mit Ludolf von Krehl, Viktor von

---

[3] Ritschl 2004, 37.

[4] Beispielhaft sei hier auf die Magersucht verwiesen, die um 1870 bereits durch Gull in England und zeitgleich durch Lasegue in Frankreich phänomenologisch sehr ähnlich zu unserer heutigen Sicht als psychische Störung beschrieben wurde. In Deutschland wurde die Erkrankung noch 50 Jahre später als rein organbedingt im Sinne einer Hypophysenerkrankung ange-

Weizsäcker und Richard Siebeck kann als eine Art Gegenbewegung zu der oben beschriebenen mechanistischen Sichtweise gesehen werden. Krehls (1907) programmatische Äußerung: „Wir behandeln nicht Krankheiten, sondern kranke Menschen" wurde zur richtungweisenden Maxime, die von einem der bekanntesten Physiologen seiner Zeit aufgestellt wurde und so nicht in der Gefahr stand, nur ideologisch motiviert zu sein. Krehl förderte dann mit Viktor von Weizsäcker einen Kollegen, dessen explizites Anliegen es war, Subjektivität als methodisches, wissenschaftliches Prinzip in die medizinische (Natur-) Wissenschaft einzubringen. Während der wissenschaftstheoretische Teil dieses Programms so[5] nicht einlösbar war und durchaus das Potential einer späteren irrationalen Ideologisierung in sich trug, gelangte im praktischen Sinne durchaus die Person der Patientin oder des Patienten wieder in den Fokus. 1929 wurde dann eine erste psychosomatische Station, die Neurosenstation, an der Heidelberger Universitätsklinik eröffnet. Ziel dieser ersten Entwicklungslinie war eine integrierte Psychosomatische Medizin, Psychosomatik als Querschnittsaspekt der Medizin, der idealerweise allen medizinischen Fachdisziplinen eigen sein sollte. Protagonisten dieser Entwicklung waren vor allem Internisten – außerhalb Heidelbergs z. B. auch Curtius, Heilmeyer, Jores und insbesondere v. Uexküll.

1.2 Die historische Entwicklung der Psychosomatischen Medizin als Spezialfach

Die zweite Entwicklungslinie psychosomatischer Medizin führte über eine für das Ende des 19. Jahrhunderts in allen medizinischen Disziplinen typische Spezialisierung und Methodenspezifizierung in Diagnostik und Therapie – hier eben der psychischer Störungen. So hatten Mesmer (1734–1815) mit Magnetismus, Bernheim (1840–1919) systematisch mit Hypnose als einer speziellen Form der Suggestion gearbeitet. Bernheim war vermutlich der erste, der im 19. Jahrhundert ein psychosomatisches Krankenhaus in Nancy betrieb.[6] Freud hatte Bernheims Bücher übersetzt und kannte seine Gedanken und Ansätze daher sehr gut. Seine konversionsneurotischen Arbeiten begannen auf dem Feld der Psychosomatik und entwickelten sich erst später mit der Erarbeitung der Theorie und Praxis der Psychoanalyse mehr und mehr in eine eher psychotherapeutische Richtung.

Nach dem I. Allgemeinen ärztlichen Kongress für Psychotherapie 1926 in Baden-Baden wurde die Allgemeine Ärztliche Gesellschaft für Psychotherapie gegründet. Zu den Mitgliedern zählten renommierte Vertreter der verschiedenen tiefenpsychologischen Schulen wie Alfred Adler, Wilhelm Reich, Carl

---

sehen, die noch in den zwanziger Jahren des letzten Jahrhunderts durch Implantation von Schweinehypophysen behandelt wurde.

[5] Vogt 1979; Hahn 1988.

[6] Schott 2001, 21.

Gustav Jung und Karen Horney, Psychosomatiker wie Viktor von Weizsäcker, Psychiater wie Eugen Bleuler, Arthur Kronfeld und Ludwig Binswanger, aber auch der Nervenarzt und Schriftsteller Alfred Döblin. In der Zeit des National-sozialismus mussten viele Psychoanalytiker und Psychotherapeuten Deutsch-land, meist wegen ihrer jüdischen Herkunft, verlassen. Alexander Mitscherlich hatte in dieser Zeit im Widerstand gearbeitet und war infolgedessen zu einer Gefängnisstrafe verurteilt worden.

Alexander Mitscherlich war ein früherer Mitarbeiter von Viktor von Weiz-säcker. 1950 gelang es beiden[7], eine erste Psychosomatische Klinik in Heidel-berg zu gründen. Mitscherlich wurde der erste Lehrstuhlinhaber. Mit Hilfe der Rockefeller-Foundation wurden psychoanalytische Studien in Heidelberg durchgeführt. Seine konzeptionellen Arbeiten zur Psychoanalyse und zur Nut-zung psychoanalytischer Behandlungstechniken in der Psychosomatik waren wichtige Schritte bei der Etablierung der Psychosomatik als universitäres Fach. Sein Nachfolger Walter Bräutigam förderte die Einführung von Gruppenthe-rapiekonzepten, bezog auch nonverbale Therapietechniken wie konzentrative Bewegungstherapie, Musiktherapie sowie auch verhaltenstherapeutische Tech-niken in die psychosomatische Therapie ein. Er förderte die Familientherapie und Medizinpsychologie durch Einrichtung entsprechender akademischer Po-sitionen. Seit 1972 ist die Psychosomatische Medizin ein Pflichtfach im Medi-zinstudium. 1992 wurde der Facharzt für Psychotherapeutische Medizin (heute Psychosomatische Medizin und Psychotherapie) eingeführt. Die Versorgungs-situation – weithin verfügbare ambulante und stationäre Behandlungsange-bote – ist mit Ausnahme bestimmter ländlicher Regionen bzw. mancher ost-deutscher Bezirke weitgehend stabil.

Während bei der Etablierung des Faches polarisierende Äußerungen – hier die „gute" Psychosomatik oder Psychoanalyse, dort die „böse" Schulmedizin – häufig und identitätsstiftend waren, scheint die Psychosomatische Medi-zin heute in der Normalität angekommen zu sein.[8] Als fester Bestandteil der medizinischen Lehre in der Approbationsordnung und der medizinischen Ver-sorgung im Versicherungssystem kämpft die Psychosomatik zwar – wie alle anderen Disziplinen auch – mit der Knappheit von Ressourcen im Gesund-heitsbereich. Grundsätzlich hat sie jedoch Raum, sich wissenschaftlich an den Medizinischen Fakultäten zu bewähren, in der Ausbildung von Medizinstuden-ten weitervermittelt und in der Versorgungsrealität als eigenes Gebiet realisiert zu werden. Nach einer gelungenen Gründungsphase stellt sich damit die Ein-gangsfrage: Welches sind heute die neuen Aufgaben der Psychosomatischen Medizin?

---

[7] Henkelmann 1991, 175.
[8] Henningsen 2005, 29.

2 Die neuen Aufgaben der Psychosomatischen Medizin

Auch die Zukunftsaufgaben der Psychosomatik lassen sich komplementär beschreiben über einen integriert-psychosomatischen Zugang einerseits, der den Querschnittscharakter des Faches betont und psychosomatische Aspekte somatischer Krankheiten untersucht (2.1), und über einen fachspezifischen Zugang andererseits, der auf eigene Krankheitsbilder, eine eigene Forschungs- und Evaluationsmethodik der Psychosomatischen Medizin fokussiert (2.2). Eine Brückenbildung zwischen diesen beiden Domänen soll durch Überlegungen zur psychosomatischen Theoriebildung angedeutet werden (2.3).

2.1 Psychische und psychosomatische Komorbidität in der Medizin

Die Aufgabenfelder der Medizin wandeln sich in dramatischer Weise: Der Zunahme innovativer diagnostischer und therapeutischer Möglichkeiten (Molekulargenetik, Medikamente, Transplantationen, Intensivmedizin) einerseits steht eine Zunahme der Komplexität und Chronizität von Krankheiten älterer und multimorbider Patienten andererseits gegenüber. Demographischer Wandel und eine Veränderung herkömmlicher familiärer, für die Krankenversorgung wichtiger Krankenpflegestrukturen werden als soziale Rahmenbedingungen zudem in einer Phase wirksam, in der die Frage für die meisten Patienten weniger lautet, wie sie (vollständig) gesund werden können, sondern wie sie mit meist mehreren chronischen Erkrankungen und Einschränkungen möglichst gut zurecht kommen können. Resilienz wird zur zentralen Fähigkeit, im psychologischen Sinn verstanden als die Möglichkeit, mit Einschränkungen, hier also Krankheiten und gesundheitlichen Krisen, so umzugehen, dass die verbleibenden Möglichkeiten im Fokus des Alltagslebens und des Lebensgefühls stehen – im Gegensatz zu Mangel- und Verlusterleben, letztlich also chronischer Depression.

Chronische körperliche Erkrankungen bzw. aufwändige therapeutische Maßnahmen sind Belastungssituationen, die häufig mit psychischen Störungen, sozialem Rückzug und körperlichen Befindensstörungen einhergehen und ihrerseits wieder Rückwirkungen auf das Krankheitsverhalten haben. Sie lassen sich durch somatische Parameter alleine nicht erfassen. Hier wurde der Begriff der psychischen und psychosomatischen Komorbidität geprägt. Damit sind die neben den somatischen Krankheiten diagnostizierten psychischen Diagnosen gemeint. Weiterhin ergänzte das Konstrukt der gesundheitsbezogenen Lebensqualität die Therapieforschung um einen wichtigen Aspekt: Gesundheitsbezogene Lebensqualität kann als das subjektive Erleben von sozialen, psychischen, körperlichen und alltagsnahen Aspekten von Wohlbefinden und Funktionsfähigkeit aufgefasst werden. Obwohl das Wohlbefinden des Patienten in jedem ärztlichen Gespräch („Wie geht es Ihnen?") und Handeln implizit Berücksichtigung finden sollte, hat die systematische Erfassung in Therapiestudien erst mit der Einführung des Konstrukts der Lebensqualität

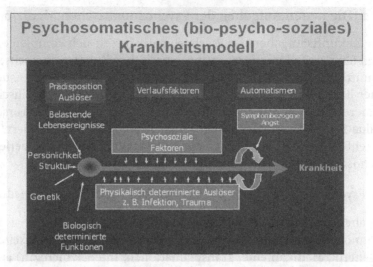

Abb. 1. Bio-psycho-soziales Krankheitsmodell. Das bio-psycho-soziale Mehr-Ebenen-Modell ist ein in der Erklärungstiefe eher bescheidenes, jedoch empirisch an Beispielen überprüfbares psychosomatisches Krankheitsmodell. Als prädisponierende Faktoren und Auslöser sind belastende Lebensereignisse, Persönlichkeit und -Struktur, biologische und genetische Faktoren beschreibbar. Der Krankheitsverlauf wird erneut von Faktoren dieser Ebenen bestimmt und gelegentlich sind auch Automatismen feststellbar, die krankheitsimmanent sind, z. B. die „Angst vor der Angst" ohne klaren Bezug zu Auslösern. (Abbildung modifiziert nach Senf, persönliche Mitteilung)

begonnen. Neben klassischen biomedizinischen Variablen zur Lebensquantität (krankheitsfreies Intervall, Überlebenszeit etc.) wird durch die Berücksichtigung der Lebensqualität als Outcome-Maß von Therapiestudien zumindest ein Aspekt eines erweiterten bio-psycho-sozialen Modells eingeführt. Subjektive Bewertungen von Therapien und die Beurteilung von Versorgungsstrukturen werden so ermöglicht.

Zur Beschreibung der psychischen und psychosomatischen Komorbidität in einer internistischen Universitätsklinik untersuchten wir exemplarisch mehr als 500 Patientinnen und Patienten, die in der Medizinischen Universitätsklinik Heidelberg konsekutiv aufgenommen worden waren und fanden, dass bei 36 Prozent eine psychische oder psychosomatische Störung im Sinne gängiger Klassifikationssysteme (ICD-10-Diagnose des Kapitels F) vorlag.[9] Bei 4 Prozent der Patienten war dies die Hauptdiagnose, bei weiteren 8 Prozent führte die psychische Störung bei gleichzeitig bestehender körperlicher Krankheit zur stationären Aufnahme in die Uniklinik (z. B. entgleiste Zuckerkrankheit einer Depression, Abklärung einer kürzlich bereits ausdiagnostizierten koronaren Herzerkrankung bei hoher Angst etc.). 23 Prozent hatten psychische Störungen als Nebendiagnose, die nicht unmittelbar zur Aufnahme

---

[9] Friederich et al. 2002, 232.

geführt hatten und meist auch nicht behandlungsbedürftig waren. Häufigste psychische Diagnosen waren neurotische Störungen mit 18 Prozent – davon somatoforme Störungen 5 Prozent – Suchterkrankungen mit 5 Prozent und affektive Störungen mit 3 Prozent. Die durchschnittliche Liegedauer war beim Vorliegen einer psychischen Diagnose erhöht: Bei Hauptdiagnosen war dieser Anstieg mit bis zu 8 Tagen erheblich, bei psychischen Begleitdiagnosen mit 3 Tagen noch immer auffällig. Besonders erhöht war die Liegedauer bei Patienten mit dementiellen Syndromen, Anpassungsstörungen, Essstörungen und Persönlichkeitsstörungen. Psychosomatische Experten werden im Rahmen von Konsiliaruntersuchungen häufig in der Inneren Medizin (55 Prozent der Anforderungen psychosomatischer Konsildienste) angefordert. Anlass der Anforderungen sind die Abklärung unklarer körperlicher Symptome (43 Prozent), explizit von Patienten angegebene psychische Beschwerden (24 Prozent) und Probleme der Krankheitsverarbeitung (10 Prozent). Die häufigsten Diagnosen sind erneut neurotische Störungen, Verhaltensstörungen, affektive Störungen und Substanzmissbrauch.[10] Alle Pionierleistungen und Fortschritte in medizinischen Grenzgebieten, wie z. B. der Transplantationsmedizin (Organtransplantation wie auch Knochenmarkstransplantationen, Nutzung der Molekulargenetik und Umgang mit Ergebnissen in der genetischen Beratung etc.) werden in der Initialphase (mehr als nach bewährter und routinierter Anwendung) besondere Ängste mobilisieren und damit zur Projektionsfläche psychischer Verunsicherung und psychischer Störung. Entsprechend entsteht hier regelhaft ein besonderer Therapie- und Beratungsbedarf.

Die große Zahl der betroffenen Patienten und der Ort, an dem sich das Hilfsbegehren artikuliert, machen die Entwicklung und Evaluation besonderer Behandlungsoptionen erforderlich. Diese sollten *niederschwellig* sein, d. h. am Ort ohne schwierige Überweisungswege erreichbar und dem medizinischen Kontext angemessen sein. Die Überweisung in eine spezialisierte Praxis ist in aller Regel wenig erfolgversprechend.

Die Behandlungen sollten von den primär angesprochenen Kollegen empfohlen und möglichst auch durchgeführt werden; eine enge Rückkopplung des Verlaufs fördert die Akzeptanz. Insgesamt muss die Grundhaltung *kooperativ* sein. Schließlich sollten die Angebote *gestuft* erfolgen: Kleinere „Therapieportionen" mit begrenztem Therapieziel sollten am Anfang stehen; daran können sich gegebenenfalls bei weiterem Bedarf ergänzende weiterführende Angebote anschließen.[11]

Am Beispiel von Patienten mit entzündlich-rheumatischen Erkrankungen, die in der Rheumaambulanz der Medizinischen Universitätsklinik Heidelberg behandelt wurden, ließ sich der Zusammenhang von psychischer Komorbidität und Arbeitsunfähigkeit bei körperlich Kranken zeigen. Von knapp 360

[10] Janssen et al. 1998.
[11] Herzog et al. 2003, 348.

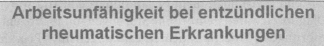

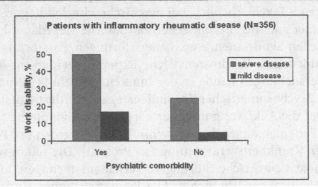

Abb. 2. Arbeitsunfähigkeit bei entzündlichen rheumatischen Erkrankungen in Abhängigkeit von somatischer Krankheitsschwere und psychischer Komorbidität (Löwe et al. 2004)

Patienten mit einer milden rheumatischen Erkrankung waren rund fünf Prozent arbeitsunfähig. Kam eine psychische Störung dazu, waren es 17 Prozent. Bei schweren entzündlich-rheumatischen Erkrankungen stieg die Quote der arbeitsunfähigen Patienten von 25 auf 50 Prozent, wenn gleichzeitig eine psychische Störung vorlag. Psychische Störungen und hier vor allem Depressionen sind demnach unabhängige und eigenständige Risikofaktoren bei der Entwicklung von Arbeitsunfähigkeit.

Es zeigte sich auch, dass nur jeder vierte chronisch Kranke mit Depressionen deswegen behandelt wurde. Der größte Anzahl psychisch und psychosomatisch komorbider Patienten und entsprechend großer Behandlungsbedarf finden sich bei Herz-Kreislauf- und Krebserkrankungen. Befunde und Konzepte aus Psychokardiologie und Psychoonkologie und sich daraus ergebende Aufgabenfelder sollen deshalb hier exemplarisch weiter dargestellt werden.

2.1.1 Psychokardiologie

Bei Vorliegen einer Depression bzw. einer depressiven Symptomatik zeigen Volkskrankheiten wie die Koronare Herzerkrankung oder Herzmuskelschwäche (Herzinsuffizienz) sowie wichtige Behandlungsmethoden dieser Krankheiten, wie z. B. Bypassoperationen oder Herztransplantationen, einen wesentlich schlechteren Verlauf.

Depressive Patienten mit einer Koronaren Herzkrankheit haben ein um 46 Prozent höheres Risiko, in den nächsten fünf Jahren an einer kardialen Ursache zu versterben als Patienten ohne Depression.[12] Dieser Effekt wurde

---

[12] Frasure-Smith et al. 2004.

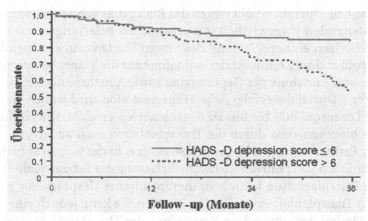

Abb. 3. Depressivität ist ein unabhängiger Prädiktor der Mortalität von Patienten mit Herzmuskelschwäche (Jünger et al. 2005)

nach Berücksichtigung der somatischen Schwere der Erkrankung gefunden und ist also unabhängig vom Ausmaß der körperlichen Erkrankung.

Die Herzinsuffizienz ist eine chronische Volkskrankheit, zu der die koronare Herzkrankheit und andere Herzerkrankungen führen können und deren Häufigkeit kontinuierlich zunimmt. Die Beeinträchtigung der Lebensqualität von Patientinnen und Patienten mit fortgeschrittener Herzmuskelschwäche ist erheblich. In eigenen Untersuchungen[13] konnten wir zeigen, dass diese Beeinträchtigung mit der Schwere der Erkrankung zunimmt und größer sein kann als bei Tumorerkrankungen. Neben einer fehlenden körperlichen Belastbarkeit zeigen Patienten in fortgeschrittenen Stadien für das psychische Wohlbefinden vergleichbar niedrige Lebensqualitätswerte wie Patienten mit einer schweren depressiven Episode. Während das klinische Stadium eng mit der Lebensqualität korreliert ist, zeigen sich keine Zusammenhänge zwischen der Pumpfunktion der linken Herzkammer als „objektivem Goldstandard" und prognostisch bedeutsamem Parameter und verschiedenen Skalenwerten der Lebensqualität. Weiter fanden wir auch für die Herzinsuffizienz, dass selbst nach Korrektur für die Krankheitsschwere die Sterblichkeit mit zunehmender Beobachtungsdauer erheblich steigt, wenn eine depressive Symptomatik vorliegt.[14]

Eine Verschlechterung der Prognose bei Vorliegen einer Depression ließ sich auch bei wichtigen chirurgischen Therapiemaßnahmen zeigen: Als Beispiel sei hier die Herztransplantation angeführt, die im Langzeitverlauf über fünf und mehr Jahre eine deutlich höhere Sterblichkeit aufwies, wenn vor der Operation eine depressive Symptomatik vorlag.[15] Die Herztransplantation ist eine Therapiemöglichkeit im Endstadium der Herzinsuffizienz. Die Phase des

---

[13] Jünger et al. 2002.
[14] Jünger et al. 2005.
[15] Zipfel et al. 2002.

Wartens auf die Operation geht wegen des Rückgangs von Spenderorganen sowie der steigenden Ungewissheit mit erheblichen Belastungen von Patienten und Angehörigen einher. Während des langen Wartens auf ein Spenderorgan wird gegenüber dem Zeitpunkt der Aufnahme auf die Transplantationsliste eine signifikante Zunahme der Depressivität sowie Abnahme der Lebensqualität beobachtet.[16] Durch die erfolgreiche Transplantation wird jedoch eine Steigerung der Lebensqualität bis hin zu Normalwerten erreicht. Die Hoffnung der Patienten hingegen, dass durch die Transplantation auch andere, z. B. psychische oder Partnerschaftsprobleme gelöst werden, findet sich zwar nicht selten, ist aber natürlich ganz unrealistisch. Die Erfassung der Lebensqualität vor und nach der Transplantation kann kein therapeutisches Gespräch zur psychosomatischen Transplantationsevaluation ersetzen. Sie kann jedoch einen Beitrag zum Verständnis der subjektiven Beurteilung der Therapieeffekte leisten.

Zur Erklärung des Zusammenhanges zwischen Depressivität und Prognose können direkte pathophysiologische Überlegungen und Verhaltens- und Complianceaspekte herangezogen werden: Depressive wiegen sich nicht regelmäßig, nehmen ihre Medikamente seltener ein und können weniger leicht ihren Lebensstil verändern. Dies könnte auch die Zunahme des Effektes mit zunehmender Beobachtungsdauer erklären. Pathophysiologisch wird davon ausgegangen, dass stressbedingte, über längere Zeit bestehende Belastungen zu Verschiebungen der Balance im autonomen Nervensystem hin zum Sympathikotonus führen. Dadurch können Rhythmusstörungen, Blutdruckanstiege, Veränderungen im Gerinnungssystem und Verletzungen der empfindlichen Innenwand der Gefäße leichter auftreten.

Eine große Stichprobe von mehr als 1000 Patientinnen und Patienten einer Health-Maintenance-Organisation wurden drei Jahre lang nach einer Ersthospitalisierung wegen einer Herzinsuffizienz nachuntersucht.[17] 39 Prozent wurden mit Antidepressiva behandelt, bei insgesamt 10 Prozent wurde eine Depression diagnostiziert. Die Behandlungskosten dieser Gruppe lagen auch nach Berücksichtigung von Krankheitsschwere, Zusatzerkrankungen, Alter etc. um ca. 30 Prozent über denen der nicht antidepressiv Behandelten. Diese höheren Kosten waren vor allem auf die vermehrte Inanspruchnahme medizinischer Dienste (vor allem ambulant, in geringerem Ausmaß auch stationär), nicht auf primär psychische Behandlungen zurückzuführen, die praktisch nicht vorkamen. Es wurde geschätzt, dass etwa fünf Milliarden Dollar und damit etwa ein Viertel der Behandlungskosten der Herzinsuffizienz indirekt durch die Nutzung medizinischer Dienste durch Patienten mit psychischer Komorbidität verursacht werden.

Die größte Herausforderung für die Psychokardiologie wird in der Erarbeitung und Evaluation von Therapiekonzepten liegen, die niederschwellig,

---

[16] Zipfel et al. 1998, 2002a.
[17] Sullivan et al. 2002.

kooperativ und gestuft sein sollten. In der Vorbereitung von Herztransplantationen entwickelten wir zusammen mit Kardiologen und Kardiochirurgen ein
gestuftes Behandlungsprogramm. Wir initiierten die Gründung einer Selbst-
hilfegruppe. Bei allen Transplantationskandidaten führen wir ein psychosoziales Erstinterview durch; allen Patienten und Angehörigen wird zudem die
Teilnahme an einer offenen Transplantationsgruppe angeboten. 70 Prozent der
Patienten nehmen an dieser Gruppe teil. Die spezifische Indikation zur Einzel-,
Paar- oder Familientherapie ist lediglich bei ca. 10 Prozent aller Patienten zu
stellen, weitergehende stationäre psychosomatische Behandlungen stellen die
Ausnahme (1 Prozent) dar. Viele neue medizinische Behandlungsmöglichkeiten
(Transplantationen, Defibrillator-Schrittmachersysteme, Medikationspumpen
etc.) sind auf Spezialisierung und damit verbundene spezifische medizinische
Kompetenzausweitungen zurückzuführen. Damit wird Kooperation mit Spe-
zialisten, aber auch Vor- und Nachbehandlern zur *conditio sine qua non*. In der
Zusammenführung vorhandenen, oft jedoch unverbundenen Wissens – auch
unterschiedlicher Berufsgruppen – liegen erhebliche Effizienzressourcen.

2.1.2 Psychoonkologie

Besonders deutlich wird die notwendige Diskussion um geeignete Behand-
lungskriterien am Beispiel der Psychoonkologie. In der Onkologie wird bei
fortgeschrittenen Tumorstadien häufig die Lebensverlängerung um wenige
Monate – Lebensquantität – kontrastiert durch eine erhebliche Einschränkung
der Lebensqualität in Folge der ausgeprägten Nebenwirkungen der Therapie.
Die Entscheidung für oder gegen eine konkrete Maßnahme ist oft nicht leicht:
Statistisch lässt sich abschätzen, mit welcher Wahrscheinlichkeit ein erwarte-
ter positiver Effekt eintreten kann, entsprechendes gilt für Nebenwirkungen.
Die Entscheidung liegt letztlich bei jeder Patientin und jedem Patienten. Diese befinden sich aber in einer Ausnahmesituation und sind beratungs- und
unterstützungsbedürftig. Oft müssen mehrfach und häufig solche Entscheidungen getroffen werden. Krankheitsverständnis und Behandlungsziele in der
Psychoonkologie charakterisiert Keller, welche die vorbildhaft geförderte Psychosoziale Nachsorgeeinrichtung der Chirurgischen Universitätsklinik Heidelberg – heute Sektion Psychoonkologie – leitet, wie folgt:[18] Krebs ist keine psychosomatische Erkrankung – es gibt keine Krebspersönlichkeit.[19] Nicht jede
Krebserkrankung ist muss zwangsläufig mit Psychotherapie behandelt werden
– hier ist die Einführung von Screeninguntersuchungen (z. B. Fragebögen) und
die Schulung von Krankenpflegepersonal und Ärzten erforderlich, um eine gezielte Zuweisung zu ermöglichen. Psychoonkologische Interventionen sollen
die subjektive Lebensqualität verbessern. Das Krankheitserleben soll günstig beeinflusst und durch die Erkrankung entstehende subjektive Belastungen

---

[18] Keller 2001, 133.
[19] Schwarz 2001, 131.

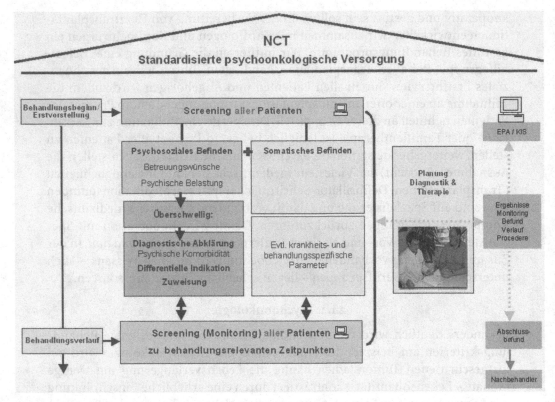

Abb. 4. Ablaufschema Psychosoziales Screening bei allen Patienten des Nationalen Centrums für Tumorerkrankungen [Keller M (2005), unveröff. Manuskript]

sollen reduziert werden. Als spezifische Belastungen werden die unspezifische Verunsicherung durch eine potentiell lebensbedrohliche Erkrankung, die körperliche, funktionelle und soziale Beeinträchtigung durch weit reichende Therapiemaßnahmen und die anhaltende Ungewissheit im Krankheitsverlauf angesehen. In allen Krankheitsstadien konnte durch psychoonkologische Interventionen eine Verbesserung der Lebensqualität erzielt werden.[20] Es gibt keine gesicherten Hinweise dafür, dass sich auch der somatische Verlauf durch psychoonkologische Interventionen günstig beeinflussen lässt.

Kritische Einwände zur Unschärfe des Begriffes der Lebensqualität, zur Konfundierung mit depressiven Störungen, zur Instrumentalisierung des Konstruktes für Legitimationszwecke aller Art erscheinen durchaus berechtigt. Nicht unterschätzt werden sollte jedoch die Möglichkeit, Lebensqualität (wie auch Depressivität) als psychosoziales Konstrukt in die Qualitätssicherung internistischer Erkrankungen routinemäßig einzubringen. Psychosoziale Variablen können dann auch Teil von Benchmarking-Prozessen werden und zur

---

[20] Schulz et al. 2001, 157.

Steigerung der Versorgungsqualität aller Patienten beitragen. Im Bereich der Brustkrebsbehandlung hat sich diese Sichtweise inzwischen durchgesetzt. Die Heidelberger Medizinische Fakultät und das Universitätsklinikum haben sich aufgrund der Fortschritte der Psychoonkologie entschieden, beim Aufbau des neuen Nationalen Centrums für Tumorerkrankungen die Psychoonkologie in allen Stadien des Behandlungsprozesses zu integrieren.

2.2 Psychosomatische Störungsbilder und Methoden im engeren Sinn

Im Folgenden soll als Beispiel die Magersucht näher beschrieben werden, die wie funktionelle oder somatoforme Störungen oder das posttraumatische Stress-Syndrom (PTSD) zu den klassischen psychosomatischen Erkrankungen gehört. Die Magersucht bietet sich besonders an, da hier körperliche, psychische und soziale Aspekte eng miteinander verschränkt sind und der Anteil tödlicher Verläufe nach wie vor hoch ist, was die Magersucht zur gefährlichsten Krankheit der betroffenen Altersstufe bei Mädchen und jungen Frauen macht. In einem zweiten Abschnitt soll die Modellierung therapeutischer Prozesse jenseits der Symptomatik dargestellt werden.

2.2.1 Magersucht

Die Anorexia nervosa ist durch ein ausgeprägtes Untergewicht (< 85 Prozent des nach Alter und Körpergröße zu erwartenden Gewichtes oder Body-Mass-Index[21] < 17,5 kg/m²) charakterisiert. Die Gewichtsreduktion wird durch Fasten, selbstinduziertes Erbrechen, Abführen, übertriebene körperliche Aktivität, oder den Gebrauch von Appetitzüglern und Diuretika herbeigeführt. Oft besteht eine Furcht zuzunehmen, eine häufige und intensive Beschäftigung mit dem eigenen Gewicht und eine Verleugnung des niedrigen Gewichts. Bei Frauen liegt ein Ausbleiben der Regelblutung von mindestens dreimonatiger Dauer vor. Subtypen sind eine nur durch Fasten induzierte *restriktive* (oder *asketische*) *Form* der Anorexie und *eine bulimische Form (auch binge-/purge type)*, die durch kompensatorische Maßnahmen nach Essanfällen, wie selbstinduziertes Erbrechen oder den Gebrauch von Abführmitteln, charakterisiert ist. Besonders betont und hervorgehoben werden muss die *Verleugnung* der Patientinnen: Diese kann sich sowohl auf den Befund des Untergewichtes selbst, als auch auf die damit verbundene Gefährdung beziehen. Symptome körperlicher Schwäche werden oft nicht wahrgenommen, im Gegenteil erleben sich viele Magersüchtige als aktiv und voller Energie. *Entstehung und Aufrechterhaltung* einer Magersucht werden als ein multifaktorielles Geschehen angesehen, bei dem psychische Faktoren im Zusammenwirken mit biologischen, soziokulturellen und familiären Faktoren eine zentrale Rolle spielen.[22] *Objektbeziehungstheoretisch* wurde das Ringen um Autonomie vor dem Hintergrund früher

---

[21] Körpergewicht (in kg)/Quadrat der Körpergröße (in m²).
[22] Herzog et al. 2004.

Erfahrungen von erlebter mangelnder Verlässlichkeit und daraus folgender
Hilflosigkeit als ein zentrales Thema [23] angesehen. Gerade überangepasste magersüchtige Patientinnen können in der Erkrankung eine Möglichkeit erleben,
in der Pubertät neuen Überwältigungserfahrungen zu entgehen und hier die
Macht der Krankheit zu entfalten. Intrapsychisch und interpersonell reduziert
sich die Selbstbehauptung dann auf die durchaus erfolgreiche Kontrolle von
Hunger und Gewicht.

Psychodynamisch wurde traditionell eine *triebtheoretische Position* vertreten, die eine Verschiebung vom Bereich der genitalen Sexualität auf den der
Oralität annahm. Sexuelle Wünsche und eine genitale Sexualität werden vermieden. Körperliche Veränderungen der sexuellen Reifung, wie z. B. die sekundären Geschlechtsmerkmale oder die Menstruation treten verzögert auf oder
werden zurückgebildet. Sexuelle Beziehungen sind nicht häufig. Die Ablösung
vom Elternhaus verzögert sich. Die magersüchtige Patientin „hält die Zeit an",
sie wird zu einer „ewigen Tochter". Sie kann damit in der Phantasie für ihren
Vater und ihre Mutter das wichtigste Objekt sein.

Die Verselbständigung des Abnehmens und der damit verbundenen Verhaltensweisen und Rituale kann auch *lerntheoretisch* verstanden werden: Au-
tomatisierungen und psychische Folgen exzessiven Hungerns wurden in der
Starvationsliteratur ausführlich beschrieben: Hier wurden – vor allem im und
unmittelbar nach dem Zweiten Weltkrieg – umfangreiche Hungerexperimen-
te bei körperlich und psychisch Gesunden durchgeführt, um die günstigsten
Strategien zur Bekämpfung von Folgen der Unterernährung zu entwickeln.
Analog zum selbstverständlichen Einbezug verhaltenstherapeutischer Thera-
pieelemente in die Therapie primär psychodynamisch orientierter Kliniken
nennt auch die jüngere, verhaltenstherapeutisch orientierte Literatur unter den
psychologischen Ursachen der Anorexie Konfliktfelder mit langer psychodynamischer Rezeption wie die Autonomieentwicklung, die Auseinandersetzung
mit der Sexualität und die Selbstwertproblematik.

Da der pubertäre Loslösungsprozess nicht im luftleeren Raum, sondern im
Feld der aktuellen familiären Beziehungen stattfindet, wird die gesamte Familie von dieser Erkrankung erfasst. *Familiendynamisch* ist die Pubertät und
die Verselbständigung eines Kindes eine Schwellensituation für die Familie.
Die Ablösung der Jugendlichen mit ihren Ambivalenzen, Launen und rasch
wechselnden Bedürfnissen stellt für die Familie eine Herausforderung dar und
verlangt nicht zuletzt eine Vorstellung davon, wie die einzelnen Familienmit-
glieder und die Familie als ganze sich ohne die sich lösende Jugendliche neu
organisieren. Erfahrungen der Eltern bei der eigenen Loslösung (oder Nicht-
Loslösung), Erfolge, Misserfolge und Ängste in diesem Zusammenhang, Bilder
von der eigenen Zukunft als Paar bilden wichtige Rahmenbedingungen für
diesen Prozess. Die direkte Familienorientierung in Familiengesprächen und

---

[23] Schneider 2004.

gegebenenfalls therapeutische Interventionen haben damit vor allem für junge Patientinnen eine große Bedeutung.

Die Adipositas nimmt in den Industrieländern zu. Hier lastet ein erheblicher soziokultureller Druck vor allem auf Mädchen und junge Frauen hin zu Schönheits- und Schlankheitsidealen, die mit normalem Essen nicht erreichbar sind. Die über Jahrzehnte dokumentierte Gewichtsabnahme der Siegerinnen von Schönheitskonkurrenzen, die Essstörungen der Topmodels, die Beschreibung einer *female athletes triad* aus Essstörung, Amenorrhoe und Osteoporose bei Sportlerinnen, die in einer erheblichen Häufigkeit auftritt, sind Mosaiksteine, die diese Entwicklung belegen. Angesichts der konstanten Prävalenz der Anorexie in den letzten 50 Jahren mit 0,5 bis 1 Prozent der weiblichen Risikobevölkerung von 15 bis 25 Jahren dürfte dieser soziokulturelle Druck aber wohl eher zur Entstehung der anderen Essstörungen (Bulimie, *Binge Eating Disorder*) beitragen und allenfalls zu spezifischen Ausgestaltungen einer Anorexie, weniger zu ihrer Entstehung beitragen.

Eine Reihe von Zwillingsstudien haben Hinweise darauf ergeben, dass es eine *erbliche Komponente* bei der Entstehung der Magersucht gibt. Eineiige Zwillingspaare zeigen eine höhere Konkordanz der Magersucht als zweieiige. Damit ist eine molekulargenetische Prädisposition zur Anorexie aufgrund populationsgenetischer Studien wahrscheinlich.

Auslösesituationen sind häufig solche realer oder phantasierter Trennung vom Elternhaus (Ende der Schulzeit, Schüleraustausch oder Au-pair-Aufenthalte, Tod naher Angehöriger wie der Großeltern) oder alterstypische Verunsicherungen im Rahmen erster erotischer Kontakte oder Enttäuschungen. Die *psychische Komorbidität* umfasst häufig affektive Störungen, Angststörungen, Persönlichkeitsstörungen und Suchterkrankungen. Eine Einschätzung der latenten und manifesten Suizidalität sollte bei allen Patientinnen erfolgen. Züge von Perfektionismus und manchmal ausgeprägte Zwangssymptome werden zum Teil auch vor dem ersten Auftreten der Magersucht gefunden. Abzugrenzen sind die depressive Esshemmung, Brechneurosen, verminderte Nahrungsaufnahme bei Borderline-Störungen oder Wahnbildungen im Rahmen einer Schizophrenie.

Die *somatische Komorbidität* zu Beginn der Erkrankung entsteht oft als unmittelbare Folge von pathologischem Essverhalten, selbstinduziertem Erbrechen, Laxantien- oder Diuretikaabusus: erniedrigte Kaliumwerte im Serum, angeschwollene Speicheldrüsen, ein Anstieg der Speicheldrüsen-Amylase im Serum und Erosionen der Zähne infolge Magensäureexposition sind häufig Folgen des Erbrechens. Hormonstörungen (erniedrigte Östrogene, Amenorrhoe, erhöhtes Cortisol) sind obligat, verminderte Zellzahlen in allen Blutzellreihen (Anämie, Leukopenie, Thrombopenie), erniedrigte Herzfrequenz und niedriger Blutdruck sind häufig. Aus internistischer Indikation sind *Notfallaufnahmen* bei rapidem Gewichtsverlust in kurzer Zeit (> 30 Prozent in den letzten 3 Monaten), extrem niedrigem Gewicht (< 60 Prozent des Erwartungs-

gewichtes), ausgeprägten Elektrolytstörungen, ventrikulären Herzrhythmusstörungen, hämodynamischen Störungen (Schwindel, verwaschener Sprache)
angezeigt. Auch akute (Infekte) oder chronische Zweiterkrankungen (Diabetes,
entzündliche Darmerkrankungen) erhöhen das Komplikations- und Mortalitätsrisiko erheblich. Zu den irreversiblen somatischen Langzeitfolgen der Magersucht gehört die Osteoporose (Reduktion der Knochenmasse), die langfristig zu erhöhten Knochenfrakturraten und frühzeitig eintretenden Knochen-
masseverlusten in der Menopause führt.[24] Eine Bestimmung der Knochendichte gibt Auskunft über die schon eingetretenen Knochenmasseverluste und
sollte ein fester Bestandteil der Eingangsuntersuchung sein. *Differentialdia-
gnostisch* sind chronisch konsumierende Erkrankungen wie Malabsorptions-
syndrome (chronisch entzündliche Darmerkrankungen wie Colitis ulcerosa
und M. Crohn), Infekte (Tuberkulose etc.), Malignome (insbesondere Hirntumore) vor allem bei später Erstmanifestation und endokrinologische Erkrankungen auszuschließen.

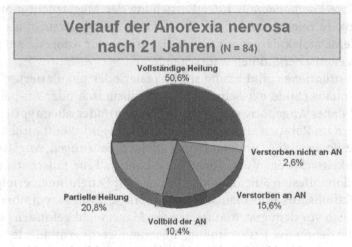

Abb. 5. Verlauf der Magersucht nach 21 Jahren (Zipfel et al. 2000)

Auch heute ist die Magersucht nach wie vor ein Krankheitsbild mit hoher
Sterblichkeit und offener Prognose. Die durchschnittliche jährliche *Mortalität* pro Beobachtungsjahr betrug 0,5–0,6 Prozent. In eigenen Untersuchungen
nach 12- bzw. 21-jähriger Beobachtungszeit hatten die von uns Nachuntersuchten 10-fach erhöhtes Sterberisiko gegenüber der Normalbevölkerung.[25] Eine
Heilung im umfassenden bio-psycho-sozialen Sinne erreichte etwa die Hälfte
der Patientinnen. Die mittlere Dauer bis zu einer ersten Vollremission betrug
durchschnittlich sechs Jahre seit Erstaufnahme. Etwa ein Viertel der Patientin-

---

[24] Herzog et al. 1993.
[25] Deter/Herzog 1994; Herzog et al. 1997; Zipfel et al. 2000.

nen war *gebessert*: Hier lag das Vollbild einer Anorexie nicht mehr vor. *Chronische Verläufe* mit dem Vollbild einer Anorexie wiesen etwa 10 Prozent der Patientinnen auf. Diese waren mit schwersten psychischen (Affektiven Störungen, Persönlichkeitsstörungen) und somatischen Komplikationen (Osteoporose mit Knochenbrüchen, Niereninsuffizienzen bis hin zur Dialyse) belastet. Bemerkenswert in unseren Untersuchungen war, dass zwar die Hälfte der nachuntersuchten Patientinnen im Prozess ihrer Gesundung eine bulimische Phase durchlief, dass aber eine Bulimie (mit Normalgewicht) als Langzeitverlaufsergebnis nur selten (3-4 Prozent) vorkam. Auffällig war, dass alle chronisch anorektischen Patientinnen bei Behandlungsbeginn dem *binge/purging*-Typ angehörten.

Künftige Forschungsarbeiten werden die Entstehung dieser gefährlichen Erkrankung unter Einschluss bildgebender Verfahren untersuchen. Es wird der Versuch unternommen werden, sinnvolle Subgruppen zu beschreiben, um hier differentielle Therapieangebote zu erarbeiten. Weiterhin gibt es breiten Raum in der Verbesserung der therapeutischen Optionen, u. a. die Entwicklung multimodaler ambulanter Therapieangebote.

Wenn auch die Untersuchungen mit modernen bildgebenden Verfahren, welche die Aktivität von Hirnarealen darstellen können, bislang wenig spezifische Befunde ergeben haben, so können die Arbeiten von Singer[26] zu Schmerzerleben und Empathie als beispielhaft für die Anwendung bildgebender Verfahren bei der Untersuchung psychosomatischer Repräsentationen im Gehirn angesehen werden. Die Arbeitsgruppe konnte zeigen, dass Probandinnen ähnliche Aktivierungsmuster von Hirnzentren haben, wenn sie selbst oder wenn ein geliebter Partner einen lokalisierten Schmerz erleben. Falls Schmerz beim Partner ausgelöst wurde, fehlte lediglich der sensorische Anteil der Erregung. Bemerkenswert war weiterhin, dass das in psychologischen Tests gemessene Ausmaß der Empathiefähigkeit signifikant mit der Hirnaktivität in bestimmten Zentren zusammenhing. Damit wird die Richtung künftiger Forschungsarbeiten deutlich: Möglichst störungstypische psychologische Paradigmen können mit Hirnaktivitätsmustern in Verbindung gebracht werden. Kein Zweifel kann aber daran bestehen, dass bildgebende Untersuchungen bislang wenig zur Weiterentwicklung von Psychotherapie beitragen konnten. Die unmittelbare Psychotherapieforschung bleibt auch weiterhin der Kern der Forschungsarbeit.

2.2.2 Modellierung therapeutischer Veränderung in der Therapieforschung

Die reine Symptomebene reicht in der Psychosomatik nicht aus, um das Ausmaß einer Störung zu bestimmen. So ist zum Beispiel Bulimie nicht gleich Bulimie: Während in einem Fall in einer Schulklasse eine Art Schlankheitswettbewerb stattfindet, bei dem eine Ess-Brech-Symptomatik bei Jugendlichen

---

[26] Singer et al. 2004.

in Mode kommt und auch rasch wieder vorübergehen mag, kann in einem zweiten Fall bei identischer Ess-Brech-Symptomatik eine schwerste Persönlichkeitsstörung zugrunde liegen. Die Symptomatik allein – die Häufigkeit der Ess-Brech-Attacken, die Menge der verzehrten Nahrungsmittel etc. – reicht zur Beschreibung der Störung und möglicher Therapieverläufe nicht hin. Eine in der Psychosomatik häufige Frage lautet deshalb, „wie Veränderungen konzeptualisiert werden können, die die Fähigkeit von Patienten betreffen, die für ihre Störung individuell bestimmenden dysfunktionellen Beziehungsgestaltungen, lebensbestimmenden Konflikte und strukturellen Vulnerabilitäten einzusehen und für deren Auswirkungen Verantwortung zu übernehmen."[27] Diese Frage gewinnt Bedeutung, wenn zur Einschätzung der Schwere einer Störung Maß und Zahl alleine nicht hinreichend sind und somit auch Veränderungen durch Beschreiben der Symptomatik allein nicht erfasst werden können. Strupp hatte in diesem Zusammenhang für die Evaluation von Therapieprozessen eine Kongruenz der Methodensprache gefordert, in der das Problem des Patienten, seine Behandlung und das Verlaufsergebnis beschrieben werden. Ausgehend von der Operationalisierten Psychodynamischen Diagnostik (OPD), entwickelten Rudolf und Grande eine Liste von Konflikt-Foci, deren Veränderungen durch die Heidelberger Umstrukturierungsskala abgebildet werden können.[28] Die Foci werden spezifisch auf einen Problembereich bezogen und sollen spezifisch für Auslösung und Aufrechterhaltung der Störung sein. Sie werden dann entsprechend dem hypothetisierten Strukturniveau klassifiziert: Die Problembeschreibung erfolgt umgangssprachlich und in der Sprache der Umstrukturierungsskala.

Dies erfolgt in einer klinischen Indikationskonferenz, die zugleich die nächsten therapeutisch sinnvollen Schritte bestimmt. Die Sprache der Umstrukturierungsskala gibt zugleich eine Matrix an, an der das Therapieergebnis bestimmt werden kann. Durchschnittliche stationäre Patientinnen und Patienten kommen mit Werten um 2 auf der Umstrukturierungsskala auf die Psychosomatik-Station entsprechend einer ungewollten Beschäftigung mit dem Fokus.

Sie verlassen die Station im Mittel mit Werten um 3, d. h. sie haben eine vage Fokuswahrnehmung, sie erreichen ein Stadium der Bewältigung, entwickeln Möglichkeiten des Umgangs mit einer Störung, die noch immer besteht. Der Fortschritt besteht in einer Akzeptanz der eigenen Vulnerabilität. Damit kann dann auch Verantwortung übernommen werden für die eigene Störung und deren Besserung, z. B. in einer ambulanten Therapie. Im besten Falle wurden Werte bis 5 erreicht, d. h. alte Strukturen im Fokusbereich lösen sich auf, erste strukturelle Veränderungen werden erreicht. Neue Handlungsoptionen entstehen als spezifische Effekte und als sekundäre unspezifische Wirkung ist

---

[27] Grande et al. 2001.
[28] Arbeitskreis Operationalisierte Psychodynamische Diagnostik 2004.

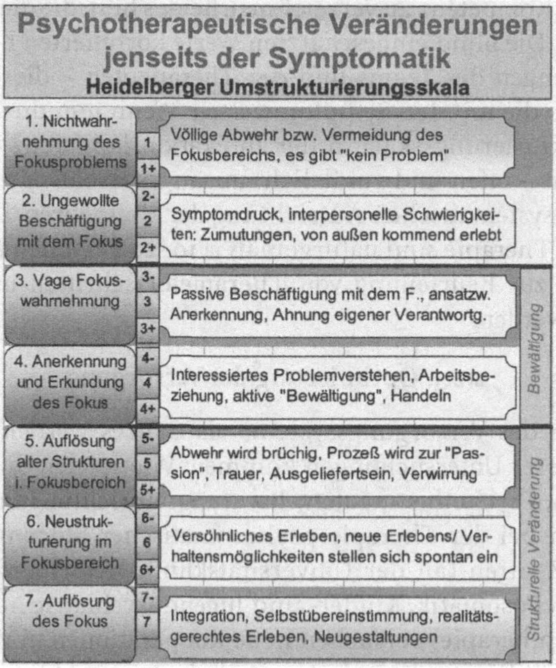

Psychotherapeutische Veränderungen jenseits der Symptomatik

Heidelberger Umstrukturierungsskala

1. Nichtwahr-nehmung des Fokusproblems	1 / 1+	Völlige Abwehr bzw. Vermeidung des Fokusbereichs, es gibt "kein Problem"
2. Ungewollte Beschäftigung mit dem Fokus	2- / 2 / 2+	Symptomdruck, interpersonelle Schwierigkeiten: Zumutungen, von außen kommend erlebt
3. Vage Fokus-wahrnehmung	3- / 3 / 3+	Passive Beschäftigung mit dem F., ansatzw. Anerkennung, Ahnung eigener Verantwortg.
4. Anerkennung und Erkundung des Fokus	4- / 4 / 4+	Interessiertes Problemverstehen, Arbeitsbeziehung, aktive "Bewältigung", Handeln
5. Auflösung alter Strukturen i. Fokusbereich	5- / 5 / 5+	Abwehr wird brüchig, Prozeß wird zur "Passion", Trauer, Ausgeliefertsein, Verwirrung
6. Neustruk-turierung im Fokusbereich	6- / 6 / 6+	Versöhnliches Erleben, neue Erlebens-/ Verhaltensmöglichkeiten stellen sich spontan ein
7. Auflösung des Fokus	7- / 7	Integration, Selbstübereinstimmung, realitätsgerechtes Erleben, Neugestaltungen

(Bewältigung / Strukturelle Veränderung)

Abb. 6. Heidelberger Umstrukturierungsskala (Grande et al. 2001)

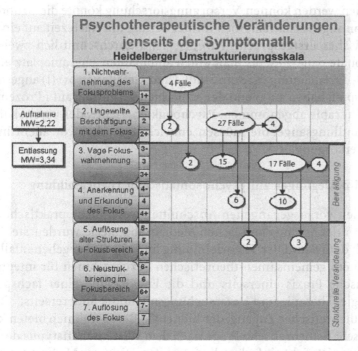

Abb. 7. Veränderungen von stationären psychosomatischen Patientinnen und Patienten auf der Heidelberger Umstrukturierungsskala während ihrer Behandlung (Grande et al. 2001)

ein Zuwachs an Kompetenz zu verzeichnen. Beides hilft, die die Einschränkung zu überwinden. Die blind eingeschätzten Werte korrelierten hoch mit den Ergebnisbeurteilungen des Teams und der Therapeuten – diese Korrelationen waren höher als die mit den Symptomwerten. Wenn nun die Einschätzungen in der Umstrukturierungsskala in der Indikationskonferenz – wie es gegenwärtig geschieht – offen und zusätzlich umgangssprachlich definiert werden, können sie zur systematischen Ausrichtung der stationären Therapie genutzt – und an dieser Therapie sind naturgemäß ja 10–20 Personen im Stationsteam beteiligt – und zur Beurteilung von Therapiefortschritten und Katamnesen herangezogen werden.

2.2.3 Optimierung der Versorgung

Verbesserungen des Versorgungssystems als Ganzes werden zunehmend in den Fokus weiterer Untersuchungen kommen: Wie spielen die einzelnen Ärzte, Psychologen, Psychotherapeuten, Beratungseinrichtungen und Behörden in einer Region bei der Therapie psyhosomatischer Störungen zusammen? Psychosoziale Zentren (an der Universitätsklinik Heidelberg bestehend aus Psychiatrie, Psychosomatik, Kinder- und Jugendpsychiatrie Medizinpsychologie und Familientherapie) versuchen neue Kooperationen in Versorgung, Lehre und Forschung. Netzwerke zwischen ambulanten und klinischen Anbietern werden sich konstituieren können, wenn entsprechende Finanzierungsgrundlagen geschaffen werden können. Versorgungsforschung könnte die Grundlage für Bedarfsplanungen schaffen. Noch immer beträgt die Wartezeit auf ein psychotherapeutisches Erstgespräch in Deutschland durchschnittlich zwei Monate. Fünf Monate dauert es, bis man einen ambulanten Therapieplatz erhält. Selbst in der Bedarfsplanung wird ein Stadt-Land-Gefälle von 9:1 (!) angestrebt. Gruppentherapien haben aufgrund der schlechten Vergütung auf 1 Prozent der ambulanten Therapie abgenommen. Psychoonkologische oder psychokardiologische Behandlungsangebote müssen entwickelt werden, vor allem in der ambulanten Versorgung.

2.3 Überlegungen zur psychosomatischen Theoriebildung

Nachdem in den vorausgegangenen Abschnitten wesentliche praktische Entwicklungsfelder der psychosomatischen Medizin abgesteckt wurden, stellt sich die Frage nach dem Stand der Theoriebildung im Fach und gegebenenfalls die Frage nach einem gemeinsamen theoretischen Bezugsrahmen für integrativ-psychosomatische Praxis einerseits und die Entwicklung einer fachspezifischen Nosologie, Therapie und Untersuchungsmethodik andererseits.

Ein erster theoretischer Zugang, der hier einen Bezugsrahmen bieten kann, ist die wissenschaftstheoretische Frage nach dem Wissenschaftstypus der Medizin. Diese Frage ist nicht einfach zu beantworten. Die unter Medizinern meist vertretene Typisierung, Medizin sei eine Naturwissenschaft, greift zu kurz.

Im Gegensatz zu Physik oder Chemie lässt sich die Medizin nicht auf einem bloß experimentellen Paradigma begründen. Medizin nutzt äußerst erfolgreich Naturwissenschaften, und viele medizinische Erfolge wären ohne naturwissenschaftliche Studien undenkbar gewesen. Medizin ist natürlich auch keine theoretische Wissenschaft, die sich wie die Mathematik durch reines Denken entfalten kann. Vielmehr gehört die Medizin zu den Wissenschaften, sich am besten als praktische oder Handlungswissenschaften charakterisieren lassen können. „Medizin betreibt man mit Blick auf das ärztliche Handeln, so wie man Jurisprudenz mit dem Blick auf das forensische Handeln oder Architektur mit Blick auf das bauliche Entwerfen betreibt. Löst man diese Disziplinen von ihren Zweckbestimmungen, bleibt nicht etwa der wissenschaftsfähige Rest, sondern nichts von diesem praktischen Typ des Wissens übrig. Es ist eine der Fehlentwicklungen des Verständnisses der modernen Wissenschaften, die auf die Dominanz des poietischen Paradigmas zurückzuführen ist, die praktische Bedeutung des Wissens in die Sphäre des nur noch individuell oder kollektiv bestimmten Bekenntnisses abzuschieben."[29] Handeln oder Praxis sollen hier im aristotelischen Sinne verstanden werden, und so wird von „Praxis" oder „Handeln in der Praxis" nur dann zu sprechen sein, wenn die oder der Handelnde Möglichkeiten und alternative Wege des Handelns erwogen und sich für die „beste" entschieden hat. Beraten, abwägen, entscheiden sind Formen des Denkens, die für die Praxis wesentlich sind: im Hinblick darauf ist es begründet, von einer praktischen Intelligenz, einem praktischen Denken oder auch mit Kant von einer praktischen Vernunft zu sprechen.[30] In praktischen Wissenschaften sind Denken und Handeln eng verbunden. Es ist unmöglich, eine praktische Wissenschaft ohne eine Theorie zu betreiben. Und so benutzen auch alle diejenigen Mediziner eine Theorie, die dies vehement bestreiten: Allerdings nutzen sie ihre Theorie implizit. In komplexen Situationen – und viele Situationen in der Medizin und die meisten in der psychosomatischen Medizin sind komplex – nutzen wir implizite Axiome.[31] Ritschl sieht in diesen impliziten Axiomen Steuerungspräferenzen für die Auswahl unserer bevorzugten Methodeninventare. Sie entstehen durch Einflüsse unserer Lehrer, unsere Idealbildungen, letztlich durch das, was uns geprägt hat. Bedeutsam werden implizite Axiome, wenn sie uns in komplexen Situationen steuern. Auch gibt es bislang keine begründete Hoffnung, mit dem Konzept der „Evidence Based Medicine" dieses Dilemma (rein statistisch) zu überwinden: Bisherige Modellierungen verknüpfen Erkenntnisse, die unter sehr spezifischen Randbedingungen gewonnen wurden, und können so im individuellen Fall oft nicht weiter helfen. Wichtiger ist hier der Teamansatz, das ärztliche „Konsil", das Erfahrung von Experten aus unterschiedlicher Perspektive zusammenbringt.

---

[29] Gethmann 1996, 77.
[30] Kaulbach 1982, 4.
[31] Ritschl 2004, 48.

Die Wertschätzung des Klinischen findet sich in systematischer Weise analog in Feinsteins „Clinical judgment"[32]. Eine klinische Organisationsform, psychosoziale Inhalte systematisch in Prozeduren des Klinikalltags somatischer Kliniken zu integrieren, bietet die Intermed-Methode, die von Huyse entwickelt und vielerorts implementiert wurde.[33] Hier wird der Handlungsaspekt ganz in den Vordergrund gestellt: Nicht die Psychopathologie oder die psychische Diagnose oder das soziale Problem werden als bedeutsam angesehen, sondern psychosoziale Befunde, die im Zusammenhang mit den übrigen (somatischen) Befunden im klinischen Urteil Komplexität erwarten lassen, welche dann handlungsrelevant wird. Es wird ein multiprofessioneller Teamansatz gewählt, um Scores zu bestimmen, die Handlungsbedarf signalisieren.

Eine zweite Gruppe von psychosomatischen Theorieansätzen definiert sich inhaltlich – im Gegensatz zu dem eben beschriebenen eher handlungsorientierten Vorgehen. Am bekanntesten wurde hier Engels bio-psycho-soziales Modell.[34] George Engel kritisierte das biomedizinische Modell in folgender Weise:[35] Biochemische Veränderungen induzierten nicht in eindeutiger Weise Krankheiten und Krankheitserleben. Krankheit sei vielmehr das Ergebnis der Interaktion verschiedener kausaler Faktoren, einschließlich solcher auf molekularer, individueller und sozialer Ebene. Umgekehrt könne es auch vorkommen, dass psychologische Probleme unter bestimmten Umständen auch Gesundheitsprobleme induzieren könnten, einschließlich biochemischer Korrelate. Insbesondere gäben biochemische Alterationen keine direkten Hinweise darauf, was eine Krankheit für einen Menschen bedeute. Die Rolle psychosozialer Zusammenhänge werde in der Biomedizin unterschätzt. Das Einnehmen einer Krankenrolle sei nicht an das Vorliegen molekularer Veränderungen gebunden. Psychosoziale Faktoren, wie der Placeboeffekt – also das Auftreten heilsamer Wirkungen auch ohne die Applikation der „wahren" Medikamentensubstanz, z. B. einer ähnlich aussehenden Zuckerpille – würden bei jeder Anwendung von biomedizinischen Therapien immer auch wirksam. Die Arzt-Patient-Beziehung bestimme Verlaufsergebnisse von Krankheiten, nicht zuletzt durch den Einfluss von Compliance und Adherence, also das Ausmaß, in dem empfohlene Therapien auch umgesetzt würden. Schließlich wies Engel auf die Wechselwirkung zwischen Patienten und Forschern hin, die die Ergebnisse jeder Studie auch jenseits der angewandten Methode beeinflusse. Letztlich ging Engel von einer Emergenz aus: Der Organismus besteht aus hierarchisch geordneten Systemen. Geistige Phänomene werden bestimmt und erzeugt durch physiologische und biochemische Prozesse, sind aber nicht reduzierbar und eineindeutig ableitbar aus diesen Prozessen. Engels Arbeit verdankte der allgemeinen Systemtheorie von Bertanlanffy wesentlich Anstöße. Frühere, vor al-

---

[32] Feinstein 1967.
[33] De Jonge et al. 2003a, 2003b.
[34] Engel 1977.
[35] Borell-Cario et al. 2004, 577.

lem deutschsprachige Ansätze von v. Weizsäcker[36], Christian[37] und Hahn oder
auch v. Uexküll[38] z.B. zum Situationskreis im deutschsprachigen Raum waren zum Teil wesentlich differenzierter als die Ausführungen Engels. Praktisch
führten sie zu ähnlichen organisatorischen Vorschlägen wie Engels Gruppe in
Rochester: Erwähnt seien hier zum Beispiel das Hahn'sche Konzept der Simultandiagnostik, das eine parallele und gleichberechtigte Untersuchung bio-
psycho-sozialer Aspekte propagierte,[39] und die Arbeiten Hahns und Engels zur
Erhebung der Krankengeschichte.[40] Das bio-psycho-soziale Modell wurde vor
allem kritisiert, weil es eigentlich weniger eine Theorie als vielmehr ein Appell
sei, entsprechende Zusammenhänge zu berücksichtigen. Frühe Ansätze der
Heidelberger Schule waren, von physiologischen Fragestellungen abgeleitet,
hier wesentlich konkreter, näher am Phänomen und weniger programmatisch.
Häufig wird „die Einführung des Subjektes in die Medizin" als die zentrale
Leistung v. Weizsäckers angesehen. Weizsäckers Anliegen war primär ein methodisches: Wissenschaftliche Methoden zur Beschreibung des Subjekts sollten
in die Medizin eingeführt werden. Seine Sprache war gelegentlich nicht eindeutig und könnte durchaus auch dazu beigetragen haben, dass einige seiner
Schüler ins Ideologische abglitten. Vogt[41] und Hahn[42] entwickelten demgegenüber eine ärztliche Methodenlehre unter Betonung von phänomenologischen,
empirisch-analytischen, hermeneutischen und dialektischen Methoden, die im
Methodenkreis nacheinander angewendet und durchlaufen werden können.
Der Preis für diese Zunahme an Differenzierung ist erneut das Leben in Parallelwelten. Der Hahn'sche Begriff der Wissenschaftlichkeit versucht hier wieder
den handelnden Arzt in den Vordergrund zu stellen. Seine Wissenschaftlichkeit
ist eine durch Neugier und Offenheit bestimmte Haltung, kein Inhalt.

3 Psychosomatische Medizin und Weisheit in der Medizin

Die Frage nach dem guten Arzt bewegt alle medizinischen Disziplinen. In gleicher Weise betreffen Wertefragen, ethische Probleme, Fragen nach der Adä-
quatheit ärztlichen Handelns auch und besonders am Beginn und Ende des Lebens alle Disziplinen. Ritschl[43] hat kürzlich den Standort der Medizin „im Drei-
eck von Wissenschaft, Technologie und Weisheit" bestimmt. „Weisheit weiß
auch, dass Wissen kein neutrales Phänomen ist, sondern eine stark ethische
Dimension hat. Weisheit – das ist meine These – zeigt sich in der Zurücknahme
gegenüber der Versuchung, mit Wissen Macht auszuüben. Die Distanzierung

---

[36] v. Weizsäcker 1940.
[37] Christian 1989.
[38] Uexküll 1963; Uexküll 2003.
[39] Hahn 1988.
[40] Hahn ebd.
[41] Vogt 1979.
[42] Hahn 1988.
[43] Ritschl 2004, 25.

vom eigenen Richtigwissen, die Selbstbeschränkung und Zurücknahme führt zu einer Neuordnung des Wissens hin auf Wichtigwissen und damit auf einen anderen Umgang mit dem Wissen."[44] Ritschl schlägt einen Bogen zur Heidelberger Schule und Krehls Satz, dass wir kranke Menschen behandeln, nicht Krankheiten. In diesem Sinne kann Psychosomatik eine besondere Bedeutung gewinnen, wenn es darum geht, nicht nur alles Mögliche, sondern das für diesen Patienten Richtige und Passende zu wissen und zu tun. In der modernen Medizin ist oft mehr Wissen potentiell verfügbar, als klinisch und für diese Person wirklich wichtig ist. Höffe sprach von einer Ethik des Unterlassens, denn jedes medizinische Wissen und Handeln hat immer auch Nebenwirkungen. Die Entscheidung, welches medizinische Wissen bei diesem Patienten angestrebt und welche medizinische Intervention für ihn richtig ist kann nur mit dem Patienten, mit unseren Teams und mit den Angehörigen getroffen werden. In diesem Sinne könnte die Psychosomatische Medizin einen Beitrag dazu leisten, der Weisheit in der Medizin einen Ort anzubieten.

Literatur

Arbeitskreis OPD (Hrsg) (2004) Operationalisierte Psychodynamische Diagnostik. Grundlagen und Manual. 4. Auflage. Bern u. a.: Hans Huber

Bergmann G, Herzog W (1989) Der „Vertrag" bei der internistischen Behandlung der Dependenz. Münchner Medizinische Wochenschrift 131:33–34

Christian P (1989) Anthropologische Medizin. Theoretische Pathologie und Klinik psychosomatischer Krankheitsbilder. Berlin u. a.: Springer

Cruppé W de, Hennch C, Reas D, Wild B, Herzog W (2002) Reporting psychosomatic consultations in the discharge letter: An examination of communication between inpatient and primary care physicians. General Hospital Psychiatry 24:343–352

Deter HC (Hrsg) (2001) Psychosomatik am Beginn des 21. Jahrhunderts. Chancen einer biopsychosozialen Medizin. Bern: Hans Huber

Deter HC, Herzog W, Manz R (1994) Werden Anorexia-nervosa-Patienten seelisch wieder gesund? Ergebnisse einer 12-Jahres-Katamnese von 103 Patienten. Z Psychosom Med 40:155–173

Deter HC, Herzog W (1994) Anorexia nervosa in a long-term perspective: Results of the Heidelberg-Mannheim Study. Psychosomatic Medicine 56:20–27

Deter HC, Herzog W (1995) Der Langzeitverlauf der Anorexia nervosa. Göttingen: Vandenhoeck & Ruprecht

Deter HC, Manz R, Herzog W, Müller S (1997) Körperbildstörungen von Anorexia nervosa-Patienten 12 Jahre nach der klinischen Vorstellung. Psychother Psych Med 47:1–11

Deter HC, Köpp W, Zipfel S, Herzog W (1998) Männliche Anorexia-nervosa-Patienten im Langzeitverlauf. Nervenarzt 69:419–426

Eich W, Windeler J, Bauer AW, Haux R, Herzog W, Rüegg JC (Hrsg) (1999) Wissenschaftlichkeit in der Medizin Teil III – Von der klinischen Erfahrung zur Evidence-Based Medicine. Frankfurt a. M.: Verlag Akademischer Schriften

Eich W, Bauer AW, Haux R, Herzog W, Rüegg JC (Hrsg) (2003) Wissenschaftlichkeit in der Medizin Teil IV – Qualität und Integrität in Lehre und Forschung der Medizin. Frankfurt a. M.: Verlag Akademischer Schriften

---

[44] Ebd., 28.

Engel G (1977) The need for a new medical model: a challenge for biomedicine. Science 196:129–36

Feinstein A (1967) Clinical Judgement. Malabar/Florida: Krieger

Friederich HC, Hartmann M, Bergmann G, Herzog W (2002) Psychische Komorbidität bei internistischen Krankenhauspatienten: Prävalenz und Einfluss auf die Liegedauer. Psychother Psych Med 52:323–328

Gethmann CF (1996) Heilen: Können und Wissen. Zu den philosophischen Grundlagen der wissenschaftlichen Medizin. Berlin: de Gruyter

Gräfe K, Zipfel S, Herzog W, Löwe B (2004) Screening psychischer Störungen mit dem „Gesundheitsfragebogen für Patienten (PHQ-D)". Ergebnisse der deutschen Validierungsstudie. Diagnostica 50(4):171–181

Grande T, Rudolf G, Oberbracht C, Jakobsen T (2001) Therapeutische Veränderungen jenseits der Symptomatik. Z Psychosom Med Psychother 47:213–33

Hahn P (1980) Allgemeine Klinische und Psychosomatische Medizin. Entwicklung und Standort. Heidelberger Jahrbücher XXIV, 1–21

Hahn P (1988) Ärztliche Propädeutik. Gespräch, Anamnese, Interview. Einführung in die anthropologische Medizin – wissenschaftstheoretische und praktische Grundlagen. Berlin u. a.: Springer

Hahn P, Werner A, Bergmann G, Drinkmann A, Eich W, Hayden M, Herzog W (Hrsg) (1994) Modell und Methode in der Psychosomatik. Weinheim: Deutscher Studien Verlag

Haux R, Bauer AW, Eich W, Herzog W, Rüegg J, Windeler J (Hrsg) (1998) Wissenschaftlichkeit in der Medizin. Teil II: Physiologie und Psychosomatik. Versuche einer Annäherung. Frankfurt a. M.: Verlag Akademischer Schriften

Haux R, Knaup P, Bauer A.W, Herzog W, Reinhardt E, Überla K, van Eimeren W, Wahlster W (2001) Information Processing in Healthcare at the Start of the third Millennium: Potential and Limitations. Method Inform Med 40:156–62

Haux R, Ammenwerth E, Herzog W, Knaup P (2002) Health care in the information society. A prognosis for the year 2013. Int J Med Inf 66:3–21

Hebebrand J, Heyden J vd, Devos R, Köpp W, Herpertz S, Remschmidt H, Herzog W (1995) Plasma concentration of obese protein in anorexia nervosa. Lancet 346:1624–1625

Hebebrand J, Himmelmann GW, Herzog W, Herpertz-Dahlmann BM, Steinhausen HC, Amstein M, Seidel R, Deter HC, Schäfer H, Remschmidt H (1997) Low body weight in acute anorexia nervosa predicts low body weight at long-term follow-up. American Journal of Psychiatry 154:566–569

Hedtke-Becker A, Lutz M, Herzog W (2000) KISMED: Kooperationsprojekt Interdisziplinärer Sozialarbeit und Evangelische Impulse. In: Forum für Gerontologie, Geriatrie, Pflege, Altenarbeit, Seelsorge 22(5):19–24

Henkelmann Th (1992) Zur Geschichte der Psychosomatik in Heidelberg. V. v. Weizsäcker und A. Mitscherlich als Klinikgründer. Psychotherapie – Psychosomatik – medizinische Psychologie 42:175–186

Hennch C, Sohn E, Breit C, Ehrig C, Hartmann M, Herzog W, Jansen C, Jünger J, Keller K, Werner A (2000) Erfassung von Kommunikationsstrukturen in der Stationsteam-Supervision mit SYMLOG. In: Wälte D, Kröger F (Hrsg) Interaktionsforschung mit dem SYMLOG-Methodeninventar. Theorie und Praxis V. Frankfurt a. M.: Verlag Akademischer Schriften, 137–148

Henningsen P (2005) Wo steht die Psychosomatik heute? Ein Überblick. Dr. med. Mabuse 153:29–32

Herzog W (1987) Simultandiagnostik und -therapie – dargestellt am Beispiel einer Colitis-Patientin. In: Petzold E, Luban-Plozza B, Mattern HJ, Bergmann G (Hrsg) Brücken von der Psychosomatik zur Allgemeinmedizin. Berlin u. a.: Springer, 113–118

Herzog W (2004) Anorexia nervosa. Psychotherapie im Dialog (5):3–11

Herzog W, Kröger F, Petzold E (1989) Elterngruppen in der systemischen Therapie von Anorexia-nervosa-Patientinnen. Klinische Wochenschrift 67:208–209

Herzog W, Ziegler G (1989) Diabetes mellitus und familialer Lebenskontext. System Familie 2:90–100

Herzog W, Deter HC, Vandereycken W (eds.) (1992) The course of eating disorders: Long-term follow-up studies of anorexia and bulimia nervosa. Berlin u. a.: Springer

Herzog W, Minne H, Deter HC, Leidig G, Schellberg D, Wüster C, Gronwald R, Sarembe E, Kröger F, Bergmann G, Petzold E, Hahn P, Schepank H, Ziegler R (1993) Outcome of bone mineral density in anorexia nervosa patients 11.7 years after first admission. Journal of Bone and Mineral Research 8:597–605

Herzog W, Deter HC, Fiehn W, Petzold E (1997) A 12-year follow-up study of 66 anorexia nervosa patients: Medical findings and predictors of long-term outcome in the Heidelberg-Mannheim-Study. Psychological Medicine 27:269–279

Herzog W, Schellberg D, Deter HC (1997) First Recovery in anorexia nervosa patients in the long-term course: A discrete-time survival analysis. Journal of Consulting and Clinical Psychology 65:169–177

Herzog W, Kronmüller KT, Hartmann M, Bergmann G, Kröger F (2000) Family perception of interpersonal behavior as predictor in eating disorders: A prospective, 6-year follow-up study. Family Process 39:359–374

Herzog W, Nikendei C, Friederich HC, Löwe B, Jünger J, Eich W, Zipfel S (2003) Internistische Psychosomatik. Psychotherapeut 48:348–356

Herzog W, Munz D, Kächele H (2004) Essstörungen. Therapieführer und psychodynamische Behandlungskonzepte. Stuttgart: Schattauer

Hinney A, Barth N, Ziegler A, Prittwitz S v, Hamann A, Hennighausen K, Lentes KU, Heils A, Rosenkranz K, Roth H, Coners H, Mayer H, Herzog W, Siegfried A, Lehmkuhl G, Poustka F, Schmidt MH, Schäfer H, Grzeschik KH, Pirke KM, Lesch KP, Remschmidt H, Hebebrand J (1997) Serotonin transporter gene-linked polymorphic region: Allele distributions in relationship to body weight and in anorexia nervosa. Life Sciences 61:295–303

Hoffmann SO, Schepank H, Speidel H (Hrsg) (1990) Denkschrift '90. Zur Lage der Psychosomatischen Medizin und Psychotherapie an den Hochschulen der Bundesrepublik Deutschland und West-Berlins

Jonge P de, Latour RN, Huyse FJ (2003) Medical inpatients at risk of extended hospital stay and poor discharge health status: detection with COMPRI and INTERMED. Psychosomatic Medicine 65:534–41

Jonge P de, Corine HM, Latour RN, Huyse FJ (2003) Implementing psychiatric interventions on a medical ward: effects on patients' quality of life and length of hospital stay. Psychosomatic Medicine 65:997–1002

Jünger J, Bergmann G, Herzog W (1998) Emotionsregulierende Streßbewältigung bei Patienten mit Koronarer Herzerkrankung als Ursache für die geringe Compliance gegenüber einer Änderung koronargefährdenden Verhaltens. Med Welt 49:352–359

Jünger J, Schellberg D, Kraemer S, Haunstetter A, Zugck C, Herzog W, Haass M (2002) Health related quality of life in patients with congestive heart failure: comparison with other chronic diseases and relation to functional variables. Heart 87:235–241

Jünger J, Schellberg D, Raupp R, Krüger C, Müller T, Haunstetter A, Zipfel S, Herzog W, Haass M (2005) Depression increasingly predicts mortality in the course of congestive heart failure. European Journal of Heart Failure 7:261–267

Kaulbach F (1982) Einführung in die Philosophie des Handelns. Darmstadt: Wissenschaftliche Buchgesellschaft

Keller M (2001) Effekte psychosozialer Interventionen auf Lebensqualität und Krankheitsverlauf von Krebspatienten. Stand des Wissens. Onkologe 7:133–142

Köpp W, Blum W, v. Prittwitz S, Ziegler A, Lübbert H, Emons G, Herzog W, Herpertz S, Deter HC, Remschmidt H, Hebebrand J (1997) Low leptin levels predict amenorrhea in underweight and eating disordered females. Molecular Psychiatry 2:335–340

Kröger F, Drinkmann A, Herzog W, Petzold E (1991) Family diagnostics: Object representation in families with eating disorders. Small Group Research 22:99–114

Kröger F, Hendrischke A, Schweitzer J, Herzog W (1998) Psychotherapie in der Systemischen Familienmedizin. Psychotherapeut 43:352–359

Kröger F, Bergmann G, Herzog W, Petzold E (2004) Familienorientierung und Familientherapie. In: Herzog W, Munz D, Kächele H (Hrsg) Essstörungen – Therapieführer und psychodynamische Behandlungskonzepte. Stuttgart: Schattauer, 147–161

Kronmüller KT, Hartmann M, Kröger F, Bergmann G, Petzold ER, Herzog W (1999) Die therapeutische Beziehung im familientherapeutischen Erstgespräch. System Familie 12:57–63

Löwe B, Wilke S, Zipfel S, Herzog W (2000) Somatoforme Störungen: Zur Diagnostik, Ätiologie und Therapie eines heterogenen Störungsbildes. Zeitschrift für Allgemeinmedizin 76:122–126

Löwe B, Zipfel S, Buchholz C, Dupont Y, Reas DL, Herzog W (2001) Long-term outcome of anorexia nervosa in a prospective 21 year follow-up study. Psychological Medicine 31:881–890

Löwe B, Gräfe K, Kroenke K, Zipfel S, Quenter A, Fiehn C, Herzog W (2003) Predictors of psychiatric co-morbidity in medical outpatients. Psychosomatic Medicine 65:764–70

Löwe B, Gräfe K, Zipfel S, Spitzer RL, Herrmann-Lingen C, Herzog W (2003) Detecting panic disorder in medical and psychosomatic outpatients: Comparative validation of the Hospital Anxiety and Depression Scale, the Patient Health Questionnaire, a screening question, and physicians' diagnosis. Journal of Psychosomatic Research 55:515–19

Löwe B, Gräfe K, Ufer C, Kroenke K, Grünig E, Herzog W, Borst M (2004) Anxiety and depression in patients with pulmonary hypertension. Psychosomatic Medicine 66:831–836

Löwe B, Willand L, Eich W, Zipfel S, Ho AD, Herzog W, Fiehn C (2004) Psychiatric co-morbidity, severity of illness and functional limitations are the most important predictors of work disability in patients with inflammatory rheumatic diseases. Psychosomatic Medicine 66:395–402

Löwe B, Spitzer RL, Gräfe K, Kroenke K, Quenter A, Zipfel S, Buchholz C, Witte S, Herzog W (2004) Comparative validity of three screening questionnaires for DSM-IV depressive disorders and physicians' diagnoses. Journal of Affective Disorders 78:131–140

Nikendei C, Zipfel S, Roth C, Löwe B, Herzog W, Jünger J (2003) Kommunikations- und Interaktionstraining im Psychosomatischen Praktikum: Einsatz von standardisierten Patienten. Psychother Psych Med 53:440–445

Petzold E, Kröger F, Deter HC, Herzog W (1991) 20 Jahre Familienkonfrontationstherapie bei Anorexia nervosa. System Familie 4:158–167

Ritschl D (2004) Zur Theorie und Ethik der Medizin. Philosophische und theologische Anmerkungen. Neukirchen-Vluyn: Neukirchner Verlag

Roßnagel A, Haux, R, Herzog W (Hrsg) (1998) Mobile und sichere Kommunikation im Gesundheitswesen. Braunschweig: DuD-Fachbeiträge Vieweg

Rudolf G (2000) Psychotherapeutische Medizin und Psychosomatik. Ein einführendes Lehrbuch
auf psychodynamischer Grundlage. Stuttgart u. a.: Georg Thieme

Russell J, Abraham S, Zipfel S, Herzog W (2001) Outcome in anorexia nervosa. (Letter) Lancet
358:926

Schipperges H (1985) Homo patiens. Zur Geschichte des kranken Menschen. München u.a.:
Piper

Schulz H, Winzer A, Koch U (2001) Beeinflussung der Lebensqualität von Tumorpatienten durch
psychoonkologische Interventionen. Onkologe 7:157–166

Schwarz R (2001) Psyche und Krebsentstehung. Forschungsresultate und Vorurteile. Onkologe
7:124–132

Singer T, Seymoure B, O`Doherty J, Kaube H, Dolan RJ, Frith CD (2004) Empathy for pain
involves the affective but not the sensory components of pain. Science 303:1157–1162

Topp F, Hartmann M, Kronmüller KT, Zipfel S, Herzog W (2000) Familienmedizinische Perspektiven im internistisch-stationären Versorgungskontext. In: Kröger F, Hendrischke A,
McDaniel S (Hrsg) Familie, System und Gesundheit. Heidelberg: Carl Auer, 242–266

Uexküll T v (1963) Grundfragen der psychosomatischen Medizin. Reinbek bei Hamburg: Ro-
wohlt

Uexküll T v, Wesiack W (1998) Theorie der Humanmedizin. Grundlagen ärztlichen Denkens
und Handelns. 3. Aufl. München u. a.: Urban & Schwarzenberg

Uexküll T v, Geigges W, Plassmann R (Hrsg) (2002) Integrierte Medizin. Modell und klinische
Praxis. Stuttgart u. a.: Schattauer

Uexküll T v (Hrsg) (2003) Psychosomatische Medizin. 6. Aufl. München: Urban & Fischer

Weizsäcker V v (1940) Der Gestaltkreis. Jetzt in: ders., Gesammelte Schriften, Band 4. Frankfurt
a. M.: Suhrkamp, 77–337

Wild B, Kruse A, Hartmann M, Herzog W (2004) Somatoforme Beschwerden bei älteren Menschen – Prävalenz und Zusammenhänge zu Persönlichkeitsvariablen, beruflicher Karriere
und Familie. Z Gerontol Geriatr 37(4):293–300

Wittchen HW, Jacobi F (2002) Die Versorgungssituation psychischer Störungen in Deutschland.
Eine klinisch-epidemiologische Abschätzung anhand des Bundes-Gesundheitssurveys 1998.
Psychotherapeutenjournal 6–15

Zipfel S, Löwe B, Paschke T, Immel B, Lange R, Zimmermann R, Herzog W, Bergmann G (1998)
Psychological distress in patients awaiting heart transplantation. Journal of Psychosomatic
Research 45:465–470

Zipfel S, Herzog W (2000) Von der Sucht mager zu sein. Ruperto Carola, 25–32

Zipfel S, Löwe B, Reas DL, Deter H-C, Herzog W (2000) Long-term prognosis in anorexia nervosa:
Lessons from a 21-year follow-up study. Lancet 355:721–722

Zipfel S, Seibel MJ, Löwe B, Beumont PJ, Kasperk C, Herzog W (2001) Osteoporosis in patients
with eating disorders: A follow-up study of patients with anorexia and bulimia nervosa.
Journal of Clinical Endocrinology and Metabolism 86(11):5227–5233

Zipfel S, Reas DL, Thornton C, Olmsted MP, Williamson DA, Gerlinghoff M, Herzog W, Beumont
PJ (2002) Day hospitalization programs for eating disorders. International Journal of Eating
Disorders 31:105–117

Zipfel S, Schneider A, Wild B, Löwe B, Junger J, Haass M, Sack FU, Bergmann G, Herzog W
(2002) Effect of depressive symptoms on survival after heart transplantation. Psychosomatic
Medicine 64:740–747

Heidelberger Jahrbücher, Band 50 (2006)
C. Herfarth (Hrsg.) Gesundheit
© Springer-Verlag Berlin Heidelberg 2007

Faktor Mensch:
Beziehung als Ressource im „Medizinbetrieb"

ROLF VERRES UND JOCHEN SCHWEITZER

Wenn wir heutzutage über die Vertrauensbildung zwischen Patient und Arzt nachdenken, ist zu berücksichtigen, dass an die Stelle der herkömmlichen dyadischen Patient-Arzt-Beziehung vielerorts eine neue Gruppendynamik getreten ist. Der Patient begegnet wechselnden Teams statt Ärzten, die ihn seit Jahren kennen und bei ihren Entscheidungen möglichst auch auf seine Lebenssituation eingehen.

Zugleich wird immer unmissverständlicher an die Mündigkeit und an die Eigenverantwortlichkeit des Patienten appelliert. Dabei wird häufig von der Annahme ausgegangen, Patienten seien in der Lage, die Informationen, die man ihnen gibt, angemessen zu verarbeiten und für ihre rationalen Entscheidungen zu nutzen. Forschungen über Unterschiede zwischen „objektiven", wissenschaftlich überprüften Theorien der Medizin einerseits und „subjektiven Theorien" der Laien andererseits stellten folgende Merkmale subjektiver Patiententheorien im Unterschied zu wissenschaftlichen Theorien heraus (Verres 1986):

1. Inkonsistenz: Auch logisch unvereinbare Vorstellungen können unverbunden nebeneinander stehen. Beispiel: Der Patient weiß, dass Rauchen gefährlich ist, raucht aber weiter und zieht wechselnde Begründungen für sein Verhalten heran.
2. Instabilität über die Zeit: Je nach aktuellem Erfahrungskontext können sich subjektive Theorien ändern. Beispiel: Im Arzt-Patient-Gespräch hat der Patient die vom Arzt gegebenen Informationen, z. B. über ein bestimmtes Medikament, verstanden; im häuslichen Kontext geraten die ärztlichen Empfehlungen schnell in Vergessenheit, und die Medikamente landen schließlich im Müll.
3. Mögliche Bedeutung von Affekten: Patientenvorstellungen über Gesundheit und Krankheit sind häufig von Gefühlen durchsetzt. Im Falle starker Ängste kann dies beim Patienten zur Wahrnehmungsabwehr von Informationen führen.
4. Prozessualer Charakter: Patiententheorien spiegeln häufig adaptive Prozesse wider. So kann in einem gegebenen Augenblick die Aufnahmebereitschaft

für bedrohliche Informationen, z. B. im ärztlichen Aufklärungsgespräch, gegeben oder aber aufgrund überflutend wirkender Ängste stark beeinträchtigt sein. Erst im Laufe *mehrerer* Gespräche entsteht dann allmählich im Kopf des Patienten ein klares Bild.

Insgesamt kann gesagt werden, dass die Sichtweisen und Entscheidungen von Patienten häufig an der *subjektiven Intuition* orientiert sind. Auch hierzu ein Beispiel: Eine Krebspatientin hat Angst vor der Chemotherapie und will sie abbrechen. Der Arzt legt ihr nahe durchzuhalten. Ob die Patientin zu einer positiven oder negativen Stellungnahme kommt, hängt möglicherweise eher von ihren „intuitiven" Reaktionen ab als von rationaler Informationsverarbeitung. Was hat die Patientin bisher über Chemotherapie bei Krebs gehört oder gelesen? Kennt sie andere Erkrankte, die von einer Chemotherapie profitiert haben? Haben diese Menschen die Therapie gut vertragen oder nicht? Verbindet die Patientin Produkte der Chemie mit naturwissenschaftlichem Erfindungsreichtum oder mit Vorstellungen von Gift? Hat sie verstanden, dass „Gift" nicht grundsätzlich etwas Böses ist, sondern in der Medizin schon seit Jahrhunderten sehr gezielt, wissenschaftlich überprüft und wirksam als Heilmittel eingesetzt wird? Hat die Patientin über das betreffende Krankenhaus bzw. den betreffenden Arzt „Gutes" oder „Schlechtes" gehört? Hat sie Vertrauen zu ihrem Arzt, der ihr die Chemotherapie empfohlen hat? Will sie überhaupt weiter leben oder hat sie eine demütige Einstellung gegenüber der Erkrankung und dem Tod?

All diese Fragen berühren Gefühle. Es kann lebensnotwendig werden, dass der Arzt auch *angemessen und professionell* auf Gefühle von Patienten eingeht, z. B. dann, wenn der Patient dabei ist, das Vertrauen zum Arzt in Frage zu stellen. Das Vertrauen zwischen Arzt und Patient ist nicht ein philosophisches Desiderat, sondern – zumindest bei gefährlichen Erkrankungen – eine fundamentale Voraussetzung für das Aufrechterhalten einer tragfähigen Beziehung, in der dafür gesorgt wird, dass der Patient keine wichtigen Möglichkeiten einer fachgerechten Diagnostik verpasst oder gar an seiner Erkrankung zugrunde geht, weil ihre Behandlungsmöglichkeiten aufgrund mangelnder Arzt-Patient-Kontakte zu spät erkannt wurden.

Beziehungskulturen in der Medizin
trotz begrenzter Zeit

Viele Patienten wünschen sich vom Arzt, dass er mehr Zeit für sie habe. Bei genauerer Betrachtung ist aber das objektive Zeitbudget, etwa in Minuten gemessen, wesentlich weniger wichtig als das, was sich innerhalb dieses begrenzten Zeitbudgets ereignet. Im ärztlichen Alltag wird das Thema „Zeit" aus vielerlei Gründen vor allem im Zusammenhang mit *Zeitdruck* wahrgenommen. Man spricht auch vom „Handlungsdruck": Ärzte müssen oft in kurzer Zeit Entscheidungen treffen, die sie mit dem Patienten abstimmen und in Handlung umsetzen. Da im Zeitalter der DRGs den Ärzten und Pflegenden ein immer effizienteres „Zeitmanagement" abverlangt wird, steigt das Risiko eines grundsätzlichen Interessenkonflikts zwischen Patienten und Krankenhauspersonal nach folgendem Muster: Der Patient zeigt ein Bedürfnis nach mehr Zuwendung; der Arzt bzw. die pflegende Person ist eher an Abgrenzung interessiert, zumal bereits die Bürokratie zu einem enormen „Zeitfresser" geworden ist und innerhalb der begrenzten Zeit auch noch die Forschung intensiviert werden muss, damit die betreffende Institution für die leistungsorientierte Mittelverteilung angemessene Impact-Faktoren vorweisen kann. Im Extremfall mündet dieses Dilemma in eine konsequente Abgrenzungsstrategie gegenüber Patienten, wie sie von einem kommissarischen Direktor an einer auswärtigen Universitätsklinik satirisch wie folgt ausgedrückt wurde: „Was wäre die Klinik schön, wenn doch nur die Patienten nicht wären!"

In diesem Spannungsfeld von Interessenkollisionen kann die Medizinische Psychologie in verschiedener Hinsicht nützlich werden. Von den medizinpsychologischen Vorlesungen, Kursen und Seminaren im vorklinischen Studienabschnitt kann man wohl kaum mehr als eine *Sensibilisierung* für die hier angedeuteten Themen erwarten; denn die naturwissenschaftlichen Fächer haben im vorklinischen Studienabschnitt ein weit größeres Gewicht, und die Studierenden haben bis zur ärztlichen Vorprüfung ja kaum Gelegenheit, erworbene psychologische Grundkenntnisse im konkreten Umgang mit Patienten zu erproben. Eine andere Möglichkeit der Medizinischen Psychologie, die in früheren Jahren häufig angefragt wurde, lässt sich als „Feuerwehrmodell" bezeichnen: Im Sinne von Konsiliar- und Liaison-Diensten kommen Mitarbeiter der Medizinischen Psychologie ebenso wie solche der Psychosomatik und der Psychiatrie als Berater auf bestimmte Krankenstationen, wenn Patienten z. B. aufgrund einer seelischen Komorbidität psychisch auffällig geworden sind oder ein Krisenmanagement innerhalb des Personals notwendig geworden ist. Eine dritte Variante von Versuchen der Medizinischen Psychologie, sich im Gesamt eines Universitätsklinikums nützlich zu machen, hat das Heidelberger Institut für Medizinische Psychologie entwickelt: Es bietet zunehmend Selbstfürsorge-Seminare für das Personal und Coaching für Führungskräfte an.

Da auch die Medizinische Psychologie nur über stark begrenzte Ressourcen verfügt, kann sie nicht überall dort, wo sie angefragt wird, präsent sein, sondern sie muss sich rar machen. Beispielsweise könnte sich das Institut für Medizinische Psychologie gemeinsam mit der Sektion Psychoonkologie im Nationalen Centrum für Tumorerkrankungen (NCT) des Heidelberger Universitätsklinikums dafür stark machen, dass bei sämtlichen Patienten psychodiagnostisch geklärt wird, ob sie eine professionelle psychologisch-psychotherapeutisch-sozialmedizinische Unterstützung benötigen. Aus Personalmangel ist ein solcher Beitrag des Instituts für Medizinische Psychologie derzeit nicht möglich. Die Sektion Psychoonkologie arbeitet derzeit an der Entwicklung und Implementierung eines entsprechenden Erfassungs- und Dokumentationssystems.

Zusätzlich zu diesen Bemühungen ist es erforderlich, die Beziehungsfähigkeit der Ärzte und Pflegenden so zu schulen, dass die Fachkompetenz von Psychologen nur noch in besonders schwierigen Einzelfällen angefordert werden muss.

Zur Schulung der kommunikativen Kompetenz gibt es einige grundsätzlich verschiedene Ansätze. Man kann (1.) konkrete Übungen zur Gesprächsführung veranstalten, z. B. mit Video-Feedback, man kann (2.) eine Unternehmensphilosophie anstreben, die eine grundsätzliche Achtsamkeit aller Beteiligten für die Gefühle im Umgang miteinander fördert und kultiviert, und man kann (3.) durch gezielte Multiplikatorenarbeit, z. B. durch Beratung und Coaching für Führungskräfte, diejenigen Ressourcen am Universitätsklinikum gezielt unterstützen, die an einer möglichst guten Beziehungskultur interessiert sind. Das Endziel jeglicher Evaluation dieser Konzepte sollte die messbare Patientenzufriedenheit sein.

Verbindungen zwischen Psychologie, Seelsorge und Philosophie

Was „Philosophie" in diesem Zusammenhang bedeuten kann, sei an einem einfachen Beispiel veranschaulicht. Ein terminaler Krebspatient möchte mit seinem Stationsarzt über die Frage sprechen, ob eine bestimmte Behandlungsmöglichkeit, die ihm angeboten wurde, überhaupt noch sinnvoll ist, oder ob er sich stattdessen vielleicht allmählich ganz bewusst auf das Sterben vorbereiten sollte. Die Antwort des Arztes wird möglicherweise eher von seinen philosophischen Orientierungen (und denen der betreffenden Klinikabteilung) abhängen als von seinem Lehrbuchwissen. Auch wird sich natürlich auswirken, ob der Arzt es überhaupt als seine Aufgabe empfindet, die Bedeutung der angebotenen Behandlung für die ganz konkrete Lebens- bzw. Sterbesituation dieses Patienten gemeinsam mit dem Patienten zu reflektieren.

Im ungünstigen Fall lässt sich die Konstellation so beschreiben: Der Arzt weiß, was getan werden kann, doch der Patient stört mit seinen vielen Fragen und Einwänden die „Effizienz" des Betriebs, und ein Gespräch mit dem Patienten bekommt in der subjektiven Perspektive des Arztes die Bedeutung eines „Zeitfressers". Im günstigen Fall erkennt der Arzt demgegenüber im Gesprächswunsch des Patienten eine wichtige Möglichkeit, den Sinn des alltäglichen ärztlichen Tuns gemeinsam mit dem Patienten so abzustimmen, dass sich ein umso tragfähigeres Empfinden von Professionalität entwickelt. Es ist nicht nur der Patient, der von Gesprächen profitiert. Mit dem Geben und Nehmen in der Arzt-Patient-Beziehung verhält es sich ja keineswegs so, dass der Arzt nur gibt und der Patient nur nimmt. Vielmehr bekommt ein Arzt neben seinem Gehalt bzw. Honorar auch Ideelles von seinen Patienten: Vertrauen, auf ihn gerichtete Hoffnung, Dankbarkeit und die Anregung, sich immer wieder neu mit der Einzigartigkeit jeglichen Menschenlebens zu befassen. Vielleicht merkt der Arzt erst später, dass er in solchen Erfahrungen auch selbst etwas Wichtiges dazugelernt hat.

Sanfte Geburt – sanftes Sterben

In den vergangenen Jahrzehnten ist die Idee der „sanften Geburt" eher von Hebammen, schwangeren Frauen und ihren Männern sowie von der Fachpresse und von den Frauenzeitschriften in die Medizin hineingetragen worden, als dass man von einer in erster Linie ärztlich initiierten Veränderung sprechen könnte. Erst allmählich haben sich Krankenhäuser aktiv an die veränderten Bedürfnisse ihrer „Kunden" angepasst.

Man kann sich das so vorstellen: Das Bedürfnis schwangerer Frauen nach einer „sanften Geburt" ihres Kindes dürfte etwas mit aufkeimender mütterlicher Liebe zu tun haben; zugleich weiß man heute mehr als früher über die Entwicklung, die Bewegungen und das beginnende Seelenleben des Kindes im Mutterleib (Leboyer 1991; Janus 2004). Bei den Vorsorgeuntersuchungen während der Schwangerschaft können die zukünftigen Eltern Ultraschallbilder des werdenden Kindes betrachten, und durch das verbesserte Wissen der Schwangeren ergeben sich differenzierte Anknüpfungspunkte für Arzt-Patient-Gespräche. Auch für die Ärzte ist es befriedigender, fürsorglich zu sein, statt Routine zu betreiben.

Die Veränderungen in der Geburtshilfe zeigen nicht nur, dass die beteiligten Professionellen immer effizientere *„skills"* entwickelt haben, sondern man darf wohl behaupten, dass hier Menschen mit vereinten Kräften ein gutes kulturelles Umfeld für das „Fest der Geburt" geschaffen haben.

Sterbende Menschen haben seltener eine „Lobby" als die zur Welt kommenden Babys und ihre Mütter und Väter. Entsprechend werden die eigentlich längst bekannten Möglichkeiten einer angemessenen, fürsorglichen Sterbebegleitung wesentlich langsamer in die Tat umgesetzt, obwohl es gut fundierte Konzepte gibt (Student 2004; Saalfrank/Verres 2004).

Zu den würdigen Umgangsformen mit Sterben, Tod und Trauer gehört zweifellos die Gestaltung angemessener Rituale. Musik- und Kunsttherapeutinnen sind besonders gut dazu geeignet, Verbindungen zwischen ärztlichem Denken und kulturellen Gestaltungsmöglichkeiten der Heilkunde zu fördern. Im Institut für Medizinische Psychologie werden entsprechende Konzepte interdisziplinär entwickelt und evaluiert (Verres 2005). Musik- und Kunsttherapie können allerdings nur in solchen Einrichtungen gedeihen, in denen nicht hauptsächlich ein Kampfgeist vorherrscht, wobei der Tod zum Hauptfeind erklärt wird und mit allen Mitteln bekämpft wird. Es ist eine Unternehmensphilosophie notwendig, die den Tod akzeptiert und der Begleitung in die innere Ruhe mindestens den gleichen Wert beimisst wie dem Kampfgeist (Verres 1999).

Bereits bestehende heilsame Rituale, wie z. B. die der kirchlichen Seelsorge, können im Prinzip in den alltäglichen Stationsbetrieb integriert werden, selbst wenn sie vordergründig „Zeit kosten". In gesellschaftlichen Kontexten, in denen existenzielle Grenzerfahrungen stattfinden, kann das Denken in Effizienzkriterien auf die Dauer nicht handlungsleitend bleiben. Kliniken, in denen die heute allgemein bekannten Möglichkeiten einer sanften Geburtshilfe immer noch nicht realisiert worden sind, werden von den „Kunden" des Medizinbetriebes zunehmend gemieden, und dieses Prinzip wird sich voraussichtlich auch in Bezug auf andere existenziell bedeutsame Dimensionen der Heilkunde auswirken, wie z. B. beim Umgang mit Sterbenden. Auch die Berufszufriedenheit der Professionellen in unseren Krankenhäusern hängt davon ab, ob sie sich mit der Unternehmensphilosophie der jeweiligen Institution identifizieren können und ihr Tun als sinnvoll empfinden. Der Umgang mit Sterbenden und Verstorbenen wird von immer mehr Menschen nur dann als sinnvoll empfunden, wenn er an der Würde aller Beteiligten orientiert ist. Durch Beachtung und konsequente Umsetzung solcher Grundsätze können Burn-Out-Syndrome und Krankmeldungen des medizinischen Personals wirksam verringert werden (Herschbach 1991). Musik- und Kunsttherapeuten können neben ihrer direkten Unterstützung schwer kranker Patienten auch zur Verbesserung der Beziehungskulturen des Personals beitragen (Verres/Saalfrank/Baumann/Schweitzer 2007). Sie werden vorwiegend in Rehabilitationseinrichtungen zunehmend geschätzt; in Kliniken der Akutversorgung werden sie aber oft kritisch oder gar als störend betrachtet, zumal diese Ansätze sich nicht so eindeutig wie etwa Medikamente in Bezug auf gängige Evaluationskriterien der Akutmedizin bewerten lassen.

Ob etwas in der Medizin evaluiert wird oder nicht: Dies hängt nicht unbedingt in erster Linie davon ab, ob eine solche Evaluation medizinisch sinnvoll ist, sondern wie und anhand welcher Kriterien eine solche Evaluation *durchführbar* ist. Solche Aspekte der ärztlichen Heilkunde, die eher in den Bereich von Kultur und Philosophie als in Kategorien von Effizienzdenken und Zeitökonomie passen, werden daher zurzeit konsequent vernachlässigt. Als Zielkriterien für deren Evaluation kommen Kriterien wie „Klima", „Atmosphäre", „Vertrauensförderung" oder „Berufszufriedenheit des Personals" in Frage (Verres/Klusmann 1997).

Wie kann man „Patientenkompetenz" fördern?

Wenden wir uns nun einigen Kategorien der Behandlungseffizienz zu, die gegenwärtig besonders intensiv von der psychologischen und psychosomatischen Forschung bearbeitet werden und sich auch – zumindest teilweise – in Maß und Zahl darstellen lassen. Nur die Hälfte chronisch kranker Patienten nimmt ihre Medikamente so ein, wie der Arzt sie verschrieben hat. Durch die Nichteinnahme verschriebener und gekaufter Medikamente werden in Deutschland jährlich etwa 5 Mrd. Euro verschwendet. Viele Klinikpatienten nehmen Medikamente ein, die nicht in der Krankenakte verzeichnet sind, so dass unberechenbare Wechselwirkungen mit verordneten Medikamenten eintreten. Walter Haefeli von der Abteilung Klinische Pharmakologie und Pharmakoepidemiologie der Heidelberger Medizinischen Klinik führt hierzu umfangreiche Forschungen durch (Haefeli/Seibert-Grafe/Gleiter 2002). In den USA nutzen über 40 Prozent aller Patienten alternative Therapiemethoden, und die Anzahl der Patientenbesuche bei alternativmedizinischen Ärzten bzw. Heilpraktikern übersteigt die Besuche bei praktischen Ärzten. In Deutschland wendet sich jeder zweite Krebspatient an alternativmedizinische, naturheilkundlich orientierte Therapeuten, meist ohne mit seinem schulmedizinisch orientierten Arzt darüber zu sprechen.

Kompetent ist eine Entscheidung, wenn der Entscheidungsprozess von Arzt und Patient gemeinsam getragen wird und nicht nur über eindeutig festgelegte Rollen wie etwa ein paternalistisches Arztverständnis definiert ist. Da nicht nur alternativmedizinische, sondern auch schulmedizinische Behandlungskonzepte oft ein beträchtliches Maß an Unsicherheit mit sich bringen, muss dem Patienten nicht selten eine Risikoeinschätzung und eine persönliche Risikobereitschaft zugemutet werden. Angesichts lockender „alternativmedizinischer" Angebote fehlen dem einzelnen Patienten, der mündig sein und sich auf seine Intuition verlassen möchte, oft die Möglichkeiten, die Reichweite seiner Entscheidungen realistisch zu beurteilen. Manche Patienten fassen auch dann „intuitiv" Vertrauen, wenn keine ausreichende Diagnostik stattgefunden hat. Unzureichend geprüfte „sanfte" Behandlungsmethoden können dann lebensgefährlich werden, wenn diagnostische und therapeutische Möglichkeiten verpasst werden, die an den Ursachen ansetzen könnten.

Ein Beispiel: Eine Patientin hatte seit einigen Wochen Bauchschmerzen. Sie fürchtete sich vor „Apparatemedizinern" und vertraute sich einem naturheilkundlichen Arzt an, der ihr, nachdem er den Bauch abgetastet hatte, homöopathische Medikamente gab. So verstrichen weitere Monate. Als sie dann endlich aufgrund unseres nachdrücklichen Drängens eine gastroenterologische Untersuchung bei einem, wie sie ihn nannte, „seelenlosen Ingenieurmediziner" durchführen ließ, wurde eine chirurgische Operation für notwendig gehalten, und bei dieser wurde ein fortgeschrittener Eierstockkrebs diagnostiziert, der inzwischen in den Darm hineingewuchert war. Da diese gefährliche Erkrankung viel zu spät erkannt wurde, war die Patientin nicht mehr zu retten und starb nach einigen Monaten.

Man muss dem homöopathischen Arzt in diesem Falle gravierende Vorwürfe machen. Allerdings könnte man umgekehrt vielleicht auch einem wissenschaftlich fundiert arbeitenden Arzt, der von der Patientin als „seelenloser Ingenieurmediziner" empfunden wurde, vorwerfen, dass sein Verhalten ebenfalls lebensgefährliche Nebenwirkungen hat. Würde er sich einfühlsamer verhalten, so hätte die Patientin rechtzeitig zu ihm Vertrauen fassen können, statt ihn meiden zu wollen. Im Einzelfall ist natürlich auch in Betracht zu ziehen, dass die Patientin ihr Urteil über den Arzt anhand zu einfacher Kriterien gefällt haben könnte.

Zur gemeinsamen Entscheidungsfindung von Patient und Arzt wurden verschiedene Studien mit dem Ziel durchgeführt, die Entscheidungsfähigkeit von Patienten zu fördern (Flick 1998; Bartsch/Weis 2004, Behrendt/Schaub 2005). In einer Studie von Steinbach (2004) wünschte sich jeder zweite von ca. 1000 Befragten einer repräsentativen Stichprobe in Thüringen und Niedersachsen bei der Behandlung einer Erkrankung einen gemeinsamen Entscheidungsprozess von Arzt und Patient. Tumorpatienten äußerten allerdings dreimal so häufig wie gesunde Menschen den Wunsch, Behandlungsentscheidungen dem Arzt zu überlassen. Die Forderung an kranke Menschen, sie sollten sich mündig und eigenverantwortlich verhalten, bedeutet für viele von ihnen wahrscheinlich eine Überforderung. Die vom Gründer und ehemaligen Leiter der Freiburger Klinik für Tumorbiologie, Gerd Nagel, im Jahre 2003 ins Leben gerufene „Stiftung Patientenkompetenz" versteht die Patientenautonomie ausdrücklich so, dass sie auch das Recht umfasst, Nein zu sagen: zur Therapie, zur Krankheitsverarbeitung, sogar zur Selbstverantwortung (www.stiftung-patientenkompetenz.org).

Psychologie in der High-Tech-Medizin

In den vergangenen Jahren hat sich das Heidelberger Institut für Medizinische Psychologie schwerpunktmäßig folgenden Themen gewidmet:

1. Beratung und Psychotherapie bei unerfülltem Kinderwunsch (Stammer/ Verres/Wischmann 2004),
2. Patientenedukation bei Schmerzen (Seemann 1998, 2002),
3. Probleme des Gebrauchs und Missbrauchs psychoaktiver Substanzen (Jungaberle/Verres/DuBois 2006),
4. psychologische Aspekte von Organtransplantationen, speziell Lebendnierenspenden (Schweitzer et al. 2003),
5. Organisationsentwicklung psychiatrischer Krankenhäuser (Schweitzer/ Nicolai/Hirschenberger 2005),
6. Förderung einer achtsamen Sterbekultur (Verres/Saalfrank/Baumann/ Schweitzer 2007),
7. Mitarbeitergesundheit, Coaching und Selbstfürsorge (Verres 2005).

Das Leitungsgremium des Instituts für Medizinische Psychologie konnte bei diesen Entwicklungen sehr unterschiedliche Vorerfahrungen einbringen. Rolf Verres hatte während seiner Hamburger Zeit am Universitätskrankenhaus Hamburg-Eppendorf fünf Jahre lang in einem BMBF-Projekt mit einem fünfköpfigen sozialwissenschaftlichen Team die Arbeitsabläufe an der dortigen Abteilung für Strahlentherapie unter psychologischen Gesichtspunkten untersucht und Konzepte zur professionellen psychologischen Unterstützung entwickelt (Verres/Klusmann 1997). Jochen Schweitzer gehört zu denjenigen Medizinpsychologen, die dazu beigetragen haben, dass familientherapeutische

Konzepte zu allgemeingültigeren systemischen Denkmodellen ausgebaut wurden (Schlippe/Schweitzer 2004). Im Folgenden soll zusammenfassend dargestellt werden, wie sich aus diesen unterschiedlichen Erfahrungshintergründen das neue Modell der „medizinischen Organisationsentwicklung" herausgebildet hat.

Strahlentherapie im Erleben der Patienten

Im Hamburger Strahlentherapieprojekt untersuchte das sozialwissenschaftliche Team die psychologischen Korrelate der einzelnen Behandlungsschritte in der Strahlentherapie: die wahrgenommene Aufklärung, die Entscheidung für oder gegen die Strahlentherapie, die Wahrnehmung der Technik (Heilquelle oder Bedrohung?), das Warten, die Beziehungen zu Mitpatienten, die Beziehung der Patienten zu Ärzten, Pflegepersonen und MTA sowie zu den Psychologen und zur Musiktherapeutin. Ausführlich wurden Gründe für Arbeitszufriedenheit und Arbeitsunzufriedenheit des Personals erfasst und dem Personal rückgemeldet. Im Hinblick auf die Verbesserung einer „Unterstützungskultur" für alle Beteiligten wurde deutlich, dass so genannte Ad-hoc-Kontakte, also das, was „zwischen Tür und Angel" passiert, häufig eine wichtigere Wirkung hat als offizielle Konferenzen. Psychologen, die nicht in jeder Hinsicht in stationäre Abläufe integriert sind, entwickeln oft ein sehr subtiles Empfinden für die Dialektik zwischen Aufgehobensein und Fremdheit im Mikrokosmos einer onkologischen Station.

„Wie im Film": Manche Szenen zwischen Menschen auf onkologischen Stationen lassen sich als Grenzübertretungen beschreiben, die in anderen Kontexten undenkbar wären. „Uneingeweihte" bekommen diese Szenen nicht mit, schon gar nicht der Chefarzt. Der Stationspsychologe Schulz-Kindermann (1997) formulierte folgende Annahmen zu Ursachen des Phänomens „Wie im Film": Chronische Überlastung mit damit einhergehender latenter Aggressionsbereitschaft des Stationspersonals kann im ungünstigen Fall Abstumpfung oder plötzlich hervorbrechende, für Andere unverständliche Handlungsweisen erzeugen. Die Fähigkeit, jederzeit einfühlsam auf alle anderen Menschen mit ihren je verschiedenen Bedeutungshorizonten Rücksicht zu nehmen, kommt an ihre Grenzen. Insbesondere können Trauer und Verzweiflung anderer Menschen nicht kontinuierlich wahrgenommen und anerkannt werden – eine Nichtberücksichtigung dieser Gefühle wirkt dann aber für die Anderen in bestimmten Momenten als Rücksichtslosigkeit.

Aufgrund ihrer Ausbildung können Psychologen meist sehr distinkt zwischen Traurigkeit, Trauer und Depression unterscheiden; eine antidepressive medikamentöse Behandlung kann häufig durch professionelle Beratungsgespräche vermieden werden. Psychologen können eine wichtige Rolle als Vermittler zwischen Patienten, Angehörigen und Klinikpersonal einnehmen – dies ist oft wesentlich wichtiger als das, was man bisher als „psychologische Versorgung" der Patienten bezeichnet hat. Zusätzlich können Entspannungs- und

Imaginationsübungen sowie professionelle Interventionen zur Angstlinderung als wesentliche Ergänzungen ärztlicher Maßnahmen angesehen werden. Dabei muss man sich darüber klar sein, dass Ängste und Verzweiflungsgefühle nicht einfach durch psychologische Techniken beseitigt werden können. Vielmehr ist häufig ein Eingehen auf die biografische Situation und die aktuelle Lebenswirklichkeit des Patienten unentbehrlich. Psychologen können den Ärzten diese Aufgabe nicht völlig abnehmen, aber sie können zeigen, wie man in Gesprächen möglichst direkt zu psychologischen Erkenntnissen kommt und diese in Entscheidungen umsetzen kann. Neben dem Versuch, Leiden zu lindern, muss nicht selten das Leiden als solches anerkannt werden. Nicht nur Patienten, sondern auch Pflegende brauchen insofern eine gewisse „Leidensfähigkeit", die durch professionelle Angebote zur Selbstfürsorge erträglich gemacht werden kann (Saalfrank/Verres 2004).

Das „Netzwerk Achtsame Sterbekultur"

Auch ein Großklinikum der Maximalversorgung kann als „lernende Organisation" betrachtet werden. Es zählt nicht nur das Lernen des Einzelnen, sondern auch das des Kollektivs, dessen Resultat systemisch gesehen mehr ist als die Summe der einzelnen Lernprozesse. Mit Unterstützung der Deutschen Krebshilfe haben wir uns mit folgenden wissenschaftlichen Fragen befasst:

- Wie kann an einem Universitätsklinikum eine psychosoziale und spirituelle Kompetenz für die Sterbebegleitung wirksamer als bisher vermittelt werden?
- Wie können Ärzte, Studierende, Pflegepersonen möglichst gut auf ihren persönlichen Umgang mit Sterbenden vorbereitet werden?
- Wie können die Beziehungen zwischen Ärzten, Pflegenden, Klinikseelsorgern und Angehörigen in Zusammenarbeit mit Hospizen, ehrenamtlichen Helfern und Studierenden der Medizin gefördert werden?
- Wie kann die spirituelle Dimension der Palliativmedizin in der Lehre thematisiert werden?
- In wieweit und für welche Menschen sind auch musiktherapeutische Selbsterfahrungsangebote dazu geeignet, Sensibilität und Behutsamkeit beim Umgang mit der Endlichkeit zu fördern?

Zur Beantwortung dieser komplexen Fragen sind die Methoden der qualitativen Feldforschung besser geeignet als quantifizierende Methoden, die nur vordergründig gesehen mehr Exaktheit mit sich bringen. Auch werden ausführliche Interviewstudien in dieses Forschungsprogramm integriert, z. B. die Replikation einer Befragung von 120 Heidelberger Medizinstudenten über ihre Erfahrungen mit Tod und Sterben mit dem Ziel, Veränderungen des Umgangs mit Sterben und Tod zu erfassen (Verres 1999; Verres/Lindner 2007).

Ärzte und Pflegende, die Schwerstkranke und Sterbende betreuen, finden sich oft mit ethischen Grenzfragen, mit existenziellen und spirituellen Nöten ihrer Patienten konfrontiert, für die sie kaum ein vorbereitendes Training erfahren haben. Da sie sich vorrangig mit den kurativen Aspekten der Medizin befassen, haben viele von ihnen keine klaren Vorstellungen vom Sterben und keine ausreichenden Kenntnisse darüber, welche fachkundige Hilfe Sterbende und ihre Angehörigen – und nicht zuletzt auch sie selbst – benötigen. Um die Bedürfnisse Sterbender einschließlich der Bedürfnisse der Begleiter von Sterbenden besser in die medizinpsychologische Lehre einbringen zu können, finden im Institut für Medizinische Psychologie seit einigen Jahren vielfältige Seminare, Workshops und Vorlesungsreihen statt, die teilweise inhaltsanalytisch ausgewertet wurden, insbesondere unter der Frage, welche Arten von „Selbstfürsorge" den Helferinnen und Helfern in diesen existenziellen Grenzbereichen gut tun könnten.

Hoffnung ist etwas Dynamisches

Besonders am Beispiel der Hoffnung kann veranschaulicht werden, dass es neben der viel beschworenen ärztlichen Rationalität eine philosophische oder gar spirituelle Dimension der Beziehungsgestaltung in existentiellen Grenzsituationen gibt. Hoffnung wird manchmal wie ein Besitz angesehen: sie wird geschenkt, genommen, gewonnen, verloren, geraubt, man kann sie festhalten, sich an sie klammern, sie fahren lassen, sie aufgeben. Sie wird gestärkt oder geschwächt, sie kann etwas bewirken und gibt ihrerseits Kraft. Bei terminal erkrankten Patienten kann sich Hoffnung allmählich transformieren im Sinne einer Eröffnung von Transzendenz, wobei sich die Menschen natürlich je nach Religion oder Spiritualität stark unterscheiden.

Der Gegenpol zur üblichen Hoffnung im Alltagssinn (nämlich auf Weiterleben) ist nicht die Hoffnungs- oder Aussichtslosigkeit, sondern die bewusste Entscheidung, sich auf das Sterben vorzubereiten. Bei der ärztlichen Begleitung dieser Menschen geht es dann darum, eine freischwebende Aufmerksamkeit für die ganze Spanne zwischen den verschiedenen Arten von Hoffnung einerseits und der Bereitschaft zum Loslassen wach zu halten, vielleicht auch darum, beide seelischen Erlebniswelten gleichzeitig zuzulassen.

Wenn Krankenhäuser Stimmen hören

Wie können Krankenhäuser herausfinden, wie ihre verschiedenen „Stakeholder" (ein New-speak-Begriff für all die Parteien, die am Funktionieren des Krankenhauses beteiligt und interessiert sind) das Krankenhaus erleben? Wir haben dazu in einem Handlungsforschungsprojekt im psychiatrischen Bereich zwei Methoden entwickelt, die sich inzwischen sehr bewährt haben (Schweitzer/Nicolai/Hirschenberger 2005).

„Das Krankenhaus bekommt Besuch" – eine Reflexionsliste zur Prozessqualität

Eine Mitarbeiterin der Heidelberger Medizinpsychologie besucht für zwei bis fünf Tage (je nach Größe der Einrichtung und Umfang des Auftrages) ein Krankenhaus bzw. einen Teil dieses Krankenhauses. Zuvor hat sie sich ausführlich über die Werte und Zielsetzungen des Krankenhauses informiert – also darüber, wie sich das Krankenhaus von seiner eigenen Zielvorstellung her versteht und wie es gerne von außen gesehen werden möchte. Dabei liegt der Schwerpunkt auf der Prozessqualität, also den erwünschten Arbeitsweisen – nicht der Ausstattung (Strukturqualität) und nicht den Behandlungsergebnissen (Ergebnisqualität), die auf andere Weise besser zu erfassen sind.

Auf der Basis dieses „Selbstverständnisses" erstellt die Psychologin gemeinsam mit dem Projektleiter eine „Reflexionsliste" – eine Sammlung von Themen und Indikatoren, an denen das Krankenhaus selbst erkennen würde, dass sein Alltagsbetrieb seinen Zielvorstellungen entspricht. Dann wird mit einem Vertreter des Krankenhauses überlegt: welche charakteristischen Veranstaltungen (z. B. Visiten, Operationsplanungen, Notfallambulanz, Teambesprechungen …) sollte sie beobachten, und mit welchen Personengruppen (z. B. Stationsleitungen, Assistenzärzten, MTA, Verwaltung, SozialarbeiterInnen) sollte sie Gruppeninterviews führen, um herauszufinden, inwiefern das Krankenhaus so arbeitet, wie es dies möchte.

Nach Abschluss dieser Interviews und Beobachtungen erfolgt eine ausführliche Rückmeldung – zunächst mündlich, später auch schriftlich. Die mündliche Rückmeldung wirkt direkter, die schriftliche oft breiter, aber zuweilen nachhaltiger. Gut ist, wenn bei der Rückmeldung alle Interviewpartner anwesend sind. Denn diese sind nach den Interviews neugierig auf die Ergebnisse und oft besonders engagiert.

Die „Besuche mit der Reflexionsliste" können als reines Forschungsinstrument, aber auch als Element einer Organisationsveränderung genutzt werden, z. B. wenn man das therapeutische Spektrum einer Klinik auf seine Akzeptanz bei Patienten und anderen Nutzern überprüfen will oder wenn man den Zuschnitt von Abteilungen und Stationen, deren Integration oder deren hierarchische Organisation verändern will.

Die Arbeitsgruppe hat mit dieser Methode bislang zahlreiche psychiatrische Einrichtungen besucht, daneben aber auch Kinderheime, Psychotherapie-Weiterbildungsinstitute und neuerdings eine renommierte Lungenfachklinik (Saalfrank et al. 2007).

„Wenn ich hier der Chefarzt wäre" – Mitarbeiter erarbeiten ihre eigene Mitarbeiterbefragung

Eine eher traditionelle Methode der Erfassung von Merkmalen eines Krankenhauses sind Fragebogen- oder Interviewstudien durch ein externes Institut.

Diese erhalten wesentlich mehr „Pfiff" und finden weit mehr Unterstützung, wenn die Mitarbeiter selbst an der Planung dieser Studien beteiligt sind. Im Kreiskrankenhaus Heidenheim/Brenz (Scheidt et al. 2000) haben wir alle Berufsgruppen der psychiatrischen Klinik an der Planung einer Interviewerhebung beteiligt, die dann durch zwei Doktorandinnen der Heidelberger Medizinischen Psychologie durchgeführt wurde. Dabei wurde nicht wie üblich der Status Quo abgefragt („Wie finden Sie hier …?", „Wie zufrieden sind Sie mit …?"). Sondern es wurde nach der Devise „Wenn ich hier der Chefarzt wäre …" bzw. „Wenn ich hier (die Verwaltungsleitung, die Pflegedienstleitung, die finanzierende Krankenkasse, die Aufsichtsbehörde …) wäre …" nach erwünschten Zuständen gefragt, die die Betroffenen realisieren würden, wenn sie es denn könnten: Wie würde dann die Chefarztvisite ablaufen? Worum würde es dann in den Arztgesprächen gehen? Wie sähe dann die Medikamentenausgabe aus, wie die Arbeitstherapie, wie ein eventuelles abendliches Freizeitprogramm?

Wie bei den Besuchen mit der Reflexionsliste kommt es hier auf eine gut vorbereitete und moderierte Ergebnisrückmeldung an. Im Heidenheimer Beispiel kamen die Doktorandinnen und ihr Betreuer (Jochen Schweitzer) nach drei Monaten intensiver Inhaltsanalyse von 50 Patienten- und 30 Mitarbeiterinterviews zu einem dreistündigen Workshop in die Klinik zurück. 45 Minuten lang wurden die Ergebnisse vorgetragen. Diese wurden dann in nach dem Arche-Noah-Prinzip gemischten Kleingruppen (eine Kleingruppe konnte z. B. aus der Personalleiterin, einer Krankenschwester, einer Patientin und einem Mitarbeiter des Kreisgesundheitsamtes bestehen) daraufhin diskutiert, was beibehalten und was verändert werden sollte. Sprecher der Kleingruppen trugen ihre Ergebnisse vor und in der Mitte saß eine Vierer-Gruppe von Verantwortlichen aus Chefarzt, Pflegedienstleiterin, Verwaltungsleiter und Projektkoordinator, die am Ende auf diese Vorschläge mit einer Erklärung reagierten, welche dieser Vorschläge aus ihrer Sicht weitergeprüft und oder gleich weiterverfolgt werden sollten, und welche eher nicht. Zahlreiche dieser Ideen wurden in Jahresfrist umgesetzt.

Selbstfürsorge:
betriebliche psychosoziale Gesundheitsförderung
in Krankenhäusern

In Zeiten schneller Veränderungsprozesse in der Arbeitswelt, insbesondere unter zunehmendem Erfolgs- und Zeitdruck, können die im Gesundheitswesen Beschäftigten von ähnlichen Problemen des psychosomatischen Gleichgewichts betroffen werden wie ihre Patienten. Mitarbeiter unseres Instituts haben aus ihrer therapeutischen Arbeit einige Techniken entwickelt, die (mit Modifikationen) auch am Arbeitsplatz und auch in Arbeitsteams erprobt werden können. Einige Beispiele davon, aus einem Eintagesprogramm übernommen, sind:

- *Sprechchöre als Antidepressivum* (Jochen Schweitzer)

  „Was hasse ich an meiner Arbeit am meisten?" „Und was müsste ich zu mir sagen, damit alles noch schlimmer wird?" Die Antworten auf diese und ähnliche Fragen dienen als Material für mehrere große Sprechchöre, in denen wir mit solchen „selbstquälerischen" Sätzen so lange improvisieren, bis wir hinterher unserer Arbeitswelt (innerlich) ein wenig anders gegenübertreten als zuvor.

- *Das Krankenhaus als Ort von Lebenskunst* (Rolf Verres)

  Wie kann man sich die Zeit, die man mit KollegInnen und Patienten verbringt, möglichst interessant machen? Einige Möglichkeiten dazu probieren wir im Hier und Jetzt dieser Gruppe aus: lassen wir uns überraschen.

- *Gut zu sich selbst sein* (Eva Saalfrank/Martina Baumann)

  Wie sieht Selbstfürsorge aus, ohne sich dem Leid anderer verschließen zu müssen? Wir probieren miteinander dazu verschiedene Methoden:

  – Meditationsübungen zur Stärkung von Präsenz und Mitgefühl,
  – Heil- und Kraftlieder als stärkendes Gruppen-Ritual,
  – innere oder spirituelle Kraftquellen durch Klangreisen wieder entdecken.

- *Selbstherrlichkeitstraining* (Hanne Seemann)

  Hier gibt es zwei Rituale: Eines zum Hervortreten, Standhalten, Sich-Zeigen und zu Präsenz kommen. Das andere zum Zurücktreten, Sich-Schützen, Unsichtbar-Werden - was manchmal auch ganz nützlich sein kann.

- *Vom Umgang mit dem eigenen Körper in Belastungssituationen* (Sabine Rittner)

  In diesem Workshop werden einfache und mitten im Berufsalltag leicht anwendbare „Zaubermittel" ausprobiert, mit denen Stresssituationen im freundlichen Dialog mit dem eigenen Körper besser bewältigt werden können. Risiken: keine, erwünschte Nebenwirkungen: viele.

Zuweilen bieten wir solche Workshops kompletten Stationsteams oder Leitungsteams im eigenen Universitätsklinikum und darüber hinaus an. Parallel zum Ausbau von sportmedizinischen und ernährungsberaterischen Präventionsprogrammen gewinnen psychosoziale Präventionsprogramme an Bedeutung, weil Depressionen, Aufmerksamkeitsstörungen und Burn-Out-Prozesse mit steigender Häufigkeit den früher dominierenden Problemen wie Unfallgefahr, körperliche Überlastung und ungünstige Ergonomie der Arbeitsgeräte und -abläufe zunehmend den Rang streitig machen.

Ein pfleglicher Umgang „zahlt sich aus"

Wir hoffen, an diesen Beispielen gezeigt zu haben, dass ein bewusster, pfleglicher Umgang mit menschlichen Beziehungen im Gesundheitswesen eine Investition darstellt, die eine lohnende „Rendite" abwirft. Besonders lohnend ist diese Investition:

- in entscheidenden und in belastenden Behandlungssituationen,
- überall da, wo ein Verhandeln über unterschiedliche Krankheitstheorien zwischen Patient, Angehörigen und Behandlungsteam wichtig für den Erfolg einer medizinischen Maßnahme ist,
- wo die Kenntnis und Berücksichtigung der Motive und Erfahrungen von Patienten, Angehörigen und Mitarbeitern für die Qualitätsförderung entscheidend sind,
- wo die hohe Beanspruchung der Mitarbeiter durch geeignete Wege der Selbstfürsorge ausgeglichen werden muss.

In der Medizin im Jahre 2006 wird ein solcher pfleglicher Umgang mit der Ressource menschlicher Beziehungen auf der einen Seite durch Beschleunigungs-, Verdichtungs- und Einsparmaßnahmen erschwert und dem Spargebot untergeordnet. Andererseits wächst gerade unter diesen Bedingungen, auch seitens der Krankenhausleitungen und Ärzteverbände, das Bewusstsein für die Notwendigkeit einer aktiven Gestaltung von Beziehungskulturen. Seitens der Medizinischen Psychologie und der gesamten Psychosozialen Medizin stehen hierzu erprobte Hilfsmittel bereit.

Literatur

Bartsch H, Weis J (2004) Gemeinsame Entscheidungen in der Krebstherapie. Freiburg: Karger

Behrend B, Schaub A (Hrsg) (2005) Handbuch Psychoedukation und Selbstmanagement. Tübingen: DGVT Verlag

Flick U (1998) Wann fühlen wir uns gesund? – Subjektive Vorstellungen von Gesundheit und Krankheit. Weinheim: Beltz

Haefeli WE, Seibert-Grafe M, Gleiter CH (Hrsg) (2002) Arzneimittel-Kombinationstherapie. Heidelberg: Selbstverlag

Herschbach P (1991) Psychische Belastung von Ärzten und Krankenpflegekräften. Weinheim: Edition Medizin VCH

Janus L (2004) Wie die Seele entsteht. Heidelberg: Mattes

Jungaberle H, Verres R, DuBois F (2006) Rituale erneuern. Gießen: Psychosozial

Leboyer F (1991) Das Fest der Geburt. München: Kösel

Saalfrank E, Verres R (2004) Stärkung der eigenen Spiritualität und Offenheit in der Sterbebegleitung. Zeitschrift für Palliativmedizin 5:47–54

Saalfrank E, Fortkamp E, Verres R, Schweitzer J (2007) Achtsame Sterbekultur in einer Lungenfachklinik – wie man sie beschreiben, rückmelden und fördern kann (i.V.)

Scheidt P, Schweitzer J, Maischein L, Tebbe B, Hirschenberger N, Enßle M, Krause U, Voigtländer W (2001) „Wenn ich hier der Chefarzt wäre ...". Interventive Interviews mit Patienten und Mitarbeitern einer Psychiatrischen Abteilung. Psychiatrische Praxis 28(4):158–162

Schlippe A v, Schweitzer J (2004) Lehrbuch der Systemischen Therapie und Beratung. 9. Auflage. Göttingen: Vandenhoeck & Ruprecht

Schreiber G (1971) Der Medizinbetrieb. München: Desch

Schulz-Kindermann F (1997) Das Leben auf einer Krebsstation: „Wie im Film". In: Verres R, Klusmann D (Hrsg) Strahlentherapie im Erleben der Patienten. Heidelberg, Leipzig: J. A. Barth, 117–133

Schweitzer J, Seidel-Wiesel M, Verres R, Wiesel M (2003) Psychological consultation before living kidney donation: Finding out and handling problem cases. Transplantation 76:1464–1470

Schweitzer J, Nicolai E, Hirschenberger N (2005) Wenn Krankenhäuser Stimmen hören – Lernprozesse in psychiatrischen Organisationen. Göttingen: Vandenhoeck & Ruprecht

Seemann H (1998) Freundschaft mit dem eigenen Körper schließen – über den Umgang mit psychosomatischen Schmerzen. München: Pfeiffer

Seemann H (2002) Kopfschmerzkinder. München: Pfeiffer

Stammer H, Verres R, Wischmann T (2004) Paarberatung und -therapie bei unerfülltem Kinderwunsch. Göttingen: Hogrefe

Steinbach K (2004) Wer entscheidet? Deutsches Ärzteblatt, 8. 10. 2004

Student C (Hsg.) (2004) Tod, Sterben und Trauer. Handbuch für Begleitende. Freiburg: Herder

Verres R (1986) Krebs und Angst. Subjektive Theorien von Laien über Entstehung, Vorsorge, Früherkennung, Behandlung und die psychosozialen Folgen von Krebserkrankungen. Berlin: Springer

Verres R, Klusmann D (1997) Strahlentherapie im Erleben der Patienten. Heidelberg, Leipzig: J. A. Barth

Verres R (1999a) Vom Handlungsdruck zur Begleitung in die innere Ruhe. In: ders. et al. (Hrsg) Heidelberger Lesebuch Medizinische Psychologie. Göttingen: Vandenhoeck & Ruprecht, 258–268

Verres R (1999b) Hinausgehen – Tod und Sterben im Erleben angehender Ärzte und Ärztinnen. In: ders. et al. (Hrsg) Heidelberger Lesebuch Medizinische Psychologie. Göttingen: Vandenhoeck & Ruprecht, 234–257

Verres R (2004) Musiktherapie. In: Student JC (Hrsg) Sterben, Tod und Trauer – Handbuch für Begleitende. Freiburg: Herder, 146–149

Verres R (2005) Was uns gesund macht. Ganzheitliche Heilkunde statt seelenloser Medizin. Freiburg, Zürich: Herder

Verres R (2007) Hope, Spiritual Care, and Transcendence. Comprehensive Medicine (i. V.)

Verres R, Lindner D (2007) Tod und Sterben im Erleben angehender Ärzte – Hat sich in den vergangenen 15 Jahren etwas verändert? (i. V.)

Verres R, Saalfrank E, Baumann M, Schweitzer J (2007) Netzwerke achtsamer Sterbekultur [Arbeitstitel] (i. V.)

Heidelberger Jahrbücher, Band 50 (2006)
C. Herfarth (Hrsg.) Gesundheit
© Springer-Verlag Berlin Heidelberg 2007

Anti-Aging-Medizin auf dem Weg zur Wissenschaft

THOMAS RABE UND THOMAS STROWITZKI

Einleitung

Die Überalterung der Weltbevölkerung wird zahlreiche ökonomische, soziale und gesellschaftspolitische Konsequenzen nach sich ziehen. Wurde eine Frau in Deutschland Anfang des Jahrhunderts nur knapp über 50 Jahre und hat so die Geburt ihres letzten Kindes um eben vier Jahre überlebt, so hat die heute 50-jährige Frau im Durchschnitt noch 35 Jahre vor sich, die mit Leben gefüllt werden wollen. Die Anzahl der über 60-Jährigen wird von heute 500 Millionen auf 1,2 Milliarden ansteigen; der Anteil der sehr Alten (80 Jahre und mehr) wird von 2000 bis 2020 mit 200 Prozent schneller zunehmen. Im höheren Lebensalter (> 80 Jahre) gibt es doppelt so viele Frauen wie Männer, da die Lebenserwartung von Männern im Schnitt 4 bis 6 Jahre kürzer ist. In Japan leben derzeit bereits mehr als eine Million Menschen, die über 90 Jahre alt sind; der Anteil der 100-Jährigen beträgt jetzt schon 22 000. Ebenso wie in Deutschland ist in Japan die Geburtenrate mit 1,29 Kindern pro Paar weit unterhalb der Erhaltungsschwelle (2,1 Kinder pro Paar).

Die Weltgesundheitsorganisation hat nicht zuletzt deshalb eine eigene Arbeitsgruppe zum Thema „Altern" eingesetzt, um dieser Problematik gerecht zu werden.

Gesundheit ist kein Fehlen von Krankheit, sondern eine Kombination von Krankheitsfreiheit und unter anderem psycho-sozialem Wohlbefinden (vgl. Definition *Reproductive Health* der WHO). Die Beachtung von Prodromi ist deshalb für die Früherkennung von Erkrankungen von ausschlaggebender Bedeutung.

Die Molekularbiologie hat rasante Fortschritte hinsichtlich der Entschlüsselung von Genen gemacht, die am Alterungsprozess beteiligt sind. Inwieweit man das Altern künftig durch molekularbiologische Therapiekonzepte beeinflussen kann, ist gegenwärtig noch nicht abzusehen. Zurzeit wird allerdings von großangelegten Genchip-Untersuchungen abgeraten, da die einzelnen vorgeschlagenen Mutationsanalysen hinsichtlich ihrer Aussagekraft noch nicht ausreichend validiert sind. Weiterhin sollte sich aus den Einzelbefunden eine therapeutische Konsequenz ableiten. Unverantwortlich ist eine Verunsicherung durch nicht validierte Risikoprognosen. Eine Gendiagnostik wird weiterhin

durch multigenetisch bedingte Erkrankungen erschwert – während die Treff-
sicherheit bei monogenetischen Erkrankungen einfacher ist. Allerdings muss
auch hier das gesamte Gen (Promoter und Exons) sequenziert werden und
mit in der Literatur beschriebenen Genmutationen (siehe Gendatenbanken)
verglichen und hinsichtlich ihrer klinischen Aussage validiert werden.

Die Universitäts-Frauenklinik Heidelberg führt seit 1999 in jährlichen Ab-
ständen Tagungen zum Thema „Lifestyle- und Anti-Aging-Medizin" durch,
an der Mediziner vieler Fachrichtungen teilnehmen und über neue Entwicklungen auf diesem Gebiet diskutieren. Hintergrund der Kongresse ist, bei der
Fülle der angebotenen Methoden und Medikamente herauszufiltern, welche
Konzepte überhaupt sinnvoll eingesetzt werden können und einer kritischen
Überprüfung standhalten. Die Prophylaxe altersbedingter Erkrankungen hat
einen hohen Stellenwert. Wichtigste mit dem Alterungsprozess zusammenhängende Erkrankungen werden nach Angaben der WHO in den nächsten Jahren
Verkehrsunfälle, Depressionen und kardiovaskuläre Erkrankungen sein [1].

Was ist nun Altern oder Alterung?

Altern ist eine komplexe Frage mit der sich zurzeit auch die Weltgesundheitsorganisation [2], aber auch die United Nations [3] und zahlreiche andere Organisationen [4] beschäftigen.

In diesem Zusammenhang sei auf hervorragende Übersichtsarbeiten hingewiesen: Mayer und Baltes, Die Berliner Altersstudie (1999); Hans-Georg Gadamer, Über die Verborgenheit der Gesundheit (1993); sowie die Stellungnahme
des Sachverständigenrates für eine konzertierte Aktion im Gesundheitssystem
[5, 6, 7, 8].

Im Hinblick auf die immer höhere Lebenserwartung spielt für jeden Einzelnen von uns die Frage eine wichtige Rolle: Wie beschäftige ich mich die
nächsten 20–25 Jahre nach dem Ausscheiden aus dem aktiven Arbeitsprozess
in einem mittleren Alter von 55 Jahren? Der Begriff „Aktives Altern" bedeutet -
trotz möglicher Handicaps durch chronische Erkrankungen – selbständig und
sinnerfüllt zu leben. Hierbei ist es wichtig, Risikofaktoren wie übermäßigen
Alkoholgenuss, Rauchen, Bewegungsarmut zu vermeiden – um in der Lage zu
sein, möglichst lange aktiv das Leben zu genießen. Dies bedeutet nicht, auf
das z. B. tägliche Glas Rotwein zu verzichten, wenn dies für die Lebensqualität wichtig ist (s. u.). Da die Alterungsprozesse bei allen Menschen schon sehr
früh beginnen, sollte die Prävention schon im mittleren Erwachsenenalter einsetzen. Zu erhalten sind die Leistungskapazität (unter anderem physisch und
kognitiv, z. B. Kurzzeitgedächtnis), die Anpassungsfähigkeit des Organismus,
die Vermeidung von Erkrankungen (Prävention besser als Rehabilitation), Stabilisierung der Widerstandsfähigkeit im Alter (z. B. Verluste und Krisen) [9].

Strategien des Gesundheitssystems müssen auf das System sozialer Unterstützung (Abnahme der familiären Unterstützung, die zurzeit in Deutschland

am stärksten ausgeprägt ist im Vergleich zum übrigen Europa) und die Sicherstellung der Versorgung mit Grundgütern (Abnahme der Rente; Altersarmut nimmt zu) abzielen, um eine möglichst lange Selbstständigkeit zu ermöglichen; die Aufklärung sollte zielgruppenorientiert sein (Morbidität und Mortalität sind in den unteren sozialen Schichten erhöht).

Während des Lebens nehmen die Funktionen des Körpers ab. Dies sind die zelluläre Proteinsynthese, einige Funktionen des Immunsystems, Muskulatur und die Knochendichte. Auf der anderen Seite nimmt der Fettanteil des Körpers zu. Die meisten älteren Menschen sterben an Arteriosklerose, Krebs oder Demenz. Aber bei einer höheren Anzahl von gesunden, sehr alten Menschen hängt die Lebensqualität von der Muskelstärke ab. Zum Alterungsprozess gehören eine körperliche Schwäche, beeinträchtigte Mobilität und Gleichgewichtsstörungen. Dieser Prozess wird bei alten Menschen als Alterung (*physical fragility*) bezeichnet. Folgen hiervon sind häufig Stürze, Frakturen und Einschränkungen der täglichen Aktivitäten. Muskelschwäche wird durch Alterung der Sehnen, Arthrose oder andere chronische Krankheiten verursacht.

Von besonderer Bedeutung für das Selbstwertgefühl ist das äußere Erscheinungsbild, d. h. Veränderungen im Bereich von Haut und Haaren werden vom Einzelnen stark beobachtet. Im Alter kommt es aufgrund der fehlenden Sekretion der Sexualhormone zu einer Athrophisierung der Haut, zu stärkerer Fragilität, Lichtempfindlichkeit, Auftreten von Altersflecken sowie im Bereich der Kopfhaut zum Haarausfall. Für die Hautalterung sind unter anderem eine Veränderung im Kollagenstoffwechsel, veränderte Aktivität der Matrixmetalloproteasen aber auch Wassereinlagerungen im Unterhautbindegewebe von Bedeutung [10].

Der Wunsch der Menschen an die so genannte Anti-Aging-Medizin besteht darin, dass man ihnen das numerische Alter nicht ansieht. Bis man sich durch eine Hormonersatztherapie als Mann oder Frau wieder jung und dynamisch fühlt, wünscht man sich, dass der jugendlichen Seele auch ein jugendlicher Körper zurückgegeben wird. Dies ist sicherlich nur eine Wunschvorstellung.

Molekularbiologische Ursachen des Alterns

Als Ursachen des Alterns spielen oxidativer Stress und das Versagen von Entgiftungsvorgängen eine Rolle. Sowohl oxidativer Stress als auch das Versagen von Entgiftungssystemen führen zu einem DNA- und einem Zellmembranschaden. Auslöser sind vor allem die Wirkung von Oxidantien und Toxinen. Als Folge treten eine Lipidoxidation, genomische Instabilität (DNA-Strangbrüche), Störungen der DNA-Verdopplung, eine reduzierte Telomerase-Aktivität, die Aktivierung so genannter Gerontogene und eine gesteigerte Apoptose auf. Zu den Gerontogenen zählt unter anderem das daf-16-Gen, das für Lebensdauer und Stressresistenz verantwortlich ist. Eine Mutation im daf-2-Gen führt beim Wurm Caenorhabditis elegans zu einer Lebensverlängerung bis zu einem Monat, bei einer ursprünglichen Lebenserwartung von nur 2 Wochen. Ein sog. Methusalah-Gen bei Drosophila hat ebenfalls eine lebensverlängernde Wirkung; weitere Kandidatengene sind Gene, die die Telomeraseaktivität beeinflussen bzw. die Thermotoleranz steuern [10].

In den letzten Jahren wurden zahlreiche neue Gerontogene (ca. 74) identifiziert. Die Mehrzahl dieser Gene wurde in Nematode, Caenorhabditis elegans isoliert. Zu diesen Genen gehören das age-1 (ein Phosphatidylinositol 3-OH-Kinasegen) und das daf-2 (ein Insulin-like-Rezeptorgen) sowie Gene, die das Verhalten, den Stoffwechsel, die Reproduktion und die sensorische Empfindung steuern. Age-1 und daf-2 spielen eine Rolle in der hormonellen Signalkaskade, ähnlich zu dem Insulin-/IGF-1-Stoffwechselweg bei Säugetieren. Die age-1/daf-2-Signalfunktion verkürzt die Lebenserwartung und unterdrückt positive Regulatoren der Lebenserwartung, das daf-16- und old-1-Gen. Ähnliche Studien bei der Dwarf-Maus deuten darauf hin, dass das Wachstumshormon IGF-1-Achse eine wichtige Rolle bei der Regulation der Lebenserwartung spielt. Signale von bestimmten Geweben, aber auch von sensorischen Neuronen und Gonaden regulieren die Lebenserwartung von C. elegans. Das Gonadensignal ist abhängig vom daf-9-Cytochrom P450-Gen und vom daf-12-Steroidrezeptorgen, was auf eine Rolle der Steroidhormone bei der Lebenserwartung hinweist. Darüber hinaus kann die erhöhte Resistenz gegenüber innerem und durch die Umwelt bedingtem Stress (Hitze, UV-Licht, reaktive Sauerstoffradikale) einer Vielzahl von Spezies mit der Lebenserwartung korreliert werden. Radikalenfänger, zu denen die Superoxid-Dismutase (SOD) und SOD-Analoga zählen, können die Lebenserwartung bei der Fruchtfliege Drosophila melanogaster und bei C. elegans verlängern [11].

Endokrinologische Veränderungen im Alter und Therapiemöglichkeiten

Eine Übersicht über die endokrinologischen Alterungsvorgänge beim Menschen haben Lamberts et al. 1997 in der Zeitschrift „Science" veröffentlicht [12]. Aussagefähigkeit der Labordiagnostik: Allgemein sollte beachtet werden, dass nicht jeder Abfall eines Laborparameters mit dem Alter eine ungünstige Wirkung haben muss – auch protektive Mechanismen sind denkbar.

Diabetes mellitus: 40 Prozent der Menschen zwischen 65 und 74 Jahren und 50 Prozent der Menschen über 80 Jahren leiden an Diabetes mellitus. Bei diesen Personen besteht das Risiko sekundärer und makrovaskulärer Komplikationen. Niedrige Insulinsekretion von β-Zellen, unausgewogene Ernährung, wenig Bewegung sowie Anstieg des Fettanteiles im Körper führen zu einem gestörten Glukosestoffwechsel.

Schilddrüsendysfunktion: Bei älteren Menschen wird häufig eine Insuffizienz der Schilddrüse festgestellt. Im Einzelnen fallen die Konzentrationen von

TSH und T3 ab. Die Konzentration von T4 bleibt unverändert. Ob eine T3-Substitution bei gesunden, älteren Menschen von Vorteil wäre, ist noch nicht erforscht.

Geschlechtshormone der Gonaden

Frau: *Ovarialfunktion:* Frauen, die um die 50 Jahre alt sind, erleben die letzte, von den Eierstöcken gesteuerte Menstruationsblutung, die so genannte Menopause. In der Postmenopause bilden die Ovarien keine nennenswerten Mengen von Estradiol mehr. Die Ursache für das Eintreten des Klimakteriums und der Menopause ist die zunehmende Erschöpfung der Eierstocksfunktion durch Reduktion der Follikelzahl. Weitere Ursachen, die nur in höherem Alter auftreten, beruhen auf Veränderungen im zentralen Nervensystem und des Hypothalamus-Hypophysensystems.

Mann: *Hodenfunktion:* Beim Altern des Mannes fällt die Konzentration des Serum- und freien Testosterons ab: Diese „Andropause" ist charakterisiert durch eine geringere Anzahl von testikulären Leydig-Zellen und deren Sekretionskapazität sowie einem Abfall der Gonadotropinsekretion.

Nebenniere: Abfallende Konzentrationen von DHEA und DHEAS führen im Alter zur „Adrenopause". Währenddessen bleibt die ACTH-Sekretion unverändert.

Hypophyse: Während des Alterns vermindert sich die Aktivität des Wachstumshormons (GH) / Insulin-ähnlicher Wachstumsfaktor I (IGF-I).

Es ist nicht bekannt, ob Änderungen der Gonadenfunktion (Menopause und Andropause) mit Prozessen, wie Adrenopause und Somatopause, zusammenhängen.

Bislang wurden Muskelgröße und -funktion sowie Fett- und Knochenmasse nicht mit Änderungen der endokrinen Aktivität korreliert. Die Symptome der hormonellen Störungen wie Hypogonadismus und GH-Insuffizienz wurden erfolgreich mittels Hormonersatztherapie behandelt.

Altern resultiert nicht nur aus einer Hormoninsuffizienz.

Hormonersatztherapie – was können wir erwarten?

Die medizinische Behandlung von Meno-, Andro-, Adreno- oder Somatopause kann je nach Schweregrad der Funktionsstörung einige Aspekte des Alterungsprozesses verzögern oder sogar verhindern. Bei den im Folgenden beschriebenen endokrinologischen Veränderungen im Alter und der Möglichkeit einer individualisierten Hormonersatztherapie stellt sich im Einzelfall immer wieder die Frage, welche Bedeutung eine Hormonveränderung im Alter hat.

Könnte es nicht auch so sein, dass die Lebenserwartung und Lebensqualität durch den Abfall eines Hormons verlängert wird und wir durch eine sozusagen

„überschießende" Rückführung dieses Hormons in den Bereich junger, gesunder Erwachsener durch eine Hormonersatztherapie eher einen Schaden als einen Nutzen bewirken? Vielfach fehlen zu dieser Fragestellung entsprechende Studien und Antworten.

Es ist offensichtlich, dass die Östrogene, das Testosteron, das Wachstumshormon und das IGF-1 sowie das DHEAS im Alter abfallen; aber sicherlich müssen nicht bei allen Patienten, die im Alter niedrigere Werte haben, diese durch eine exogene Therapie ausgeglichen werden. Die richtige Selektion der Patienten nach ihrem klinischen Beschwerdebild und der weiterführenden Labordiagnostik scheint das Geheimnis einer erfolgreichen Anti-Aging-Therapie zu sein.

Menopause und Andropause

Frau

Das mittlere Menopausealter liegt seit langem bei 51,5 Jahren und wird von genetischen Faktoren beeinflusst. Da die Lebenserwartung sich stetig erhöht, beträgt die Zeit nach der Menopause fast ein Drittel des Lebens der Frau und dies mit und ohne ERT/HRT. Die zunehmende Lebenserwartung ist auf eine Verbesserung der Gesundheitsvorsorge und medizinische Leistungen im Krankheitsfall und weniger auf die lebensverlängernden Möglichkeiten einer Hormonersatztherapie bei der Frau (ERT/HRT) zurückzuführen. Weiterhin spielen genetische Faktoren und Umweltfaktoren (z. B. Ernährung, Lebensstil, Vermeidung von kardiovaskulären Risikofaktoren wie Rauchen) eine Rolle, wie man dies an der japanischen Bevölkerung sieht. Die Mehrzahl der japanischen Frauen wird mehr als 85 Jahre alt, wovon nur 1 Prozent eine ERT/HRT einnimmt.

Durch die nachlassende ovarielle Aktivität nimmt die Östradiolkonzentration in den ersten Jahren der Menopause ab und erreicht erst später sehr niedrige Werte. Die niedrigere Östrogenbildung ist zumindest zu einem Teil mitverantwortlich dafür, dass klimakterische Ausfallserscheinungen wie Hautveränderungen, depressive Verstimmungen, kardiovaskuläre Krankheiten, Osteoporose und Harninkontinenz auftreten.

Die Art einer Hormonersatztherapie mit Östrogenen (ERT) bzw. Östrogenen und Gestagenen (HRT) richtet sich danach, ob die Patientin noch einen intakten Uterus hat oder nicht. Bei einer nicht-hysterektomierten Patientin kommt es unter reiner Östrogentherapie gehäuft zum Auftreten von Endometriumkarzinomen, daher ist eine kombinierte Therapie oder Sequenztherapie mit Östrogenen/Gestagenen (HRT) notwendig. Hysterektomierte Patientinnen kann man mit reinen Östrogenpräparaten (ERT) behandeln.

Kurzzeittherapie: In der Peri- und Postmenopause bietet eine Kurzzeittherapie im Sinne einer ERT/HRT insbesondere hinsichtlich der in dieser Lebensphase bestehenden klimakterischen Beschwerden viele Vorteile für die Patientin. Die typischen Symptome wie Schlafstörungen, Hitzewallungen, Schweißausbrüche, depressive Verstimmungen und Urogenitalatrophie sprechen gut auf die Therapie an; in mehr als 90 Prozent der behandelten Fälle lassen die Beschwerden bereits nach drei Monaten Therapiedauer nach. Diese Beschwerden lassen sich zwar durch Phytopharmaka lindern, allerdings sind diese Behandlungsmethoden nicht im Rahmen größerer klinischer Studien hinsichtlich der Wirksamkeit und Arzneimittelsicherheit untersucht worden.

Bei einer *Langzeitprävention* senkt man mit der ERT/HRT das Osteoporoserisiko und die hieraus resultierende Frakturrate, auch wenn derzeit in Deutschland das BfArM die Osteoporose als Primärindikation einer ERT/HRT aus dem Indikationskatalog gestrichen hat. Zu den weiteren positiven Wirkungen zählt die Senkung des Colonkarzinom-Risikos; die Daten zur Prävention einer Alzheimerschen Erkrankung sind für eine derzeitige Stellungnahme unzureichend, auch wenn sich hinsichtlich der kognitiven Funktionen durch Östrogene zahlreiche positive Effekte erzielen ließen (vgl. Übersichtsarbeiten: [13, 14, 15]).

Risiko einer ERT/HRT: In den letzten Jahren wurde vermehrt über die negativen Wirkungen der Östrogentherapie bei postmenopausalen Frauen berichtet. Hinzu kommt, dass ursprünglich angenommene positive Wirkungen wie kardiovaskuläre Protektion durch ERT bzw. HRT zurückgenommen werden mussten. Genau wie in der Prämenopause durch die Einnahme oraler hormonaler Kontrazeptiva, ist auch in der Postmenopause das Thromboserisiko unter HRT ca. 3-fach erhöht. Das Risiko wird noch verstärkt, wenn bei der Patientin angeborene Störungen im Gerinnungssystem vorliegen bzw. zusätzliche Risikofaktoren wie Thrombosen oder kardiovaskuläre Erkrankungen eine Rolle spielen (z. B. Diabetes mellitus, Fettstoffwechselstörungen, Immobilität). Es wurde aber auch von negativen Effekten einer Östrogen- (ERT) bzw. einer Östrogen-/Gestagenersatztherapie (HRT) während der Postmenopause berichtet. Das größte Problem ist ein erhöhtes Auftreten bzw. die Diagnosehäufigkeit von Brustkrebs. International wird jedoch angenommen, dass, wenn z. B. 10 von 100 Frauen während ihres Lebens an Brustkrebs erkranken, es durch ERT/HRT auch nur 10 Frauen und nicht mehr sind, bei diesen aber die Erkrankung zu einem früheren Zeitpunkt diagnostiziert wird und sie deshalb eine bessere Prognose haben sollen. Es gibt wenige Daten über die Auswirkung der regelmäßigen Mammographie auf die Sterberate bei Brustkrebspatienten während oder nach einer Hormonersatztherapie. Bei Patientinnen mit intaktem Uterus ist eine Kombinations- oder Sequentialtherapie von Östrogenen mit Gestagenen zur Vermeidung eines *Endometriumkarzinoms* unbedingt erforderlich.

HRT-Verordnung und Akzeptanz: Zurzeit sollte die Entscheidung für die Anwendung der Hormonersatztherapie während der Postmenopause individualisiert auf Folgendem basieren: Beschwerden, Schweregrad, Leidensdruck, individuelle Risikofaktoren; Einstellung gegenüber der Hormonersatztherapie; Wissen über die Risiken und die positiven Wirkungen. Diese Entscheidung ist von dem Wissen und der Bildung der Frau abhängig. Laut einer schwedischen

Studie waren nur 24 Prozent der Frauen im Alter von 54 Jahren für diese Therapie. Im Gegensatz dazu waren 72 Prozent der Allgemein-Ärztinnen und 88 Prozent der Gynäkologinnen dafür. Bei der Erstverordnung sollte so niedrig dosiert wie möglich behandelt werden.

Bei spezieller Situation (unter anderem Thromboserisiko erhöht; mit Einschränkungen nach Mammakarzinom u.a.) ist eine transdermale Therapie sinnvoller als eine orale ERT/HRT.

Als Alternative zur klassischen Hormonersatztherapie bei der Frau mit Östrogenen und Gestagenen kommt die Gabe von Tibolon in Betracht (so genannter STEAR: *Selective Tissue Estrogenic Activity Regulator*), einem Steroid mit östrogener, androgener und gestagener Eigenschaft. Die Partialeigenschaften entstehen in den unterschiedlichen Geweben durch verschiedenartige Metabolisierung und Gewebeselektivität der Substanz. So wird u.a. die mammographische Dichte der Brust herabgesetzt (günstig für Brustkrebsscreening). Weiterhin zeigt die Substanz Tibolon nur einen geringgradigen Einfluss auf das Endometrium. Auf Grund der androgenen Partialwirkung beobachtet man eine Verbesserung psycho-sexueller Beschwerden mit Zunahme der Libido.

Die Gabe von Phyto-Soja-Präparaten als Alternative zur klassischen Hormonersatztherapie mit Östrogenen/Gestagenen ist umstritten. Es besteht zwar eine gewisse Wirksamkeit von Soja hinsichtlich der Inzidenz klimakterischer Beschwerden, aber eine Schutzfunktion in Bezug auf kardiovaskuläre Erkrankungen und auch hinsichtlich der Entstehung eines Mammakarzinoms ist nicht belegt. Es mag durchaus richtig sein, dass sich z.B. in Asien die Bevölkerung sojareich ernährt und eine geringere Brustkrebsinzidenz hat; dies muss jedoch nicht unbedingt einen kausalen Zusammenhang implizieren.

Als alternative Östrogentherapie im Hinblick auf die Prävention der Osteoporose kommen als Primärprävention eine Ergänzung mit Calcium und Vitamin D in Betracht; weiterhin eignen sich Bisphosphonate, auch wenn diese keine Linderung der klimakterischen Ausfallserscheinungen bewirken. Die so genannten SERMS, wie Raloxifen, sind auch zur Osteoporoseprophylaxe geeignet und zeichnen sich weiterhin durch eine fehlende Wirkung auf Brust und Endometrium aus.

Mann

Durch intensive Bemühungen um eine Verbesserung der Lebensqualität durch eine individualisierte Hormonersatztherapie bei der Frau ist auch beim alternden Mann die Möglichkeit einer Verzögerung des Alterungsprozesses in den Vordergrund getreten. Immer häufiger ertönt der Ruf nach sog. „Männersprechstunden", bei denen nicht nur eine Bewertung der Prostata und der Potenz, sondern auch das Wohlbefinden des Mannes aus ganzheitlicher Sicht bewertet werden sollte.

Mehr als 60 Prozent gesunder, älterer Männer über 65 Jahren haben einen niedrigen freien Testosteronspiegel, der unter dem Normalwert der Männer zwischen 30 und 35 Jahren liegt. Allerdings besteht bei älteren Männern eine gewisse Schwankung des freien Testosteronspiegels. Viele Studien mit einer großen Anzahl an gesunden Männern zeigten, dass über 50 Prozent im Alter von 70 bis 80 Jahren eine erektile Dysfunktion hatten und einen niedrigen freien Testosteronspiegel. Fraglich bleibt, ob ein Zusammenhang zwischen dem niedrigen Testosteronspiegel und der Impotenz besteht. Eine Testosteronersatztherapie bei alternden Männern allein ist in den meisten Fällen nicht so wirkungsvoll zur Behandlung der erektilen Dysfunktion wie eine Kombinationstherapie mit ausreichender Testosteronsubstitution und gleichzeitiger Gabe von Phosphodiesteraseblockern (z. B. Viagra); andere Faktoren wie Arteriosklerose, Alkoholkonsum, Rauchen und Lebenswandel spielen ebenso eine wichtige Rolle.

Es ist seit langem bekannt, dass Testosteron eine anabole Wirkung hat, aber es ist fraglich, ob ein altersbedingter niedriger Testosteronspiegel für den Muskelabbau verantwortlich ist. Unter einer Testosteronersatztherapie werden Muskelschwäche, Anämie, geringe Muskelmasse und depressive Verstimmungen bei Männern mit Hypogonadismus sehr schnell normalisiert.

Die Testosteronersatztherapie bei alternden Männern muss vor dem Hintergrund der Nebenwirkungen auf die Prostata (Vergrößerung oder Malignom) gesehen werden. Im Alter von 50 Jahren kann man davon ausgehen, dass bei jedem zweiten Mann ein Carcinoma in situ der Prostata vorliegt, das sich bei den meisten bis zum Lebensende nicht zu einem Prostatakarzinom weiterentwickelt. Dennoch ist eine Stimulation durch exogene Hormongaben denkbar, auch wenn einige Studien ergaben, dass eine Substitution mit Testosteron keine Wirkung auf PSA-Spiegel, Prostatagröße und -funktion hat. Trotzdem wurde ein mäßiger, irreversibler Anstieg des PSA-Spiegels beobachtet. Abschließend bleibt festzustellen, dass es keine Daten über wachstumsstimulierende Wirkungen von Testosteron auf in situ Prostatakarzinome bei älteren Männern gibt. Die regelmäßige Kontrolle der Prostatagröße und Bestimmung des PSA-Spiegels ist heute Standard für Patienten unter Testosteronsubstitution.

Es gibt nur wenige Studien über die Wirkung der Testosteronersatztherapie bei älteren Männern. Dosis, Behandlungsdauer, Prostatakarzinomrisiko sowie positive Wirkung auf Arteriosklerose müssen noch erforscht werden.

Zukunftsperspektiven:

1. Verbesserung der Früherkennung des Prostatakarzinoms durch biochemische Marker und klinische Screening-Untersuchungen
2. Klärung, welche Bedeutung die Testosteronersatztherapie bei alternden Männern zur Verbesserung der Lebensqualität hat, oder ob diese nur bei strenger Indikationsstellung eingesetzt werden sollte
3. Hormonabhängigkeit der in situ Karzinome der Prostata hinsichtlich der Diagnostik und Therapie

4. Suche nach nicht-aromatisierbaren gewebespezifischen Androgenen, die keine Wirkung auf die Prostata haben, aber dennoch die gewünschten androgenen Partialwirkungen auf die Organsysteme beim Mann besitzen.

Adrenopause

Dehydroepiandrosteron (DHEA)

Das Dehydroepiandrosteron (DHEA) ist ein schwach wirksames Androgen, das in der Nebenniere gebildet wird und in anderen Organen in Testosteron konvertiert werden kann. DHEA bzw. DHEAS ist der Ausgangsstoff für eine Androgen- bzw. Östrogenbildung in peripheren Geweben, wenn die Enzymsysteme hierfür vorhanden sind.

DHEA und DHEAS stellen den größten Hormonpool des Körpers dar: Die Konzentrationen sind 10-fach höher als bei Kortisol, 1000- bis 10 000-fach höher als bei Östradiol und 100- bis 1000-fach höher als bei Testosteron. Durch die Sulfotransferase wird DHEA sulfatiert, das Verhältnis DHEA:DHEAS beträgt 1:500. Die höchste Produktionsrate von 35–50 mg/Tag und die höchsten Konzentrationen von DHEAS finden sich – abweichend vom Kortisol – bei Frauen um das 20., bei Männern um das 30. Lebensjahr. Sie fallen dann kontinuierlich ab und erreichen im Alter von 70 Jahren etwa das 20 Prozent-Niveau. Die Kortisolkonzentration bleibt unverändert. Im Alter von 30 Jahren ist der DHEAS-Spiegel 5-mal höher als im Alter von 85 Jahren. Die Sekretion von Kortisol und DHEAS wird durch ACTH reguliert [12].

Physiologische Wirkungen [16]:

– ZNS: Die Steuerung von Depression und Angst; DHEA bewirkt eine Zunahme der sexuellen Aktivität [17] und optimiert die physische und psychische Befindlichkeit [18] über eine Stimulation der Synthese von GABA- (γ-Amino-Butyric-Acid) und NMDA-(N-Methyl-Di-Aspartat)Rezeptoren und vermittelt eine antidepressive, kognitions-, gedächtnis- und stress-coping-fördernde Wirkung [19]. DHEA und DHEAS sind Neurosteroide (d. h. sie werden sowohl in der NNR als auch im Gehirn gebildet);
– Immunität: Verbesserung der Immunität über Stimulation der T-Zellaktivität und Natural-Killerzellaktivität. DHEA antagonisiert damit die Wirkung von Kortisol, das die Immunität supprimiert [20, 21, 22];
– Muskel- und Fettmasse: Steigerung der Muskelmasse und Reduktion der Fettmasse (vorwiegend über HGH und IGF-I); Stimulation der Produktion von HGH und IGF-I [23];
– Fettstoffwechsel: Stimulation von Glucose-6-Phosphatdehydrogenase und NADPH, Senkung von Cholesterin und Lipoprotein-a, Förderung der thermogenetischen Lipolyse [24].

Die meisten der oben beschriebenen physiologischen Wirkungen rechtfertigen jedoch nicht allein eine Substitutionstherapie mit DHEA.

DHEA- bzw. DHEAS-Mangel: Bedingt durch den Abfall von DHEA- und DHEAS-Konzentrationen entwickeln sich Symptome der Adrenopause [17]

- Chronische Müdigkeit, körperlicher und geistiger Leistungsabfall
- Immuninsuffizienz
- Mangelhaftes Stress-Coping
- Gewichtszunahme (insbesondere viszeral und subkutan)
- Hauttrockenheit, nachlassende Körperbehaarung, Hautatrophie
- Muskel- und Hautatrophie
- Arthrose und Osteoporose
- Bei Männern auch Schwitzen, Schlafstörungen, Neigung zu Depression

Labordiagnostik: DHEA und DHEAS können im peripheren Blut (Serum) am besten unter standardisierten Bedingungen z. B. morgens (evtl. Dosis und Einnahmezeitpunkt einer DHEA(S) Behandlung notieren) gemessen werden.

DHEA-Behandlung

Medizinische Studien beim Menschen: Bei Menschen sind nur wenige klinische Daten verfügbar und diese zum Teil noch kontrovers.

DHEA bei nebenniereninsuffizienten Patienten: Bei einer Gruppe von 20 Menschen im Alter zwischen 40 und 70 Jahren führte die dreimonatige tägliche Behandlung mit 50 mg DHEA zu einem Anstieg der Androgen- und IGF-I-Plasmakonzentration [18].

DHEA bei „gesunden" (d. h. nicht nebenniereninsuffizienten) Patienten: In einer weiteren Studie führte die sechsmonatige tägliche Behandlung mit 100 mg DHEA bei 8 Frauen und 8 Männern zu einem erhöhten Muskelaufbau bei den Männern [25].

Therapieempfehlungen:

- Unter der Behandlung mit DHEA kann es aufgrund der androgenen Restwirkung zum Auftreten einer Seborrhoe kommen.
- Auch bei Addison-Patienten (Nebenniereninsuffizienz) wird DHEA zurzeit im Rahmen der Substitutionstherapie mit eingesetzt.
- Eine Beobachtungsstudie liegt von Römmler aus München vor [26]; hierdurch wird belegt, dass mit DHEA individuell dosisadaptiert therapiert werden muss, während früher häufig zu hohe Dosen pro Tag (Frau 50 mg bzw. Mann 50–100 mg) eingesetzt wurden. Sicherlich ist eine *Dosisadaptation* für eine Langzeittherapie notwendig (z. B. 15–20/25 mg bei der Frau und 25–50 mg beim Mann).
- *Qualität der Medikation:* Auf die Reinheit des Präparats und den Wirkstoffgehalt muss geachtet werden.

Risiko durch DHEA: Es ist noch nicht sicher, ob ein Zusammenhang zwischen erhöhter Hormonkonzentration durch DHEA und der Entstehung von Ovarial- oder Prostatakarzinomen besteht bzw. in welchem Umfang DHEA die Entstehung von Mammakarzinom und Endometriumkarzinom beeinflusst.

Zurzeit wird DHEA oft als Anti-Aging-Mittel in den USA eingesetzt. Solange noch nicht alle Risiken und Nebenwirkungen von DHEA geklärt sind, sollte es nur unter strenger ärztlicher Kontrolle an Stelle einer traditionellen Hormonersatztherapie bei Mann und Frau eingesetzt werden.

Somatopause

Wachstumshormon (GH)

Das Wachstumshormon (GH), das von der Hypophyse gebildet wird und dessen Wirkung der *Insulin-like-Growth-Factor* IGF der Leber vermittelt, führt – neben der Unterstützung zahlreicher Wachstums- und Differenzierungsvorgänge – auch im Bereich der Haut zu einer Verbesserung der Elastizität. Inwieweit sich jedoch hieraus eine spezielle Indikation zur Erhaltung der Hautvitalität ergibt, muss durch größere placebo-kontrollierte Studien erst noch gezeigt werden.

Bildung: Das Wachstumshormon (HGH) wird im somatotropen Sektor der Hypophyse produziert, etwa die Hälfte des Gesamtvolumens wird für diese Funktion beansprucht. HGH wird hypothalamisch durch den *Growth-Hormone-Releasing-Factor"* (GRF) freigesetzt, welcher durch Noradrenalin und Dopamin reguliert wird. Die HGH-Freisetzung wird durch Somatostatin (abhängig von der Glukosekonzentration) gehemmt. Der Somatotrop wird durch Wirkung anderer Hormone wie Östradiol und DHEA aktiviert. Das Wachstumshormon wird pulsatil und vorwiegend nachts im Tiefschlaf ausgeschüttet [27, 28].

Wirkung: Während das Wachstumshormon (HGH) während der Kindheit und Adoleszenz Wachstum und Reifung fördert, hat es beim Erwachsenen die Aufgabe, die muskuläre, ossäre und zerebrale Regeneration sowie die Energiegewinnung zu steuern.

IGF-1 ist ein Somatomedin, d.h. ein peripher in verschiedenen Körperkompartimenten – vor allem in der Leber – gebildeter Transducer der HGH-Wirkung. HGH selbst wirkt lipolytisch durch die Mobilisation von Fettsäuren aus dem Fettgewebe. Es stimuliert hepatische LDL-Rezeptoren, senkt damit Serum-LDL-Cholesterin und wirkt grundsätzlich anabol.

Somatopause: Die Regression des somatotropen Sektors der Hypophyse, die verminderte GRF-Konzentration durch reduzierte hypothalamische NA- und DA-Konzentrationen (Aktivierung der Monoaminooxidase) sowie die Minderung der Östradiol- bzw. DHEAS-Konzentrationen führen zu einer verminderten HGH-Synthese und -Freisetzung und damit auch zu einer reduzierten IGF-1-Produktion [28, 29].

Während des Alterns fällt die Konzentration des Wachstumshormons (GH) und des insulin-ähnlichen Wachstumsfaktors I (IGF-I) ab, während Bindungsproteine für IGF-I ansteigen („Somatopause").

Biologische Folgen des HGH-Abfalls:

- Veränderung des Körperschemas (Veränderung der Muskel-Fett-Relation)
- Reduktion der Muskulatur und der Kraftentwicklung
- Minderung des Kollagens (Reduktion des Bindegewebes, der Hautdicke)
- Minderung der Knochendichte, der Bandfestigkeit, Verlust der Bandelastizität
- Minderung der ZNS-Funktion
- Änderung von Immunologie und Hämatopoese

Es ist nur wenig über die biologischen Konsequenzen der Somatopause bekannt.

Labordiagnostik eines GH-Mangels

GH und IGF1 können im peripheren Blut (Serum) am besten unter standardisierten Bedingungen z.B. morgens (eventuell Dosis einer GH-Behandlung notieren) gemessen werden.

IGF-I-Normalwerte junger Erwachsener (40-Jährige) (Bestimmung mit dem Nicols-Advantage-Assay): 170 ng/ml (Median); untere Grenze 100 ng/ml; obere Grenze 250 ng/ml.

GH-Gabe bei GH-defizienten Menschen

Es liegen große Erfahrungen und eine Datenbank bei mehreren 1000 Kindern mit Wachstumshormonmangel vor, die längere Zeit mit GH behandelt wurden.

Bei älteren Menschen mit klinischer Symptomatik und einem laborchemischen Hinweis auf einen Wachstumshormonmangel kommt die endogene Stimulation der Wachstumshormonproduktion (z.B. durch körperliche Bewegung) bzw. die teuere Substitution mit GH in Betracht, die sicherlich nur wenigen zugute kommt, die sich diese Therapie leisten können.

Seit 1995 ist GH in Deutschland zur Therapie Wachstumshormon-insuffizienter Patienten zugelassen.

GH-Gabe bei gesunden älteren Menschen

Eine GH-Zugabe bei gesunden älteren Menschen über einen Zeitraum von drei Monaten führte zu einem Anstieg der IGF-I-Konzentration, die vergleichbar war mit einer IGF-I-Konzentration von Menschen, die nur halb so alt waren. Zu den weiteren positiven Effekten der GH-Zugabe gehörte ein Anstieg der Muskelmasse und Knochendichte sowie eine Abnahme des Körpergewichtes. Enttäuschend war, dass keine positiven Wirkungen auf die Muskelstärke und den Sauerstoffverbrauch zu beobachten waren. Wenn aber die GH-Zugabe mit Trainingsübungen begleitet wurde, konnte eine signifikante, positive Wirkung auf die Muskelstärke und -masse festgestellt werden. Allerdings wurden die gleichen Wirkungen auch bei der Kontrollgruppe festgestellt. Diese Ergebnisse weisen darauf hin, dass die GH-Zugabe keine zusätzliche Wirkung zu den Trainingsübungen hatte.

GH-Gabe bei älteren Menschen mit Frakturen

Er wurde eine Studie durchgeführt, bei der ältere Menschen mit Oberschenkelfrakturen für den Zeitraum von sechs Monaten einer GH-Therapie unterzogen wurden. Laut ersten Ergebnissen konnte bei Menschen über 75 Jahren eine schnellere Rehabilitation festgestellt werden als bei der Placebogruppe. Vergleichbare Studien finden zurzeit in verschiedenen Ländern statt. Zur Bestätigung sollten diese Ergebnisse abgewartet werden.

GH bei älteren gesunden Männern und Frauen im Vergleich oder in Kombination mit einer Hormonersatztherapie (so genannte Baltimore Studie)

Die wichtigste Studie zur Arzneimittelsicherheit des Wachstumshormons ist die von Münzer aus Bern vorgestellte, so genannte Baltimore-Studie. Im Rahmen dieser Studie wurde doppelblind placebokontrolliert, randomisiert über sechs Monate der Einfluss von Wachstumshormon (1,1 I.E./Tag subcutan, dreimal wöchentlich abends), Wachstumshormon und Sexualhormonen (Männer: 100 mg Testosteronenantat, im Durchschnitt alle zwei Wochen; Frauen: 100 µg/Tag Östradiol plus 2,5 mg Medroxyprogesteronacetat/Tag) im Vergleich zu einer Placebo-Gruppe untersucht. Insgesamt wurden 53 Frauen und 72 Männer mit einem durchschnittlichen Alter von 72 Jahren in die Studie aufgenommen. Nach einer sechsmonatigen Hormonsubstitution hatte sich das Körpergewicht der Studienteilnehmer nicht verändert; es kam allerdings zu signifikanten Änderungen der Körperzusammensetzung. Während bei Frauen sich das subcutane viszerale Fett im Vergleich zur Placebo-Gruppe nicht änderte, trat bei Männern eine signifikante Abnahme des subcutanen Fetts auf. Das viszerale Fett nahm gegenüber dem Ausgangswert um 15 Prozent ab, jedoch nicht gegenüber der Placebo-Gruppe. Bei Frauen kam es sowohl unter der Therapie mit Wachstumshormon als auch unter der Kombinationsbehandlung zu einer 4- bzw. 7-prozentigen Reduktion der Oberschenkelfettmasse. Bei Männern führte die Kombination zu einer deutlichen Reduktion von 15 Prozent, ohne dass ein zusätzliches Training erforderlich war [29]. Leider wurden die Ergebnisse der umfangreichen und interessanten Baltimore-Studie noch nicht international publiziert, so dass wir uns nur auf persönliche Mitteilungen im Rahmen von Kongressvorträgen beziehen können.

Fazit:

- Bei wachstumshormon-insuffizienten Patienten ist GH seit 1995 als Indikation zugelassen.
- Die Wachstumshormontherapie bei stoffwechselgesunden älteren Patienten im Rahmen der Anti-Aging-Medizin wird wohl Einzelfällen vorbehalten

bleiben (da sie mit erheblichen Kosten verbunden ist). Diese Therapieform gilt zurzeit als experimentelle Therapie, da kontrollierte Studien fehlen, insbesondere fehlen Daten zur Sicherheit bei langfristiger Behandlung [30].

- Die Therapie mit GH erfordert eine spezielle Erfahrung auf diesen Gebieten, da es gilt, eine optimale Wirkung zu erzielen, ohne dass die unerwünschten Nebenwirkungen dominieren (s. u.). Grundlage für diese Therapie sind Empfehlungen der Deutschen Gesellschaft für Angewandte Endokrinologie (DGAE), die in Zusammenarbeit mit der Fa. Pharmacia publiziert wurden.
- Die Initialtherapie richtet sich nach dem Geschlecht und Körpergewicht und wird initial mit 0,3 bis 0,6 IU pro Tag dosiert und die Dosierung je nach Klinik und IGF-I im Serum adaptiert gesteigert. Die Therapiedauer richtet sich nach der Indikationsstellung und den verursachten Kosten.
- Anstoßtherapie für Gewichtsreduktion bei Männern: Möglicherweise ist die Behandlung mit Wachstumshormonen zusammen mit anderen Konzepten der Lebens- und Ernährungsumstellung eine Initialtherapie, um eine Veränderung des Körpergewichts und der Körperform zu induzieren und nach Therapieerfolg diese mit konventionellen Möglichkeiten (Sport, Ernährung, Lebensstil) aufrechtzuerhalten.
- Eine endogene Stimulation der körpereigenen Wachstumshormonbildung ist durch Einnahme so genannter Wachstumshormonsekretagoga (Wirkung derzeit verfügbarer Präparate fraglich), besser aber durch Lifestyle-Veränderungen (z. B. Laufen oder andere Sportarten), möglich. Orale GH-Präparate, die zurzeit verfügbar sind, sind unwirksam.
- Über die meist dosisabhängigen Nebenwirkungen (z. B. Ödembildung, Arthralgien, Carpaltunnelsyndrom und Gynäkomastie) weiß man noch wenig, auch wenn sich in den initialen Studien bisher keine gravierenden Nebenwirkungen andeuten. Es bleibt jedoch festzustellen, dass der Mediator für die Wachstumshormonwirkung, der Insulin-like-Growth-Factor, an der Pathogenese des Mamma-, des Prostata- und des Colonkarzinoms beteiligt ist. Insofern muss man im Rahmen der Arzneimittelsicherheit Langzeitstudien abwarten.
- Insgesamt sind die meisten Endokrinologen in Deutschland sehr zurückhaltend hinsichtlich des Einsatzes von Wachstumshormonen bei stoffwechselgesunden älteren Patienten im Rahmen der Anti-Aging-Medizin.

Melatonin (N-Acetyl-5-Methoxytryptamin)

Melatonin ist ein Hormon, das unter dem Einfluss β-adrenerger Rezeptoren von der Glandula pinealis produziert und sezerniert wird. Das Melatonin beeinflusst den saisonalen Biorhythmus, den Schlaf-Wach-Rhythmus und den Alterungsprozess und greift modulatorisch in die immunbiologische Abwehrfunktion ein.

Melatonin ist das Hormon der endogenen Rhythmusbildung. Es vermittelt dem Körper den Tag-Nacht-Rhythmus [31]. Die Melatoninbildung wird tagsüber durch die Lichteinwirkung via Retina gehemmt. Nachts erfolgt eine pulsatile Ausschüttung des Hormons. Rezeptoren für Melatonin finden sich in hoher Dichte am Nucleus suprachiasmaticus mit Verbindung zum Pinealorgan.

Da die Freisetzung des Melatonins durch Lichteinfall vermindert wird, besteht im Winter eine stärkere Sekretion. Melatonin synchronisiert die Tag-Nacht-Rhythmen anderer Hormone (Prolaktin, LH, Wachstumshormone) und steht im Zusammenhang mit der Schlafsteuerung. Melatonin besitzt keine direkte hypnotische Wirkung. Es vermittelt lediglich Signale für die Organisation von Erholungs- und Nachtschlafphase.

Die Melatoninkonzentrationen fallen mit zunehmenden Alter ab [32,33,34].

Biologische Effekte:

- Koordination der biologischen Rhythmen und Regelung der endogenen Biorhythmen
- Steuerung der Schlafarchitektur durch Veränderungen von Frequenz und Amplitude der nächtlichen Melatoninsekretion,
- Starke antioxidative Wirkung (starker Scavenger),
- Aktivierung des Immunsystems (Aktivierung der Thymusdrüse und T-Zell-Aktivität);
- Hemmung zahlreicher Energie- und Oxidationsprozesse,
- melatoninabhängige Freisetzung des Wachstumshormons in der Nacht,
- Reduktion der Kerntemperatur in der Nacht.

Labordiagnostik: Bisher noch keine standardisierte Diagnostik sinnvoll; tages- und jahreszeitliche Schwankungen.

Indikationen:

Von den zahlreichen in der Literatur vorgeschlagenen Indikationen sind nur die Folgenden in der Praxis bzw. Forschung wichtig.

Jet-Lag: Es ist nur die kurzfristige Behandlung von Schlafstörungen und des so genannten „jet lags" wichtig. Hierzu kann das Melatonin in den USA frei erworben werden, da es zu den Nahrungsergänzungsstoffen zählt.

Dosierungsempfehlungen:

- Indikationen: Schlafstörungen unter anderem auch *Jet lag* (nicht unumstritten!): pro Tag 3–4 mg abends vor dem Schlafengehen; Tablette nicht schlucken, Melatonin muss von der Mundschleimhaut resorbiert werden. Tablette etwas ankauen, Rest unter Unterlippe und Zunge legen – zur langsamen Resorption während der Nacht.
- Präparate mit Langzeitwirkung durch verbesserte zweiphasige Kinetik sind seit kurzem verfügbar (Melatonin slow-release) [35].

Nebenwirkungen:
- Nebenwirkungen wurden bisher wenig untersucht (Fautek 200236)
- Der galenische Melatoningehalt pro Tablette kann von 0,1 bis 300 mg schwanken; nur zertifizierte Präparate sollen eingesetzt werden.

Zukunftsaspekte:
- *Chronotherapie:* Durch spezielle Galenik bei Winterdepression (DSOS = delayed sleep onset syndrome). Bei dieser Medikation ist die Galenik von Tag 1 und 2 unterschiedlich.
- Der Einsatz als *Antiepilektium* wird zurzeit untersucht.
- Einsatz von Melatonin bei *Diabetes mellitus* (Nachweis von Melatoninrezeptoren auf β-Zellen des Pankreas)?
- In der *Dermatologie* wird die Bedeutung von Melatonin z. B. beim atopischen Ekzem, der Psoriasis und beim malignen Melanom untersucht. Bei topischer Anwendung hat Melatonin eine suppressive Wirkung auf die Ausbildung eines UV-Erythems.
- *Haarwachstum:* Weiterhin scheint der Einfluss von Melatonin auf das Haarwachstum ein neuer pharmakologischer Angriffspunkt zu sein. Ob es zur lokalen Stimulation bei Haarausfall eingesetzt werden kann, ist unklar – da nicht nur die Wirkung, sondern auch Nebenwirkungen durch Resorption von Melatonin bisher noch nicht ausreichend untersucht wurden.
- *Tierversuche:* Das Melatonin führt bei zahlreichen Nagetieren zu einer Verbesserung des Haarwachstums und des Haarschaftdurchmessers [36]. Melatonin scheint bei verschiedenen Säugetieren an der Regelung des saisonalen Wechsels des Haarkleides beteiligt zu sein. Der Einfluss der Dauer der Tageslichtexposition auf den saisonalen Fellwechsel ist für das Schaf, die Kaschmirziege und andere Ziegenarten sowie Rotwild und Nerz beschrieben worden. Der Zyklus des Haarwachstums und die Mauserung sind gestört, wenn die Zirbeldrüse entfernt wird. Auch bei Tierversuchen, bei denen z. B. Ziegen mit Melatonin behandelt wurden, konnte gezeigt werden, dass durch Melatonin eine Induktion des Haarwachstums auftritt. Weiterhin wurden strukturelle Veränderungen des Haarwachstums unter Melatoninbehandlung beobachtet. Inwieweit sich diese Ergebnisse auf den Menschen übertragen lassen, ist noch unklar.

Konzept für erfolgreiches Altern

Genetische Faktoren und Lebenswandel sind wichtige Bestandteile des erfolgreichen Alterns. Altern gilt im Allgemeinen als Entstehung der körperlichen Schwäche auf dem Weg zum Lebensende, ein Prozess, der als physiologisch und unvermeidbar gilt. In den letzten Jahren wurde diese Meinung revidiert. Man rechnet damit, dass die Lebenserwartung in den nächsten Jahren gesteigert werden kann. Aus diesem Grund wird angestrebt, dass das Leben so lang wie möglich gesund und unbeschwert verläuft. Lebenswandel und Hormonersatztherapie können hierbei wichtige Faktoren darstellen. Motivation, Konfliktverarbeitung („stress coping"), innere Ausgeglichenheit und harmonische Beziehung zur Umwelt sind die Voraussetzung hierzu. Eine rechtzeitige Prävention ist besser als die Inanspruchnahme der so genannten „Reparaturmedizin"!

Prävention von altersbedingten Erkrankungen – was ist möglich?

Es herrscht überall Konsens darüber, dass die Prävention von altersbedingten Erkrankungen besser ist als die Behandlung eingetretener Erkrankungen („Reparaturmedizin"): Jenseits der 50 sind bei Mann und Frau sowohl kardiovaskuläre Erkrankungen als auch die Osteoporose und Krebsleiden im Hinblick auf Morbidität und Mortalität von großer Bedeutung.

Kardiovaskuläres Risiko und Thrombose

Für die Prävention und Therapie kardiovaskulärer Erkrankungen sucht man nach Medikamenten, die die Gefäßperfusion des Herzens, aber auch das Altern der Gefäße, die Arteriosklerose, beeinflussen. In diesem Zusammenhang spielen das Aspirin und die Gabe von Statinen sicher eine große Rolle. Hinzu kommt die Erkennung zusätzlicher Risikofaktoren z.B. Hypertonie, Diabetes mellitus, Hyperurikämie etc. Unklar ist auch, ob es einzig und allein die Bewegungsarmut ist, die für bestimmte kardiovaskuläre Erkrankungen verantwortlich ist und welche Bedeutung eine familiäre Belastung hat. Prinzipiell könnte jeder etwas zur Vermeidung kardiovaskulärer Risiken tun: nach Empfehlung der WHO mindestens dreimal pro Woche 1/2 Stunde Sport; schnelles Gehen an frischer Luft ist sicher besser als gar nichts. Praxistipp: Jeder kann am Arbeitsplatz Aufzüge vermeiden und stattdessen Treppensteigen; eventuell zu Fuß zur Arbeit gehen oder mit dem Fahrrad fahren.

Im Hinblick auf das Thromboserisiko (= Thrombophilie) besteht sowohl unter einer Östrogen-, Östrogen/Gestagentherapie als auch unter Raloxifen ein 2–3-fach erhöhtes Thromboserisiko. Zur Beratung der Patientin gehört standardmäßig eine Familienanamnese für kardiovaskuläre Erkrankungen (z.B. Herzinfarkt bei Mutter unter 45 Jahren; Thrombose, Thromboembolie, Schlaganfall etc. bei beiden Elternteilen unter 45 Jahren) dazu. Bei positiver Familienanamnese oder auffallender Eigenanamnese empfehlen wir ein Screening für angeborene Gerinnungsstörungen wie APC-Resistenz (bei 5 Prozent aller deutschen Frauen pathologisch), Faktor-V-Leiden-Mutation, Protein C, Protein S, Antithrombin III, Prothrombin-Polymorphismus (Indikator unter anderem für zerebrovaskuläre Insulte), Homocystein und eine Gendiagnostik der Methyltetrahydrofolsäure-Reduktase (MTHFR); zusätzlich noch der PAI-Inaktivator (Prothrombin-Aktivator-Inhibitor); außerdem empfehlen wir nüchtern eine Lipidbestimmung und ein Diabetes-mellitus-Screening (Nüchternblutzucker und HbA1c). Die Gerinnungs-Untersuchungen sind noch keine Kassenleistungen, sondern müssen als IGeL-Leistungen von der Patientin selbst getragen werden. Je nach Lipidanalytik sollten eine Ernährungsberatung oder internistische Untersuchung veranlasst werden. Anamnestisch günstig ist keine Thrombose unter OC sowie während und nach Schwangerschaften (= stärkster Belastungstest für das Gerinnungssystem). Wichtig ist die Vermeidung von Risikofaktoren: z. B. Zigarettenrauchen, Immobilisierung auch auf Langstreckenflügen durch Schlaftabletten und Alkohol, besser sind Bewegung, Stützstrümpfe und ausreichend Flüssigkeit. Bei einer Hochrisikosituation, wie z. B. vor einem Langstreckenflug kommen Aspirin oder Heparin in Frage (weltweit ca. 2000 Thromboseopfer pro Jahr!) [37, 38].

Ernährung

Dass durch eine bewusste Ernährung zahlreichen Zivilisationserkrankungen vorgebeugt werden kann, ist weithin bekannt. Die amerikanische Krebsgesellschaft schlägt das Essen einer Portion Obst oder Gemüse vier- bis fünfmal pro Tag vor. Wichtig erscheint auch die ausreichende Flüssigkeitszufuhr (2–3 Liter pro Tag), die je nach Situation calciumreich sein sollte und die Vermeidung einer vermehrten Zufuhr von calciumbindenden Limonaden (z. B. Cola). Anstelle von Wasser erweist sich grüner Tee als günstig – auch wenn Studien hierzu weitgehend fehlen. Wichtig in diesem Zusammenhang sind Antioxidantien, die freie Radikale inaktivieren, auch wenn letztlich noch nicht klar ist, ob diese in bestimmtem Umfang bei der Inaktivierung spezifischer Zellfunktionen wichtig sind [39].

Körpergewicht

Mehr als die Hälfte aller Amerikanerinnen ist übergewichtig; 30 Prozent haben einen *Body Mass Index* [40] über 30. Dem Übergewicht wird heutzutage nicht nur durch Ernährungsberatung und Medikamente zu Leibe gerückt, auch die plastische Chirurgie kommt zunehmend zum Einsatz. Fettabsaugung und medikamentöse Unterstützung einer gezielten Gewichtsabnahme müssen sich einer Prüfung stellen. Wichtig ist eine ausführliche Ernährungsberatung mit Ernährungsplan und Follow-up-Kontrollen. Bei Durchführung der verschiedenen Diäten sind die ersten Tage am kritischsten, bis die vorhandene Gewebeflüssigkeit (ca. 2–3 kg) ausgeschieden wird, erst danach kommt es zum Fettabbau. Bei allen Diäten ist die ausreichende Flüssigkeitszufuhr der Schlüssel zum Erfolg, da hierdurch das Hungergefühl genommen wird – praktikabel auch durch ungesalzene, gewürzte Gemüsebouillon, die das Hungergefühl gut supprimiert. Sicher haben Sport und regelmäßige Bewegung (nach WHO: mindestens dreimal pro Woche) für Körpergewicht und Lebensfreude (siehe Endorphine) eine größere Bedeutung als der Vorteil der sog. „Passiv-Sportler" durch *Dinner Cancelling* [41] (= Verzicht aufs Abendessen einmal oder mehrmals pro Woche). Kontrolliertes Fasten ist möglicherweise passager sinnvoll.

Die durch die Hypoglykämie hervorgerufene Reboundphase macht einen nennenswerten STH-Anstieg, der effektvoll sein könnte, wieder zunichte [42]. Auch die These, dass *Dinner Cancelling* vor Krebs schütze, bedarf einer Nachprüfung durch epidemiologische Studien! Wichtig erscheint insgesamt eine gesunde, ausgewogene, fettarme, gemüsereiche, kalorienarme Ernährung. Das chinesische Sprichwort: „Überlasse das Abendessen Deinen Feinden" ist nur teilweise richtig, da das Abendessen z. B. im Kreis der Familie mit zum Lebensmittelpunkt zählt und somit Lebensqualität bedeutet – üppige Geschäftsessen z. B. sind aber unnötig.

ZNS-Erkrankungen

Was lässt sich tun, um bis ins Alter auch mental fit zu bleiben? Der Zusammenhang zwischen hormonellen Veränderungen im Alter bei Mann und Frau und der Entstehung von degenerativen ZNS-Erkrankungen ist sehr spannend und bedarf weiterer intensiver Grundlagen- und klinischer Forschung. Mit der Gabe von Östrogenen nach den Wechseljahren bei der Frau könnte eine Prävention der Alzheimer'schen Erkrankung möglich werden. Auch diese Frage ist noch offen. Erste randomisierte Studien zum Einsatz von Statinen zeigten – auch wenn es nicht der geplante Endpunkt der Studien war – eine Primärprävention des Morbus Alzheimer mit Risikoreduktion von bis zu 60 Prozent. Wichtig erscheint in Zukunft die Fokussierung auf die Neurosteroide, die sowohl an den Nerven als auch an der Gliazelle angreifen (z. B. Allopregnenolon) bzw. wie das DHEA die GABA-Rezeptoren beeinflusst [20].

Krebserkrankungen

Mit zunehmendem Alter steigt die Wahrscheinlichkeit, eine Krebserkrankung zu erleiden. Hier wird es in Zukunft auf Grund der Früherkennung, der immer besseren diagnostischen Möglichkeiten und der immer weniger eingreifenden Behandlungsformen zu einer deutlichen Umorientierung in der Therapie kommen. Durch Östrogene bzw. Östrogene/Gestagene wird die Diagnosewahrscheinlichkeit (unter anderem durch häufigere Kontrolluntersuchungen, Veränderung der mammografischen Dichte der Brust etc.) des Mammakarzinoms erhöht (RR 1,26 bis 1,35). Östrogene induzieren innerhalb von fünf Jahren Anwendungsdauer kein Mammakarzinom, sondern wirken evtl. als Promoter.

Osteoporose und Frakturrisiko

In Deutschland sind 4–6 Millionen Patienten an einer Osteoporose erkrankt [43]. Insgesamt wird jede 3. postmenopausale Frau an einer Osteoporosebedingten Fraktur erkranken. Die Gesamtkosten für medizinische Betreuung, Rehabilitationsmaßnahmen und Pflege betragen ca. 2 bis 2,5 Milliarden Euro. Die Osteoporose wird in ihrer Schwere von den meisten Menschen noch nicht erkannt. Welche Möglichkeiten zur Stärkung des Knochenbaus heute existieren und was man zur Knochengesundheit tun muss, ist noch nicht allgemeines Wissen[1].

Laboruntersuchungen: Die Bewertung des Knochenstoffwechsels anhand von Laboruntersuchungen wird allgemein abgelehnt. Eine histologische Sicherung bei low turn-over Osteoporose wird als Voraussetzung für eine Fluoridtherapie angesehen. Das genetische Risiko ist nicht beurteilbar [44].

Screening-Untersuchungen: Zur Knochendichtemessung schwören die einen auf die Ultraschalldiagnostik, die anderen auf die Knochendichtebestimmung mit der DEXA-Methode. Die Ultraschallmessung am Kalkaneus ist zum Screening geeignet, da eine Korrelation zur Frakturhäufigkeit am Schenkelhals und der Wirbelsäule besteht. Zur Verlaufskontrolle soll nur die DEXA-Methode geeignet sein. Allerdings ist der Hinweis auf das Frakturrisiko und die hierdurch eingeschränkte Lebensqualität durch Schmerzen, Mobilitätseinschränkung, Rollstuhl, Korsett bzw. Mieder wichtiger für die Patienten als der Messwert der Knochendichtemessung.

Lifestyle-Veränderungen: Vorbeugung durch Lebensführung (z. B. Schulsport, Ernährung, Bewegung etc.). Allgemein günstig ist calciumreiche Ernährung (z. B. Milch, Käse, bestimmte Mineralwasser), Einstellen von Zigarettenrauchen, Bewegung an frischer Luft und Sonne, Vermeidung eines erhöhten Frakturrisikos durch häusliche Stolperfallen (unter anderem Schwellen, rutschende Teppiche, Leitern etc.).

Therapiekonzepte: Auch wenn es nur wenige randomisierte Daten zur Primärprävention von Frakturen nach Anwendung einer Östrogen/Gestagen-Behandlung gibt, ist diese auch noch bei Beginn in einem höheren Lebensalter sinnvoll (WHI-Studie); es ist eine Langzeitprävention, die für Patientinnen mit Osteopenie (z. B. Nachweis durch Knochendichtemessung), bereits eingetretenen Frakturen und beim Vorliegen von Risikofaktoren für eine Osteoporose (z. B. Untergewicht, Zigarettenrauchen, Fehlernährung etc.) in Frage kommt. Auch Tibolon vermag die Knochenmineraldichte (BMD) zu erhöhen. Eine Indikation zur Osteoporoseprophylaxe existiert bislang nur in einigen Ländern außerhalb Deutschlands; eine laufende Studie wird den Aspekt der Primärprävention klären. Bisphosphonate eignen sich zur Sekundärprävention; diese Medikamentengruppe ist aber relativ teuer, ebenso wie die SERMS, z. B. Raloxifen, das sowohl zur Primär- als auch zur Sekundärprävention der Osteoporose zugelassen ist. Raloxifen ist ein nichthormonelles Medikament für Frauen nach den Wechseljahren. Raloxifen hemmt nachweislich den Verlust an Knochenmasse. So kann vor allem das Risiko von Wirbelbrüchen erheblich gesenkt werden. Im Gegensatz zu den Bisphosphonaten gibt es bei Raloxifen keine Nebenwirkungen im Magen-Darm-Bereich. Die besonderen Vorteile von Ra-

---

[1] Siehe den Beitrag von Kasperk et al. im vorliegenden Band.

loxifen sind die einfache Einnahme (zu jeder Tageszeit, auch mit Mahlzeiten und Calcium kombinierbar) und die sehr gute Verträglichkeit. Studien haben gezeigt, dass Raloxifen noch mehr kann. Raloxifen kann das Risiko von Brustkrebs senken.

Zusatz-Medikation: Je nach Situation kann die zusätzliche Einnahme von Calcium (1,5 g/pro Tag) und Vitamin D (400 IE pro Tag) empfohlen werden.

Zukunftsaspekte: Der Stellenwert der subkutanen Therapie mit 20 µg/Tag Parathormon hat die Palette der Osteoporosetherapeutika erweitert. Frakturen können nicht verhindert werden, sondern nur durch o. g. medikamentöse Therapie im günstigen Fall bis auf 30 Prozent reduziert werden (Versorgungslücke). Als Hüftschutz bei eingeschränkter Seh- oder Gehfähigkeit und Mobilität kommen Hüftprotektoren in Betracht. Eine Rekonstruktion von Wirbelkörperfrakturen durch Kyphoplastik mit Biozement bei Wirbelkörperdeckeneinbrüchen ist möglich. Medikamente sind u. a. Calcium, Vitamin D, Bisphosphonate und Raloxifen.

In Würde altern – aber wie?

Die Erinnerung ist das einzige Paradies,
aus dem wir nicht vertrieben werden können.

Dietrich Bonhoeffer

Der einzige Spiegel, in dem man nicht altert,
sind die Augen einer Person, die Dich von Herzen liebt.

Innere Harmonie, aber auch Harmonie in einer Beziehung (wer sich täglich streitet, wird nicht alt) und täglich ein Gläschen Wein sind übereinstimmend die häufigsten Antworten aller über Hundertjährigen.

Selbst Goethes Faust muss einsehen: „Ich bin nur durch die Welt gerannt" auf der primären Suche nach „Daß ich erkenne, was die Welt im Innersten zusammenhält" und später: „Ein jed' Gelüst ergriff ich bei den Haaren, was nicht genügte, ließ ich fahren" bis er erkennen mußte: „Nach drüben ist die Aussicht uns verrannt." und weiter „Des Herren Wort, es gibt allein Gewicht". Diese innere Harmonie mit sich und seiner Umwelt kann man – wie auch Faust – auch im Glauben finden.

Die Sexualität von Mann und Frau im Alter ist ein häufig tabuisiertes Thema, das einer differenzierten Betrachtung aus unterschiedlichen Blickpunkten bedarf. Psyche und Potenz im Alter müssen weiterhin vor dem Hintergrund Wunsch und Wirklichkeit kritisch betrachet werden. Urologen, Psychologen und Sexualmediziner müssen diese Frage aus verschiedenen Blickwinkeln beleuchten. Es stellt sich die Frage, welcher Mann möchte – und welche Frau wünscht sich – eine „Dauererektion" von Freitag bis Montag durch sog. langwirksame Mittel gegen erektile Dysfunktion. Unumstritten ist der Einsatz dieser Präparategruppe bei Männern ohne Erektion. Es gilt zu bedenken, dass Erotik im Kopf von beiden Partnern erst einmal entstehen muss und eine Befriedigung beidseits nicht von der Dauer des Koitus abhängt, sondern von vielen anderen Faktoren (z. B. Zärtlichkeit, Stimulation, Verständnis und Vertrauen – einer harmonischen Beziehung).

Die Grundlage für eine glückliche Sexualbeziehung ist eine gegenseitige Anziehung, kurz Attraktivität. Für die Attraktivität ist eine positive Ausstrahlung (z. B. Lächeln) viel wirkungsvoller als ein faltenfreies Gesicht mit „Totenstarre" (z. B. Unterdrückung mimischer Falten durch Botox).

Yalom schreibt in seinem Vorwort für das Buch „Die rote Couch": „Ich wünsche Euch ein Leben voller Stauen". Diese Neugier auf das Leben und die Lebensfreude bereichern das Alter.

Generell stellt sich hier die Frage, wie jeder Mensch Schönheit und Altern für sich auffasst. Müssen z. B. alle Falten im Alter durch adäquate Maßnahmen, Cremes und Wundermittel beseitigt werden oder kann man auch in Würde mit Falten altern? Der Begriff Schönheit steht in engem Zusammenhang mit dem Aussehen, der Körperform, Haut und Haaren. Dies wird von Dermatologen als Herausforderung angesehen, die sich mit Themen wie „reine Haut gleich ‚weiße Weste'" oder „Haarausfall gleich Schicksal oder Herausforderung?", befassen. Nicht nur die Frage „Was ist Schönheit und wem nützt sie?", sondern auch „Was kostet Schönheit?" muss angesprochen werden.

Wellness- und Beauty-Farmen sind ein boomender Markt. Was sie anzubieten haben, was sie kosten und was sie bringen, erfordert ebenfalls eine differenzierte Betrachtung.

Ganz aktuell, aber auch ein heißes Eisen, sind die sogenannten Männersprechstunden (vgl. die Homepage der Deutschen Gesellschaft für Urologie und weitere Links [45, 46]). Mehr und mehr erkennen auch die Männer die Probleme des Alterns und fragen nach Behandlungsmöglichkeiten. Für die Frauen ist mit dem Frauenarzt seit Jahrzehnten ein Berufsbild etabliert, das sich sehr intensiv mit den Problemen des Alterns, nicht nur hormoneller Natur, auseinandersetzt. Anlaufstelle für den Mann ist der Urologe, der sich zusammen mit dem Internisten mit alterungsbedingten Erkrankungen beim Mann beschäftigt und sich bemüht, dem Alterungsprozess des Mannes wirkungsvoll zu begegnen. Eine zentrale Frage ist, bei welcher Indikation Männer eine Hormonersatztherapie jenseits der 50 benötigen. Was können wir tun, damit die Lebenserwartung der Männer steigt? Zurzeit ist die Lebenserwartung der Männer immer noch 6–8 Jahre geringer als die der Frauen. Es stellt sich die Frage, welcher Kooperationen zwischen Urologen, Internisten, Dermatologen und Andrologen es zukünftig bedarf, um eine umfassende Betreuung auch des Mannes unter Ausschöpfung allen Expertenwissens zu etablieren. Das gleiche gilt natürlich auch für die Frauenärzte, die sich mit Internisten, Dermatologen, Urologen, auch mit Physiotherapeuten, Ernährungsberatern, Psychologen, Sportmedizinern in einen lockeren Kooperationsverband zusammenschließen könnten. Seriöse Anti-Aging-Medizin ist ein interdisziplinärer Ansatz.

Schlusswort – Neuer Anfang durch Zweifel?

Lifestyle als Erhalt und Wiedererlangung der Lebensfreude und Anti-Aging mit den Postulaten:

Gesund sterben, aber nicht zu früh!

In Würde altern.

Die wichtigste Frage am Ende des Lebens also ist, ob man gelebt hat und dies wird nicht an der Zahl der gelebten Jahre gemessen – vielmehr wird das Leben erst aufgrund der vielen kleinen und größeren „Sünden" lebenswert (aktiv Altern).

Im Sinne des Verbraucherschutzes müssen sich alle Bereiche der sog. Lifestyle und Anti-Aging-Medizin mit ihrer Vielzahl an verschiedenen und neuen oft nur ausprobierten Therapiekonzepten, aber auch alternativer Behandlungsformen, einer kritischen Analyse unterziehen, damit Ärzte und Patienten wissen, was möglich ist, was helfen kann und was im Gegenteil sogar schadet.

Die höchste Maxime unseres ärztlichen Tuns sollte stets sein – *nihil nocere* – doch Schaden entsteht auch, wenn man den Fortschritt nicht wahrhaben will und sich gegen Innovation verschließt. Diese Funktion müssen wir Ärzte auf neuen Gebieten interdisziplinär, mit genügend Selbstkritik und auch als Verbraucherschützer wahrnehmen. Im Hinblick auf die Gesundheitsprävention müssen sinnvolle, im Einzelfall aber nicht durch die GKV bezahlbare Leistungen, als so genannte „IGeL"-Leistungen, angeboten werden. Es sei darauf hingewiesen, dass neue Leistungen für GKV-Versicherte erst bezahlt werden, wenn der Bewertungsausschuss der Bundesärztekammer die entsprechenden Leistungen für die jeweilige Indikation als solche anerkennt.

*Das Ärgste ist nicht die Unwissenheit der Leute,
sondern, daß sie Falsches für richtig halten
und das Richtige nicht wissen wollen.*

Tschou En-Lai 1970

Literatur

1. Diczfalusy E (1998) An aging humankind: is our future behind us. The Aging Male 1:8–19
2. http://www.who.dk
3. http://www.un.org/esa/socdev/ageing
4. http://www.ageing.org
5. Mayer KU, Baltes PB (1999) Die Berliner Altersstudie. Berlin: Akademie Verlag
6. Gadamer HG (1993) Über die Verborgenheit der Gesundheit. Frankfurt a. M.: Suhrkamp
7. http://www.dgpt-online.de/material/schwartz.pdf
8. http://www.svr-gesundheit.de/Startseite/Startseite.htm

9. Kruse A (2002) Altern und Lebensqualität. In: Rabe T, Strowitzki T (Hrsg) Lifestyle und Anti-Aging-Medizin. Baden-Baden: Rendezvous Verlag, 62–68

10. Schneider LA, Wlaschek M, Scharffetter-Kochanek K (2003) Hautalterung – Klinik und Pathogenese. In: JDDG 3(1):223–233

11. Murakami S, Johnson TE (1996) A Genetic Pathway Conferring Life Extension and Resistance to UV Stress in Caenorhabditis elegans. Genetics 143:1207–1218

12 Lamberts SWJ, van den Beld A.W, van der Lely A-J (1997) The Endocrinology of Aging. Science 278:419–424

13. Nelson HD, Humphrey LL, Nygren P, Teutsch SM, Allan JD (2002) Postmenopausal Hormone Replacement Therapy. JAMA 288:872–881

14. Rabe T, Bock K, Deckner C, Geisthövel F, Mueck AO (2004) Hormonersatztherapie – Nutzen und Risiken. J Repromed Endokrinol 2:77-81

15. Rabe T, Mück AO, Hadji P, Geisthövel F, von Holst T (2005) Hormonersatztherapie. Nutzen und Risiken. Gynäkologe 3:243–253

16. Wolf AS (2002) Altern und Hormone. In: Rabe T, Strowitzki T (Hrsg) Lifestyle und Anti-Aging-Medizin. Baden-Baden: Rendezvous Verlag, 99–117

17. Arlt W, Callies F, van Vlijmen JC, Koehler I, Reincke M, Bidlingmaier M, Huebler D, Oettel M, Ernst M, Schulte HM, Allolio B. (1999) Dehydroepiandrosterone replacement in women with adrenal insufficiency. N Engl J Med 341(14):1013–1020

18. Morales A, Nolan JJ, Nelson JC et al. (1994) Effects of replacement dose of dehydroepiandrosterone in men and women of advanced age. In: J Clin Endocrinol Metab 78:1360–1367

19. Baulieu EE (1996) Dehydroepiandrosterone sulfate does not predict cardiovascular death in postmenopausal women. In: Circulation 91:1757–1760

20. Casson, PR, Faquin LC, Stentz FB, Straughn AB, Andersen RN, Abraham GE et al. (1995) Replacement of dehydroepiandrosterone enhances T-lymphocyte insulin binding in postmenopausal women. Fertil Steril 63:1027–1031

21. Loria RM, Padgett DA, Huynh PN (1996) Regulation of the immune response by dehydroepiandrosterone and its metabolites. J Endocrinol 150:209–220

22. Suzuki T, Suzuki N, Daynes RA, Engelman EG (1991) Dehydroepiandrosterone enhaces IL-2 production and cytotoxic effector function of human T cells. Clin Immunol Immunopathol 61:202–211

23. Morales A, Haubrich RH, Hwang JY et al. (1998) The effect of the six month treatment with a 100mg dose of dehydroepiandrosterone (DHEA) on circulating sex steroids, body composition and muscle strength in age-advanced men and women. Clin Endocrinol 49:421–432

24. Yen SCC, Morales AJ, Khorram O (1995) Replacement of DHEA in aging men and women: potential remedial effects. In: Bellino FL, Daynes RA, Hornsby PJ, Lavrin DH, Nestler JE (eds) Dehydroepiandrosterone (DHEA) and aging. New York Academy of Science New York, 128–142

25. Baulieu EE, Thomas G, Legrain S, Lahlou N, Roger M, Debuire B, Faucounau V, Girard L, Hervy MP, Latour F, Leaud MC, Mokrane A, Pitti-Ferrandi H, Trivalle C, de Lacharriere O, Nouveau S, Rakoto-Arison B, Souberbielle JC, Raison J, Le Bouc Y, Raynaud A, Girerd X, Forette F (2000) Dehydroepiandrosterone (DHEA), DHEA sulfate, and aging: contribution of the DHEAge Study to a sociobiomedical issue. Proc Natl Acad Sci 97(8):4279–84

26. Römmler A (2002) Die Adrenopause: Individuelle Substitution mit DHEA (Dehydroepiandrosteron), 127–146. In: Rabe T, Strowitzki T (Hrsg) Lifestyle und Anti-Aging-Medizin. Baden-Baden: Rendezvous Verlag

27. Cummings DE, Merriam GR (1999) Age related changes in growth hormone secretion: should the somatopause be treated. Sem Reprod Endocrinol 17:311–325

28. Veldhuis JD, Iranmanesh A, Weltman A (1997) Elements in the pathophysiology of diminished growth hormone (GH) secretion in aging humans. Endocrinol 7:41–48

29. Münzer T, Harman SM, Hees P, Shapiro E, Christmas C, Bellantoni MF, Stevens T, O'Connor KG, Busby-Whitehead J, Pabst K, Sorkin JD and Blackman MR (2001) Effects of Growth Hormone and/or Sex Steroid Administration on Abdominal Subcutaneous and Visceral Fat in Healthy Aged Women and Men. J Clin Endocrinol Metab 86:3604–3610

30. Jaursch-Hancke C (2001) Hormonelle Veränderungen im Alter. In: Rabe, T, Strowitzki T (Hrsg) Lifestyle und Anti-Aging-Medizin. Baden-Baden: Rendezvous Verlag, 357–362

31. Nicolau G, Lakatua D, Sackett-Lundeen L, Haus E (1985) Circadian and circannual rhythms of hormonal variables in elderly men and women. Chronobiol Int 4:301–318

32. Waldhauser F, Ehrhardt B, Forster E (1993) Clinical aspects of the melatonin action: impact of development, aging, and puberty, involvement of melatonin disease and importance of neuroimmuno-endocrine interactions. Experientia 49:671–681

33. Waldhauser Kovacs J, Reiter EO (1988) Age related changes in melatonin levels in humans and its potential consequences for sleep disorders. Exp Gerontol 33:772

34. Zeitzer JM, Daniels JE, Duffy JF et al. (1999) Do plasma melatonin concentrations decline with age? Am J Med 107:432–436

35. Fautek JD (2002) Melatonin: Nutzen und Risiken für die Schlaftherapie, 153–164. In: Rabe T, Strowitzki T (Hrsg) Lifestyle und Anti-Aging-Medizin. Baden-Baden: Rendezvous Verlag, 153–164

36. Fischer T, Wigger-Alberti W, Elsner P (1999) Melatonin in dermatology. Experimental and clinical aspects. Hautarzt 50(1):5–11

37. http://www.aspirin.com/aoi/ecs/Reisethrombose.pdf

38. http://www.aspirin.com/aoi/ecs/economy_class_syndrome_en.html

39. http://www.dge.de

40. http://www-x.nzz.ch/nzz-bin/showbmi

41. http://www.iceberg.de/informationen/report/ernaehrung/dinner.php

42. Büber V (2001) Wachstumshormon-Therapie in der Somatopause. In: Rabe T, Strowitzki T (Hrsg) Lifestyle und Anti-Aging-Medizin. Baden-Baden: Rendezvous Verlag, 439–452

43. Pfeifer M, Minne HW, Pollähne W (2001) Glukokortikoid-indizierte Osteoporose: Pathophysiologie und Therapie. In: J f Mineralstoffwechsel 8(2):44–46

44. Kasperk C (2002) Osteoporose. In: Rabe T, Strowitzki T (Hrsg) Lifestyle und Anti-Aging-Medizin. Baden-Baden: Rendezvous Verlag, 561–565

45. http://www.urologenportal.de

46. http://http://www.mriu.de/links.html

Abkürzungen

ACTH	Adreno-Kortikotropes-Hormon
Age-1	Gerontogen
APC	Aktiviertes Protein C
BfArM	Bundesinstitut für Arzneimittel und Medizinprodukte
BMD	Bone Mass Density
C. elegans	Caenorhabditis elegans
daf-16 Gen	Gerontogen
daf-12 Gen	Gerontogen
daf-9 Gen	Gerontogen
daf-2 Gen	Gerontogen
DA-Konzentration	Dopamin-Konzentrationen
DEXA-Methode	Dual Energy X-Ray Absorptionmetry Methode
DGAE	Deutsche Gesellschaft für angewandte Endokrinologie

Abkürzungen (Fortsetzung)

DHEA	Dehydroepiandrosteron
DHEAS	Dehydroepiandrosteronsulfat
DNA	Desoxyribonukleinsäure
DSOS	Delayed Sleep Onset Syndrome
ERT	Estrogen replacement therapy
GABA	Gama-Amino-Buttersäure
GH	Wachstumshormon
GKV	Gesetzliche Krankenversicherung
GRF	Growth hormone releasing factor
HbA1c	Glykosiertes Hämoglobin
HGH	Human Growth Hormone
HRT	Hormon replacement therapy
IGeL	Individuelle Gesundheits- und Selbstzahler-Leistungen
IGF	Insulin-like-Growth-Factor
LDL-Rezeptoren	Low Density Lipoprotein Rezeptoren
LH	Luteinisierendes Hormon
MTHFR	Methyltetrahydrofolsäurereduktase
NADP	Nikotinsäure-Amid-Adenin-Binucleotid-Phosphat
NADPH	reduzierte Nikotinsäure-Amid-Adenin-Binucleotid-Phosphat
NA-Konzentration	Noradrenalin
NMDA	N-Methyl-Di-Aspartat
NNR	Nebennierenrinde
OC	Orale Kontrazeption
old-1 Gen	Overexpression longevity determinant (Thyroxin Kinase Rezeptor Gen)
PAI-Inaktivator	Prothrombin-Aktivator-Inhibitor
PSA-Spiegel	Prostata Spezifisches Antigen
SERMS	Selektive Östrogen Rezeptor Modulatoren
SOD	Superoxid-Dismutase
STEAR	Selective Tissue Estrogenic Activity Regulator
STH	Somatotropes Hormon
WHI-Study	Women's Health Initiative Study
WHO	World Health Organization
ZNS	Zentrales Nervensystem

Heidelberger Jahrbücher, Band 50 (2006)
C. Herfarth (Hrsg.) Gesundheit
© Springer-Verlag Berlin Heidelberg 2007

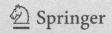
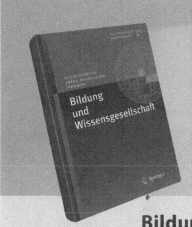